医学影像临床诊断

主编◎ 屈春晖　胡学芳　孙　悦
张洪美　张　倩　王德娟

上海科学技术文献出版社

图书在版编目(CIP)数据

医学影像临床诊断 / 屈春晖等主编. -- 上海：上
海科学技术文献出版社，2023
ISBN 978-7-5439-8905-4

Ⅰ. ①医… Ⅱ. ①屈… Ⅲ. ①影像诊断 Ⅳ.
①R445

中国国家版本馆CIP数据核字(2023)第151024号

责任编辑：王　珺

医学影像临床诊断
YIXUE YINGXIANG LINCHUANG ZHENDUAN
屈春晖　胡学芳　孙　悦　张洪美　张　倩　王德娟　编
出版发行：上海科学技术文献出版社
地　　址：上海市长乐路746号
邮政编码：200040
经　　销：全国新华书店
印　　刷：河北环京美印刷有限公司
开　　本：787*1092　1/16
印　　张：18.5
字　　数：43.6万字
版　　次：2023年9月第1版　2023年9月第1次印刷
书　　号：ISBN 978-7-5439-8905-4
定　　价：119.00元
http://www.sstlp.com

前　言

　　医学影像学是应用医学成像技术对人体疾病进行诊断和在医学影像技术引导下应用介入器材对人体疾病进行微创性诊断和治疗的医学学科，是临床医学的重要组成部分。随着影像技术的发展和进步，临床常见疾病的影像学诊断方法不断更新，影像学检查技术在临床诊疗实践中发挥着巨大的作用，令病变的发现更富有特征性、早期性和全面性。为了方便广大医技人员更深层次学习，促进临床疾病研究的深入开展，编者在参阅国内外大量权威的书籍的基础上，结合自身临床实践经验，编写了本书。

　　本书总结了近年来影像学领域发展的最新成果，首先详细介绍了影像学概述、人体影像解剖，以及 X 线成像基础、CT 成像基础等医学影像学的基础理论知识，接着具体论述了临床常见病的影像诊断。本书在编写过程中注重将基础理论与临床实践相结合，内容翔实、重点突出、结构严谨、层次分明，既反映了当前医学影像学的发展现状，又结合了影像科专业人员丰富的临床经验，具有很强的时效性和实用性。本书是一本集专业性、权威性和指导性于一体的影像学书籍，适合广大影像科专业人员阅读，也可作为临床医生选择影像检查方法、学习疾病影像表现的参考书。

　　由于编写时间仓促，书中难免存在不足和错误之处，恳请各位读者予以指正，以便进一步修订完善。

编者

目　录

第一章 影像学概述

第一节 影像学发展简史

医学影像学是利用疾病影像表现的特点在临床医学上进行诊断的一门临床科学。医学影像学技术包括 X 线、计算机断层扫描（CT）、超声扫描、磁共振成像（MRI）和核素显像等。在近代高速发展的电子计算机技术推动下，医学影像学从简单地显示组织、器官的大体形态图像发展到显示解剖断面图像、三维立体图像、实时动态图像等，且不仅能显示解剖图像，还可反映代谢功能状态，使形态影像和功能影像更为有机地融合在一起。介入放射学则更进一步把医学影像学推进到了"影像和病理结合""诊断和治疗结合"的新阶段。医学影像学中不同的影像技术各具特点，互相补充、印证，具有精确、方便、快速、信息量大等特点，在临床诊断与治疗中发挥着巨大的作用。

从 1895 年德国物理学家伦琴发现 X 线至今已有 120 余年的历史，X 线透视和摄片为人类的健康做出了巨大的贡献。而今天影像医学作为一门崭新的学科，近 30 年来以技术的快速发展和作用的日益扩大而受到普遍的重视。在我国县级以上的大医院中，影像科已成为医院的重要科室，在医院的医疗业务、设备投资、科研产出等方面具有举足轻重的地位。临床医学影像学的研究范围包括 X 线诊断、CT 诊断、MRI 诊断、数字减影血管造影（DSA）诊断、超声诊断、核素成像及介入放射学等，担负着诊断和治疗两方面的重任，已成为名副其实的临床综合学科。

影像医学的发展历程可以归纳为以下六个方面：第一，从单纯利用 X 射线成像向无 X 射线辐射的 MRI 和超声的多元化发展；第二，从平面投影发展到分层立体显示，如 CT、MRI 及超声成像均为断层图像，可以克服影像重叠的缺点；第三，从单纯形态学显示向形态、功能和代谢等综合诊断发展；第四，从胶片影像向计算机图像综合处理发展，以数字化存储传输和显像器显示代替胶片的载体功能；第五，从单纯诊断向诊断和治疗共存的综合学科发展，介入治疗正日益受到重视；第六，从大体诊断向分子水平诊断、治疗方向发展，即从宏观诊断向微观诊断和治疗方向发展，如组织、器官功能成像和分子影像介入治疗等。影像医学的快速发展，既为本学科专业人员提供了良好的发展机遇，同时也提出了更高的要求。目前，影像学已逐渐分化形成神经影像学、胸部影像学、腹部影像学等二级分支学科，有利于影像科医师在充分掌握影像医学各种手段和方法后从事更加深入的医疗专业服务和科研发展。我国医学影像学发展虽起步较晚，但近 20 年正赶上影像医学大发展时期，国家从提高人民健康水平的大局出发，加大了从国外引进的先进仪器设备的投入。我国现已拥有数十万台 CT 机、数万台 MRI 机和数以百万计的超声设备，影像医学专业人员队伍不断扩大、水平不断提高，影像医学正进入一个大发展的新阶段。

影像医学的发展有其技术进步的基础和临床医疗的需求两方面的因素。首先,电子计算机技术的快速发展,使影像资料数字化,缩短了获取高质量图像的时间,并大大提高了影像的后处理能力,如图像的存储、传输、重建等。当前很多医院已实现了影像归档和通信系统(PACS)。其次,特殊材料和技术的发展使 CT、MRI 和 DSA 等高精尖设备能大批量生产以供临床使用。但归根到底是临床对影像诊断需求的提高起了主导作用。影像诊断各种方法均具有无创伤性的特点,且图像直观清楚,适应证广泛,使临床绝大多数患者均可通过影像诊断的方法做出定性、定位、定期和定量的细致评价,从而指导具体治疗方案的确定。因此,影像诊断方法的合理应用,可以大大提高综合医疗水平,从而指导临床制订正确的治疗方案。

第二节　影像学检查的类别

一、影像学检查的类别

医学影像学的范畴非常广泛,一般都是指 X 线检查、CT 检查、MRI 检查、血管造影和介入诊疗、超声检查、核医学影像等。这些检查技术,都有各自的特点,按照各自成像原理的不同,在临床上对于某些脏器或某些疾病诊断特别有效。

二、各种影像学检查的共性

各种影像学检查,最初获得的都是影像资料。从影像到疾病诊断,需要阅片分析。分析的内容就是区分正常或异常,然后知道异常在哪里,有何特点。病灶影像的特点分析,包括影像大小、部位、病灶数量多少、密度或信号强度、内部特点、边缘特点、造影剂增强之后的变化特点、对周围脏器的影响等。通过这些分析,对照各脏器疾病谱特点,再结合临床表现,放射科医师就可以推断病灶的性质。这个过程就是定位和定性的推理过程。

所以放射影像的诊断过程,不是简单的用设备打印出来诊断结果,而是要分析图像、结合临床来综合考虑、推断。

第三节　影像学检查的临床应用

一、各种检查方法对于病变显示的优缺点

如上所述,不同的影像检查对于不同疾病的显示能力各有不同,但是任何一种检查无法取代另一种检查。这里就有一个如何合理选择检查方法的现实问题。

(一)X 线检查和 CT 检查

二者都是利用 X 线进行疾病显示,依靠的是形态学和密度的特点显示,任何疾病在病理上还没有形态或者密度变化时,X 线检查和 CT 检查就不可能显示。CT 检查显示疾病的能力远超过 X 线检查。例如,肝脏的肿瘤,可能在密度上较正常肝脏组织仅略微低一些,此时拍摄 X 线片无法显示这些微小的密度差别;而 CT 密度分辨率提高,可以显示这些微小的差别。但是,CT 也有局限性,如肝脏腺瘤、结节增生等病变,在 CT 扫描时因其密度与肝组织相仿而不

被发现。再譬如，脑梗死早期，病变区域的形态和密度可能都还没有变化，此时虽然临床症状非常明显，但是 CT 检查可能没有阳性发现，CT 报告如果是"未见明显异常"，一定要明白"未见到异常"不等于正常。熟悉各种病灶的病理解剖学特点对于检查方法的选择非常重要。

X 线检查和 CT 检查对于密度变化的显示非常敏感。在胸部，由于肺组织密度很低，如果肺组织中出现肿瘤，就非常容易被 CT 发现。组织中有高密度物质时，如尿路结石、病灶钙化、骨化等情况下，CT 也非常敏感，对于脂肪瘤、畸胎瘤等，CT 也具有特异性。

（二）MRI

MRI 是一种无损伤性的检查技术，利用人体中氢原子在磁场中发生磁共振的核物理特征来成像。诊断疾病的依据是组织的 MRI 信号特点及器官形态改变。因此，氢原子含量非常重要，没有氢原子的组织，如钙化、结石、骨皮质，MRI 上可能呈黑色而看不见，而软组织的病变，MRI 非常敏感，如早期脑梗死、软组织损伤、软骨病变、盆腔病变、各种炎症或脓肿，MRI 都是理想的选择。同时，MRI 显示的是断层解剖图像，在形态学上也具有很大的优点，任何的形态学改变，如肿瘤占位、血肿导致器官结构改变、异常积液等，即使信号改变不显著，单凭形态学观察也不会漏诊。

由此可以看出，MRI 与 CT 有着本质的不同，CT 上没有显示的病变，可能在 MRI 可以显示，反之亦然。因此，对于病灶的病理特征的掌握，特别是病灶组织成分特点的了解，对于选择何种检查方法非常重要。

（三）超声成像

超声成像是利用超声波穿过组织时在不同组织界面上的声波反射特征来显像的。因此，组织之间的界面接触及组织的质地均匀性特征非常重要。含水丰富的组织，声波穿透性很好，反射波很少，表现为黑色，积液、囊肿、积血、脓肿，或者胆囊、肾盂、膀胱等囊性脏器，非常适合超声检查和检出病变。而结石、脂肪、骨骼、空气，由于界面超声反射显著，出现亮白的回波特征，也是显而易见。对于肺部、头颅、骨骼等脏器的检查，超声成像一般不适合。

超声的切面，在形态学上一般人不易很快熟悉，需要检查者严格按照规定的切面收集图像资料供病变特征分析。没有探查到的区域，就可能成为诊断盲区。

无损伤和动态快速显像是超声的特点。对于心脏搏动的动态观察和实时测量，超声具有很大的优势。彩色多普勒血流显像显示，对于血流特征分析和定量检测都是具有特征性的，发现血管狭窄也非常容易。

（四）核医学成像

核医学成像需要放射性核素药物的注射和等待药物浓聚，对放射性核素药物的依赖性非常强。检查的原理是以放射性核素药物在目标脏器中的浓聚情况来反映脏器的功能状态，解剖显示是次要的。当然，现在正电子发射计算机体层显像仪（PET/CT）将功能显示与 CT 形态显示密切结合，把核医学显像诊断的水平提升到了新的高度。

核医学成像具有放射性核素的辐射损伤危害性，在临床需要显示脏器功能时可以适当选择。有些器官有特殊功能，如甲状腺具有摄碘的功能，利用 ^{131}I 的放射性核素药物进行甲状腺形态和功能显示就非常有效。

二、不同临床情况下的影像检查方法选择

临床情况不同,对于检查方法的选择也会有不同的要求。一般的门诊患者,疾病发展缓慢,医师选择检查方法时可能较多考虑安全、无损伤、简便易行及价格优势。而对于急诊患者,时间就是生命,要选择非常快速、准确的检查方法。因此,如何正确选择影像诊断技术,既要做到尽可能早期诊断而不耽误患者的宝贵时间,又要考虑尽量降低人力、物力的消耗量,减轻患者的损伤和痛苦,需要临床急诊科医师和放射科医师对影像医学各种方法的详细了解及有效配合,也有可能进行必要的协商,具体应注意以下几个方面。

(1)要充分考虑急诊患者的病情,以抢救患者为第一需要。所有检查必须在生命体征稳定后才能进行,应避免等待检查或过分强调检查质量而耽误宝贵的抢救时间。

(2)要选择对某一疾病具有很高的诊断敏感性和特异性的方法。因急诊患者时间有限,要打破常规检查步骤的束缚,及早建立诊断,如颅脑外伤患者,可先做 CT,需要时再拍 X 线片,胆囊炎、胆石症者宜首先选择 B 超检查,急性心肌梗死时做冠状动脉血管造影既可快速有效诊断,又可同时进行必要的介入治疗。所以,临床医师必须熟悉各种检查手段的特点,少走弯路、节约时间就是给患者多一点挽救生命及治愈的机会。

(3)要合理评估各种检查结果的实际价值。每一种检查方法都有其诊断疾病的特殊之处,也就是可能对某些疾病的特异性和敏感性特别高,而对另一些疾病的诊断价值有限,正确认识各种检查方法的特异性、敏感性、阳性预测值和阴性预测值才能正确选择合理有效的检查方法,事半功倍。

(4)各种检查方法的合理应用尚需考虑其无损伤性、简便实用性和快速有效性。一般应选择节省时间、方便、经济、无射线及无痛苦或损伤的检查方法,以最快捷、最经济、最简单的方法解决问题。

三、各系统疾病的特点对于检查方法选择的影响

各系统的特点是显著的,由于各种检查技术各自的特点,其应用方面的局限性和优点都是需要在选择检查方法时候适当考虑的。

(1)胸部和骨骼都是自然密度对比良好的脏器,X 线检查和 CT 检查是非常好的选择。对于绝大多数胸部和骨骼疾病而言,X 线检查和 CT 检查都可以获得很好的病变显示,骨骼和胸部的外伤、骨折、肿瘤、炎症,基本在 X 线检查中就得以定位和定性诊断,CT 检查只是在适当时补充检查而已。在特殊情况下需要显示胸壁或四肢的肌肉、软组织、关节软骨等,MRI 检查可以是很好的补充。骨骼的转移性肿瘤全身筛查,核医学全身骨骼成像是很好的检查方法。

(2)头颅和椎管等区域的神经系统疾病结构复杂,骨骼不规则,X 线检查常不能很好地显示其中的软组织结构,这些部位 CT 和 MRI 检查是必不可少的。

(3)腹部的实质脏器主要是肝、胆、脾、胰、肾和肾上腺,都是软组织结构,X 线检查基本没有诊断价值。超声是很好的检查方法,腹部没有骨骼遮挡,显像清晰。CT 和 MRI 也是很好的检查方法,在许多情况下可以显示疾病和做出定性诊断。对胃肠道的疾病,目前胃镜和肠镜的普遍应用使得早期发现病变变得非常容易。但是,胃肠道的造影检查在显示疾病范围、功能状态、狭窄程度和与周围脏器有无粘连方面,有很大的价值。

(4)心脏是运动的脏器,心脏形态学显示基本依靠超声检查。冠状动脉的无创显示和诊断

是 CT 血管造影(CTA)应用的亮点。核医学成像在显示心肌梗死之后的病变区心肌活性方面具有独特的价值。

（5）盆腔病变从前主要依赖于超声检查,但是随着 MRI 的普及,已经证明 MRI 具有许多优点,同样是无创伤性的,显示的图像非常清晰,切面规则,组织对比显著,也经常可以显示病灶的特征性信号而做出定性的诊断。

（6）乳腺癌发病率在不断上升,目前乳腺疾病的检查基本依靠乳腺钼靶 X 线检查、超声和MRI 检查,以 MRI 增强扫描最为敏感和准确。

四、不同疾病类别对于检查方法选择的影响

疾病主要可以分为肿瘤、炎症、外伤、血管性疾病、先天性变异、代谢性和免疫性疾病等种类。这些疾病中,目前以血管性疾病和肿瘤性疾病的死亡率最高。这些疾病在临床诊疗中选择检查方法也有一定的规律。

（1）肿瘤性疾病是新生的占位性病变,一般会推压周围脏器导致形态改变。病灶血供丰富,骨骼系统的肿瘤导致高密度的骨骼组织密度减低,X 线检查不是检出肿瘤的好方法。一般而言,胸部肿瘤以 CT 检查最佳,其他部位,CT 和 MRI 不分上下,有互补性。增强检查对于鉴别肿瘤的性质有很大的价值。超声在腹部肿瘤、盆腔肿瘤等诊断中非常有价值。而 PET/CT 则对于肿瘤的早期检出和定性具有决定性的作用。

（2）血管性病变一般不适合 X 线检查,血管造影检查一般都只是在介入治疗之时为了明确病变程度而进行,单纯性的诊断性血管造影目前基本不做了。CTA 和 MRA 在这方面基本代替了有创伤的血管造影检查。目前临床上普遍使用的 MRI 弥散成像,能够在脑卒中发病后30 分钟左右明确显示缺血后脑组织水肿,对疾病的及时准确诊断和预后具有决定性作用。超声在诊断一些较为浅表的血管是否狭窄方面具有重要的价值,准确率很高。腔内超声诊断血管病变具有非常准确的效果,但是由于有创伤和价格较贵等原因,不够普及。

（3）X 线检查诊断骨关节损伤有 100 多年的历史,目前仍是一种不可或缺的重要手段,CT检查对复杂部位的骨折或不全性骨折的诊断具有决定性的作用,而软骨或半月板损伤、韧带或肌腱撕裂及软组织挫伤或血肿等的诊断,应用 MRI 技术可获得良好的效果,内脏的损伤应根据脏器不同选择超声、CT 等技术方能显示病变的位置、形态和程度。

（4）感染性疾病在急诊中占有较大的比例,特别是肺炎,临床上最常见,X 线检查,甚至透视,就可以明确疾病的存在与否及炎症累及的范围和严重程度。诚然,大多数患者根据临床表现、体征及常规化验检查即可确立感染的诊断,影像学检查一般不能否定临床诊断,也难以做出病原学诊断,所以,在临床诊断确立后就应开始积极治疗,避免因等待检查而耽误治疗。但是,影像学检查在明确病变程度、范围及与其他病变的鉴别诊断中具有独特的重要作用,有些特殊感染在影像学上具有特征性的表现,甚至可做出诊断,及时应用影像学检查手段对明确病情非常有益。目前,超声、CT、MRI 的广泛应用,使感染性疾病的诊断从定性诊断走向更精确的定位和定量诊断。

第四节　基本阅片方法和疾病诊断思路

一、影像学检查的阅片观察步骤和内容

(一)正常解剖影像表现

观察前要对正常解剖影像做到心中有数,这样才能有的放矢地观察病变,同时也要认识正常解剖的异常表现及解剖变异。

(二)阅片观察步骤

影像学诊断过程是阅片脑力劳动的过程,影像学医师通过观察图像汇总的正常和异常的征象来分析可能的疾病诊断。一般来说,阅片要遵循一定的步骤,按部就班进行才不至于遗漏观察。譬如,在阅读胸部 X 线检查时,可以遵循"ABC"的步骤,A 指腹部,就是先看胸部 X 线检查上涵盖的上腹部情况,包括膈下有无游离气体、胃肠道有无扩张积气、有无结石影等。然后再看 B,就是骨骼,肋骨、胸骨、肩胛骨、脊柱、锁骨,附带看一下软组织。最后看 C,就是胸腔,看其中的胸膜、纵隔、心脏大血管、两肺。这样就不会遗漏,但是这些步骤应该适合个人习惯,不能单一规定。

(三)病变分析要点

1.病变的位置和分布

临床常见疾病大多有其好发部位,如骨肉瘤好发于干骺端,骨巨细胞瘤常位于骨端,肺结核好发于两肺上叶及下叶背段等。

2.病变的数目和形状

如肺或肝内单发病灶则应考虑为原发性肿瘤等;多发病灶常为转移性肿瘤;肺内结节或肿块常为肿瘤,而炎症多为片状或斑片状影。

3.病变边缘

一般良性肿瘤、慢性炎症和病变愈合期,边缘锐利;恶性肿瘤、急性炎症和病变进展阶段,边缘多不规则或模糊。

4.病变密度、信号、回声

病变组织的密度、信号、回声可高于或低于正常组织,如肝癌 CT 上可呈低密度;MRI 图像上 T_1WI 呈低信号,T_2WI 呈高信号;超声呈低回声。良性病变密度、信号、回声常均匀,恶性病变密度、信号、回声常不均匀,取决于其中有无钙化、液化、空洞、出血等。

5.邻近器官组织的改变

如肺内肿块,根据邻近胸膜有无累及,肺门淋巴结有无肿大,可以判断其良、恶性。

6.器官功能的改变

主要是观察心脏大血管的搏动、胃肠道的蠕动、膈的呼吸运动等,有时是疾病早期发现的依据之一。

二、影像学阅片后推断疾病性质的思路

阅片只是观察影像上的正常结构和异常征象。发现异常,就要分析推断是何种疾病。任

何患者生病后所表现出来的异常征象,不可能与书本上介绍的内容一模一样。而且,如果发现异常,片子是不会直接说明这是什么病,也没有计算机具备推断疾病诊断的能力,而是要放射科医师凭借知识和经验积累来判断的,这里有个思维方法的问题。

首先,要根据征象推断病理组织的组织类型,如是否是软组织,其中有无脂肪组织、坏死组织、出血等。然后,一般要根据病理解剖和病理组织学的特点,结合发生病变脏器常见的疾病,来逐一对比当前的疾病征象,更多的是符合哪一种疾病,逐一分析哪种疾病符合的征象多,哪种疾病符合的征象少,这样就会有一个初步的影像诊断。第三步,要结合临床表现的特点,如临床有无发热,实验室检查如何,病程发展情况,也包括年龄、性别等情况,综合推断哪一种疾病可能性大。

三、临床病史资料特点与影像学检查的阅片诊断的相关性

如前所述,影像学诊断要结合临床。临床许多情况下都会存在同病异影、异病同影的现象,因此单凭影像学表现来直接诊断是不行的。譬如在肺部发现一团块影,如果该患者只有15岁,则肿瘤的可能性就较小,但如果是一中老年患者,则首先需排除恶性肿瘤;如患者病程短,同时有发热、白细胞计数增多,则首先考虑炎症;如患者病程较长,团块影逐步增大,则首先要考虑恶性肿瘤。因此,医学影像学是一种需要密切结合临床表现来综合分析的临床学科。

第二章 人体影像解剖

第一节 头 部

头部横断层常用基线：①眦耳线（听眦线），眼外眦与同侧外耳门中点的连线，颅脑横断层扫描多以此线为基线；②Reid 基线，眶下缘中点至同侧外耳门中点的连线，又称为人类学基线或下眶耳线，头部横断层标本的制作常以此线为准，冠状位断层标本的制作也常以该线的垂线为基线；③连合间线，前连合后缘中点至后连合前缘中点的连线，又称 AC-PC 线，现作为标准影像扫描基线。

一、经大脑半球顶部的横断层（图 2-1）

颅腔内可见左、右大脑半球顶部的断面，断面外侧由前向后有额上回、中央前沟、中央前回、中央沟、中央后回和顶上小叶。内侧由前向后可见额内侧回、中央旁沟、中央旁小叶、扣带沟缘支和楔前叶。两大脑半球间是大脑纵裂，内有大脑镰，其前、后端可见三角形的上矢状窦。

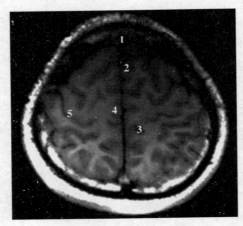

图 2-1 经大脑半球顶部的横断层 T_1WI

1.上矢状窦；2.额内侧回；3.扣带沟缘支；4.中央旁小叶；5.中央沟

二、经半卵圆中心的横断层（图 2-2）

此断面经胼胝体上方。大脑镰位居左右半球之间，其前、后端仍可见上矢状窦的断面。大脑半球断面内的髓质形成半卵圆中心，髓质和皮质分界明显。半卵圆中心的髓质来自 3 种纤维：①投射纤维，连接大脑皮质和皮质下诸结构，大部分纤维呈扇形放射，称辐射冠；②联络纤维，连接一侧半球各皮质区，联络纤维多而发达；③连合纤维，连接两大脑半球的相应皮质区。

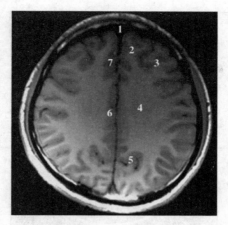

图 2-2　经半卵圆中心的横断层 T₁WI

1.上矢状窦;2.额上回;3.额中回;4.半卵圆中心;5.顶枕沟;6.扣带回;7.额内侧回

三、经胼胝体压部的横断层(图 2-3)

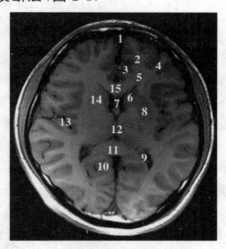

图 2-3　经胼胝体压部的横断层 T₁WI

1.上矢状窦;2.额上回;3.扣带回;4.额中回;5.胼胝体额钳;6.尾状核头;7.透明隔;
8.豆状核;9.侧脑室三角区和脉络丛;10.扣带回峡;11.胼胝体压部;12.第三脑室;
13.外侧裂;14.内囊前肢;15.胼胝体膝

　　侧脑室前角呈倒"八"形向前外伸展,两前角后半之间为透明隔,向后经室间孔通第三脑室。透明隔后连穹隆柱。第三脑室呈纵向裂隙状,其后方为胼胝体压部。侧脑室前角外侧是尾状核头,两前角前方为胼胝体膝。背侧丘脑呈团块状位于第三脑室两侧,前端为丘脑前结节,后端为丘脑枕。尾状核和背侧丘脑外侧是">＜"形的内囊,CT 图像上基底核和内囊清晰可辨。内囊外侧是豆状核壳,壳外侧是屏状核和岛叶,岛叶外侧可见外侧沟,其内有大脑中动脉走行。胼胝体压部后方的小脑幕呈"V"形,后连大脑镰。

　　大脑半球内侧面前部可见额内侧回和扣带回,后部可见扣带回和舌回。大脑半球外侧面的脑回由前向后依次为额上回、额中回、额下回、中央前回、中央后回、缘上回、角回和枕外侧回。

四、经前连合的横断层（图 2-4）

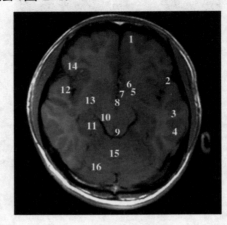

图 2-4　经前连合的横断层

1.额上回；2.外侧沟；3.颞中回；4.颞下回；5.壳；6.尾状核头；7.前连合；8.第三脑室；9.中脑水
管；10.红核；11.海马旁回；12.颞上回；13.内囊后肢；14.额下回；15.小脑蚓；16.小脑半球

　　大脑外侧沟分隔前方额叶及后方的颞叶，小脑在断面后方。中脑位居断面中央，其后部左右稍隆起者为上丘，中脑水管形似针孔样位于顶盖前方，黑质颜色较深位于前外，红核位于其后内。前连合位于大脑纵裂和第三脑室之间，前连合中部纤维聚集成束，两端分别向前、后放散，整体呈 H 形。前连合在 MRI 图像上是重要的标志性结构。侧脑室前角外侧可见尾状核，尾状核和壳相连，其外侧可见屏状核和岛叶。侧脑室下角位于颞叶内，狭窄并略呈弧形，前壁可见尾状核尾，底壁为海马。小脑断面增大呈扇形，中间为小脑蚓，两侧为小脑半球，小脑幕呈"八"字形位于颞叶和小脑之间。

五、经视交叉的横断层（图 2-5）

　　此断层中部可见五角形的鞍上池，由交叉池和桥池组成。池内有视交叉、垂体柄、鞍背、基底动脉末端和动眼神经，视交叉两侧为颈内动脉。额叶的断面进一步缩小，可见内侧的直回和外侧的眶回。鞍上池两侧可见颞叶，颞叶与额叶间隔以蝶骨小翼和外侧沟。颞叶内可见杏仁体位于钩的深面和侧脑室下角的前方。鞍上池后方为脑桥，脑桥后方为小脑，二者间连以粗大的小脑中脚，其间可见第四脑室断面。小脑与颞叶之间隔以三角形的颞骨岩部和伸向前内的小脑幕。

六、经垂体的横断层（图 2-6）

　　垂体位于断面前份中部，其前方有蝶窦，垂体两侧是海绵窦，海绵窦的外侧为颞叶，两者之间隔以海绵窦外侧壁。垂体后方为鞍背，鞍背后方是脑桥。

　　颅后窝内的小脑借小脑中脚连于脑桥，其间有不规则的第四脑室。小脑半球内有齿状核；外侧为连于横窦与颈内静脉之间的乙状窦，是颅内血液回流的主要途径。

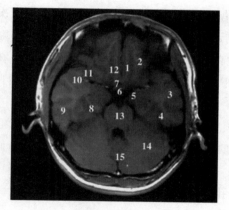

图 2-5 经视交叉的横断层 T₁WI

1.直回;2.眶回;3.颞中回;4.枕颞沟;5.钩;6.漏斗;7.视交叉;8.侧副沟;9.颞下回;10.颞上回;11.外侧沟;12.嗅束沟;13.脑桥;14.小脑半球;15.蚓垂体

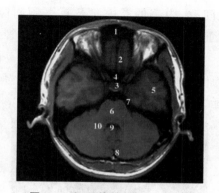

图 2-6 经垂体的横断层 T₁WI

1.额窦;2.直回;3.垂体;4.蝶窦;5.颞叶;6.脑桥;7.展神经;8.小脑镰;9.第四脑室;10.小脑中脚

七、经下颌颈的横断层(图 2-7)

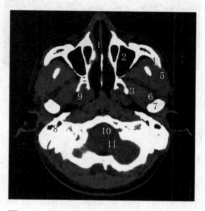

图 2-7 经下颌颈的横断层 CT 图像

1.鼻中隔软骨;2.上颌窦;3.翼突外侧板;4.颧弓;5.颞肌;6.翼外肌;7.下颌颈;8.乳突;9.翼内肌;10.延髓;11.小脑扁桃体

鼻咽居断面中央,前方借鼻后孔与鼻腔相通。鼻咽后方依次可见咽后间隙、椎前筋膜、椎前间隙和椎前肌的断面;后外侧为咽隐窝。咽侧方的咽旁间隙较宽大,呈三角形,位于翼内肌、腮腺、脊柱与咽侧壁之间,上至颅底,下达舌骨平面,呈潜在性漏斗状的疏松结缔组织区域。以茎突及茎突周围肌为界分为咽旁前、后间隙,咽旁后间隙内有颈内动、静脉及第Ⅸ～Ⅻ对脑神经等。

鼻腔两侧为上颌骨、上颌窦。上颌窦后内侧与鼻腔、蝶骨大翼之间为翼腭间隙,后外侧有颧弓、颞肌和翼外肌。翼外肌内侧出现翼内肌和咽鼓管软骨的断面;后外侧有椭圆形的下颌颈和腮腺。

颅后窝断面接近枕骨大孔,可见延髓和小脑扁桃体。

八、经枢椎体上份的横断层(图 2-8)

鼻咽居断面中央,其前部为固有口腔、舌和牙龈;固有口腔与鼻咽之间可见软腭、腭垂和扁桃体窝及其内的腭扁桃体。颊肌紧贴于固有口腔两侧,其后方的面侧区仍可见下颌支和其外侧的咬肌及咬肌间隙,内侧的翼内肌及翼下颌间隙,后方的腮腺及"腮腺床"。咽后间隙位于咽后壁与椎前筋膜之间,上至颅底,向下通食管后间隙,外侧是咽旁间隙及其内的颈动脉鞘等。

枢椎体与椎前筋膜之间为椎前间隙,上至颅底,下达胸部,为一潜在性间隙,颈椎结核的寒性脓肿可进入此间隙向下蔓延。

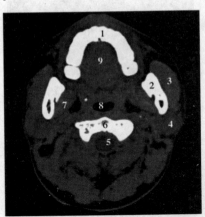

图 2-8　经枢椎体上份的横断层 CT 图像

1.上颌骨牙槽突;2.下颌支;3.咬肌;4.腮腺;5.脊髓;6.枢椎体;7.翼内肌;8.鼻咽;9.舌肌

九、经下颌角的横断层(图 2-9)

此断层经第 3 颈椎、下颌体、下颌角和下颌下腺的断面出现。

口咽居断面中央,其前方为固有口腔。舌的两侧是下颌体和下颌角;其外侧的咬肌和咬肌间隙、内侧的翼内肌和翼下颌间隙断面均明显缩小。下颌骨内侧出现封闭口腔底部的下颌舌骨肌、下颌下腺和二腹肌后腹;在下颌骨与二腹肌前、后腹之间围成的下颌下三角内,有颌下间隙及其内的下颌下腺。

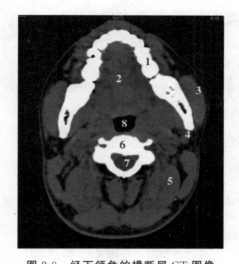

图 2-9 经下颌角的横断层 CT 图像

1.下颌骨牙槽突；2.颏舌肌；3.咬肌；4.颈外静脉；5.头颊肌；6.第 3 颈椎体；7.脊髓；8.口咽

十、正中矢状面（图 2-10）

由于左、右侧大脑半球发育的不对称性，大脑镰很少处于正中位置，故该断层大脑镰不完整。

胼胝体居脑部中份。胼胝体的嘴、膝、干与穹隆之间为透明隔。胼胝体压部的前下方，右侧大脑内静脉位于帆间池内，向后汇入大脑大静脉。此处的蛛网膜下腔，自上而下形成了大脑大静脉池、松果体池、四叠体池。胼胝体嘴的下方是胼胝体下回和终板旁回。向后为前连合和终板，向下依次是视交叉、漏斗、灰结节和乳头体。

与胼胝体沟平行的是扣带沟，侧脑室外侧壁上可见尾状核；在室间孔的前方，穹隆柱向后上延续成穹隆体。

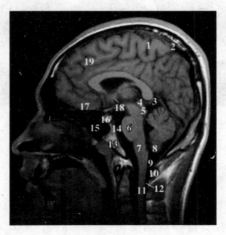

图 2-10 颅脑正中矢状面左面观 T_1WI

1.中央旁沟；2.大脑镰；3.大脑大静脉；4.松果体；5.四叠体；6.脑桥；7.延髓；8.小脑扁桃体；9.小脑延髓池；10.寰椎；11.脊髓；12.蛛网膜下腔；13.斜坡；14.基底动脉；15.蝶窦；16.垂体；17.直回；18.前连合；19.额上回

脑干的腹侧自上而下可见交叉池，池内有大脑前动脉（A1 段）；脚间池，含基底动脉末端和大脑后动脉（P1 段）；基底动脉位于桥池，紧贴脑桥的基底沟；脑干背侧，菱形窝构成第四脑室底；上髓帆、第四脑室脉络组织、下髓帆和小脑上脚组成其顶部。原裂将小脑分隔成前、后叶；小脑扁桃体的下方是宽阔的小脑延髓池。

小脑幕分隔了上方的大脑枕叶（幕上结构）和下方的小脑及脑干（幕下结构），直窦汇集了大脑大静脉的血液，向后流入窦汇。

垂体前、后叶分界明显，上方被鞍膈覆盖，由垂体柄连于漏斗。垂体窝的下方是形态不规则的蝶窦。

上矢状窦直通窦汇，在颅顶部可见蛛网膜粒突入上矢状窦内。

小脑扁桃体位置变异较大，突入枕骨大孔或其以下 3 mm 均属正常范围。

第二节　胸　　部

一、胸膜顶层面横断层（图 2-11）

气管位居横断面前部的中央，其前方和侧方有甲状腺两侧叶和峡部呈"C"形包绕，左后方是食管，甲状腺侧叶两侧见颈动脉鞘，鞘内颈内静脉居前外，颈总动脉居后内，两者之间的后方是迷走神经。右喉返神经位于气管的右侧，左喉返神经在左气管食管沟内，膈神经在椎前筋膜深面，前斜角肌前方，斜角肌间隙内有锁骨下动脉和臂丛神经。此断层的最大特征是胸膜顶出现于第 1 胸椎体两侧，胸膜顶前方有锁骨下动脉和臂丛神经，外侧和后方分别有第 1、2 肋骨及第 1 肋间隙。

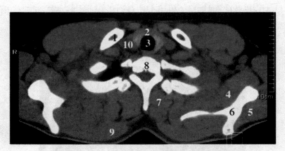

图 2-11　经胸膜顶层面的横断层 CT 图像

1.锁骨胸骨端；2.甲状腺；3.气管；4.肩胛下肌；5.冈下肌；6.肩胛骨；7.竖脊肌；8.第 1 胸椎体；9.斜方肌；10.颈动脉鞘

二、第 3 胸椎体层面（图 2-12）

此断面经第 3 胸椎体。上纵隔内头臂干位于气管的前方。左头臂静脉右下移逐步靠近右头臂静脉。右迷走神经离开右头臂静脉的深面至气管的右侧壁。胸导管位于食管、左锁骨下动脉和左肺之间，紧贴左纵隔胸膜。气管多数呈"C"形，后面恒定地与食管相毗邻。气管的右侧壁与右纵隔胸膜紧贴，左侧则紧贴左颈总动脉和左锁骨下动脉。

血管前间隙位于胸骨柄后方、大血管的前方，两侧为纵隔胸膜围成的间隙。胸腺、低位的甲状腺位于此间隙内。

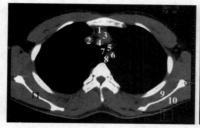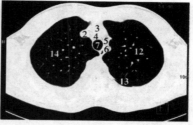

图 2-12　经第 3 胸椎体的横断层 CT 图像

1.血管前间隙;2.右头臂静脉;3.左头臂静脉;4.头臂干;5.左颈总动脉;6.左锁骨下动脉;7.气管;8.食管;9.肩胛下肌;10.冈下肌;11.肩胛骨;12.左肺上叶;13.左肺斜裂;14.右肺上叶

三、主动脉弓层面横断层(图 2-13)

该断层是识别纵隔上部管道结构的关键平面。在 CT 图像上,主动脉弓呈"腊肠"状。心包上隐窝位于主动脉弓的右前方。左心包膈血管、左膈神经、左迷走神经位于主动脉弓的外侧。主动脉弓的内侧从前向后依次是上腔静脉、气管、食管。气管食管沟与主动脉弓之间有左喉返神经。食管、主动脉弓和胸椎体之间有胸导管。

气管前间隙位于大血管和气管之间。间隙由主动脉弓、上腔静脉、奇静脉弓和气管围成。间隙内有气管前淋巴结和心包上隐窝。

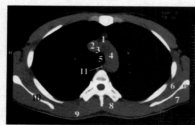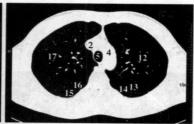

图 2-13　经主动脉弓层面的横断层 CT 图像

1.心包上隐窝;2.上腔静脉;3.气管前间隙;4.主动脉弓;5.气管;6.肩胛下肌;7.冈下肌;8.竖脊肌;9.斜方肌;10.肩胛骨;11.食管;12.左肺上叶;13.左肺斜裂;14.左肺下叶上段;15.右肺下叶上段;16.右肺斜裂;17.右肺上叶

四、奇静脉弓层面(图 2-14)

此断层前经胸骨角,后经第 5 胸椎体。奇静脉弓位于纵隔右侧面,并从后方行向前,形成平滑向外的隆凸。奇静脉弓淋巴结和心包上隐窝位于升主动脉、上腔静脉、奇静脉弓和气管杈围成的气管前间隙内。主动脉升部与胸主动脉之间至纵隔左缘称主动脉肺动脉窗。在 CT 图像上呈一低密度空隙,其范围是指主动脉弓下缘和肺动脉杈上缘之间 1～2 cm 的小区域,左外侧界为左纵隔胸膜,内侧界为气管,前方为主动脉升部,后方为食管和胸主动脉。此区含有动脉韧带、主动脉肺动脉窗淋巴结和左喉返神经。胸导管位于食管与胸主动脉之间。右肺上叶的段支气管和血管出现于肺门区,为右肺门的第一横断层,奇静脉弓可作为右肺门开始的标志,右肺斜裂出现。

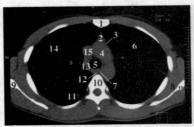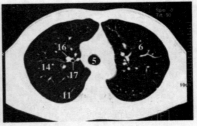

图 2-14　经奇静脉弓的横断层 CT 图像

1.胸骨角；2.胸腺；3.心包上隐窝；4.升主动脉；5.气管；6.左肺上叶；7.食管；8.肩胛
下肌；9.肩胛骨；10.第 5 胸椎体；11.右肺下叶；12.静脉食管隐窝；13.奇静脉弓；14.
右肺上叶；15.上腔静脉；16.右肺上叶后段动脉；17.右肺间段支气管

五、肺动脉杈层面（图 2-15）

　　此断面经第 5 胸椎体下份。肺动脉干分为左、右肺动脉，形成状若"三叶草"的肺动脉杈。左肺动脉由前向后外抵达肺门，是左肺门出现的标志。心包上隐窝围绕着升主动脉、肺动脉干的前方和左侧。在肺动脉杈和右肺动脉的后方有左、右主支气管。隆嵴下间隙是指前为肺动脉杈和右肺动脉、两侧为左、右主支气管、后为食管所围成的间隙，内有隆嵴下淋巴结。

　　肺门区结构将肺内侧面分为纵隔部、肺门区与脊柱部 3 个部分，将肺与纵隔之间的胸膜腔分为前、后两部，后部伸入食管与奇静脉之间形成奇静脉食管隐窝。

　　左肺门区的结构：左主支气管、左上肺静脉和肺动脉，呈前后排列。

　　右肺门区的结构：从前向后是右上肺静脉、肺动脉和支气管。

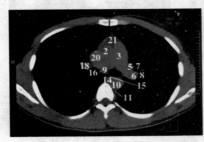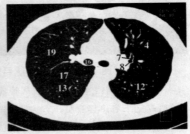

图 2-15　经肺动脉杈的横断层 CT 图像

1.胸骨体；2.升主动脉；3.肺动脉干；4.左肺上叶；5.左上肺静脉；6.左肺动
脉；7.前段支气管；8.尖后段支气管；9.气管支气管下淋巴结；10.胸主动脉；
11.副半奇静脉；12.左肺下叶；13.右肺下叶；14.奇静脉；15.食管；16.右主支
气管；17.斜裂；18.右肺上叶动脉；19.右肺上叶；20.上腔静脉；21.胸腺

六、主动脉窦层面（图 2-16）

　　此断面经第 6 胸椎体上份。纵隔的结构为出入心底的大血管，心包横窦，心包斜窦，左、右心耳，食管和胸主动脉。肺动脉瓣呈两前一后排列。胸导管行于胸主动脉与奇静脉之间。心包横窦位于升主动脉、肺动脉干的根部与左心房之间。左肺下叶的一部分肺组织呈小舌状伸入胸主动脉与左肺下叶动脉之间，抵达左主支气管的后壁。右主支气管和中间支气管的后外侧壁直接与肺组织相邻。右肺叶间动脉经上腔静脉与中间支气管之间至肺门，其位置关系较为恒定，是 CT 测量右肺动脉心包段管径的理想部位。

肺门区的结构由前向后排列关系：右肺门（右上肺静脉、叶间动脉、中间支气管）；左肺门（左上肺静脉、左主支气管及左肺上叶支气管、左肺下叶动脉）。

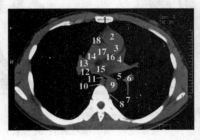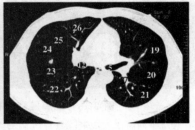

图 2-16　经主动脉窦的横断层 CT 图像

1.胸骨体；2.肺动脉干；3.右肺动脉；4.左心耳；5.左主支气管；6.左肺下叶动脉；7.上段动脉；8.副半奇静脉；9.胸主动脉；10.胸导管；11.食管；12.右主动脉；13.右上肺静脉；14.上腔静脉；15.心包斜窦；16.心包前下窦；17.升主动脉；18.右心耳；19.左肺上叶；20.左肺斜裂；21.左肺下叶；22.右肺下叶；23.右肺斜裂；24.右肺中叶；25.右肺水平裂；26.右肺上叶

七、左、右下肺静脉层面（图 2-17）

此断面经第 6 胸椎间盘。纵隔内可见心的 4 个心腔，房间隔与室间隔相连，呈"S"形。右半心位于房间隔和室间隔的右前方，左半心位于房间隔和室间隔的左后方。左、右下肺静脉汇入左心房，提示两肺门已至下界。

纵隔的右侧是右肺中叶和下叶，左侧是左肺舌叶和左肺下叶。右肺中叶支气管和动脉均已分出两个干。右肺下叶支气管和动脉也为两个干。左肺上叶见舌叶支气管和血管分支。左肺下叶支气管为一总干，位于斜裂和左下肺静脉之间，左肺下叶动脉在断面内已分为 4 支。

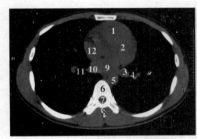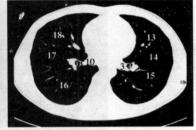

图 2-17　经左、右下肺静脉的横断层 CT 图像

1.右心室；2.左心室；3.左下肺静脉；4.左肺下叶支气管；5.胸主动脉；6.第 7 胸椎体；7.椎管；8.棘突；9.左心房；10.右下肺静脉；11.右肺下叶支气管；12.右心房；13.左肺舌叶；14.左肺斜裂；15.左肺下叶；16.右肺下叶；17.右肺斜裂；18.右肺上叶

八、膈腔静脉裂孔层面（图 2-18）

此断面经第 8 胸椎体。右膈穹出现，其左后方可见腔静脉孔。心呈现 3 个心腔（左、右心室和右心房）。纵隔的右侧是右肺中叶和下叶，左侧是舌叶和左肺下叶。后纵隔内有食管、胸主动脉、奇静脉和胸导管。

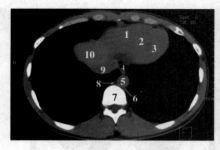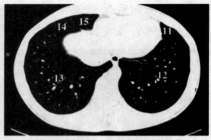

图 2-18　经膈腔静脉裂孔的横断层 CT 图像

1.右心室；2.室间隔；3.左心室；4.食管；5.胸主动脉；6.半奇静脉；7.第 8 胸椎体；8.胸导管；9.上
腔静脉；10.肝右叶；11.左肺舌叶；12.左肺下叶；13.右肺下叶；14.右肺斜裂；15.右肺中叶

第三节　腹　　部

一、经第二肝门的横断层（图 2-19）

膈穹隆下方和内侧为腹腔，而胸腔则居其上方和外侧。食管左移至胸主动脉前方，于下一
断层穿膈食管裂孔。在腹腔内，肝占据右侧，肝左外叶和胃底首次出现于膈左穹隆的下内侧。
第二肝门出现是本断面的重要特征。第二肝门是指肝腔静脉沟上份肝左、中间、右静脉出肝
处，多出现于第 10 胸椎体上份水平。肝右静脉出肝后多开口于下腔静脉右壁，肝中间静脉和
肝左静脉可共同开口于下腔静脉左前壁，可见肝冠状韧带上层和肝裸区。

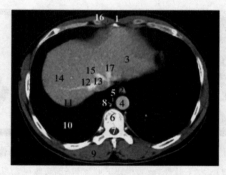

图 2-19　经第二肝门的横断层 CT 强化扫描图像

1.胸骨体；2.食管；3.肝左外叶；4.胸主动脉；5.胸导管；6.第 10 胸椎体；7.脊髓；8.奇静脉；9.竖脊肌；10.右肺下
叶；11.肋膈隐窝；12.肝右静脉；13.下腔静脉；14.肝右前叶；15.肝中间静脉；16.腹直肌；17.肝左静脉

二、经肝门静脉左支角部的横断层（图 2-20）

肺消失，仅剩下肋膈隐窝。

腹腔内的结构由右至左表现为肝、胃底和脾，脾首次出现于胃底左后方，呈"新月"状。肝
门静脉左支先出现角部，是本断面的重要特征。稍低水平可及横部的起始部和矢状部，囊部可
与矢状部同层或稍低一个层面出现。肝左静脉本干已被其上、下根取代。

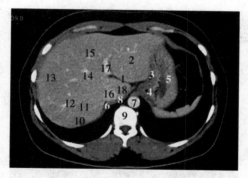

图 2-20　经肝门静脉左支角部的横断层 CT 强化扫描图像

1.静脉韧带裂及肝胃韧带；2.肝左外叶；3.网膜囊；4.贲门；5.胃底；6.膈；7.胸主动脉；
8.胸导管和奇静脉；9.第 11 胸椎体；10.肝裸区；11.肝右后叶；12.肝右静脉；13.肝右前
叶；14.肝中间静脉；15.肝左内叶；16.下腔静脉；17.肝门静脉左支角部；18.肝尾状叶

三、经肝门的横断层（图 2-21）

肝门静脉及其右支的出现是肝门的标志。肝门静脉于下腔静脉前方的横沟内分出左支横部和右支主干，肝门静脉右支行向右后，分出右前支和右后支，分别进入肝的右前叶和右后叶。胆囊出现于肝门静脉右支前方，其左侧可见肝左、右管，右侧可见肝固有动脉右支。经肝门向前，肝圆韧带裂出现，它是肝左叶间裂的天然标志，分开左外叶与左内叶，内含有肝圆韧带。肝中间静脉和肝右静脉已为其属支，断面逐渐变小。

右肾上腺首次出现，居肝裸区、膈和下腔静脉后壁所围成的三角形空隙内。左肾上腺已于上一断层出现，位于胃后壁、膈和脾所围成的充满脂肪的三角内。

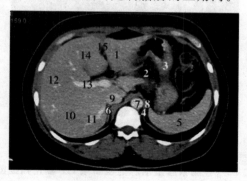

图 2-21　经肝门的横断层 CT 强化扫描图像

1.肝左外叶；2.小网膜；3.胃体；4.膈；5.脾；6.右肾上腺；7.胸主动脉；8.左肾上腺；9.下腔静脉；
10.肝右后叶；11.肝右后下静脉；12.肝右前叶；13.肝门静脉右支；14.肝左内叶；15.肝圆韧带裂

四、经腹腔干的横断层（图 2-22）

腹腔干常出现于第 12 胸椎下缘水平，发自腹主动脉走向前下，分为胃左动脉、脾动脉和肝总动脉。肝断层变小，主要占据右半腹腔。肝圆韧带裂增宽，其左侧为游离的肝左外叶、右侧则为方叶，该裂内可见镰状韧带游离缘及其包含的肝圆韧带。小网膜左份为肝胃韧带，连于胃小弯；右份为肝十二指肠韧带，该韧带内，除有数个肝门淋巴结的断面外，可见肝固有动脉居肝门静脉左前方，肝总管和胆囊管下行于肝门静脉右前方。网膜孔出现，其前方为肝门静脉，后方为下腔静脉。脾断面呈三角形,居胃体左后方和首次出现的左肾的外侧。

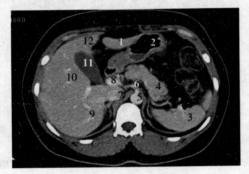

图 2-22　经腹腔干的横断层 CT 强化扫描图像

1.肝左外叶;2.胃体;3.脾;4.胰体;5.腹主动脉;6.腹腔干;7.下腔静
脉;8.肝门静脉;9.肝右后叶;10.肝右前叶;11.胆囊体;12.肝左内叶

五、经肠系膜上动脉的横断层(图 2-23)

于脊柱前方,肠系膜上动脉在第 1 腰椎及第 1 腰椎间盘高度发自腹主动脉,肝门静脉与下腔静脉之间的空隙称门腔间隙,其上界为肝静脉分叉处,下界为肝门静脉合成处。

此断面胰尾、体、颈出现,胰尾抵达脾门。脾动脉左行于胰腺上缘。肝门静脉右侧可见肝总管与胆囊管,于下一断层内两者合成胆总管。胆总管或肝总管走行于肝门静脉与十二指肠上部之间的空隙。小网膜及胃后壁与胰之间可见网膜囊。右肾出现。肝断面进一步变小,由左外叶、方叶、右前叶和右后叶组成,肝门右切迹有助于区别右前叶和右后叶。

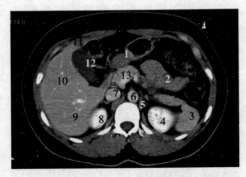

图 2-23　经肠系膜上动脉的横断层 CT 强化扫描图像

1.幽门;2.胰体;3.脾;4.左肾;5.左膈脚;6.腹主动脉;7.下腔动脉;8.右肾;9.肝
右后叶;10.肝右前叶;11.肝左内叶;12.胆囊体;13.脾静脉

六、经肝门静脉合成处的横断层(图 2-24)

肠系膜上静脉与脾静脉在胰颈后方合成肝门静脉,多在第 1 腰椎水平。胰头的右侧紧邻十二指肠降部,后方有胆总管下行。胰的前面与胃后壁相邻。脾动、静脉行于胰体后缘,胰体跨越左肾的前面移行为胰尾,胰尾紧邻脾门。左肾静脉于肠系膜上动脉与腹主动脉之间右行,三者之间的关系较为恒定。左、右膈脚居腹主动脉两侧。

七、经肾门中份的横断层(图 2-25)

右肋膈隐窝消失。左膈脚起于第 1、2 腰椎体的前左侧面,右膈脚起于第 1～3 腰椎体的前右侧面。右肾静脉粗大，汇入下腔静脉，其长度短于左肾静脉，右肾动脉于其后方走向右肾。十二指肠降部内侧可见胰头组成，胆总管下行于胰头后缘，下腔静脉的前方，故下腔静脉是在断层影像上寻认胆总管的标志。钩突位于肠系膜上静脉与下腔静脉之间。

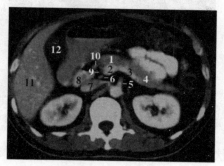

图 2-24　经肝门静脉合成处的横断层 CT 强化扫描图像

1.胰颈；2.肠系膜上静脉；3.脾静脉；4.胰体；5.肠系膜上动脉；6.胃十二指肠动脉；7.下腔静脉；8.十二指肠；9.胆总管；10.肝固有动脉；11.肝右叶；12.胆囊

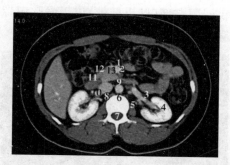

图 2-25　经肾门中份的横断层 CT 强化扫描图像

1.肠系膜上静脉；2.肠系膜上动脉；3.左肾静脉；4.左肾；5.腰大肌；6.第 2 腰椎体；7.脊髓；8.右膈脚；9.腹主动脉；10.下腔静脉；11.十二指肠降部；12.胰头；13.胰钩突

　　断面的中份由右向左可见十二指肠降部、胰头及胆总管、肠系膜上动静脉、十二指肠升部和空肠，肠系膜出现于脊柱的左前方，其根部附着十二指肠升部的左侧。胆总管居胰头后缘右端和十二指肠降部之间，向下即穿入十二指肠壁内。肠系膜上动、静脉是胰颈、钩突和左肾静脉的识别标志，又有助于辨识肠系膜根的起始段。

八、经十二指肠水平部的横断层（图 2-26）

　　十二指肠水平部在脊柱的右侧接续十二指肠降部，水平向左走行，横过第 3 腰椎前方至其左侧，移行为十二结肠升部。此部位于肠系膜上动脉与腹主动脉之间，如肠系膜上动脉起点过低，可能引起肠系膜上动脉压迫综合征。十二指肠壁厚＜5 mm。于脊柱左前方，腹主动脉已发出肠系膜下动脉，后者的起始平面多位于第 3 腰椎高度。

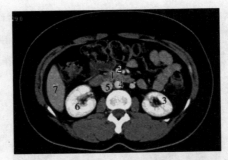

图 2-26　经十二指肠水平部的横断层 CT 强化扫描图像

1.十二指肠水平部；2.肠系膜上动、静脉；3.左肾；4.腹主动脉；5.下腔静脉；6.右肾；7.肝右后叶

九、经肝门静脉的冠状断层（图 2-27）

在胰颈的后方肠系膜上静脉和脾静脉合成肝门静脉。入第一肝门后，肝门静脉左支起始部和右支主干分别走向左前上和右外上。肝门静脉主干的右侧可看到胆囊管和肝总管，肝门静脉主干的左侧可看到肝固有动脉，上述结构均位于肝十二指肠韧带内。肝尾状叶断面增大，其左上和右下均是网膜囊。小网膜左部（肝胃韧带）位于静脉韧带裂内。肝中静脉和肝左静脉各自注入下腔静脉。肝门静脉右前支粗大。

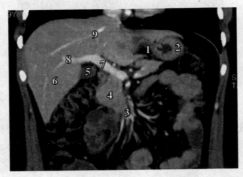

图 2-27　经肝门静脉的冠状断层 CT 强化扫描图像

1.网膜囊；2.胃底；3.肠系膜上静脉；4.胰头；5.胆囊；6.肝右前叶；7.门静脉主干；8.肝门静脉右前支；9.肝中间静脉

第四节　上肢、下肢

一、肩关节上份横断层（图 2-28）

此断面经肩胛冈及锁骨内侧段。断面的外侧份，可见肩胛骨的肩胛冈、关节盂及肱骨头的横断面，其中关节盂与肱骨头内侧的关节面构成肩关节。关节的前面、外侧及后面被三角肌和冈下肌包绕。在三角肌前部后方及喙突与肩关节之间有肱二头肌长头腱和肩胛下肌腱。在锁骨内侧份后方，可见锁骨下动、静脉及其后方的臂丛神经。

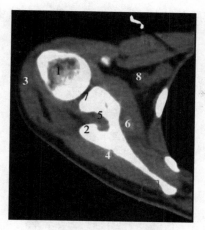

图 2-28　经肩关节上份横断层 CT 图像

1.肱骨头;2.肩胛骨;3.三角肌;4.冈下肌;5.冈上肌;6.肩胛下肌;7.关节盂;8.臂丛

二、肩关节下份横断层面(图 2-29)

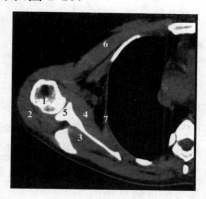

图 2-29　经肩关节下份横断层 CT 图像

1.肱骨头;2.三角肌;3.冈下肌;4.肩胛下肌;5.肩胛盂;6.胸大肌;7.前锯肌

　　此断面经肩关节中份。在断面外侧部,三角肌呈"C"形由前、外侧、后三面包裹肩关节。肩胛下肌和小圆肌分别越过肩关节前方和后方中止于肱骨小结节或大结节。肱二头肌长头腱则行于肱骨大、小结节间的结节间沟内。三角肌前缘与胸大肌交界处为三角肌胸大肌间沟,内有头静脉行走。肩关节与胸外侧壁之间的三角形间隙为腋窝横断面,其前壁为胸大肌和胸小肌;后壁为肩胛下肌;内侧壁为前锯肌及胸壁。腋窝内可见由锁骨下动、静脉延续而来的腋动、静脉,臂丛神经及腋淋巴结。

三、臂中份横断层解剖(图 2-30)

　　此断面三角肌消失,肱骨周围完全被臂肌的前(屈肌)群和后(伸肌)群占据,且两者间有典型的从深筋膜延伸至肱骨骨膜侧面的臂内、外侧肌间隔分隔。臂肌前群的喙肱肌于该平面消失,而肱肌首次出现。肱二头肌长、短头汇合。肱三头肌三个头在该平面已融合成一完整肌腹。正中神经、肱静脉、前臂内侧皮神经、肱动脉、尺神经等及穿入深筋膜的贵要静脉和发自肱动脉的尺侧上副动脉仍位于肱骨的内侧,行于臂内侧肌间隔中。桡神经及肱深血管已沿肱骨背面的桡神经沟移行至此断面肱骨的外侧,行于臂外侧肌间隔中。肌皮神经已进入肱肌与肱二头肌之间。

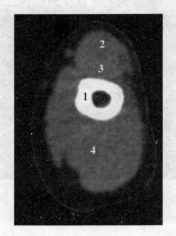

图 2-30　经臂中份横断层 CT 图像

1.肱骨;2.肱二头肌;3.肱肌;4.肱三头肌

四、肘部肱尺关节横断层(图 2-31)

此断面经肘关节上份,肱骨内、外上髁平面。肱骨切面后缘中部的凹陷为鹰嘴窝,恰对其后方的尺骨鹰嘴。两者形成肱尺关节的一部分,被肘关节囊共同包绕。关节囊两侧有尺侧副韧带和桡侧副韧带,分别附着于肱骨内、外上髁。尺骨鹰嘴的后面附有肱三头肌腱,其后面的扁囊状腔隙为鹰嘴皮下囊,为肘关节囊滑膜层向后膨出所形成的滑膜囊。肱骨的前方为肘窝,其内侧界为旋前圆肌,外侧界为肱桡肌,底为肱肌。通过肘窝的重要结构由桡侧向尺侧依次为桡神经及其伴行的桡侧返血管、前臂外侧皮神经、肱二头肌腱、肱动脉、肱静脉、正中神经。尺神经在此平面行于肱骨内上髁后方的尺神经沟内。

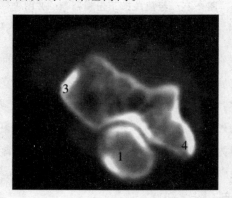

图 2-31　经肘部肱尺关节横断层 CT 图像

1.尺骨鹰嘴;2.肱肌;3.肱骨外上髁;4.肱骨内上髁

五、前臂中份横断层解剖(图 2-32)

桡骨和尺骨的横断面均呈三角形,两骨的骨间嵴之间有前臂骨间膜附着。前臂肌前群位于桡、尺骨及骨间膜的前方,以浅、中、深 3 层分布。从桡侧至尺侧,浅层依次为:肱桡肌、桡侧腕屈肌、掌长肌和尺侧腕屈肌；中层为旋前圆肌和指浅屈肌；深层为拇长屈肌和指深屈肌。前臂肌后群位于桡、尺骨及骨间膜的后方，分浅、深两层排列。浅层从桡侧至尺侧为桡侧腕长、短伸肌、指伸肌、小指伸肌和尺侧腕伸肌；深层从桡侧至尺侧为旋后肌、拇长展肌和拇长伸肌。分布至前臂肌前群的神经与血管伴行，形成4个血管神经束穿行于肌与肌之间的深筋膜中：桡侧血管神经束、正中血管神经束、尺侧血管神经束和骨间前血管神经束。

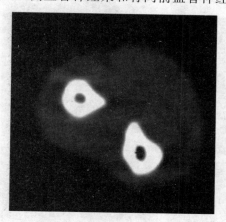

图 2-32　经前臂中份横断层 CT 图像

六、髋部横断层解剖（图 2-33）

断层中心以髋关节为主。髋臼前、后端可见髋臼唇，其中部为髋臼切迹及连于其前、后缘的髋臼横韧带。股骨头、股骨颈及大转子切面由前内向外后延伸。关节囊的前壁外侧份有髂股韧带，内侧份有耻股韧带；后壁可见坐股韧带。髋关节前方为髂腰肌和耻骨肌，其前面为股三角，内有股神经、肱动脉、肱静脉和腹股沟深淋巴结。

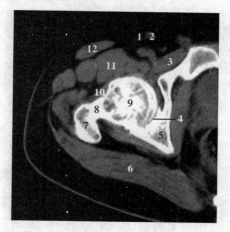

图 2-33　经髋部的横断层 CT 图像

1.股动脉；2.股静脉；3.耻骨肌；4.髋臼唇；5.坐骨体；6.臀大肌；7.股骨大转子；8.股骨颈；9.股骨头；10.关节囊及髂骨韧带；11.髂腰肌；12.缝匠肌

七、髋部冠状断层解剖（图 2-34）

此断层经股骨头后缘，髋关节居断层的中心，其髋臼由上部的髂骨体和内下部的耻骨体构成。髋臼的上、下缘有髋臼唇附着，股骨头向内上突入髋臼内，关节囊强厚。该断面上关节囊的位置、厚度及附着明显,有助于影像学诊断囊内、外病变。关节的外上方为臀肌,外下方为股外侧肌。髋臼内侧为骨盆侧壁。耻骨体的内下方为耻骨下支,两者之间为闭孔,其内、外侧分别可见闭孔内、外肌。

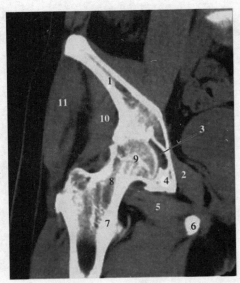

图 2-34 经股骨头后部的冠状断层 CT 图像

1.髂骨体;2.闭孔内肌;3.股骨头韧带;4.耻骨体;5.闭孔外肌;6.耻骨;7.小转子;8.股骨颈;9.股骨头;10.臀小肌;11.臀中肌

八、股部中份横断层解剖(图 2-35)

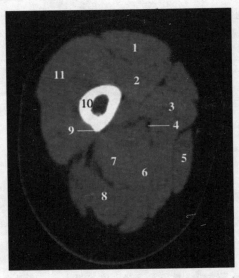

图 2-35 经股部中份的横断层 CT 图像

1.股直肌;2.股中间肌;3.长收肌;4.股动脉;5.骨薄肌;6.大收肌;7.半膜肌;8.半腱肌;9.股骨粗线;10.股骨;11.股外侧肌

此断层经腹股沟中点至髌骨上缘中点连线的中点。股骨居中央,其断面近似圆形。后面稍突起为粗线,由此向后、内、外方向,深筋膜形成 3 条肌间隔。内侧肌间隔中可见在收肌管内下行的股动、静脉和隐神经。在前骨筋膜鞘内有大腿前群肌；后骨筋膜鞘内有大腿后群肌，其深面可见坐骨神经和股深血管的穿支，此处坐骨神经近似扁圆形。内侧骨筋膜鞘内有大腿内侧群肌。股内侧的浅筋膜内有大隐静脉。

九、经膝部髌骨中点横断层解剖（图 2-36）

此断层以骨质结构为主。股骨内、外侧髁占据了断面中央的大部，其后面的凹陷为髁间窝后部；其前方为髌骨，两者之间可见狭窄的膝关节腔，翼状襞突入其内侧部。大腿前群肌已变为肌腱附于髌骨前面。后群肌亦变小。腓肠肌内、外侧头出现（内大外小），二头之间由浅入深可见胫神经、腘静脉和腘动脉，腓总神经位于后外方，腓肠肌外侧头和股二头肌内侧缘后部之间。

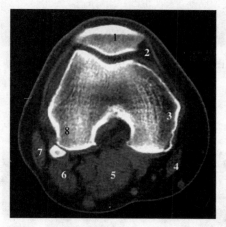

图 2-36　经膝部髌骨中点的横断层 CT 图像
1.髌骨；2.翼状襞；3.股骨内侧髁；4.缝匠肌；5.腓肠肌
内侧头；6.腓肠肌外侧头；7.股二头肌；8.股骨外侧髁

十、经膝部中份矢状断层解剖（图 2-37）

此断层为膝关节的典型断面，可见各主要结构。膝关节由股骨、胫骨及髌骨构成，占据断面的前部。髌骨位于股骨下端前方。胫骨上端前面有胫骨粗隆。胫骨髁间隆起明显，其前部附着有前交叉韧带起始部，该韧带向后上方延续抵股骨外侧髁的内侧面；后部有后交叉韧带起始部附着。诊断膝交叉韧带病变，常用 MRI 矢状图像。髌骨下缘至胫骨粗隆间为髌韧带，髌骨与胫骨之间可见髌下脂肪垫和翼状襞。髌上囊位于髌骨与股四头肌之间，并向上延伸。关节后方为腘窝，内有胫神经、腘静脉、腘动脉。

十一、经胫骨体中部横断层（图 2-38）

此断层经胫骨体中部。前骨筋膜鞘中，趾长伸肌出现，胫前动、静脉及腓深神经在胫骨前肌深面，紧贴小腿骨间膜。后骨筋膜鞘中，主要由小腿三头肌占据，胫后动、静脉及胫神经位于该肌深面；而腓动、静脉居腓骨之内侧。外侧骨筋膜鞘内，腓骨长肌、腓骨短肌呈浅、深配布，腓浅神经已接近小腿前外侧表面。

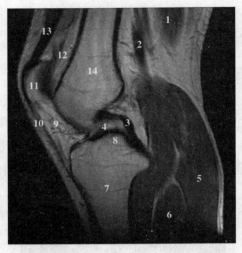

图 2-37　经膝关节中份的矢状 T_1WI 断层

1.股后群肌；2.腘动脉；3.后交叉韧带；4.前交叉韧带；5.腓肠肌；6.比目鱼肌；7.胫骨；8.髁间隆起；9.髌下脂肪垫及翼状襞；10.韧带；11.髌骨；12.髌上囊；13.股四头肌腱；14.股骨

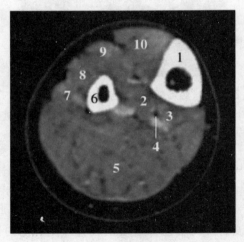

图 2-38　经胫骨体中部的横断层 CT 图像

1.胫骨；2.胫骨后肌；3.趾长屈肌；4.胫后血管；5.比目鱼肌；6.腓骨；7.腓骨短肌；8.腓骨长肌；9.趾长伸肌；10.胫骨前肌

十二、踝关节的横断层解剖（图 2-39）

　　此断层经内踝尖上方 1 cm，主要显示踝关节的构成及其周围韧带。距骨位居中央，与内、外踝关节面一起构成踝关节。关节的前内侧有内侧韧带加强，外侧被距腓前、后韧带加强。距骨的前面有小腿前群肌腱、足背动脉、足背静脉及腓深神经。踝管居踝关节的后内侧，从前至后依次有胫骨后肌腱、趾长屈肌腱、胫后血管、胫神经脉、足脊。

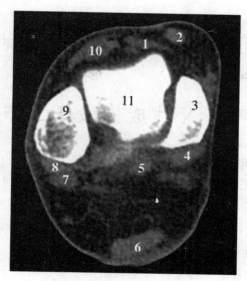

图 2-39　经踝关节的横断层 CT 图像

1.趾长伸肌腱;2.胫骨前肌腱;3.内踝;4.胫骨后肌腱;5.趾长屈肌腱;

6.跟腱;7.腓骨短肌腱;8.腓骨长肌腱;9.外踝;10.趾长伸肌;11.距骨

十三、跖骨中部横断层(图 2-40)

由内向外第 1～5 跖骨依次排列,骨间为骨间背侧肌,背面为肌腱,足底部为趾收肌。

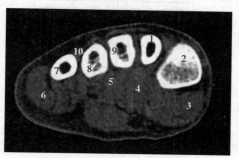

图 2-40　经跖骨中部横断层 CT 图像

1.第 2 跖骨;2.第 1 跖骨;3.趾短屈肌;4.趾收肌;5.骨间足底肌;6.小

趾短屈肌腱;7.第 5 跖骨;8.第 4 跖骨;9.第 3 跖骨;10.骨间背侧肌

第三章　X线成像基础

第一节　X线成像设备工作原理

一、诊断用X射线机的组成与主要部件

X射线成像设备的规格型号很多,结构各异,一般可分为X射线机的控制系统(电器部分)和X射线机的执行系统(机械部分)。X射线机的控制系统包括X射线管、高压发生器、控制台及其他电器附件设备(图3-1)。X射线机的执行系统包括诊视床、伸缩吊架装置、滤线器摄影装置、快速换片装置、断层摄影装置及其他机械附属装置。控制和执行两大系统是相辅相成不可分割的,只有同时工作时才能发挥X射线机的全部作用。下面对X射线机的几个重要组成部分做一简单介绍。

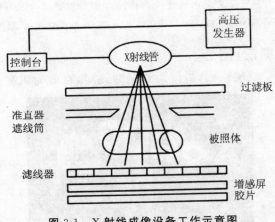

图 3-1　X射线成像设备工作示意图

(一)X射线球管

X射线球管是X射线的输出源。它的发展至今已有将近百年的历史。最初的X射线机有3个电极的离子X射线管,而后发展为钨靶面,改用两个电极。尾端加散热片或水容冷却,管电压和管电流都不大,后来为了克服含气管的缺点,使用灯丝作为阴极,即用热阴极代替冷却极。1929年,发明了旋转阳极X射线管,缓解了焦点小而功率大的矛盾(图3-2)。但这对矛盾依然存在,且一直伴随至今,目前X射线球管仍作为一种消耗品使用。所以,目前的研究方向仍是如何提高X射线管的寿命。

目前,使用的高真空热阴极X射线管,主要由阳极和阴极组成。

1.X射线管的阴极

阴极主要由灯丝及聚焦装置组成。前者起电子发射器的作用,一般是用0.05~0.5 mm直径的钨丝制成。后者在灯丝附近,与灯丝处于同电位,可使电子更好地聚焦在阳极上,焦点的大小与灯丝尺寸及灯丝在聚焦装置中的位置有关。

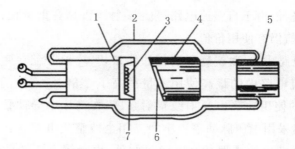

图 3-2　X 射线管基本原理图

1.阴极；2.管壁；3.灯丝；4.阳极；5.阳极柱；6.钨靶；7.聚射罩

由于 X 射线诊断对象不同，对焦点大小要求也不一样。所以，在功率较大的 X 射线管中，往往装有两个粗细及长短不同的灯丝，这种 X 射线管叫双焦点 X 射线管。

2.X 射线管的阳极

阳极是 X 射线管中的电子制动体，即承受高速电子冲击而产生 X 射线。目前，常用的有固定阳极和旋转阳极。固定阳极 X 射线管一般用于治疗设备或少数特殊用途的小功率 X 射线机，而在诊断设备中，由于要求焦点小、功率大和曝光时间短，常采用旋转阳极结构，使电子束在不同时间冲击在焦点轨迹上不同的地方。这种 X 射线管的阳极体形如圆盘，中心微突成薄锥体，圆盘后壁与转子轴相连，故可旋转。启动装置按照异步电机原理，由放置在管外的定子线圈来驱动，速度与激励电压的频率成正比。当电压频率为 50 Hz 时，旋转速度只能达到 2 800 r/min，而当供电频率为 300 Hz 时，可使旋转速度达到 17 000 r/min。可见，提高供电频率则可提高 X 射线管的功率。

在阳极靶面上，电子束受阻而产生 X 射线，被电子撞击的地方称为实际焦点。而 X 射线产生后，只有投照到特定方向的 X 射线才能被有效地利用，实际焦点在投照方向上的投影面称为有效焦点面。有效焦点面积的大小直接影响影像的锐利度。有效焦点面越小，投影时的半影越小，影像也就越锐利。日常工作中所用焦点指有效焦点。

随着医疗实践的发展，根据 X 射线诊断的要求，旋转阳极 X 射线管正朝着大功率、大电流、微焦点、高速旋转和防护完善的方向不断发展，人们通过选择优良的靶面材料、减小靶面倾斜角、增大靶盘直径以及利用变频电路提高阳极旋转速率等措施，使 X 射线管的性能和质量不断提高。

（二）高压整流电路及中频高压发生器

所有的 X 射线机都含有供给灯丝电压的降压变压器和供给管电压的升压变压器。因为管电压必须保证阴极为负，阳极为正，才能使灯丝发射的热电子获得奔向阳极的加速度。因此，升压变压器升高的电压必须加以整流，整流后的电压稳定性对 X 射线的质与量都有极大的影响。

1.高压整流电路

常用的高压整流电路有：自整流式、单相全波整流、三相全波整流及双三相全波整流等。

自整流式高压发生电路依靠 X 射线管本身的单向导电性能进行整流。由于 X 射线管仅能在交流电的半周期内工作，所以，整流效率不高，管电压波动大，其辐射的 X 射线强度及质量远不如其他几种电路,但由于自整流电路可使 X 射线机具有重量轻、成本低、便于携带和使用方便等优点,所以目前仍有使用价值。

在单相全波整流电路中,X 射线管所消耗的能量,平均地分配在两个半周期内。所以,同一 X 射线管在全波整流电路内的最高使用容量提高了 1 倍,所产生的 X 射线线质也有所提高。为提高 X 射线管的使用功率和 X 射线辐射强度,在高压半导体整流器出现后,中型以上的诊断 X 射线机已普遍采用电压脉动率较小的三相全波整流电路。在同样条件下,这种电路的输出功率约为单相全波整流电路的 1.57 倍。此外,由于管电压的脉动较小,有利于短时间曝光对运动器官进行动态摄影。

为使 X 射线管得到更加平稳的电压,可提高高压发生器的有效功率。目前,大功率 X 射线主机的高压电路,采用双三相全波整流电路和下面介绍的中频高压发生器。双三相全波整流电路的高压变压器次级绕阻分成两部分,分别接成星型及三角形。整个电路实际上是由两个全波整流电路串联而成,X 射线管两端电压是两个整流电路输出之和。三相全波整流的输出电压脉动率约为 13%,而双三相全波整流的输出电压脉动则在 5%~6%,大大提高了 X 射线管的功率及所发射的 X 射线质量。

2.中频高压发生器

中频高压发生器的工作原理与上述整流电路不同,它先将工频电压经整流、滤波变成低波纹系数的直流电压,然后通过逆变换产生数千赫兹的中频电压,再经升压、整流、滤波后输出给 X 射线管(图 3-3)。

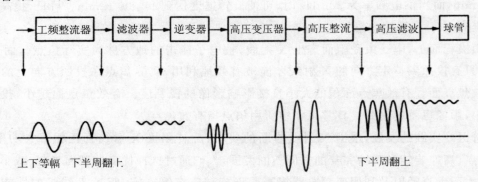

图 3-3　中频高压发生器原理图

采用中频高压发生器与前面提及的整流电路相比,具有如下一些优点。

(1)由于管电压高而且波纹系数小,且不随工频电压波动而变化。所以,输出剂量远高于普通整流电路。

(2)由于具有平稳的管电压特性,所产生的 X 射线中,软线成分大大降低。这样,就可减少对皮肤的辐射剂量。

(3)可减小曝光时间,从而减少运动模糊对 X 射线影像的影响。

(4)由于频率越高,变压器的效率越高,使用中频技术,可使高压变压器的体积缩小,从而使整个高压发生器的体积缩小。

中频技术的应用,是继旋转阳极管、影像增强器以及 CT 发明以后的又一大进展。中频逆变技术的应用,导致了所谓中频 X 射线机的出现。现在,中频技术已广泛地应用于各类 X 射线机中。

(三)滤线设备

X 射线管发出的原发射线在进入人体组织后,能产生波长比原发射线更长的续发射线(又称二次射线或散射线)向四周发射。这些续发射线也能使增感频产生荧光,使胶片感光受到影响,影像的细节部分显得模糊。为了提高照片质量,必须采取有效措施,减小或消除续发射线的影响,各类滤线设备就是为此目的而设。目前,常用的滤线设备有滤线器、集线筒及遮光器。

1.遮光器

遮光器又称缩光器、视野调节器。装在 X 射线管管套放射窗口处,是控制 X 射线照射视野的重要装置。

简易遮光器是在一个金属框架内,装有两对活页铅板,一对做水平方向运动,另一对做垂直方向运动。活页铅板的张合程度可通过调节杆进行手动调节,或由控制电机通过传动机构进行电动调节。

较复杂的遮光器除具有多层活页铅板外,还装有低压光源。利用反光镜将光线反射到床面上,然后调节铅门叶片位置,使光束放大或缩小,达到 X 射线视野的预定区域。这样就可免去计算手续直接对 X 射线照射视野进行调节和定位。

2.集线筒

集线筒与遮光器的作用相同,其主要差异是照射视野不可调节。

3.滤线器

滤线器是减少续发射线的有效工具,应用时放置在被照射物体与胶片之间。作用原理与遮光器及集线筒不同。遮光器及集线筒是减少原发射线,从而减少续发射线,而滤线器直接减少续发射线。临床上往往两者同时使用,提高滤线性能。

滤线器的主要组成部分是滤线栅。它由许多薄铅条与可透 X 射线的物质(如树脂、纸片),相互间隔黏结压制而成。

X 射线经过滤线栅后,原发 X 射线也会被铅条吸收一部分,致使到达胶片上的原发射线减少。所以,在使用滤线器时,应适当改变照射条件,如增加管电流和曝光时间,或增加管电压。

(四)X 射线成像装置

目前通常见到的 X 射线成像装置主要分为模拟和数字两种。模拟成像主要以 X 射线胶片、影像增强器为主。数字成像则包括 X 射线胶片、IP 板和平板探测器等(IP 板、平板探测器将在数字 X 射线摄影系统介绍)。

X 射线胶片用于 X 射线摄影。由 X 射线管发出的 X 射线透过人体的拍摄部位,投射到 X 射线胶片上,使胶片感光,形成浅影。然后通过专门的洗片机,显影、定影,形成 X 射线照片。数字成像的 X 射线胶片则不同于模拟胶片。存储于计算机中的数字图像信息通过激光相机或热敏相机,直接被打印出来。

影像增强器主要用于 X 射线的透视,是一种以图像转换为背景的光电转换器。影像增强器是一种电真空器件,管中高度真空,内有输入荧光屏、光电阴极、聚焦电极、阳极和输出荧光屏等。当 X 射线通过人体后,随着人体各部位组织对 X 射线吸收的差异,形成一幅 X 射线图像。X 射线透过人体,投照到影像增强器的输入荧光屏上,荧光物质按吸收的 X 射线光子的强度激发出一幅荧光图像。荧光光子照射到与荧光层紧密结合的光电子阴极时,后者即发出与荧光强度相当的光电子,即将荧光图像转换为按电子密度变化的电子图像。增强器的阳极加有 25～30 keV 的正电位,使光电子飞向阳极并逐渐加速。同时,聚焦电极使电子聚焦和影像倒置,聚焦电极的级数越多,聚焦效果越好。这些被加速和聚焦后的电子束通过阳极孔轰击由荧光物质构成的荧光输出屏,由电子图像转换为可见光图像,这是一幅亮度增大、尺寸缩小的倒置图像。小型 C 臂机就用到了影像增强器(图 3-4)。

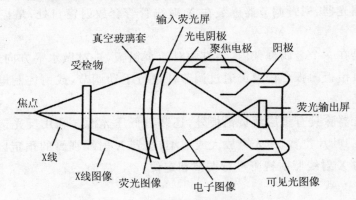

图 3-4　影像增强器结构原理图

二、X 射线机的技术指标和质量控制

X 射线球管在提高图像质量、减小几何模糊度方面起到了主要的作用。在技术上要求采用小焦点、大功率和高速旋转阳极 X 射线管。有效焦点面积小,则影像锐利。旋转阳极旋转速度快有利于散热。球管是 X 射线成像的关键部件,所以首先要考虑 X 射线球管技术指标。

高压发生器为球管提供曝光时的工作能量。一般来说,功率越大,图像越清晰,但越高的曝光对人体的损害也就越大。

最大管电压是指加于 X 射线管两极间的最高电压峰值(kV)。最大管电流是指某一管电压和曝光时间内所允许的最大电流平均值,单位为毫安(mA)。最长曝光时间也是 X 射线球管的重要参数。它是指在某一管电压和管电流条件下允许的最长曝光时间,单位为秒(s)。使用时若超过此值,由于热量的积累,将使焦点过热而损坏。

以小型 C 臂 X 射线机为例,列出主要性能指标,如表 3-1 所示。

表 3-1　小型 C 臂 X 射线机的主要性能指标

结构部位	技术性能	要求
	发生器类型	变频式
	最大输出功率	2.1 kW
	最大透视管电压、管电流	110 kV、20 mA
X 射线发生器	具有脉冲透视模式	有
	低剂量透视模式	有

结构部位	技术性能	要求
	摄影管电压	105 kV
	摄影毫安秒	80 mA·s
	毫安秒范围	1～100
	小焦点大小	0.6 mm
	大焦点大小	1.4 mm
X射线球管	阳极热容量	50 kHU
	阳极散热率	30 kHU/min
	管套热容量	1 200 kHU
	管套散热率	8 kHU/min
	束线器	虹膜和多叶型束光器
影像增强器	影像增强器尺寸	9"
	中心分辨率	40 线对/cm
	对比率	23:1
	CCD摄像机	1 008×560×12 bit
	监视器	有
	图像同屏显示数量	9
	标记功能	有
	曝光暗区校正补偿技术	有
	图像边缘增强功能	有
图像处理系统	具有图像扫描切换技术	有
	具有数字点片技术	有
	去除伪影及降噪技术	有
	具有最后透视图像记忆功能	有
	患者信息标注功能	有

注:HU即热单位(heat unit),定义为:在单相全波整流电路中,高压电缆每根长度在6 m以下,管电压峰值为1 kVp,管电流有效值为1 mA,管负载时间为1秒时阳极所产生的热量,即1 HU=1 kVp×1 mA×1 s,1 HU=0.71 J,对不同整流方式,HU的计算方法不同

三、常用 X 射线机的种类和用途

医用 X 射线机可分为诊断 X 射线机和治疗 X 射线机两大类。医用诊断 X 射线机可分为携带式、移动式和固定式等类形。一般,临床上按照 X 射线管管电流的大小来分类(图3-5)。

(1)10/15 mA 携带式诊断 X 射线机:可分装在方箱及支架袋内,并备有背包袋便于携带,适合于乡村、矿山、部队与巡回医疗队,作一般透视和摄影用。其管电压为 75 kV,管电流强度分别为 10 mA、15 mA,曝光时间为 6 s、10 s。整机结构包括 3 个部分:X 射线发生器采用固定阳极单焦点 X 射线管、自整流组合式机头;控制器附有透视用的脚头开关和摄影手持计时器;机架包括 203 mm×254 mm 的荧光屏和控制照野大小的手动遮光器,焦点尺寸 1.5 mm×1.5

mm,焦点至荧光屏距离 600 mm。

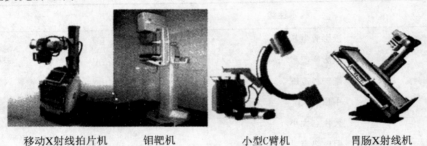

移动X射线拍片机　　　钼靶机　　　小型C臂机　　　胃肠X射线机

图 3-5　常用 X 射线机

(2)50 mA X 射线机:可供一般透视、摄影及胃肠检查用。其规格为 50 mA,80 kV(峰值)。包括 X 射线发生器、控制器、机架和简易诊视床 4 部分。移动式用折叠式摇臂支持机头,下有移动底座,以便推入病房和手术室,但无诊视床。

低剂量透视 X 射线机具有连续使用长,综合性能指标高、重量轻、操作安全和灵活,适用于快速实时透视诊断。该透视机选用小功率 X 射线管,让受检者在低剂量的线束照射下接受透视;同时,采取严密的铅屏蔽防护措施,使泄漏射线计量低于国家标准,操作者无须任何防护而不会受到射线损伤,并可在明室环境下观察透视图像。另外,该机还采用微焦点 X 射线管和平板X 射线影像增强器,是 X 射线影响增强近万倍,从而能在观察屏上获得清晰的图像。

(3)300 mA 固定诊断 X 射线机:由控制器、高压发生器、旋转阳极 X 射线管、支架、电动诊视床、摄影平床及断层摄影附属装置等组成。适合于中型综合医院、结核病治疗机构及医疗保健单位进行透视摄影,胃肠诊断和纵向断层摄影。

(4)500 mA 固定式诊断 X 射线机:供大、中型的综合性医院及防治院作 X 射线常规与某些特殊摄影的诊断。可进行透视、一般摄影、胃肠检查及摄影以及胆囊、静脉、肾盂造影,并可在直立、水平方向倒倾 15°,对患者作多种轨迹的断层摄影、倾斜断层摄影、垂直或倾斜滤线器摄影等。该机为大型固定式综合性机组,包括旋转阳极 X 射线管、控制箱(台)、高压发生器、高压电缆、电动诊视床、摄影平床、断层摄影机、胃肠摄影点片选择装置、天地轨和固定立柱等。

除上述常规 X 射线机外,还有一些用于特殊用途的 X 射线机设备。

(5)X 射线乳腺摄影机:主要用于对妇女乳房作 X 射线摄影,能早期发现和诊断乳房肿瘤,并能明确鉴定其良性和恶性。该机是一组合体,控制器、直流高压发生器和投照架等均装在同一机箱上。投照架可上下升降,也能回转适应立、坐、卧和正、侧等各种位置的摄影。该机采用钼靶或铑靶阳极 X 射线管发射的软X 射线,可清晰地显示皮肤、皮下脂肪、导管结缔组织、血管等组织结构,摄得的 X 射线片对比度好、层次分明。

(6)胃肠 X 射线机:采用遥控多向电动诊视床和影像增强管——电视系统,配置有自动卷片的 100 mm 点片照相机,附有 $8″×10″$ 和 $10″×12″$ 的大片简易摄影装置可进行食管、胃部和十二指肠消化道的普查,消化道肿瘤的粗筛,也可用于一般门诊胃肠检查。目前,胃肠 X 射线机也逐渐向全数字化方向发展,取消了影像增强器,而直接换用平板代替。

第二节　X线检查方法

X射线检查方法可分为普通检查、特殊检查和造影检查三类。普通检查包括透视和X射线摄影，是X射线检查中最早应用和最基本的方法。后来，在普通检查方法的基础上又创造了多种特殊摄影和各种造影检查方法，特别是近些年来更为突出，从而为人体各部位的结构和器官显影开辟了新的途径。

一、普通检查

（一）荧光透视

荧光透视简称透视，是一种简便而常用的检查方法。透视时，需将检查的部位置于X射线管和荧光屏之间。除观察形态外还可观察器官的活动，如呼吸运动，心脏和大血管的搏动，胃肠道的蠕动和排空等。

一般透视在荧光屏上所显示阴影的亮度不够强，较轻微和细致的结构或改变不易显示，较厚和较密实的部位则基本不易透过而显影不清，所以透视最适用于胸部以观察肺、心脏和大血管。在骨骼系统一般限于观察四肢骨骼的明显病变如骨折、脱位等；对颅骨、脊柱，骨盆等均不适用。对腹部病变，除观察膈下积气和胃肠道梗阻，积气、积液以及致密的异物外，一般不做透视，但在进行胃肠钡餐检查和钡剂灌肠时就必须用透视。

透视的优点在于比较经济方便，而且当时即可得出初步结果，还可以直接观察器官的运动功能。其主要缺点为不能显示轻微改变和观察厚部位，而且不能留有永久的记录以供随时观察或复查时比较。

一般透视工作在暗室中进行，故在工作开始前应充分做好眼的暗适应，否则轻微改变会被遗漏。暗适应需时10 min左右。使用影像增强装置，荧光屏亮度大大提高，透视可不在暗室中进行。

在检查前，应简单告诉被检查者透视的步骤和目的，并尽量脱去有扣子或较厚的衣服，除去一切外物如饰物、膏药和敷料等，以免产生混淆阴影引起误诊。

（二）摄影

摄影也是一种常用的主要检查方法。摄影时，需将受检部分置于X射线管与胶片之间，并贴近胶片，固定不动。胸部和腹部摄片时需停止呼吸，否则影像模糊。摄片时，也须将外物如饰物和敷料等除去，以免造成混淆的阴影。

摄影可用于人体任何部位。常用的投照位置为正位，其次为侧位；在不少部分如四肢和脊柱等，需要同时摄正位、侧位，其他的投照位置包括斜位、切线位和轴位等。摄影的优点在于能使人体厚、薄的各部结构较清晰地显示于X射线片上，并可作永久记录，以便随时研究或在复查时作对照、比较，以观察病情的演变。缺点是检查的区域为胶片大小所限制，不能观察运动功能而且费用较大。

在实际工作中，透视和摄影是相互辅助而应用的，一方的优点即是另一方的缺点，因此，常常两者并用，取长补短，以使诊断更为全面正确。

二、特殊摄影检查

(一)体层摄影

普通 X 射线照片是 X 射线投照路径上所有影像重叠在一起的总和投影。感兴趣层面上的影像因与其前、后影像重叠,而不能清晰显示。体层摄影则可通过特殊的装置和操作获得某一选定层面上组织结构的影像,而不属于该选定层面的结构则在投影过程中被模糊掉。体层摄影常用于明确平片难以显示、重叠较多和处于较深部位的病变,多用于了解病变内部结构有无破坏、空洞或钙化,边缘是否锐利以及病变的确切部位和范围,显示气管、支气管腔有无狭窄,堵塞或扩张;配合造影检查以观察选定层面的结构与病变。

(二)荧光缩影

荧光缩影是将被检查部位的阴影显示于荧光屏上,再用照相机将屏上的影像摄成缩小的照片。在荧光屏上产生明亮的影像需要毫安较大的 X 射线机(100~500 mA)。缩影片大小可为 35 mm、70 mm 和100 mm。在 35 mm 和 70 mm 的小片上,不易看到细节,须用放大设备适当放大来观察。在缩影片上发现问题,还需摄大片详细研究。荧光缩影最常用于大量的肺部集体检查,这种方法可以代替常规透视检查,包括医院和诊疗机构中的胸部透视。它不仅比透视的效率高,使被检查者和工作人员所受的射线量远为减少,并且还可留作记录。

(三)放大摄影

放大摄影是根据投影学原理,将检查部位和 X 射线片之间的距离增加,使投照的影像扩大,但较模糊失真。应用小的 X 射线管焦点(0.3 mm),可以减少 X 射线束的扩散作用,使扩大的阴影比较清晰。摄片时,X 射线管同胶片的距离为 100~150 cm,检查部位同胶片间距依所需要的放大率而定。放大率可以列公式计算:

$$放大率＝靶片距/靶物距$$

这种放大摄影可用于显示细致结构,从而观察有无早期和细微的改变。

(四)记波摄影

常规 X 射线摄片只能记录器官某一瞬间的状态,而不能显示其活动情况。记波摄影(kymography)的目的是使器官的活动如心脏大血管的搏动、膈的升降、胃的蠕动等在片上成为波形而加以观察。记波摄影的特殊装置是一个由许多横行宽铅条所组成的格栅,每个铅条宽12 mm,中间隔有 0.4 mm 的裂隙(木条)。将此格栅置于身体和胶片之间,摄片时胶片在格栅后等速均匀向下移动 11 mm 距离。这时格栅前的器官活动如心脏大血管的搏动,在每裂隙间都呈现为锯齿状波记录在 X 射线片上。这种方法称为阶段性记波摄影,常用于心脏大血管的检查。对胃肠蠕动、膈运动也可应用。

另一种记波方式是胶片固定而格栅移动,称为连续性记波摄影。它所记录的波形为不同时期不同点综合而成。因此不能用以观察同一点在不同时期的改变。

(五)高千伏摄影

高千伏摄影是用高于 120 kV 的管电压进行摄影。常为 120~150 kV。需用高电压小焦点 X 射线管,特殊的滤线器和计时装置。由于 X 射线穿透力强,能穿过被照射的所有组织,可在致密影像中显示出隐蔽的病变。

（六）软 X 射线摄影

软 X 射线摄影是用钼靶，铜靶或铬靶 X 射线管，用低的管电压以产生软 X 射线进行摄影。由于波长长，软组织的影像分辨率高。软 X 射线摄影多用于女性乳腺摄影，显影效果好。

（七）硒静电 X 射线摄影

硒静电 X 射线摄影又称干板摄影，是利用半导体硒的光电导特性进行摄影。用充电的特制硒板代替胶片，然后进行摄影。用特制的显影粉显影，再转印在纸上，加温固定，即于纸上出现与 X 射线片上影像相似的影像。对观察软组织较好，例如乳腺。由于手续繁，不稳定，受辐射线量大且效果不如胶片，而未被推广使用。

（八）立体 X 射线摄影

立体 X 射线摄影是应用两眼同时视物而产生立体感的原理来摄一对照片，再通过立体镜进行观察。应用较少。

三、造影检查

普通 X 射线检查是依靠人体自身的天然对比，而造影检查则是将对比剂引入器官内或其周围，人为地使之产生密度差别而显影的方法。造影检查显著地扩大了 X 射线检查的范围。

对比剂可分两类，即：①易为 X 射线透过的气体，常称之为阴性对比剂；②不易为 X 射线透过的钡剂和碘剂，常称之为阳性对比剂，对比剂引入人体的途径与方法有直接引入和生理积聚两种。

（一）直接引入

除胃肠钡餐造影可以口服外，大多需要借助工具，如导管和穿刺针等，将对比剂引入管道或空腔脏器中。例如，经气管内导管将碘剂注入支气管内，以行支气管造影；经尿道内导尿管将碘水剂注入膀胱中以行膀胱造影；经肛管将钡剂注入结肠中，以行钡剂灌肠；经心室内导管注入碘水剂以行心血管造影；穿刺血管或向血管内插入导管注入碘水剂以行血管造影；穿刺脑室，注入对比剂以行脑室造影；行腰穿，向脊柱蛛网膜下腔中注入对比剂以行脊髓造影等。

（二）生理积聚

生理积聚是对比剂在体内的生理吸收与排泄。也就是将碘剂通过口腔或经血管注入体内后，使其选择性地从一个器官排泄，暂时存于其实质或其通道内而显影。经静脉肾实质或肾盂造影、口服胆囊造影和静脉胆管造影是常用的利用生理积聚的造影方法。

四、X 射线检查方法的选择和综合应用

X 射线检查方法繁多，如何选择和综合应用以达到诊断目的十分重要。检查方法选择的原则应以临床要求和检查部位为依据，一般是先简单、后复杂，但也有灵活性，根据具体情况综合应用。透视是最简单的方法，如胸部检查可首先采用。又如肠梗阻，往往需要透视与摄片结合采用。在厚度大的部位，如颅骨、脊椎等，应该摄片。特殊摄影应在其他检查方法的基础上做进一步研究时应用，如胸部体层摄影。

某些疾病仅做普通检查（透视或摄片）即可做出诊断，如长骨骨折。另一些疾病则需采用特殊检查或造影检查才能达到诊断目的，例如检查胆囊需做胆囊造影。有时需采用特殊检查与造影检查相结合，例如胆囊造影时，并用体层摄影。在选择检查方法和综合应用时，必须从实际出发，既要解决诊断问题，又要减少患者负担，诊断一经确定，就无需再作多种检查。

第三节　X线成像技术

一、C形臂成像

（一）C形臂透视机的组成

一部C形臂透视机由X射线管、C形的弓臂、增强器、脚踏开关、控制面板及计算机处理的影像显示系统组成。在C形臂透视机中，一束射线通常从下面穿透组织，把影像送到增强器，然后图像就可以呈现在显示器屏幕上，同时它还可以在不同的方向上旋转，以便从不同的角度观察物体。控制面板的功能键可以调整图像的生成和质量。图像系统不仅能显示透视图像，而且还能储存图像，以便对比、浏览和转存。

（二）C形臂成像图像的特点

（1）C形臂成像的实质是X射线成像，X射线图像属于灰度成像，是由黑到白不同灰度的影像组成。这种灰度成像是通过密度及变化来反映人体组织结构的生理和病理状态。

（2）人体组织结构的密度与X射线图像的密度不同。前者是指人体组织单位体积物质的质量，后者是指X射线图像上所显示影像的黑白程度。两者之间又有一定的关系，即物质的密度越高，比重越大，吸收的X射线量就越多，在图像上呈白影。相反，物质的密度越低，比重越小，吸收的X射线量就越少，在图像上呈黑影。在临床工作中，描述图像上组织结构黑白程度时，通常以低密度、中密度和高密度来表示，相对应的分别为黑影、灰影和白影。图像上所示影像密度的高低与组织结构类型有关，还与其厚度有关。组织和器官发生病变时，X射线图像上可显示原有的密度发生改变，可称之为密度减低或密度增高。

（3）X射线图像是X射线束穿透某一部位内不同密度和厚度组织结构后的投影总和，是该穿透路径上各个结构影像的相互叠加。这种叠加的结果可使一些组织结构或病灶的投影因累积增益而得到很好的显示，但也可使一些组织或病灶的投影被覆盖而影响显示。

（4）C形臂显示的图像属于数字化X射线图像，可以在显示器上改变影像的灰度和对比度，从而使组织结构及病灶得到最佳显示。

（三）正常脊柱影像特点

C形臂在脊柱相关慢性疼痛诊疗中的作用至关重大，脊柱的X射线平片不能直接显示椎间盘、脊髓等软组织密度的影像，但能提供颈、腰椎骨性结构情况，包括颈腰椎骨质改变和顺序改变、椎管前后径、椎弓根间距、椎间孔大小改变和韧带钙化等，从而间接推断脊髓和神经根的异常。因此，熟悉正常脊柱的影像特点必不可少。

1.颈椎正位

颈椎X射线正位片，可显示椎弓根、钩椎关节、横突、棘突和气管等。椎弓根类圆形高密度影，投影在椎体外部，椎弓根间距自上而下逐渐递减，上部颈椎椎弓根常显示不清。颈椎椎体上缘呈浅杯状凹陷，其两侧的唇状骨缘形成钩突，与上位椎体下面侧方的斜坡相应钝面构成钩椎关节（亦称Luschka关节）。钩突的前外部为椎动脉、椎静脉及包绕的交感神经丛，外后侧参与构成椎间孔的前壁，有颈神经根通过，因此钩突的退行性增生常可引起相应的临床症状。

第 7 脊椎横突向下倾斜,第 1 胸椎横突向上倾斜。棘突为中线上卵圆形影或叉状影。

2.颈椎侧位

颈椎 X 射线侧位可显示颈椎序列、椎体、椎间隙、关节突关节(椎间关节)和棘突等。椎体呈长方形,从颈椎、胸椎到腰椎逐渐增大。椎体前缘、椎体后缘和棘突前缘皮质线的连线呈自然连续的弧线。上、下关节突构成的关节突关节(椎间关节)呈自前上向后下斜行的透亮线影。枢椎棘突较其上方的寰椎后弓和下方的颈₃棘突突然显得肥大,颈棘突最长。

3.颈椎斜位

由于椎间孔位于正中矢状面的 45°处,向前开放,由于颈椎的形状和重叠,椎间孔还向下15°。因此为了"展开"并在 X 射线片显示颈椎间孔,需要采用 45°斜位,同时 X 射线束向头侧15°。左后斜位时,显示右侧小关节及椎间孔;反之,右后斜位时显示左侧者。可以清楚地看到关节面及关节突起有无骨折和脱位。椎间孔略呈倒置的泪滴状,上部较宽而下部较窄,椎间孔内含神经根袖和脂肪。

4.颈椎张口位

观察寰枢椎时必须用张口位,齿状突直立而显示清楚。寰椎前弓与齿状突重叠,前弓影像较浅,与侧块相连,后弓与横肋突相连。注意齿状突与寰椎侧块之间的距离及寰枢关节间隙的大小。一般,齿状突与寰椎两侧侧块间的距离应相等,但有时由于关节松弛而致齿状突偏于一侧,如不合并其他异常,则不一定是病理现象。

5.胸椎正位

由于胸椎的自然后凸及椎体边缘互相重叠,多数椎间隙可见。椎体的厚度应一致,胸椎横突较短,棘突可见于脊柱中线。

6.胸椎侧位

椎体呈四边形,椎间隙较易看清,棘突向后下突出,横突则呈轴位。胸椎呈轻度后凸,椎管亦是如此。

7.腰椎正位

腰椎构造同胸椎,但体积更大,椎间隙亦较宽。两侧横突应对称等长,棘突轻度下斜,因此,其尖端投影于所属椎体略下方,与下一个椎体相重叠。棘突间距离大致相等。上下关节间隙均清晰可见,在椎体边缘间画横线时,椎间隙上、下两线应互相平行,各椎体及其椎间盘(椎间隙)的厚度大致相等。

8.腰椎侧位

侧位像椎体呈四边形,分析椎体与椎间隙的形态、大小比正位容易,整个腰椎呈轻度前凸,需注意各个椎体的序列。两侧上下关节突可以看出,但会有一定的重叠,棘突稍向后下方倾斜,至第四、第五腰椎棘突接近水平。

9.腰椎斜位

任何骨及其组成在斜位像上都比常规的正面或侧位像上难于识别。椎骨也不例外,然而腰椎的斜位像却有助于观察。在良好的 45°斜位像上,腰椎呈现一个"Scotty 狗"的影像(Brown RC 和 Evans ET,图 3-6)。狗的头和颈部可能是最容易识别的结构,颈部是椎弓关节突部,狗耳是上关节突,眼睛由椎弓根构成,横突形成狗鼻子,下关节突形成狗前腿。另外,椎弓峡部裂在这一位置最容易显示。

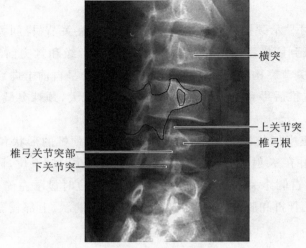

图 3-6 "Scotty 狗"

右侧标注：横突、上关节突、椎弓根
左侧标注：椎弓关节突部、下关节突

（四）C 形臂下造影

人体内有些组织和器官缺乏自然对比，用 X 射线片检查无法显示它的内在结构，需要引入一种高于或低于它本身密度的物质以造成对比，这种方法称为造影。在脊柱相关慢性疼痛的诊疗中常用的造影有以下几种。

1.硬膜外造影

硬膜外造影可以显示硬膜外显像情况和神经根走向，对硬膜外注射以及经椎间孔硬膜外注射有确切的指导作用。

2.椎间盘造影

将对比剂直接注入椎间盘髓核内，以显示椎间盘髓核的形态变化，为椎间盘髓核本身的退变及其引起相关腰痛的定位和定性诊断提供可靠的证据。

3.脊神经根造影

神经根造影可以选择性地只显示某一个脊神经根，对于某些复杂的腰腿痛病例来说可以起到进一步鉴别诊断的作用。

临床上在进行脊柱相关慢性疼痛的注射治疗过程中，为了确认穿刺针的位置，经常会打造影剂，C 形臂下透视确认位置，常用的有骶管造影、骶髂关节造影和膝关节腔造影等。

（五）总结

C 形臂的实质是 X 射线成像，其特点决定了它只能显示二维的图像，有一些报道和研究将 C 形臂与手术导航系统相连进行骨科、介入科的相关手术指导，但随着术中 CT、O 形臂以及导航系统的不断发展升级，术中三维重建、与导航无缝连接、无射线暴露下实时指导手术等均有了飞速的发展并在临床上得到广泛的应用。然而，C 形臂具有轻便、快捷、实时和高效等优点，其将会继续在慢性疼痛疾病相关诊疗中起到重要的作用。

二、O 形臂成像

（一）O 形臂影像系统简介

O 形臂（O-ARM）影像系统是专为手术室环境手术应用而设计的可移动 X 射线系统。该系统提供基本的透视、多平面 2D 影像和 3D 影像,其中 3D 影像可以提供三个正交视图(轴位、矢状位、冠状位)的快速 3D 重构显示。

1.O 形臂的组成

O 形臂影像系统由两个主要组件组成:O 形臂底盘和移动影像站(MVS),两种装置通过单芯电缆内连,提供电源和信号数据。

O 形臂底盘的主要组件是台架和机柜。台架组件包含内圈、X 射线发生器(源)和平板 X 射线探测器的转子装置。外部台架组件包括一个伸缩门,可以打开使患者通过,走向手术台,可使用无菌盖布。包含 LED 的光圈,可指示 X 射线源和探测器的位置。机柜提供 X 射线控制用户界面,称为悬垂控制面板,自动运动控制装置,电动化机械组件和包含电池电源的贮能元件。通过悬垂控制面板,可以将自动控制台架组件进行精密的纵向、侧向、向上、向下、摆动和倾斜定位。

移动影像站可以在手术期间提供图像处理机和用户界面。平板监视器可以高清晰度显示活动和存储的图像。根据不同的 X 射线采集模式,监视器上的影像将在 2D 模式的双影像显示、多 2D 模式的四影像显示和 3D 模式的三正交影像显示之间进行切换。标准键盘可使用户向影像站输入患者数据、添加注释等。

2.O 形臂的 X 射线类型

O 形臂系统使用的两种 X 射线类型是:脉冲透视和脉冲曝光。

脉冲透视模式包括标准透视和高级透视,用于生成 2D 和 2D 多平面影像。

脉冲曝光透视法用于 3D 影像,时间限于每次面板扫描 13 秒,减少动态模糊。

3.O 形臂的运行模式

(1)O 形臂影像系统提供三种运行采集模式:2D 透视模式(2D)、多平面 2D 模式(M-2D)和 3D 模式(3D)。通过位于 O 形臂底盘上的悬垂控制面板、MVS 键盘或无线鼠标可以选择每种模式。通过与机架连接的手动或脚踏开关可以激活每种模式。

(2)2D 透视模式:采集模式使用脉冲 X 射线,提供高分辨率实时患者影像。

(3)M-2D 模式:在此种采集模式下,可以存储或预置多达四个单独的台架位置和相关的透视设置,供操作员调用。第五个预定位置用作"停放"定位,使台架远离外科医师工作区域。

(4)3D 模式:通过 360°旋转台架转子,可以创建一系列的脉冲 X 射线曝光,系统可存储曝光,重建算法,生成患者相关解剖部位的三维影像。此时,在 MVS 监视屏可以显示轴位、冠状位和矢状位正交平面的高分辨率影像。

4.O 形臂的其他功能

(1)患者测验数据功能:通过 MVS 键盘访问,本菜单可输入患者的测验信息和有关医师信息,从而将患者影像集成到保存的测验记录,存入系统数据库。系统还可以重新调用每个患者的全套测验记录,该记录列举了每项已经执行的研究。选择特定的系列影像,影像将出现在监视屏的左侧窗格内。选择的影像可以 DICOM 格式导出到本地,保存到快照文件,然后下载到外部存储器,或发送到视频图形打印机,在胶片或纸张上打印出来。

(2)DICOM 导出功能:O 形臂影像系统可以导出数字化 2D 和 3D 影像,以医学(DICOM)格式,通过网络传送到 DICOM 服务级用户,功能相当于图像档案和通信系统(PACS)服务器或其他 DICOM 装置。DICOM 影像可以从 MVS 用户界面中导出。

（3）通过外存储装置的导出功能：O 形臂影像系统也可将 MVS 监视屏上出现的任何影像保存到快照文件。"快照"然后可以传送到 CD 或 USB 闪盘。

（4）视频图形打印功能：位于 MVS 中的打印机，作用相当于视频图形打印机。它可以将 MVS 监视器活动窗格上出现的任何影像打印到透明胶片或纸张。

（5）影像指导手术功能：Medtronic Navigation 提供一个可选功能，可使 O 形臂影像系统连接 Medtronic 影像指导手术（IGS）系统，使 IGS 用于整形外科和其他相关手术。

（二）O 形臂的辐射

自从 O 形臂投入临床使用的第 1 天起，人们就开始关注其辐射量。根据文献报道，O 形臂在使用过程中对于患者的辐射量要小于 CT 对患者的辐射量。因为 O 形臂可以在手术开始前对患者进行三维扫描，然后把相关信息传入导航，手术过程中不需要再次曝光，因此对于医护人员来说实现了零辐射或微量辐射。即便如此，医护人员对于其辐射应该做到足够了解、充分防护。

（三）总结

O 形臂与导航的无缝对接使其得到了更广泛的应用与发展，但在临床应用当中也存在一些问题，例如其三维成像只能针对特定的体积范围内的结构；其对于软组织的显示清晰度需要进一步提升等。相信随着技术的不断进步以及人们认识的不断提高，O 形臂会对外科手术提供更大更多的帮助。

第四章 CT成像基础

第一节 CT成像的基本概念

一、像素

像素又称像元,是数字图像的面积单元,或可被视为图像矩阵中的一个小方格。像素也是医学数字图像的最小单位,CT的像素尺寸为0.1~1.0 mm。

二、体素

体素是容积采集数字图像的立方体积单元。容积采集中的体素常对应于像素,如将CT层面的厚度视为深度,那么像素乘以深度即为体素。如被成像层面的深度为10 mm,像素为1 mm×1 mm,则体素为10 mm×1 mm×1 mm。

三、矩阵

矩阵是像素以二维方式排列的阵列,与重建后的图像的质量有关。在相同大小的采样野中,矩阵越大像素也就越多,重建后图像质量越高。目前CT机常用的矩阵是512×512,也有个别厂商采用256×256、1 024×1 024的矩阵。

四、原始数据

原始数据是CT扫描后由探测器接收到的信号,经模数转换后传送给计算机,其间已转换成数字信号经预处理后,尚未重建成横断面图像的这部分数据被称为原始数据。通常原始数据经由重建系统处理形成图像。

五、重建

原始扫描数据经计算机采用特定的算法处理,最后得到能用于诊断的一幅横断面图像,该处理方法或过程被称为重建或图像的重建。CT有专门用于图像重建的计算机,称为阵列处理器,图像的重建速度是计算机的一项重要指标,也是衡量CT机器性能的一个重要指标。

六、重组

重组一般是利用横断面图像数据重新构建图像,不涉及原始数据处理的一种处理方法。如多平面图像重组、三维图像处理等。由于重组是使用已形成的横断面图像,重组图像的质量与已形成的横断面图像有密切关系,一般要求断层层厚薄、连续、层数多,所以,扫描和重建的横断面层厚越薄、图像的数目越多,重组后的图像质量越高、三维显示的效果越好。

七、重排

重排是多层螺旋CT扫描图像重建阶段,根据锥形束的形状调整线束角度,是适应标准图像重建平行线束的一个中间处理步骤。

八、卷积核

卷积核又称重建函数、重建滤波器或滤波函数,它是一种算法函数。重建函数的选择可影响图像的分辨率及噪声等。在实际使用中,该参数可由操作人员选择。

九、插值

插值是螺旋 CT 图像重建的一种预处理方法。其基本含义是采用数学方法在已知某函数两端数值,估计一个新的、任一数值的方法。由于 CT 扫描采集的数据是离散的、不连续的,需要从两个相邻的离散值求得其间的函数值。目前,单、多层螺旋 CT 都需采用该方法做图像重建的预处理。

十、部分容积效应

在 CT 中,主要有两种现象:部分容积均化和部分容积伪影。在一个层面同一体素中,如有不同衰减系数的物质时,其所测得的 CT 值是这些组织衰减系数的平均值。换言之,在同一扫描层面的体素内,含有两种或两种以上的不同密度的组织时,其所测得的 CT 值是取层面内所有组织的平均值,这种现象称为部分容积均化。在临床扫描工作中,对小病变的扫描,应使用薄层扫描或部分重叠扫描,以避免部分容积效应的干扰。

同时,部分容积效应在某些特定的部位会产生特征性的表现,如在颅底骨与脑组织的交界处,由于该两种组织的衰减差别过大,导致 CT 图像重建时计算产生误差,部分投影于扫描平面并产生伪影称之为部分容积伪影。部分容积伪影的形状可因物体的不同而有所不同,一般在重建后横断面图像上可见条形、环形或大片干扰的伪影,部分容积伪影最常见和最典型的现象是头颅横断面扫描时颞部出现的条纹状伪影,这种现象也与射线硬化作用有关。

十一、周围间隙现象

在同一扫描层面上,与该层面垂直的两种相邻且密度不同的组织,其边缘部分所测得的 CT 值不能真实反映各自组织的 CT 值。同时由于两种组织交界处相互重叠造成扫描射线束的衰减误差,导致了交界处边缘模糊不清,该现象被称之为周围间隙现象。一般,密度高的组织,其边缘 CT 值比本身组织的 CT 值低。反之,密度低的,其边缘 CT 值比本身组织的 CT 值高。当密度差别小的组织相邻时,图像上的微小密度差别难以辨别。从形成机制而言,周围间隙现象仍属于部分容积效应的一种表现。

十二、阳极热容量和散热率

X 线管阳极的热容量大,表示可承受的工作电流大,连续工作的时间可以延长,所以,CT 机所用的 X 线管阳极热容量越大越好。

与 X 线管性能指标有关的还有散热率,同样散热率越高,阳极的散热越快,连续扫描的能力越强。现代的螺旋 CT 扫描机,对 X 线管阳极的要求更高,因为以前的扫描是逐层进行,层与层扫描之间还可用于散热,现今的螺旋扫描一般都要连续扫描几秒甚至几十秒,旋转速度的提高也要求单位时间内剂量输出率要高,所以必须要求 X 线管有良好的阳极热容量和散热率。热容量和散热率一般由 MHU 和 kHU 分别表示。

十三、动态范围

动态范围是指探测器线性段最大响应值与最小可检测值之间的比值,在 CT 中其响应与转换的效率通常与接收器所采用的介质和材料有关。CT 探测器中钨酸钙的吸收转换效率是99%,动态范围是 1 000 000∶1。

十四、单扇区和多扇区重建

单扇区和多扇区重建目前主要用于冠状动脉 CTA 检查。根据雷登的图像重建理论，一幅图像重建至少需要 180°旋转的扫描数据。目前，不同厂家冠状动脉 CT 图像的重建分别采用 180°加一个扇形角的扫描数据，被称为单扇区重建；采用不同心动周期、相同相位两个 90°或 120°的扫描数据合并重建为一幅图像称为双扇区重建；采用不同心动周期、相同相位的 4 个60°扫描数据合并重建为一幅图像称为多扇区重建。单、多扇区重建的目的主要是为了改善冠状动脉 CT 检查的时间分辨率。

多扇区重建算法的时间分辨率大大提高，结合变速扫描技术应用，也就是根据患者心动周期，调节扫描速度的方式，即扫描速度与心率自动匹配，从而提供最佳的时间分辨率。

十五、过度射线和过扫范围

过度射线和过扫范围都与多层螺旋扫描有关。

（一）过度射线

过度射线主要是由于多层螺旋扫描使用锥形束射线，使得在每一层横断面重建的原始数据中冗余了一个扇形角射线，尽管在横断面的图像重建中这部分数据可被适当利用，但有时由于螺距的设置和原始数据利用率等问题，使多层螺旋扫描的辐射剂量较非螺旋扫描有所增加。

（二）过扫范围

过扫范围是由于螺旋扫描螺旋状的扫描轨迹所需，为适应横断面图像重建原始数据量的要求，必须在一个扫描容积的头尾部分补上适当的扫描范围，以使横断面的重建有足够的原始扫描数据量。过扫范围在单、多层螺旋扫描中都存在，而过度射线主要存于多层螺旋扫描中，随着探测器阵列纵向宽度的增加，冗余的扇形角和过度扫描的范围趋于增加。

十六、纵向分辨率和各向同性

过去与 CT 有关的质量参数主要由空间分辨率和密度分辨率表示。笼统地说，空间分辨率主要表示 CT 扫描成像平面上的分辨能力（或称为平面内分辨率，也有称为横向分辨率，即x、y 方向）。在螺旋 CT 扫描方式出现后，由于多平面和三维的成像质量提高，出现了应用上的一个新概念即纵向分辨率或称 z 轴分辨率。纵向分辨率的含义是扫描床移动方向或人体长轴方向的图像分辨率，它表示了 CT 机多平面和三维成像的能力。纵向分辨率的优与劣，主要涉及与人体长轴方向有关的图像质量，例如矢状或冠状位的多平面图像重组。目前，4 层螺旋CT 的纵向分辨率约 1.0 mm，16 层螺旋 CT 的纵向分辨率是 0.6 mm，而 64 层的纵向分辨率可达 0.4 mm。

由于在 CT 成像范围的 3 个方向（x、y 和 z）的分辨率接近或一致，该现象又被称为各向同性。

十七、物体对比度和图像对比度

在 X 线源成像的方式中，物体对比度或称为射线对比度是指相邻两个物体之间的 X 线吸收差异。同样，在 CT 成像中物体对比度与物体的大小、物体的原子序数、物体的密度、重建的算法和窗的设置有关。CT 值大于 100 Hu 时的对比度差，称为高对比度；CT 值小于 10 Hu 时的对比度差，称为低对比度。

图像对比度是重建后的图像与 CT 值有关的亮度差（AH）。它与射线衰减后 CT 值的高低及接收器亮度的调节有关。

十八、扫描覆盖率

扫描覆盖率与多层螺旋扫描有关,其基本含义是指扫描机架旋转一周探测器阵列覆盖的范围,螺旋扫描时间与覆盖范围的比值被称为扫描覆盖率。一般,所采用探测器的排数越多、准直器打开的宽度越大,扫描覆盖范围越大。扫描覆盖率的大小取决于以下两个因素:一是扫描所使用探测器阵列的宽度,二是扫描机架旋转一周的速度。

十九、灌注和灌注参数

灌注是指单位时间内流经 100 g 组织的血容量。如果时间单位用分钟,血容量单位用 mL,那么灌注的单位就是 mL/(min·100 g)。但是,由于 CT 检查难以测得人体组织的质量,而测定组织的体积则较容易。所以,影像诊断中灌注的另一种定义方法是,单位时间内流经单位体积的血容量,表示方法为 %/min。

组织血流量(blood flow,BF):单位时间内流经某一体积(V)组织的血容量称为组织血流量,其单位为 mL/min。

组织血容量(blood volume,BV):某一体积组织内血液的含量称为组织血容量,单位是 mL。单位体积的含血量称为相对组织血容量(relative blood volume,rBV),它没有单位,常以百分数表示。

平均通过时间(mean transit time,MTT):指血液流过毛细血管床所需的时间。该时间很短,一般仅数秒钟,那么,组织的血容量除以平均通过时间即为组织血流量。

二十、窗技术

CT 发明初期亨斯菲尔德定义的 CT 值范围为 ±1 000,而目前临床应用 CT 机的 CT 值标尺大都被设置为大于 2 000。常用的 CT 值标尺如 -1 024~+3 071,则总共有 4 096 个 CT 值范围。由于人眼识别灰阶的能力有限(一般不超过 60 个灰阶),包括显示介质(显示器的灰阶设置一般为 256 个)都无法显示所有 CT 图像所包含的窗值范围,为了适应人体组织解剖结构显示的需要,通过窗值调节适当显示兴趣区组织的技术被称为窗技术或调窗。

窗宽和窗位的调节在 CT 机中通常受操作台控制,调节窗宽、窗位旋钮能改变图像的灰度和对比度。窗宽增加,灰阶数增加,灰阶变长,显示图像中所包含的 CT 值也增加,同样小窗宽的显示图像则包含较少的 CT 值。

第二节　CT 成像的基本原理

X 线的基本特性之一是具有穿透性。在医学的应用中,X 线在穿透人体与人体的相互作用过程中,遵循了 X 线在物体中的衰减规律,即衰减的强度变化通常根据物质的原子序数、密度、每克电子数和源射线能量的大小。

一、X 线摄影的图像形成方式

与 X 线摄影相同,CT 成像仍然利用了 X 线,但其图像形成的方式与 X 线摄影有较大的不同。在 X 线摄影中,X 线摄影是投射成像,而 CT 是采样数据重建成像。在这种投射成像方式中,某一强度的 X 线是通过投射方式,即具有一定强度的源射线通过患者后,其被衰减的射线被感光介质直接用来形成图像。早期接受衰减辐射的成像介质为胶片,而现代 X 线摄影则被 IP 板或探测器平板取代。投射成像由于其成像方式的局限性,根据 X 线与人体组织相互作用的特性,只能形成一幅灰度差图像,其图像的对比度取决于 X 线与人体组织相互作用后形成的射线衰减对比(图 3-1)。在图 3-1 中,从 X 线源产生的辐射,一次性地投射于胸部并被用于成像,一方面,人体所有的三维组织结构都被以一种方式传递为射线强度衰减值,并且在 X 线行进路径上的所有组织结构形成了重叠;另一方面,投射方式成像只能显示射线衰减差较大的组织与器官,如图 3-2 中的胸部包含了肋骨、含空气的肺和纵隔软组织,其中仅射线衰减差较大的肺和肋骨能被较好地显示。同样,其他部位如头颅的 X 线摄影也是如此,尽管头颅 X 线片包含了脑组织,但它只能显示射线衰减差较大的颅骨(图 3-2)。另外,X 线摄影的组织密度显示能力,还与用于成像的感光介质材料有关。如早期使用的胶片,由于其成像的特性曲线陡直,对显示中间密度较为重要的该成像介质宽容度较小,组织密度分辨能力就非常有限。现代的成像板和探测器平板,由于采用了数字成像方式,可利用数字图像处理技术展开成像的特性曲线,使组织密度分辨率有所改善。

二、CT 图像的形成方式

CT 与模拟 X 线摄影的最大区别:一是层面采集;二是重建成像。有关这两个重要的差别,我们将分别予以阐述。如之前我们已经述及,X 线摄影的成像方式,相对每一个像素而言,成像平面接收到的是一个沿 X 线源方向射线衰减后的平均值。在 CT 成像中,通过人体后的衰减射线也被成像介质记录,但 CT 除了记录通过人体后的衰减射线外,还同时测量和记录源射线的强度,并且该源射线的强度被用来计算通过物体后衰减射线的衰减值,由计算机重新计算后重建图像。图 3-2 是一幅头颅 X 线摄影平片,根据 X 摄影的成像原理,其中仅 X 线衰减差较大的骨性组织结构被显示,而脑组织在 X 线摄影中基本不显示;图 3-3 是层面采集的 CT 图像,一个层面图像在 CT 成像采集过程中,根据源射线的强度,通过物体后衰减射线在形成像素(体素)之前都被单独测量和计算。如在脑出血和非出血部位的两个像素值之间,CT 图像两点的 CT 值差为 28 Hu,其差值的幅度接近 50%;而在 X 线摄影中,该两点的平均衰减密度差值则非常接近,为 1 738 和 1 734。由于成像方式不同,CT 图像明显提高了组织的密度分辨率。当然,CT 能提高密度分辨率的另一个重要原因是,CT 采用的成像介质探测器的动态范围要大大高于 X 胶片,甚至成像板和平板探测器。

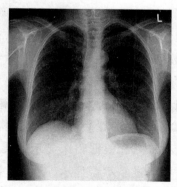

图 3-1 普通 X 线摄影仅能显示衰减差较大的组织结构,如肋骨、肺

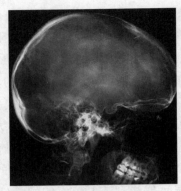

图 3-2　颅脑 X 线摄影仅能显示骨性组织结构

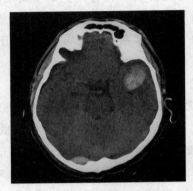

图 3-3　层面采集 CT 成像

综上所述,与 X 线摄影不同,CT 由于采用了横断面层面采样,形成图像的每一个像素衰减值都被单独与源射线比较并计算,在随后的图像重建过程中,可依照对应的像素位置,再根据像素点不同的衰减值,使原组织密度一一还原。

三、CT 的图像重建

CT 的图像重建主要通过数学方法计算获得。CT 发明的初期曾尝试多种数学重建方式,如代数重建法、联立方程重建法等,目前 CT 图像重建主要使用的方法是滤过反投影重建法。

滤过反投影重建法也称卷积反投影法。它是在反投影之前,对所有的投影数据进行卷积滤过使结果图像更清晰,即无所谓的"星月状"晕伪影。其成像的过程大致可分成三步:首先是获取全部的投影数据并做预处理。在这一过程的开始时先取得各投影数据的衰减吸收值并将其转换成重建所需的形式,如果数据中有射线硬化产生,同时将其校正。经过预处理的数据又称为原始数据,该原始数据也可存入硬盘,在需要时可再取出为重建图像用。其次是将所得数据的对数值与滤波函数进行卷积,其间须通过大量的数学运算,同时采用的滤波函数还须考虑图像的分辨率和噪声等。通常,高分辨率的算法可使解剖结构的边缘得到增强并改善分辨率,但噪声也相应增加。最后,进行反投影,并根据临床显示的要求不同选定矩阵大小,现在经滤过后的原始数据被反投影成像并可通过显示器显示。通常,重建后图像的大小与是否采用放大有关;图像的亮度则与 X 线通过物体后的衰减有关。

通常,滤过反投影的初始值始终为零(即设定的计算机内存初始值)。反投影开始后,沿着测量计算方向,其每一个投影值均被添加到计算机内存的图像像素中,被成像物体的细节和物体的衰减,不仅仅用于图像重建所需像素值的构成,而且与整个图像形成有关。经多次反投影后,最终可形成一幅清晰的 CT 图像。

第三节　CT 成像的扫描方法

CT 扫描需根据检查目的选用一种扫描方式。依据 CT 机的类型,如同样是螺旋 CT 机,下述两种扫描方式是有差别的。

一、逐层扫描

逐层扫描又称序列扫描或非螺旋式扫描。通常,扫描时需预设层厚、层距和扫描范围,每扫描一层检查床移动相应的距离,然后做下一个层面的扫描,如此循环往复,直至完成整个预设范围的扫描。在螺旋扫描方式出现前,所有的 CT 检查都采用逐层扫描方式;而螺旋 CT 出现后,除了颅脑和颈、腰椎间盘等少数几个检查部位外,都被螺旋扫描方式替代。

二、螺旋扫描

螺旋扫描或称容积扫描,可分为单层螺旋扫描和多层螺旋扫描。螺旋扫描方式是扫描机架和检查床同时旋转和移动,X 线同时连续曝光采集图像,一次完成一个部位或器官的扫描,由于该扫描方式 X 线管焦点的运行轨迹在人体表面的投影类似螺旋状,故被称为螺旋扫描。螺旋扫描由于可连续采集一个甚至多个人体部位的扫描数据,采集速度快、扫描范围内无信息遗漏;在增强扫描中可节省对比剂的用量,现已替代逐层扫描方式,被广泛用于除颅脑等器官外的绝大部分 CT 的检查。

三、普通扫描

CT 的普通扫描又称平扫或非增强扫描,是 CT 检查中用得最多的一种方法,它的含义是按照定位片所定义的扫描范围、不注射对比剂的扫描。平扫是一种 CT 检查方法,无论逐层扫描或螺旋扫描方式,均可用于 CT 的平扫检查。

在平扫检查中须注意下列一些情况。

(1)准确的定位不仅可减少不必要的扫描,同时也使患者少受不必要的射线剂量。

(2)做必要的记录,有些情况比较特殊或对诊断有参考价值的信息,需随时记录在申请单上,为诊断或下次检查参考。

(3)四肢的检查一般需做双侧同时扫描,以供诊断参考。

(4)体位、方向须准确标明,因为 CT 检查中,左右的标注是根据仰卧、俯卧,还是头先进、足先进,由计算机程序自动标注,方位的概念对于诊断来说特别重要。

四、增强扫描

静脉内注射对比剂后的扫描称增强扫描,可增加组织与病变间密度的差别,有利于发现平扫未显示或显示不清楚的病变及观察血管结构和血管性病变,有助于病变的定位、定性。增强扫描有多种扫描方法。

（一）常规增强扫描

常规增强扫描多采用静脉团注法注入对比剂，即以 $2\sim4$ mL/s 的流速注入对比剂 $60\sim100$ mL，延迟一定时间后进行扫描。

（二）动态增强扫描

动态增强扫描是指静脉注射对比剂后对兴趣区进行快速连续扫描，有以下几种。

1.进床式动态扫描

扫描范围包括整个被检查器官，可分别在血供的不同时期，进行双期和多期螺旋扫描。

2.同层动态扫描

同层动态扫描是对同一感兴趣层面连续进行多次扫描，测定 CT 值制成时间-密度曲线，研究该层面病变血供的动态变化特点，鉴别病变性质。感兴趣区的选择是关键。

3.两快一长扫描

两快一长扫描是动态增强扫描的特殊形式，两快是指注射对比剂速度快，开始扫描的时间快，一长是指扫描持续的时间足够长，一般持续数十分钟。主要用于肝海绵状血管瘤、肝内胆管细胞型肝癌及肺内孤立性结节的诊断和鉴别诊断。

五、定位扫描

定位扫描是正式扫描前确定扫描范围的一种扫描方法。它和一般扫描的不同之处是，平扫和增强扫描时 CT 的扫描机架是围绕患者做 360°旋转，每扫描一层检查床移动相应的距离或螺旋扫描一次完成一个部位的扫描；而定位扫描时扫描机架内的 X 线管在 12、9、3 点钟位置固定不动，曝光时只需检查床做一个方向的运动。

另外，定位扫描一般一个患者或一个检查部位只做一次。机架内的 X 线管在 12 点钟位置时，其扫描的结果得到的是前后或后前（根据患者是仰卧还是俯卧）位的定位像，X 线管在 9 点钟或 3 点钟的位置时得到的是侧位的定位像。

定位扫描得到的是类似数字 X 线摄影平片，由于定位像的扫描剂量较低，其空间分辨率也较低。定位像除用于确定扫描层面和范围外，还用于已扫描层面和范围的归档保存。

定位像一般采用狭缝扇形束扫描方式获得。在多层螺旋扫描的定位像扫描中，锥形束射线必须用附加的准直器，将锥形束射线准直成狭缝扇形束扫描，其目的是为了减少辐射线和提高图像的质量。

六、能量成像

能量成像是利用物质在不同 X 线能量下产生的不同的吸收来提供影像信息的，获得时空上完全匹配的双能量数据，在原始数据空间实现能谱分析，可以提供双能量减影、物质分离、物质定量分析、单能量成像和能谱曲线分析等功能。

能量成像比较有代表性的是西门子公司的双能量成像技术（DE）和 GE 公司的能谱成像技术。Philips 公司开发的"三明治"探测器，通过两种不同的探测器重叠安装，使用一个球管同时照射，从而产生不同的两组数据，进而进行组织分辨。能量成像的实现方式从技术层面上分为实验室类型和临床类型两大类。前者的代表即光子计算系统，后者临床类型即双 kVp 成像，包括瞬时双 kVp 技术与双球管技术。采用双球管模式的能量成像中，由于能量时间分辨率不足可引起运动伪影。这种伪影不仅可出现在心血管系统中心脏的收缩与舒张，也可出现在消化系统中胃肠的蠕动及呼吸系统中双肺的呼吸运动。减影使这种运动伪影更加明显。采用双球管模式实现图像空间双能减影中的另一个问题是硬化效应。由于减影图像是由低电压与高电压的图像组合而成，而低电压的图像往往带有较严重的硬化效应，这样使得组合的减影图像也存在硬化效应。

由于运动伪影和硬化效应的干扰，双能减影图像中存在许多不准确性与不确定性，从而临床应用方面受到了很多制约。而通过单球管高低双能（80 kVp 和 140 kVp）的瞬时切换（＜0.5毫秒能量时间分辨力）的能谱CT双能量解析过程是在投影数据空间完成的，因而不受自主和不自主的运动干扰，在准确的硬化效果校正的基础上得到准确的能谱成像。图像空间双能减影与常规混合能一样，采用单一硬化效应的校正。

七、功能成像

（一）CT 灌注成像

CT灌注成像（CT perfusion imaging，CTPI）是静脉快速团注对比剂的同时，对选定的感兴趣层面进行连续快速扫描，得到一组动态图像，然后在工作站上利用CTPI软件分析每个像素对应的密度变化，获得每一像素的时间-密度曲线，根据该曲线计算出反映组织血流灌注状态的多个参数（如血流量、血容量、峰值时间、平均通过时间等），最终得到灰度或伪彩色显示的灌注图像。CTPI可分析脏器局部血流量的动态变化情况并以图像的形式显示，能反映组织的血管化程度及血流灌注情况，提供常规CT增强扫描不能获得的血流动力学信息及生理功能变化，属于功能成像的范畴。

灌注组织的强化程度与其血管化程度、血管壁的通透性和细胞外液量有关，组织的血管化程度与早期强化相关，而血管壁的通透性和细胞外液量则与后期强化相关。

对于不同的被检部位，CTPI检查方法略有差别，一般先行平扫，选择感兴趣层面进行灌注扫描。层面选择的原则是尽量取病灶最大平面，层面内尽量包含病变的各种成分和至少一条较大的血管，如胸腹部的主动脉、颅脑的上矢状窦等。确定感兴趣层面后，快速团注对比剂的同时启动灌注扫描程序，对比剂用量40～50 mL，注射速度5～10 mL/s，层厚1.25～2.50 mm。64层及以上多层CT（MSCT）的扫描覆盖范围更大，可完成全器官灌注成像。

CTPI最早开展的检查项目是脑灌注成像，用于诊断平扫无法显示的超早期脑梗死及脑部肿瘤的鉴别诊断。目前也逐渐用于心肌、肝、脾、肾等的诊断及用于器官移植后了解移植血管的存活情况和移植器官的血流灌注情况。

（二）CT 定量测定

CT定量测定常用的有定量骨密度测定、心脏冠状动脉的钙化含量测定和肺组织密度测量等。

定量骨密度测定是CT的一种检查方法。它是利用X线对人体组织的衰减，其CT值与物质的密度呈线性相关，并借助于已知密度的专用体模，通过人工或专用软件的计算，最后得出人体某一部位的骨密度值。它是确定有无骨质疏松的一种常用检查手段，目前大多数CT机所做的骨密度测定都是单能定量CT（SE-QCT）。

心脏冠状动脉的钙化含量测定是在序列扫描后，利用软件测量、定量功能测量钙化体积的一种扫描检查方法。该方法需借助心电门控装置，在屏住呼吸后采用序列扫描的方式以3 mm

的层厚层距一次完成心脏的容积扫描，随后利用专用的软件程序采用人工定义的方法确定钙化的范围，最后由软件程序计算钙化的体积并确定冠心病发生的危险程度。

肺组织密度测量也是CT扫描后利用专用的软件，来进行肺组织通气功能评估的一种CT检查方法。

八、心脏及冠状动脉CT成像

对于心脏和大血管病变，传统CT和一般螺旋CT因扫描速度慢，受心脏搏动的影响较易产生运动性伪影，随着MSCT、双源CT的应用，心脏CT检查的应用日益广泛。该检查可提供详尽的心脏大血管的解剖信息，评估左、右心室功能，是先天性心脏病和心脏瓣膜疾病的检测手段之一。同时，它还可显示心包腔积液或钙化，并进行冠状动脉重组、冠状动脉钙化积分分析、心功能分析等。

心脏CT检查常规行横断面平扫加CTA，平扫常用步进式扫描方式，CTA采用螺旋容积扫描方式，利用容积数据进行三维重组，还可行心肌灌注成像。血管疾病的诊断一般需行CTA检查。

目前，多层螺旋CT对心脏的检查成像主要采用了前瞻性心电图（ECG）触发和回顾性ECG门控两种方法。

前瞻性ECG触发是根据患者心电图R波的出现预先设定一个延迟时间，然后曝光扫描，心脏容积数据的采集是在注射对比剂后采用了序列扫描的"步进、曝光"技术，并将获得的图像用不同的后处理方法显示。此方法可以显著减少X线辐射剂量，但不能进行心脏功能测定。回顾性ECG门控心脏容积数据的获取则是采用注射对比剂后的一段时间内，螺旋扫描连续采集全部心脏的容积数据，同时记录患者的心电图，然后回顾性和选择性地重建图像，并采用不同的后处理方法显示图像。此方法可以同时进行心脏功能测定，但X线辐射剂量较大。

对比剂用量为1.2～1.4 mL/kg（要综合考虑受检者的血流速度、心率及所用CT机型等因素，一般用70～80 mL即可），注射速度为4.5～5.0 mL/s，开始注射对比剂后，12～18秒启动扫描。通常采用对比剂追踪触发扫描技术，将感兴趣区置于肺动脉干层面的主动脉根部，设定触发阈值为100～120 Hu，注入对比剂后，当感兴趣区的CT值达到阈值时，自动触发扫描（须有约6秒的吸气、屏气延迟时间）。

随着多排（层）螺旋CT技术的不断进展，单脏器或多脏器的扫描时间大为缩短，故注射对比剂时间也相应缩短。因此，在不增加对比剂总量的前提下，可应用提高注射速率、降低管电压或者使用低浓度对比剂等方法提高CTA的显示效果。但是无论选择哪种方法，准确捕捉扫描时机至关重要，最好在动脉密度值达到高峰时结束扫描，稍微提前或推后，都有可能导致检查失败。

不同厂家的高端螺旋CT具有不同优势，使用低剂量对比剂的方法也不尽相同，以心脏为例，64排CT可以在5～6秒完成心脏冠状动脉扫描，而640层CT采用16 cm的宽探测器进行成像，双源CT采用3.4的大螺距进行采集，当心率<70次/分时，均可实现亚秒扫描，完全可以在使用低剂量对比剂的高峰平台期内完成扫描。后64排CT最大的优势就是可以采用低管电压技术联合迭代重建进行低辐射剂量的研究，不仅可提高血管密度，还可降低噪声，提高密度分辨力；实现了冠状动脉钙化斑块的去除、心肌血供的定量测量和斑块的精确定性。

七、CT 血管成像

CT 血管成像是指静脉内注入对比剂后,在靶血管内的对比剂浓度快速达到峰值时,进行螺旋扫描,经工作站后处理,重组出靶血管的多维图像。如何确定靶血管内的对比剂达到峰值的时间至关重要,通常经静脉内注射对比剂后,影响靶血管对比剂达到峰值的时间的因素包括以下几个方面:对比剂循环时间、扫描延迟时间、对比剂注射速率、对比剂注射总量、扫描时间、患者年龄及体重。

(一)人体各脏器的对比剂循环时间及对比剂用量

通常情况下,经手背静脉或肘静脉高压注射器注射非离子型碘造影剂。

(二)扫描延迟时间的确定方法

1.经验延迟法

即根据对比剂在人体各脏器的循环时间来确定扫描的延迟时间,此方法受个体差异的影响,不能完全准确判断扫描延迟时间。

2.对比剂智能追踪技术

该技术通常在靶血管或该血管附近设定一个感兴趣区,并设定一定的 CT 增强阈值,注射对比剂后一定时间开始扫描,当靶血管密度增高达到阈值时,软件自动启动将扫描床移动到扫描位置开始扫描。目前各 CT 制造厂家已有专用的注射对比剂增强程度智能化跟踪软件,它们的共同特点是有实时监控功能,一旦靶血管的 CT 值增加达到设定的阈值,即自动开始扫描。使用该方法需要注意如下几点:①选择靶血管区域适当的感兴趣血管作为获得启动扫描阈值获得区,该感兴趣血管最好选择靶血管或与靶血管邻近,而且直接与靶血管连接的血管;②设定的阈值通常比靶血管增强最佳 CT 值低 100～150 Hu;③感兴趣血管 CT 值达到阈值后,设备从感兴趣血管扫描层面到正式开始扫描层面有一定移动扫描床的时间,通常为 1～2秒;④在感兴趣血管密度达到阈值,扫描床移动到开始扫描层面这个时间内,靶血管内对比剂仍然在发生变化。

3.时间-密度曲线

时间-密度曲线是指采用团注方法,将小剂量对比剂以一定速度注射后扫描靶血管,获得对比剂达到靶血管的峰值时间,通常使用同一批号、相同浓度对比剂 15～20 mL。使用该方法的注意事项包括以下几点:①测试到达靶血管达峰时间的对比剂注射速率应与正式扫描注射对比剂速率一致;②确定正式扫描延迟时间的时候,一定要累加测试达到时间和扫描开始前的时间;③小剂量团注测试的时间分辨力可为 1～2 秒,只要能满足临床要求即可,可以减少患者所接受的不必要的辐射,通常应用低剂量扫描,每次扫描时间 2 秒。

CTA 技术已经很成熟,其血管成像可以显示血管腔内、管壁和腔外病变。不仅可以对大范围解剖血管成像,而且可以对小范围小血管高分辨精细显像,甚至可以用于研究运动器官的血管。此外,对于一些带有金属支架不宜行 MRA 检查的大血管病变患者也可以行 CTA 检查。目前,CTA 几乎可以应用于全身各部位血管成像,包括头颈部、心胸部、腹部及四肢等部位。常见如颅脑部的血管畸形、颅内动脉瘤、颈动脉和椎动脉狭窄等,心胸部的冠心病、主动脉夹层、大动脉炎、主动脉缩窄、肺栓塞、肺动脉高压、支气管动脉栓塞等,周围血管病变如腹腔干、肾动脉、肠系膜动脉狭窄或闭塞,四肢的下肢动脉栓塞或狭窄等。

八、CT 导向穿刺活检

CT 导向穿刺活检是在 CT 扫描基础上,确定病灶位置,然后对病灶区所对应的体表表面,贴上进针的体表定位标志,并选定此区域进行平扫,找出病灶的中心层面所对应的体表标志的进针点。根据 CT 图像的处理软件,确定进针的深度和角度,按此深度和角度进针完毕后,还需在进针点再扫描 1～2 层,以观察针尖是否到位。如若到位,即将穿刺针小幅度地上下来回穿刺几次,抽出针芯,加上适当的负压,抽出病变组织,送去活检。最后在所穿刺的部位再扫描几层,了解有无出血和气胸等,该方法主要用于病变的活检。

九、胆系造影 CT 扫描

胆系造影 CT 扫描是指先经静脉或口服对比剂,使胆系显影增强后再做 CT 扫描的一种检查方法。

胆系造影 CT 扫描是一种无创或微创的检查方法,可清楚地显示胆囊内和胆囊壁的病变,根据胆囊和胆管是否显影,还可评价胆囊的功能是否正常。

根据胆系用药方法的不同,还可分为静脉胆囊造影 CT 扫描和口服胆囊造影 CT 扫描。静脉胆囊造影 CT 扫描通常注射 40%～50% 的胆影葡胺 20～30 mL,于注射后 30～60 分钟进行 CT 扫描检查。口服胆囊造影 CT 扫描通常口服 0.5～1.0 g 碘番酸,服药后 12～14 小时进行 CT 扫描检查。

十、CT 透视

CT 透视是一种连续扫描成像 CT 装置。在第三代滑环式扫描 CT 机的基础上,采用连续扫描、快速图像重建和显示,实现实时 CT 扫描成像。

CT 透视是快速扫描、快速重建和连续图像显示技术的结合,由 CT 机附加功能完成。首先扫描 150° 采集数据,然后再扫描 60° 或 45°,采集的数据替代相应部分的原有数据,与原有的 300° 或 315° 数据组成一幅新的图像,即透视图像。

CT 透视主要被用来做 CT 引导下的活检穿刺或介入治疗。CT 透视除了可做常规的穿刺外,还可以做囊肿等的抽吸、疼痛治疗(脊髓腔注射镇痛药物)、关节腔造影、吞咽功能和关节活动的动态观察等。

十一、特殊扫描

(一)薄层扫描

薄层扫描是指层厚小于 5 mm 的扫描方法。在普通 CT 机和螺旋 CT 机上都可实施,平扫和增强扫描均可。主要优点是减少部分容积效应。主要用于:①较小组织器官如鞍区、颞骨乳突、眼眶、椎间盘等,常规用薄层平扫;②检出较小病灶,如肝脏、肾脏等的小病灶,胆系和泌尿系统的梗阻部位等,在普通扫描的基础上加做薄层扫描;③一些较大的病变,为了观察病变的内部细节,局部可做薄层扫描;④拟进行图像后处理,最好用薄层螺旋扫描,扫描层面越薄,重组图形的质量越高。

薄层扫描因层面接受 X 线光子减少,噪声增大,信噪比降低,密度分辨力降低。为保证符合诊断需要的图像质量,通常需增大扫描条件。

(二)重叠扫描

重叠扫描是指层距小于层厚,使相邻的扫描层面部分重叠的扫描方法。例如扫描层厚

10 mm,层距7 mm,相邻两个层面就有3 mm厚度的重叠。此方法对CT机没有特殊要求,管电压、管电流、扫描时间、算法、矩阵与普通扫描相同。优点是减少部分容积效应,易于检出小于层厚的小病变。缺点是扫描层面增多致患者的X线吸收剂量增大。一般只用于感兴趣区的局部扫描,以提高小病灶检出的机会,不作为常规的CT检查方法。

(三)靶扫描

靶扫描是指感兴趣区局部放大后再进行扫描的方法,又称放大扫描、目标扫描。通常对检查部位先进行一层普通扫描,利用此图像决定感兴趣区,局部放大(即缩小扫描视野)后进行薄层扫描。高档螺旋CT机上,通常采用扫描后小范围、大矩阵重建,以减小像素尺寸,提高空间分辨力。靶扫描图像增加了感兴趣区的像素数目,提高了空间分辨力;而普通扫描后的局部放大像,仅是感兴趣区的像素放大,数目不变,空间分辨力没有提高。靶扫描主要用于小器官和小病灶的显示,如蝶鞍、肾上腺扫描。对CT机没有特殊要求,扫描条件与普通扫描相同。

(四)高分辨力CT扫描

高分辨力CT(high resolution CT,HRCT)是通过薄层扫描,大矩阵、骨算法重建图像,获得具有良好的空间分辨力CT图像的扫描方法。管电压120~140 kV,管电流120~220 mA,层厚1~2 mm,层距可视扫描范围大小决定,可无间距或有间距扫描,矩阵通常为512×512,选用骨算法重建。此方法突出优点是具有良好的空间分辨力,主要用于小病灶、小器官和病变细微结构的检查。如肺部HRCT,能清晰显示以次级肺小叶为基本单位的肺内细微结构,有助于诊断和鉴别诊断支气管扩张,肺内孤立或播散小病灶、间质性病变等。也可用于检查内耳、颞骨乳突、肾上腺等小器官。HRCT扫描因层厚小,需使用高的曝光条件。

第五章　MRI 成像基础

第一节　MRI 成像的基本原理

生物体组织能被电磁波谱中的短波成分（如 X 线）穿透，但能阻挡中波成分如紫外线、红外线及微波。令人惊异的是，人体组织允许磁共振产生的长波成分如无线电波穿过，这是磁共振能用于临床的基本条件之一。

磁共振实际上是指核磁共振。由于害怕"核"字引起某些人的误解与疑惧，目前通称为磁共振。核子自旋运动是自然界的普遍现象，也是核磁共振的基础。1946 年美国科学家 Bloch 与 Purcell 几乎同时独立地完成了核磁共振试验，这一科研成果获得了 1952 年诺贝尔物理学奖。自从揭示了"化学位移"现象以来，磁共振学迅速发展起来。1967 年 Jasper Jackson 在活的动物身上首次获得 MR 信号，1972 年 Lautebru 利用水模成功地获得了氢质子二维的 MR 图像，从 20 世纪 80 年代开始 MR 进入了医学临床应用阶段。

根据 19 世纪的 Gauss 学说，电与磁是一回事，可统称为电磁。电荷沿一导线运动或质子沿轴自旋即可产生磁场，而导线切割磁力线又可产生电流。自然界任何原子核的内部均含有质子与中子，统称核子，都带正电荷。核子像地球一样具有自旋性，并由此产生自旋磁场。具有偶数核子的许多原子核其自旋磁场相互抵消，不能产生核磁共振现象。只有那些具有奇数核子的原子核在自旋中才能产生磁矩或磁场，如 ^1H（氢）、^{13}C（碳）、^{19}F（氟）、^{31}P（磷）等。因此，可被选用为核磁共振成像中的靶子，而氢原子更是其中的佼佼者。氢原子是人体内数量最多的物质，原子核中只含 1 个质子而不含中子，最不稳定，最易受外加磁场的影响而发生核磁共振现象，所以，现阶段临床应用的磁共振成像主要涉及氢质子。氢质子带 1 个正电荷，又能自旋，其周围自然形成一个小磁场，整个氢原子核实际上是一个自旋的小磁体。"核"的意思是指核磁共振成像主要涉及原子核（尤其是氢原子核），与核周围的电子层关系不大。"磁"有两个含义：①磁共振过程发生在一个巨大外磁体的孔腔内，它能产生一个恒定不变的强大的静磁场（B_0）；②在静磁场上按时叠加另外一个小的射频磁场以进行核激励并诱发核磁共振（B_1），还要叠加一个小的梯度磁场以进行空间描记并控制成像。"共振"是借助宏观世界常见的自然现象来解释微观世界的物理学原理。例如，一个静止的音叉在另一个振动音叉的不断作用下即可能引起同步振动，先决条件是两个音叉固有的振动频率相同。核子间能量的吸收与释放亦可引起共振，处于低能级的氢质子吸收的能量恰好等于能级差即跃迁到高能级水平，释放的能量恰好等于能级差又可跌落回低能级水平，核子这种升降波动是在一个磁场中进行的，故称之为"核-磁共振"（图 5-1）。

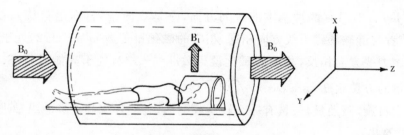

图 5-1　磁共振示意图

从人体进入强大的外磁场(B_0),到获得清晰的 MR 图像,人体组织与受检部位内的每一个氢质子都经历了一系列复杂的变化。①氢质子群体的平时状态:在无外磁场 B_0 的作用下,平常人体内的氢质子杂乱无章地排列着,磁矩方向不一,相互抵消;②在外加磁场中的氢质子状态:人体进入强大均匀的外加磁场 B_0 中,体内所有自旋的混乱的氢质子,其磁矩将重新定向,按量子力学规律纷纷从杂乱无章状态变成顺着外磁场磁力线的方向排列,其中多数与 B_0 磁力线同向(处于低能级),少数与 B_0 磁力线逆向(处于高能级),最后达到动态平衡;③通过表面线圈从与 B_0 磁力线垂直的方向上施加射频磁场(RF 脉冲),受检部位的氢质子从中吸收了能量并向 XY 平面上偏转;④射频磁场(RF 脉冲)中断后氢质子放出它们吸收的能量并回到 Z 轴的自旋方向上;⑤释出的电磁能转化为 MR 信号;⑥在梯度磁场(由梯度线圈发出)辅助下 MR 信号形成 MR 图像。

一、氢质子群体的平时状态

某些原子核(如氢原子核)可以看成是一个具有自旋能力的小星球,因为它带有电荷,自旋进动必然产生磁矩,$\vec{U}$ 代表着该原子核周围小磁场的大小与方向。由这种磁偶极产生的小磁场颇似一个旋转着的小磁棒(图 5-2)。平时人体内的氢原子核处于无规律的进动状态,无数的氢原子核杂乱无章地进动着,漫无方向地排列着,其磁矩与角动量相互抵消,整个人体不显磁性(图 5-3)。

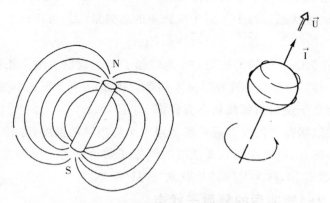

图 5-2　磁偶极产生的小磁场示意图

二、在外加静磁场中的氢质子状态

人体进入强大均匀的磁体空腔内,在外加静磁场 B_0 的作用下,原来杂乱无章的氢原子核一齐按外磁场方向排列并继续进动,整个人体组织处于轻度磁化状态(图 5-3B)。由于氢质子

的自旋量子数 $I=1/2$，只有两种基本的排列方向，一是顺向排列（向上自旋），二是逆向排列（向下自旋），前者与静磁场磁力线方向相同，相应的磁化量子数 $m=+1/2$，处于低能级状态；后者与静磁场磁力线方向相反，相应的磁化量子数 $m=-1/2$，处于高能级状态。在静磁场中氢质子自旋矢量的方位角 $\theta=\arccos m\sqrt{I(I+1)}$。

在静磁场中自旋（磁动量）矢量有一个转矩或电偶，它们环绕静磁场的纵轴进动，其速率可用 Larmor 公式算出：

$$f=\omega/2\pi=\gamma B_0/2\pi$$

式中，f 为共振频率（Hz），ω 为每秒的角频率（弧度），γ 为旋磁比，B_0 为静磁场。对每一种原子核来说 γ 是一个常数。

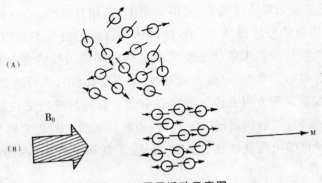

图 5-3 原子活动示意图

一大群原子核在静磁场中进动，每一个原子核的磁矩位相是杂乱无章的。也就是说，它们在进动的圆环中其磁化矢量的顶端处于不同的位置，但联合起来可形成一个总的磁矩 $\vec{M}$。这个净磁矩 $\vec{M}$ 是接收线圈产生 MR 信号的根据。

对 MR 成像作用最大的核子是质子，尤其是氢质子。因为它在人体内数量最大，其重量小而磁动量大，在水溶液中氢原子核的数量级为 $10^{23}/cm^3$，其中半数以上与静磁场 B_0 的磁力线方向相同，处于低能级状态。每个氢原子核磁矩的总矢量（$\sum$）可用以下公式计算：

$$\vec{M}=\sum Pi\mu i$$

式中，$\vec{M}$ 为净磁矩，μi 为氢原子核的磁矩，Pi 为氢原子核的数量。由于能量差极小，因此在两个能级状态中自旋 $=1/2$ 的氢原子核数目基本相等。例如，在 1.5 T 的静磁场中处于同向低能级状态的氢原子核比处于逆向高能级状态者仅多 1×10^{-5}。

在低能级与高能级状态之间根据静磁场场强大小与当时的温度，势必要达到动态平衡，称为"热平衡"状态。此时，从低能级转入高能级的氢原子数恰好等于从高能级转入低能级的氢原子数，最后的磁化状态 M，称为"平衡"状态或"静息"状态。

三、施加射频（RF）脉冲后的氢质子状态

MR 信号的产生分两个步骤，一是磁共振的激励过程，二是磁共振的弛豫过程。如前面所述，氢质子是一群处于一定能量级与方向上不断自旋进动的微粒，它们类似于一般磁体，具有磁性、角动量与旋转性。在 MR 扫描机的孔腔内，人体内所有的氢质子小磁体都将顺着强大静磁场 B_0 的方向排列，其中较多的氢质子其磁矩方向与静磁场 B_0 相同（处于低能级），较少的

氢质子其磁矩方向与静磁场 B_0 相反(处于高能级)。人体内大量氢质子的小磁极相加,形成一个微弱的小磁场,其总磁化矢量 M 仅为静磁场 B_0 的几百万分之一,但方向相同。在常温的"热平衡"状态下顺静磁场 B_0 排列的氢质子数毕竟比逆向排列者多 10^6 倍,因此人体磁化矢量 M 与静磁场 B_0 方向一致。

通过射频(RF)线圈中的电流对 MR 孔腔中的人体组织施加一个垂直方向的交变磁场 B_1,诱发氢质子产生核磁共振,这就是磁共振的激励过程。交变磁场 B_1 是由射频线圈发出的,所以 B_1 又称为射频磁场。B_1 交变地发出与中断,按磁共振所需要的频率工作,所以又称为射频脉冲。射频磁场 B_1 与静磁场 B_0 有两点不同:①B_1 十分微弱,为 B_0 的万分之一,例如,B_0 的场强为 1.0T,而 B_1 仅为 0.000 1T 即足以诱发核磁共振;②静磁场 B_0 不仅强大,而且恒定,其磁力线方向与 MR 扫描机的孔腔平行。B_1 磁场迅速交变,其磁力线方向总是与静磁场方向垂直。

B_1 磁场的交变振动频率具有严格的选择性,必须准确地选择 B_1 磁场的频率,使之相当于 Larmor 共振频率,才能诱发受检组织内氢质子的磁共振现象。Rabi 发现,在静磁场 B_0 的垂直方向上施加一个交变磁场 B_1,只有在 Larmor 频率时,交变磁场的能量才会突然大量地被吸收,这种现象称为共振吸收现象。按照量子力学理论,氢质子在磁场中只能采取两种能级状态:高能级与低能级(图 5-4)。通过原子间的热运动相互碰撞,能量相互传递,氢质子可在 2 个能级间跃迁;通过吸收电磁场的光子氢质子也从低能级跃迁到高能级,因为光子只能整个地被吸收,所以在一定的场强下能级差也是一定的,射频磁场 B_1 发射的电磁能(射频能量)必须恰好等于能级差才会被处于低能级状态的氢质子吸收,并借助于这个射频能量跃迁到高能级状态。在一定的场强条件下射频磁场的交变频率必须符合 Larmor 频率,它所发出的射频电磁能才恰好等于能级差。

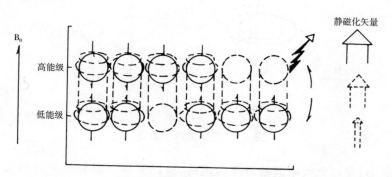

图 5-4　高能级与低能级示意图

所谓核磁共振就是指氢质子在两种能级上相互转换,当按照 Larmor 频率施加射频能量时,迫使氢质子的磁矩从 $m = +1/2$ 低能级跃迁到 $m = -1/2$ 高能级状态。二者的能级差 $E1/2 - E - 1/2 = \mathrm{rh}B_0$,$\mathrm{rh}B_0 (= h/2\pi)$ 是一个常数。

磁共振的能量吸收只能在垂直于静磁场 B_0 的横向上查出来。因为横向上的磁化矢量 M_{XY} 具有时间依赖性,按照法拉第感应定律,M_{XY} 在进动过程中切割静磁场 B_0 的磁力线,可在接收线圈上感应出相应的电压。与此相反,在热运动平衡状态下的纵向磁化矢量是静止的,它不切割磁力线,因而不产生感应电流。当施加射频(RF)磁场 B_1 时,随着氢质子自旋进动的同步旋转,即会产生横向磁化矢量(图5-5)。射频磁场 B_1 垂直于静磁场 B_0,其作用是旋转磁化矢量 M 偏离静息状态,M 在纵向上逐渐缩短,在横向上逐渐延长。如果射频磁场 B_1 施加的时间足够长,净磁化矢量 M 可俯垂90°,在横向上垂直于静磁场 B_0 而不断转动。旋转角度 θ 称为 RF 偏转角,$\theta = \gamma B_1 T_2$,该公式中 B_1 是射频磁场的大小,T 是施加的时间。由此可见,RF偏转角度可通过 B_1 磁场的强弱与施加时间加以控制。

从图5-5(B)可以看出,在射频磁场 B_1 的作用下,磁化矢量 M 开始转动,随着时间的延长 M 在横向上逐渐增大,从原来的 Z 轴上向 XY 平面贴近(图5-6)。

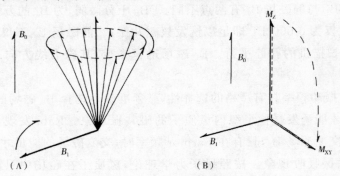

图5-5 磁化矢量示意图

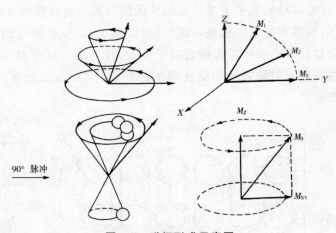

图5-6 磁场形成示意图

(1)射频磁场 B_1 是以无线电波的频率提供的,所以又称为射频脉冲。施加射频脉冲会使氢质子旋转在同一相位上,称为同步。同步化可以看做净磁化矢量 M 在静磁场 B_0 中的相对性同步转动。

(2)控制射频磁场 B_1 的幅度与时限,可准确地控制 M 与静磁场 Z 轴(纵轴)的夹角,使之转至90°、180°或其他角度(图5-7)。

(3)使磁化矢量 M 产生90°或180°转动的射频脉冲分别称为90°脉冲或180°脉冲。

(4)磁化矢量的转动角度可以通过 Larmot 公式加以计算,即 $V_1 = \frac{1}{2\pi}\gamma \cdot B_1$。这个公式说明在激发脉冲后磁化矢量的进动过程,$V_1$ 是旋进的频率,B_1 是射频脉冲的幅度。在单位时间内(tp)磁化矢量转动的周数为 $rB_1 tp$,每周 $360°$,所以磁化矢量的转动角度为 $\theta = \dfrac{\gamma}{2\pi}B_1 tp \cdot 360°$。根据标准射频频率的理论,一个长度为 t 的射频脉冲可以覆盖其频率范围的 $1/2$,也就是说,$100\ \mu s$ 脉冲可以覆盖 $5\ kHz$。

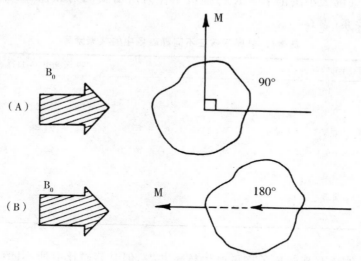

图 5-7　磁场形成示意图

总之,施加 $90°$、$180°$或其他角度的射频脉冲后,人体组织内受检部位的氢质子因接收了额外的电磁能,其磁化矢量偏离了静磁场的方向而转动 $90°$或 $180°$,部分处于低能级的氢质子因吸收了能量而跃迁到高能级状态。这一接收射频磁场电磁能的过程就称为磁共振的激励过程。在激励过程中氢质子吸收了额外的电磁能,由低能级升入高能级,从而进入了磁共振的预备状态。

四、射频脉冲停止后的氢质子状态

一旦射频(RF)磁场 B_1 停止,净磁化矢量 M 就仅受静磁场 B_0 的作用,并环绕着 B_0 进动。如果在静磁场 Y 轴方向上安置一个线圈,净磁化矢量 M 在盘旋转动时必将在该线圈中感应出一个 AC 电压,$V = M_{XY}° \cos \omega t_2$,该公式中 $M_{XY}°$ 是 $90°$射频脉冲中止时横向上的磁化矢量,t 是从 $90°$盘旋转动至电压测量时的间隔,由此引起的信号强度是一个余弦,其大小与磁化矢量呈正比,其频率相当于 Larmor 频率。当横向磁化矢量从缩短至消失,信号也衰减至零,这种衰减呈指数衰减,需要恒定的时间 $t_2 *$,与此同时线圈上测出的电压也递减至零。因此,感应电压比较准确的表达公式应为 $V = M_{XY}° e^{-t/t_2 *} \cos \omega t_2$。上述现象称为“自由感应衰减”或称 FID 信号。无论吸收或释放电磁能,都必须在 Larmor。共振频率的特殊条件下才能进行。氢原子核等在 Larmor 共振频率条件下这种电磁能的吸收与发射过程,就是核磁共振。

如果知道静磁场 B_0 的场强大小,即可计算出 Larmor 共振频率,Larmor 方程式为 $\omega_0 = \gamma B_0$,即共振频率(MHz)$=\gamma \cdot$ 静磁场场强(T)。式中,ω_0 为共振频率(MHz);B_0 为静磁场场强(T);γ 为一个常数,称为旋磁比,氢原子核的旋磁比为 $42.58\ MHz/T_2$。

以超导型 MR 扫描机为例,当静磁场场强为 0.5 T 时,$\omega_0 = 42.58 \times 0.5 = 21.3\ MHz$;当场强为 1.0 T 时,$\omega_0 = 42.58 \times 1.0 = 42.58\ MHz$;当场强为 1.5 T 时,$\omega_0 = 42.58 \times 1.5 = 63.9\ MHz$。

上述频率非常接近于自动电话机与民用无线电收音机的波频,因此通常称 B_1 磁场为射频磁场,称产生这一波频的线圈为射频(RF)线圈。

对 MRI 来说,Larmor 方程有以下实用价值。

(1)静磁场场强的大小决定了 MR 扫描机工作时所需要的射频频率,静磁场场强与共振频率之间呈线性关系(表 5-1)。

表 5-1　氢原子核在不同静磁场中的共振频率

MR 扫描机的场强(T)	共振频率(MHz)
0.15	6.4
0.3	12.8
0.5	21.3
0.6	25.5
1.0	42.6
1.5	63.9
2.0	85.3

(2)除氢核子外还有某些核子亦可产生核磁共振,但其旋磁比有所不同(表 5-2)。

表 5-2　某些顺磁性物质的旋磁比

原子核	旋磁比 γ(MHz/T)
^1H	42.58
^{19}F	40.05
^{31}P	17.23
^{23}Na	11.26
^{13}C	10.76

(3)静磁场的微小变化将使共振频率发生相应的微小变化,梯度线圈产生的微小磁场叠加在静磁场上,会引起频率与时相的微小变化,通过频率编码与相位编码,可以确定每一个像素的空间位置,这是 MR 成像的基础。

当射频磁场 B_1 中断时,激励过程即告完成,弛豫过程随之开始,受激励的氢质子将释放出它们吸收的能量,重新回到静磁场原先排列的平衡位置上。在返回过程中转动的净磁化矢量 M 将感应出一个电磁波,通过接收线圈检测出来,就是呈指数衰减的 MR 信号。

总而言之,激励的氢质子释放能量并返回原先排列方位的过程就称为弛豫。释放的能量以无线电磁波的形式发射出来,是 MR 成像的基础(图 5-8)。

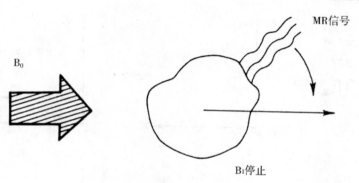

图 5-8　MR 成像的基础

　　弛豫过程伴随着能量释放,只有在发射频率与吸收频率相同的条件下,即在 Larmor 共振频率时吸收的能量才能释放出去。能量释放会伴发下列情况:①射频线圈可兼做天线接收器(接收线圈),释放的能量以无线电波的形式发射,被接收线圈接收并记录成 MR 信号;②能量不可逆性地散布于人体周围组织"晶格"中,化为热量或诱发分子运动(T$_1$ 弛豫);③能量可逆性地转移到其他正在共振的氢质子上,使其相位的一致性丧失(T$_2$ 弛豫)。

　　射频线圈(接收线圈)只能记录与静磁场 B$_0$ 方向垂直的能量成分;与静磁场 B$_0$ 平行的能量成分因变化太慢,不能在 RF 线圈内诱发出有意义的 MR 信号。受检部位每个小的组织体素(容积)所发出的 MR 信号均有细微的差异,利用梯度磁场的频率编码与相位编码方法,足以破译出 MR 信号的细微差异,通过傅立叶变换,可将组织内每个 MR 信号的位置及强度计算出来,并重建成电视屏幕上的亮点,信号越强则亮点越白。

　　净磁化矢量 M 回返的过程由两个时间常数所决定,分别称为 T$_1$ 弛豫时间与 T$_2$ 弛豫时间。净磁化矢量先从静磁场 B$_0$ 的垂直面上开始衰减,称为横向弛豫(T$_2$ 弛豫);继之逐步返回静磁场 B$_0$ 的方向,称为纵向弛豫(T$_1$ 弛豫)。

　　净磁化矢量 M 在弛豫过程中是不断转动的,在垂直于静磁场 B$_0$ 的 XY 平面上转动的半径越来越短(T$_2$ 弛豫),在平行于静磁场 B$_0$ 的 Z 轴上逐渐延长(T$_1$ 弛豫)。

　　在 MR 技术中仍然沿用横断面(轴面)、冠状面及矢状面代表人体的三维空间。Z 轴代表静磁场 B$_0$ 的磁力线方向,人体进入磁体圆孔腔内,组织形成的净磁化矢量 M$_0$ 与 Z 轴平行,这一过程需时几秒钟。施加 90°射频脉冲后,净磁化矢量 M 偏转 90°,在 XY 平面上转动(M$_0$)。90°脉冲中断后弛豫开始,此后随着弛豫时间的延长 M$_{XY}$ 缩短,而 M$_Z$ 延长,如图 5-9、图 5-10 所示。

　　弛豫过程中纵向磁化矢量的增长(T$_1$ 延长)与横向磁化矢量的缩短(T$_2$ 缩短)均呈指数函数关系,在一定的静磁场中 T$_1$ 与 T$_2$ 是两个时间常数。

　　T$_1$(纵向弛豫)……$M_2 = M_0(1 - \mathrm{e} \frac{t}{t_1})$

　　T$_2$(横向弛豫)……$M_{XY} = M_0 \mathrm{e} \frac{t}{t_2}$

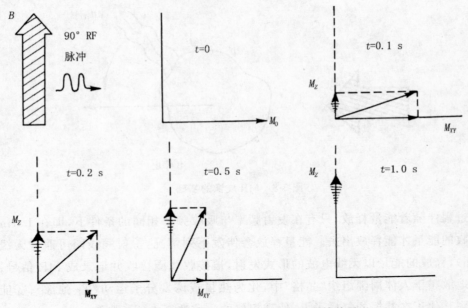

图 5-9 弛豫过程中 M_{XY}、M_Z 与时间的关系

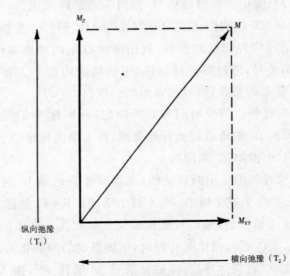

图 5-10 T_1 弛豫与 T_2 弛豫的方向

90°脉冲后净磁化矢量 M 与静磁场 B_0 呈 90°,此时 $M_1(M_Z)$ 成分为 0;纵向弛豫开始后 M 矢量偏转,并回返至平衡状态,此时 $M_1(M_Z)$ 最长并与静磁场 B_0 的方向平行。$M_1(M_Z)$ 方向上的纵向弛豫过程呈指数增长曲线,其特征性的时间常数 T_1 在磁共振学上被定义为从零增长到 $1-e$ 所需要的时间,即从零到达其最终最大值 63%所需要的时间。

T_2 弛豫代表 90°脉冲之后在均一静磁场 B_0 中共振氢质子脱离相位(丧失相位一致性)所需要的时间。90°脉冲中断的瞬间,M 矢量的 $M_Z(M_{XY})$ 成分最大,弛豫开始后横向上的 M_Z (M_{XY}) 成分向零递减,达到平衡状态时横向磁化矢量 $M_Z(M_{XY})$ 不复存在,此刻共振质子间的相位一致性丧失殆尽。$M_Z(M_{XY})$ 递减过程也是一个指数递减曲线,其特征性的时间常数 T_2

在磁共振学上被定义为最大值递减至 $1/e$ 所需要的时间,即从最初最大值到达 37% 所需要的时间(图 5-11)。

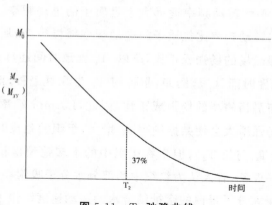

图 5-11 T_2 弛豫曲线

T_1 弛豫方向平行于外磁场 B_0 方向,在此过程中能量从共振氢核向周围晶格中散失。T_2 弛豫方向垂直于外磁场 B_0,在此过程中不涉及从共振氢核向周围晶格的能量散失,共振质子失去相位的一致性,共振核之间有彼此的能量交换,但无能量丢失。T_1 与 T_2 弛豫过程是理解人体组织 MR 成像的关键。目前 MR 成像中常见的 T_1 与 T_2 加权像即表现了组织的 T_1 与 T_2 弛豫特征。

T_1 弛豫即纵向弛豫,又称为"自旋-晶格弛豫"。RF 脉冲使氢原子核吸收能量而处于激励状态;激励的氢原子核必须将它们吸收的过多的能量逸散于周围的环境即分子晶格中,才能重新返回原来的平衡状态,所以这一弛豫过程称为"自旋-晶格弛豫"。回返到平衡状态也需要一个激发的射频磁场,引起自旋-晶格弛豫的射频磁场是由周围环境中的原子核晶格提供的,又称为晶格磁场。晶格磁场最常见的来源是周围组织中磁核产生的偶极磁场,例如在水分子中有 2 个氢原子核,其中一个氢核产生一个小磁场,并影响邻近的另一个氢质子,这就是一个偶极磁场(图 5-12)。晶格磁场的波动频率必须与激励氢质子的进动频率相一致,也就是在 Larmor 共振频率的条件下才能激发氢质子释放它们吸收的能量,从而回返到原来的平衡状态。在液体中晶格磁场的波动是由分子盲目的热运动(布朗运动)引起的。

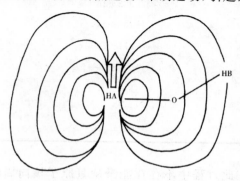

图 5-12 偶极磁场示意图

分子重新定向的平均速率与分子的大小有关。小分子(如水)比大分子(如脂质)重新定向要快得多,巨大分子(如蛋白质或 DNA)重新定向则十分缓慢。在适当的 MR 场强中,中等大小的分子如脂肪分子,其转动频率最接近于 Larmor 进动频率,因此脂肪质子的弛豫比水分子要弛豫得快;而水分子的平均转动频率远远大于氢质子的进动频率,所以水分子弛豫相当缓慢。巨大分子如蛋白质的转动频率比氢质子的进动频率缓慢得多,所以蛋白分子弛豫得相当缓慢。进动频率与外加静磁场的场强成正比,所以,T_1 弛豫时间还具有场强依赖性。

分子弛豫快其 T_1 弛豫时间就短,例如,脂肪的 T_1 为几百毫秒,而纯水的 T_1 为 3 秒。在共振频率(ω_0)中弛豫率与晶格磁场的场强成正比,因此,Larmor 频率的变化势必改变组织的弛豫时间。外加静磁场场强增大会使共振频率 ω_0 增大,组织的弛豫时间也随之延长(长 T_1)。

游离水弛豫缓慢(长 T_1 与长 T_2),但生物组织中的水却弛豫得相当快,T_1 弛豫时间仅为几百毫秒。为了解释这一现象,有人认为组织中的部分水分子吸附在蛋白质分子的表面上,形成结合水(图 5-13)。由于大分子蛋白的牵扯结合水的运动速度缓慢下来,比较接近于 Larmor 进动频率,因而弛豫增快,T_1 值得以缩短。正常组织中的游离水与结合水处于一种快速的动态平衡状态,在病理情况下这种快速动态平衡发生紊乱,例如肿瘤及邻近的水肿区,其结合水释放,游离水增加,因而呈长 T_1 与长 T_2 信号。

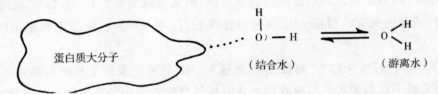

图 5-13 组织中水分子的两种形式:游离水与蛋白结合水

表 5-3 列出了在 1.4 T 场强中各种组织的弛豫时间,从中可见胼胝体、白质的 T_1 值明显短于脑灰质;因为白质中的含水量明显低于灰质。

表 5-3 场强为 1.4T 时各种脑组织的弛豫时间

脑组织	T_1 值(ms)	T_2 值(ms)
壳核	747±33	71±4
尾状核	822±16	76±4
丘脑	703±34	75±4
皮层灰质	871±73	87±2
胼胝体	509±39	69±8
半卵圆中心白质	515±27	74±5
内囊	559±18	67±7
脑脊液(侧脑室)	190±353	250±3

T_2 弛豫即横向弛豫,在此过程中不存在能量从氢原子核向周围晶格中的转移,但激励氢核与静息氢核之间彼此交换能量,也就是说,处于静息状态的氢核吸收了激励氢核释放的能量。横向磁化矢量丧失的速率决定着 T_2 弛豫时间的长短。横向磁化矢量之所以丧失,是由

于氢核之间相互作用使其磁动量丧失了位相上的一致性。在一个理想的均匀磁场中,所有氢核的进动频率应当相同并保持位相的一致性。但外加静磁场都不够均匀,人体组织的固有晶格小磁场也不够均一,这就导致了磁场的不均匀性,后者使氢核以略有差异的速率进动,共振频率的差异会越来越大,必然引起位相一致性的丧失及横向磁化矢量的丧失。T_2 弛豫时间就是指人体局部小磁场横向磁化矢量丧失所需要的时间,它主要与人体组织的固有小磁场有关。大分子比小分子的 T_2 弛豫快,因为大分子重新定向比较缓慢。结合水(与巨大分子如蛋白质紧密结合)的进动速度接近于 Larmor 共振频率,所以 T_2 弛豫快,但比 Larmor 共振频率慢得多的巨大分子其 T_1 弛豫慢。与 T_1 相比 T_2 对外磁场的大小不那么敏感。在生物组织中 T_2 的波动范围为 50～100 ms。游离水的 T_2 值比结合水长得多,病灶处 T_2 值延长显然与游离水/结合水比率增大有关,肿瘤、梗死、炎症及其水肿区内游离水比例高,所以呈长 T_2 高信号。

如果不检测自由感应衰减,可以另外观测"自旋回波"。众所周知,在一个 90°脉冲之后一定的时间(T_2)内,MR 信号应衰减殆尽,这段时间即所谓自旋-自旋弛豫时间,或称为横向弛豫时间。但实际上横向磁化矢量的衰减速度比自由感应衰减速度快得多,即 T_2* 值比 T_2 值短得多,T_2* 就是所谓的实际横向弛豫时间。造成横向弛豫速度加快的主要原因是外加静磁场的空间不均匀性。由于静磁场场强在空间上不太均匀,人体不同部位的氢质子实际上是在略有差异的不同的场强条件下自旋,其进动频率自然也会略有差异。这样一来,必然加速自旋氢质子丧失其位相上的一致性,因而横向磁化矢量的实际缩短速度比单纯的 T_2 弛豫速度要快。世界上迄今尚未制造出理想的完全均匀的静磁场,为了克服磁场空间不均匀性带来的弊端,物理学家在 MR 技术中创用了 180°射频脉冲。在 90°脉冲后一定时间内(t),再施加一个 180°射频脉冲,在 t(ms)后(即所需时间 $t=$90°脉冲后 $2t$)可以重建位相的一致性(重聚焦),这样一来,因静磁场空间不均匀而失去位相一致性的核,又回到彼此一致的位相上,并能从这一过程中记录下 MR 信号,故称为回波。$2t$ 也称为回波延迟时间(TE)。

为了更好地理解这一物理过程,可以参看图 5-14。A 代表 90°脉冲后即刻的横向磁化矢量($t_1=0$),B 代表 $t_1=t$ 时的横向磁化矢量。此时该矢量已进动了许多圈,并呈扇形散开于不同的方位上,有的进动快(F),有的进动慢(S),此时围绕着 Y 轴施加一个 180°射频脉冲,企图将脱离位相一致性的各个横向磁化矢量驱赶到镜面像的位置上,这样一来进动快的横向磁化矢量 F 又回过头去尾随进动慢的横向磁化矢量 S,向相反的方向进动。显然,再经过 t(ms)那些自旋进动快的氢质子(F)会追上那些自旋进动慢的氢质子,同时回返到 90°脉冲后一致的位相上(C),这是人为创造的一个"自旋回波"(SE)。从 90°脉冲开始至回波完成之间的时间间隔就是所谓"回波时间"(TE)。

自旋回波形成的过程像一场独出心裁的赛马。$t_1=0$ 相当于比赛开始,所有的参赛马都排列在起跑线上。比赛开始后 $t_1=t$,每匹马按自己的速度拉开了距离,快马(F)跑得远,慢马(S)跑得近。此时一声回跑令,马匹均按原速回返,$t_1=2t$ 时快马慢马几乎同时回到起跑线。

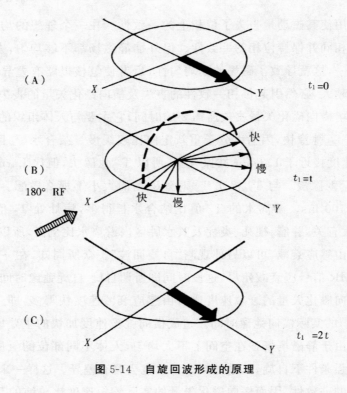

图 5-14　自旋回波形成的原理

第二节　MRI 成像的基本设备

MRI 成像设备相当复杂,各厂家的产品有所差异,但基本设备均由两大部分组成:一是 MR 信号发生与采集部分,二是数据处理及图像显示部分。本节重点介绍 MRI 设备的主要部件,以便使用户有选择的余地。

一、磁场

(一)磁场的产生

磁场由运动的电荷产生,运动电流(D)与导线长度(dB)的乘积即产生一个小的磁场(dB)。导线总长度产生的磁场总和即为总磁场。复杂形状的导线与多个导线会产生相当复杂的磁场。

(二)场强

稳定的外磁场(B_0)是磁共振的基本条件,但究竟采用多大的场强才能产生最好的 MR 图像迄今仍有争议。在一般情况下,FID 的信噪比(SNR)越高 MR 图像质量越好,但有一些因素会影响信噪比的提高。T_1 弛豫时间在一般情况下随着场强的增加而相应延长,从($B_0^{1/4}$ 至 $B_0^{1/2}$)。在成像过程中信噪比取决于 T_1 与 TR 之比,也就是说 SNR 取决于 90°脉冲间纵向弛豫量。如果 TR 值固定,T_1 增加会使 SNR 丢失,但这种丢失比场强增加获得的 SNR 增加要小得多。

T_1 值变异引起的对比度噪声比(CNR)更为复杂,因为必须同时考虑两个因素,一是 T_1 改变所致的对比度变化,二是场强增加对 SNR 的作用。因此,CNR 将取决于两种特定组织的

T_1 值相对变化。T_2 弛豫时间与场强的关系不大,无需考虑 T_2 的影响。

在高场强条件下射频脉冲(RF)不均匀比较明显,在观察野会形成不确定的倾斜角,并引起 SNR 丢失。其他一些因素不影响 SNR,但可影响成像质量,也必须予以考虑:①在高场强中化学位移伪影比较明显,在水/脂肪交界线上由于两种成分的共振频率不同,会引起一道薄线影;②在高场强中运动伪影加重,其原因尚不清楚;③RF 储热效应随场强的平方而增加,但与成像质量无关。

二、磁体

(一)磁体的种类

全身 MR 成像所用的磁体分为 3 种:①阻抗型(常导型);②超导型;③永磁型。

阻抗型(常导型)磁体由电流产生磁场(图 5-15),导线由铝或铜制成,线圈分为几组,缠绕成圆桶状,它们均有明显的电阻,故为阻抗型电磁体。电阻会消耗电能并使磁体产热。电能消耗量与场强的平方成正比。场强过高冷却系统将无法承受。全身阻抗型 MR 扫描仪的场强只能达到 0.02~0.40 T 老式阻抗型 MR 扫描机当场强为 0.15 T 时,耗电量为 30 kW 量级。新式 0.5 T 阻抗型 MR 扫描仪耗电量为 45 kW 量级。阻抗型磁体的磁力线与磁体圆桶平行,也就是说与受检患者身体的长轴平行,但也有与之垂直者。总而言之,阻抗型磁体的优点是空气芯阻抗磁体造价低,工艺不复杂,可现场安装;磁体重量轻,仅 5 吨左右;磁场可关闭,切断电源即可。阻抗型磁体的缺点为耗电量大,0.2 T 磁体耗电达 60 kW 以上;产热量大,需大量循环水加以冷却;场强低,因提高场强冷却系统不能承受;磁场均匀性受室温的干扰较大。

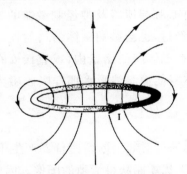

图 5-15 环状带电导线产生的磁场

超导型磁体也由导线的电流产生磁场,它与阻抗型的主要差别在于导线由超导材料制成,后者没有电阻,因而没有电能损耗,从理论上说其电流将长流不息,但实际上电流随着时间延长会有极小量的损耗。为了保持超导状态,导线必须浸泡在液氦中(温度为 4.2 K)。液氦容器以外包绕着真空层,其外又包绕着液氮(温度为 77 K)及又一个真空层。液氮的作用是减慢贵重液氦的挥发。这两种冷冻剂的蒸发率与外磁场场强的大小关系不大。液氮与液氦容器称为冷冻剂低温控制器。如果不用液氮制冷,也可换用外屏蔽式机械制冷器,如果屏蔽制冷的温度低于液氮制冷,可使液氦的挥发率进一步降低。超导型磁体可获得较高的磁场强度,全身 MR 扫描的场强可达 2.0 T,但与阻抗型磁体相比耗费也相应增加,而且需定时补充挥发的液氮与液氦。所有超导型磁体的磁力线均与孔洞的长轴及患者身体的长轴平行。超导磁体的导线线圈用铌钛合金镀在铜线表面上绕制而成,密封在杜瓦容器内,其外还有一层循环的冷却水。总而言之,超导型磁体的优点:①场强高,试验用 MR 扫描机已有 4.7 T 的产品,用于人体者多为 0.35～2.00 T;②磁场稳定而均匀,不受外界温度的影响,可用于磁共振波谱分析等研究项目,亦可进行磁共振血管造影(MRA);③磁场亦可关闭,极特殊情况下可使磁体升温,线圈失超,场强下降,但液氦液氮会大量挥发,场强急速下降会使人体产生感应电流,有一定危险性;④磁场强度可以调节,做到一机多用。超导型磁体的缺点:①需要昂贵的冷冻剂,尤其是液氦,使日常维持费用增高;②工艺复杂使造价较高。

永磁型磁体由铁磁物质组成,制造时诱发出较强的磁场。全身 MR 永磁体的场强可达 0.3 T,其重量甚重,可达 100 吨。近年,改用稀土合金如钐钴与钕铁,产生的场强提高而重量减轻。用钕生产的一台永磁型磁体其稳定场强为 0.2 T,仅重 4 081 kg,但造价比铁磁物质昂贵得多。永磁型磁体的磁力线垂直于孔洞与患者的身体长轴。总而言之,永久磁体的优点:①造价与维持费用低,不耗电,不耗冷冻剂;②边缘磁场小,磁铁本身为磁力线提供了反转通路,磁场发射程度小,对周围环境影响小;③磁力线垂直于孔洞,可使用螺线管射频线圈,有助于提高信噪比。永久磁体的缺点:①场强低,只能达到 0.30～0.35 T;②重量过大;③磁场稳定性较差,要求室温波动<1 ℃,因此均匀性也较差;④磁场不能关闭,一旦有金属吸附其上就会影响磁场均匀度。

(二)磁屏蔽

如果固定磁场的场强足够大,明显影响周围环境,就必须有适当的屏蔽对磁体及磁场加以保护。否则对附近的设备如 CT 机、X 射线机、影像增强器、电视显示器、心电图仪和脑电图机均会产生不良作用。还会对带有心脏起搏器及神经刺激器的患者造成危险。另外,较大的铁磁性物体如汽车、钢瓶等从附近经过,也会影响磁体的均匀性,造成 MR 图像质量下降。一般的磁屏蔽是由大量的铁组成,放在磁体间的墙壁内,或直接安在磁体上面。近年,采用超导线圈以抵消磁体远处的磁场。铁本身能像海绵吸水那样吸收磁力线,所以目前仍以廉价的铁制造磁屏蔽。

(三)射频屏蔽

磁共振扫描机使用的射频脉冲可对邻近的精密仪器产生干扰;人体发出的 MR 信号十分微弱,必须避免外界射频信号的干扰才能获得清晰的图像。因此,MR 扫描机周围应当安装射频屏蔽。射频屏蔽一般安装在扫描室内,由铜铝合金或不锈钢制成。扫描室四壁、天花板与地板等六个面均需密封,接缝处应当叠压,窗口用金属丝网,接管线的部位使用带有长套管的过滤板,拉门及接缝处均应贴合,整个屏蔽间与建筑物绝缘,只通过一点接地。接地导线的电阻应符合要求。射频屏蔽使外界射频信号如电视、广播、计算机噪声、步话机与汽车发动机等来的干扰波受到阻挡,并接地短路。

(四)匀场线圈

无论何种磁体,在制造过程中都不可能使孔洞内的磁场完全均匀一致。另外,磁体周围环境中的铁磁性物体如钢梁也会进一步降低磁场的均匀性。为了使外磁场趋于均匀,可进行被动调整与主动调整。被动调整是在磁体孔洞内贴补金属小片,主动调整则采用匀场线圈。匀场线圈是带电流的线圈,外形相当复杂,位于磁体孔洞内,产生小的磁场以部分调节外磁场的不均匀性。匀场线圈可为常导型,亦可为超导型,在常导型中电流由匀场电源供应。

　　MR 成像所需要的磁场均匀度随时间而有些飘移,患者身体也会使其均匀性有些减低,因此匀场线圈的电流应不定期地加以调整。磁共振波谱分析要求的均匀度较高,在实验之前应对感兴趣区的匀场状况加以调节。

　　一般磁体孔径范围内的磁场均匀度应$<50\times10^{-6}$(ppm),当然 ppm 值越低磁场均匀度越好。匀场线圈既可调整磁场均匀性,又可控制磁场形状。一般,在磁体安装完成后即调节均匀度,应使孔洞范围内的均匀度$<50\times10^{-6}$,受测标本内每立方厘米内的均匀度$<0.01\times10^{-6}$。目前安装的医用 MR 扫描机多用小铁片做被动调整,有的已不用匀场线圈,因后者既耗电又受电流稳定性的影响。

三、磁场梯度

　　梯度线圈为带电线圈,位于磁体圆桶内部,套在 1 m 孔径的低温控制器内,从而使 RF 线圈与患者所能使用的孔洞内径更小。目前,设计的梯度线圈有 2 种:一种产生的梯度与外磁场 B_0 平行(图 5-16),一种产生的梯度与外磁场 B_0 垂直(图 5-16B)。第二套梯度线圈与 B 相同,其长轴旋转 90°,提供的梯度位于同一层面上,但与外磁场 B_0 平行。梯度典型数值为 $1\sim10$ mT/m 量级。梯度场的目的是提供成像的位置信息。目前,设计的特殊磁场梯度有 3 种:一是层面选择梯度,二是频率编码梯度,三是相位编码梯度。这 3 种磁场梯度的设计不仅取决于任何一种的物理差异,也取决于采用的特定脉冲序列。3 种磁场梯度的任何一种均可用以完成这 3 项作用之一。

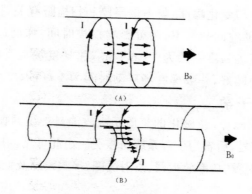

图 5-16　梯度线圈示意图

(A)梯度场与外磁场 B_0 平行;(B)梯度场与外磁场 B_0 垂直

　　磁场梯度的方向均按 3 个基本轴线(X、Y、Z 轴)的方向。但联合使用梯度场亦可获得任意斜轴的图像。与匀场线圈不同,磁场梯度可随时开关,在整个脉冲序列中可有不同的幅度。梯度改变的幅度与速率必须精确调节,需在计算机直接控制下供应适当的电流,与常规多层面自旋回波成像相比,多数迅速采集数据的方法均需要梯度场迅速变化。也就是说,对梯度场及其供电系统有很高的技术要求。

　　与外磁场 B_0 相比梯度磁场相当微弱,但它却提供了扫描物体的空间分辨力。在 Larmor 方程上,$\omega_0=\gamma B_0$,即质子的共振频率等于其旋磁比与外磁场强度的乘积。外磁场的轻微变化必然使受检组织的共振频率发生相应的变化。在固定的外磁场上附加一个线性的梯度场,就会在受检物体上形成不同共振频率的空间坐标。以 1.0 T 的磁场为例,采用两组线圈通以不同方向的电流,在磁体两侧即形成 0.002 5 T 的磁场差(梯度),一端为 1.002 5 T,另一端为 0.997 5 T,中心为 1.0 T_2 位于 1.0 T 处氢质子的共振频率为 42.577 1 MHz,位于较高场强端氢质子的共振频率为 42.683 5 MHz,位于较低场强端者为 42.470 6 MHz。选用不同频率的射频脉冲去激励相应位置的氢质子,就可以选择层面。控制梯度场的大小及 RF 脉冲的带宽就可以选择层厚。

在 X、Y、Z 三个方向上施加的梯度磁场可以对冠状、矢状与轴面进行层面选择。三个梯度场中之一作为层面选择梯度,另外两个分别做频率编码与相位编码。例如,将 X 方向上的梯度场 G_x 用于层面选择,在施加 RF 脉冲与 G_x 脉冲后 X、Y 层面上的氢质子产生共振。此时,立即施加频率编码梯度 GY,沿 Y 轴进行频率编码,由于处在磁场不同位置的质子共振频率不同,从而可以确定它们在 Y 轴上的位置。在 Z 轴方向上进行相位编码,处在较强磁场端的质子进动快,处在较弱磁场端的质子进动慢,根据相位编码可以确定不同进动速度的质子的位置。频率编码与相位编码可对每个体素进行空间定位,而在施加梯度场后每个体素与成像的像素是对应的,它们发出的 MR 信号幅度就是图像上的黑白灰度。

磁场梯度系统是磁共振的核心之一,其性能直接关系到成像质量,下列几点应特别注意:①均匀容积,标准鞍形线圈的容积内仅 60% 能达到磁场均匀度的要求,该容积位于孔洞的中轴区,线圈的均匀容积区越大,成像区的限制越小;②线性,是衡量梯度场平稳度的指标。非线性百分比越高磁场准确性越差,图像边缘区产生的暗影与解剖变异越明显,一般梯度场的非线性不应>2%;③梯度场强度与变化幅度,与图像层厚和扫描野有关,梯度场强可变就能选择不同的扫描野,并可选择不同的空间分辨率,还可影响扫描时间,梯度放大器的性能主要取决于梯度场强与变化幅度。梯度场强度一般为 10 mT/m;④梯度场启动时间:快速扫描要求从启动至达到额定值的时间越短越好,一般梯度场启动时间为 1 毫秒。

四、射频线圈及其电子学

射频系统用来发射射频脉冲,使磁化的氢质子吸收能量产生共振(激励);在弛豫过程中氢质子释放能量并发出 MR 信号,后者为检测系统所接受。由此可见,射频系统主要由发射与接收两部分组成,其部件包括发射器、功率放大器、发射线圈、接收线圈及低噪声信号放大器等。

(一)发射器

射频脉冲是诱发磁共振现象的主导因素,它由能产生宽带频率的频率合成器发出,既需要发射波有精确的时相性,又需要复杂而准确的波形,整个过程需要由计算机控制。应当指出的是,它产生的频带围绕着 Larmor 频率左右,并非恰好等于 Larmor 频率。这些发射波由射频(RF)线圈放大并发射出去。发射线圈也可作为接收器,接收进动原子核发出的放射波,当然也可采用第二个线圈担任接收功能。一般发射器的功率为 0.5~10 kW,合格的发射功率应能激励所选层面内的全部质子,以取得最大的信号强度。由于人体外形、重量与组织类型不同,对射频功率的要求也有所不同,因此高场强磁共振机通常需要先测定患者的体重,以供计算机选用不同的发射功率。

每种原子核的共振频率 $\omega_0 = \gamma B_0$(旋磁比×外磁场强度),不同原子核的旋磁比不同,在相同外磁场条件下彼此的共振频率必然不同。例如,在 1.0 T 条件下氢核的共振频率为 42.58 MHz,钠核为 11.26 MHz,要想做多种原子核的共振波谱,发射器与接收器的频率范围必须较宽。

（二）全容积线圈

MRI 主要有 2 类线圈：一是全容积线圈，二是局部或表面线圈。全容积线圈激励与接受很大容积组织的信号，如头部线圈与体部线圈。表面线圈仅激励与接受小容积组织内的信号，但信噪比相当高，如膝关节线圈等。

全容积线圈有 2 种常用的形状，一为螺旋管形（图 5-17），一为马鞍形（图 5-18）。近年来，又设计出轨迹圆筒形与鸟笼形线圈。在选择线圈时应当记住，线圈产生的发射波的 B_1 成分（射频成分）必须与外磁场 B_0 垂直。螺旋形线圈用于外磁场与患者身体长轴垂直的磁体，如永久型磁体。马鞍形线圈用于外磁场与患者身体长轴平行的磁体，如超导型磁体。

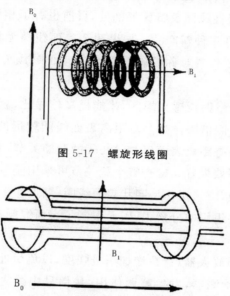

图 5-17　螺旋形线圈

图 5-18　马鞍形线圈

（三）正交线圈

正交线圈可产生环状极性发射波。它的两个相等的线圈转动时彼此相差 90°。单一线圈产生的线性发射波与环形极性发射波不同。环形极性线圈有几个优点：一是信噪比增加，二是 RF 产热减少，三是改善了体部 RF 场的均匀性。

（四）表面线圈

局部或表面线圈仅能显示小容积的解剖结构，但信噪比极高，能在较短时间内得到与体部线圈相同的分辨率，或在同样时间内提高局部的分辨率。

为了理解表面线圈的功能，必须首先了解噪声的来源。在场强＞0.3 T 的磁场中主要来自两方面：①体内电解质的盲目运动；②体内带电荷分子的盲目运动。这些盲目运动在线圈内诱发出电压，叠加在进动原子核诱发的电压（信号）上，即引起所谓"噪声"。从整个容积中接收信号的线圈，也从该容积中接收噪声，并将后者叠加在 MR 图像上。因此，任何小的感兴趣区都含有整个容积的噪声。

如果仅仅接收一个小区域的信号与噪声，信号衰减量仅为该局限区者而非减去整个容积的噪声。噪声的其他来源还有：①带双极电动量分子的盲目的布朗运动；②线圈本身的电阻。如果采用良好的线圈这两种噪声与电解质运动产生的噪声相比可以减少到最小限度。

发射/接收线圈与单纯接收线圈所有局部（或表面）线圈不外乎两种类型：一是发射与接收并用的线圈，二是单纯的接收线圈。局部线圈一般均有相对不均匀接收野，但例外者也有。发射/接受线圈还有相对不均匀发射野。因此，仅有一个小区域可发射精确的 90° 与 180° 脉冲，这就缩小了敏感区。单纯接收线圈与发射的 RF 偶尔。全容积发射线圈有良好的均匀性，但接收线圈与发射波之间的相互作用也能引起以下 2 个问题：①损伤接收线圈本身，因它的原设计仅能从人体中接收较少的信号；②使 RF 发射野变形，因而向感兴趣区发射的倾斜角不准确。对线形激励线圈来说，这个问题尚可解决，通过调整接收线圈的放置方向，使其 B_1 场与发射线圈的 B_1 场垂直。环形极性线圈及特殊解剖处，目前也有了相应的解决办法。为了提高表面线圈的功能，近来推出了许多种新产品。如果两个表面线圈无相互作用，其信噪比相同，可同时采集成像，那么就能用于检查对称的解剖部位，如双侧颞颌关节、双侧膝关节半月板，这种线圈已经问世。

在选用表面线圈时应尽量贴近感兴趣区，才能提高信噪比，获得高质量的 MR 局部图像。直径小的线圈比直径大的线圈信噪比高。对距离表面线圈较远的部位，大口径线圈的信噪比略高于小口径线圈。例如检查距离表面仅 2～3 cm 的颞颌关节，采用 5 cm 口径的表面线圈比采用 10 cm 口径的表面线圈效果好。检查整个膝关节可采用能包裹全膝的小型鸟笼样表面线圈。如果仅检查一侧半月板，应采用小型圈状表面线圈，贴近在半月板表面即可。增大表面线圈的口径并不能改善对深层组织的分辨力，因而限制了表面线圈在内脏的应用。

（五）接收器

信号从接收线圈传到预放大器，旨在增加信号强度，以免后处理过程减弱了信噪比。信号从预放大器传至相位敏感检测器，发生解调作用，从信号中减去接近 Larmor 频率的无关波形，使信号呈千赫范围，然后经计算机处理并转化为 MR 图像。

五、计算机及数字处理

计算机系统是仅次于磁体的昂贵部件，性能要求大大高于 CT 所用的计算机。目前，MR 扫描机多采用小型计算机，如 Eclips140 等型号，内存能力在 1 兆字节以上。计算机主要外部设备包括：①阵列处理机，用于数据处理及二维傅立叶转换；②磁盘，存储 500 兆字节以上，数据传输速度为 1.2 兆字节/秒以上；③磁带机，用于存储图像及原始数据；④MR 处理器，包括表格存储器、时控板及海量存储器；⑤图像存储显示器，MR 图像与原始数据存在磁盘、软盘与磁带里，通过显示屏可随时显示；⑥操作台，分主诊断台与卫星诊断台两种，前者控制扫描，后者评价图像，部分功能可在两个诊断台上同时进行。

计算机不能直接运算 MR 信号，信号必须首先转换成具体的数字，这一任务由模拟—数字转换器（ADC）完成，它采集自旋回波等信号，按具体的间隔，并给予每一个采集间隔以数据。采集的标准时间间隔为 5～20 μs。采集一个自旋回波的处理时间，称为采样时间窗。采样窗的间期（ms）等于采样间隔（μs×采集次数（一般为 256）。在一定梯度场中，观察野的大小取决于采集间隔期限。在一定的观察野中，空间分辨率取决于窗的长度。如果采集窗长，T_2 弛豫作用也影响分辨率。

计算机控制系统称为中心处理单位(CPU)。图像重建在第二个相连的计算机上进行,称为阵列处理机(AP)。它能同时处理大量数据并迅速进行傅立叶转换。计算机运算的最后结果是一个数字阵列,然后按灰阶的数值排列组合成 MR 图像,并显示在屏幕上。多数 MR 扫描机在电视屏显像前还对数字资料进行了一定程度的调整,以提高图像的质量。

一旦重建成 MR 图像,数据即进入磁盘以短期保存。从磁盘中可提取数据进入磁带以长期保存。用数字光盘存储量更大,也更易于提取图像。

第三节　MRI 成像的图像特点

一、多参数成像

具有一定 T_1 差别的各种组织,包括正常与病变组织,转为模拟灰度的黑白影,则可使器官及其病变成像。MRI 所显示的解剖结构非常逼真,在良好清晰的解剖背景上,再显出病变影像,使得病变同解剖结构的关系更明确。

值得注意的是,MRI 的影像虽然也以不同灰度显示,但反映的是 MRI 信号强度的不同或弛豫时间 T_1 与 T_2 的长短,而不像 CT 图像,灰度反映的是组织密度。

MRI 是多参数成像,其成像参数主要包括 T_1、T_2 和质子密度等,可分别获得同一解剖部位或层面的 T_1WI、T_2WI 和 PDWI 等多种图像;而包括 CT 在内的 X 线成像,只有密度一个参数,仅能获得密度对比一种图像。在 MRI 中,T_1WI 上的影像对比主要反映的是组织间 T_1 的差别;T_2WI 上的影像对比主要反映的是组织间 T_2 的差别;而 PDWI 上的影像对比主要反映的是组织间质子密度的差别。

在 T_1WI 上,脂肪 T_1 短,MR 信号强,影像白;脑与肌肉 T_1 居中,影像灰;脑脊液 T_1 长;骨与空气含氢量少,MR 信号弱,影像黑。在 T_2WI 上,则与 T_1WI 不同,例如脑脊液 T_2 长,MR 信号强而呈白影。

二、多方位成像

MRI 可获得人体轴位、冠状位、矢状位及任意倾斜层面的图像,有利于解剖结构和病变的三维显示和定位。

三、流空效应

体内流动的液体中的质子与周围处于静止状态的质子相比,在 MR 图像上表现出不同的信号特征,称为流空效应。血管内快速流动的血液,在 MR 成像过程中虽然受到射频脉冲激励,但在终止射频脉冲后采集 MR 信号时已经流出成像层面,因此接收不到该部分血液的信号,呈现为无信号黑影,这一现象称为流空现象。血液的流空现象使血管腔不使用对比剂即可显影,是 MRI 成像中的一个特点。

流动血液的信号还与流动方向、流动速度及层流和湍流有关。在某些状态下,流动液体还可表现为明显的高信号。

四、质子弛豫增强效应与对比增强

一些顺磁性和超顺磁性物质使局部产生磁场,可缩短周围质子弛豫时间,此效应称为质子弛豫增强效应,这一效应是 MRI 行对比剂增强检查的基础。

第六章　超声成像基础

超声(ultrasound,简称 US)医学是声学、医学、光学及电子学相结合的学科。凡研究高于可听声频率的声学技术在医学领域中的应用即超声医学。包括超声诊断学、超声治疗学和生物医学超声工程,所以超声医学具有医、理、工三结合的特点,涉及的内容广泛,在预防、诊断、治疗疾病中有很高的价值。

20 世纪 50 年代建立,70 年代广泛发展应用的超声诊断技术,总的发展趋势是从静态向动态图像(快速成像)发展,从黑白向彩色图像过渡,从二维图像向三维图像迈进,从反射法向透射法探索,以求得到专一性、特异性的超声信号,达到定量化、特异性诊断的目的。

近 30 年来,医学超声诊断技术发生了一次又一次革命性的飞跃。20 世纪 80 年代介入性超声逐渐普及,体腔探头和术中探头的应用扩大了诊断范围,也提高了诊断水平,90 年代的血管内超声、三维成像、新型声学造影剂的应用使超声诊断又上了一个新台阶。其发展速度令人惊叹,目前已成为临床多种疾病诊断的首选方法,并成为一种非常重要的多种参数的系列诊断技术。

第一节　超声成像基本原理和设备

一、声波

能够在听觉器官引起声音感觉的波动称为声波。人类能够感觉的声波频率范围在 20～20000Hz。频率超过 20000Hz,人的感觉器官感觉不到的声波,叫做超声波。

声波的基本物理性质如下:

(一)声波的频率、周期和速度

声源振动产生声波,声波有纵波、横波和表面波三种形式。而纵波是一种疏密波,就像一根弹簧上产生的波。用于人体诊断的超声波是声源振动在弹性介质中产生的纵波。声波在介质中传播,介质中质点在平衡位置来回振动一次,就完成一次全振动,一次全振动所需要的时间称振动周期(T)。在单位时间内全振动的次数称为频率(f),频率的单位是赫兹(Hz)。$f=1/T$,声波在介质中以一定速度传播,质点振动一周,波动就前进一个波长(λ)。波速(C)=λ/T或 $C=f\cdot\lambda$。

(二)声阻抗

声波在媒介中传播,其传播速度与媒质密度有关。在密度较大介质中的声速比密度较小介质中的声速要快。在弹性较大的介质中声速比弹性较小的介质中要快。这就引出了声阻抗的定义,声阻抗为介质密度(ρ)和声速(C)的乘积。用字母 Z 表示,$Z=\rho\cdot C$。

二、超声波

超声波就是频率大于 20kHz,人耳感觉不到的声波,它也是纵波,可以在固体、液体和气体中传播,并且具有与声波相同的物理性质。但是由于超声波频率高,波长短,还具有一些自身的特性。

(一)束射性

超声波具有束射性。这一点与一般声波不同,而与光的性质相似,即可集中向一个方向传播,有较强的方向性,由换能器发出的超声波呈窄束的圆柱形分布,故称超声束。

(二)反射和折射

当一束超声波入射到比自身波长大很多倍的两种介质的交界面上时,就会发生反射和折射。反射遵循反射定律,折射遵循折射定律。由于入射角等于反射角,因此超声波探查疾病时要求声束尽量与组织界面垂直。超声波的反射还与界面两边的声阻抗有关,两介质声阻抗差越大,入射超声束反射越强。声阻抗差越小反射越弱。穿过大界面的透射声,可能沿入射声束的方向继续进行,亦可能偏离入射声束的方向而传播,后一种现象称超声折射,是由于两种介质内声速的不同所致。

(三)散射与衍射

超声波在介质内传播过程中,如果所遇到的物体界面直径大于超声波的波长则发生反射,如果直径小于波长,超声波的传播方向将发生偏离,在绕过物体以后又以原来的方向传播,此时反射回波很少,这种现象叫衍射。因此波长越短超声波的分辨力越好。如果物体直径大大小于超声波长的微粒,在通过这种微粒时大部分超声波继续向前传播,小部分超声波能量被微粒向四面八方辐射,这种现象称为散射。

(四)超声波的衰减

超声波在介质中传播时,入射超声能量会随着传播距离的增加而逐渐减小,这种现象称作超声波的衰减。

衰减有以下两个原因:①超声波在介质中传播时,声能转变成热能,这叫吸收;②介质对超声波的反射、散射使得入射超声波的能量向其他方向转移,而返回的超声波能量越来越小。

三、多普勒超声基本原理

(一)多普勒效应

多普勒效应是奥地利物理学家克里斯汀·约翰·多普勒于 1842 年首次提出来的。描述了光源与接收器之间相对运动时,光波频率升高或降低的现象。这种相对运动引起的接收频率与发射频率之间的差别称为多普勒频移或多普勒效应。

声波同样具有多普勒效应的特点,多普勒超声最适合对运动流体做检测,所以多普勒超声对心脏及大血管血流的检测尤为重要。

(二)多普勒超声心动图的基本方式

(1)脉冲式多普勒(PW)。

(2)连续式多普勒(CW)。

(3)彩色多普勒血流显像(CDFI)。

四、超声诊断仪

(一)A 型超声诊断仪

A 型超声诊断仪是一种幅度调制型,是国内早期最普及最基本的一类超声诊断仪,目前已基本淘汰。

(二)M 型超声诊断仪

M 型超声诊断仪是采用辉度调制,以亮度反映回声强弱,M 型显示体内各层组织对于体表(探头)的距离随时间变化的曲线,是反映一维的空间结构,因 M 型超声多用来探测心脏,故常称为 M 型超声心动图,目前一般作为二维彩色多普勒超声心动图仪的一种显示模式设置于仪器上。

(三)B 型超声诊断仪

B 型超声诊断仪(B 型超声,B 超)显示是利用 A 型和 M 型显示技术发展起来的,它将 A 型的幅度调制显示改为辉度调制显示,亮度随着回声信号大小而变化,反映人体组织二维切面断层图像。

B 超显示的实时切面图像,真实性强,直观性好,容易掌握。它只有 20 多年历史,但发展十分迅速,仪器不断更新换代,近年每年都有改进的新型 B 超仪出现,B 超仪已成为超声诊断最基本最重要的设备。目前较常用的 B 超声显像方式有:扫查方式:线型(直线)扫查、扇形扫查、梯形扫查、弧形扫查、径向扫查、圆周扫查、复合扫查;扫查的驱动方式:手动扫查、机械扫查、电子扫查、复合扫查。

(四)D 型超声诊断仪

超声多普勒诊断仪简称 D 型超声诊断仪,这类仪器是利用多普勒效应原理,对运动的脏器和血流进行探测。在心血管疾病诊断中必不可少,目前用于心血管诊断的超声仪均配有多普勒,分脉冲式多普勒和连续式多普勒。近年来许多新课题离不开多普勒原理,如外周血管、人体内部器官的血管以及新生肿瘤内部的血供探查等等,所以现在彩超基本上均配备多普勒显示模式。

(五)彩色多普勒血流显像仪

彩色多普勒血流显像简称彩超,包括二维切面显像和彩色显像两部分。高质量的彩色显示要求有满意的黑白结构显像和清晰的彩色血流显像。在显示二维切面的基础上,打开"彩色血流显像"开关,彩色血流的信号将自动叠加于黑白的二维结构显示上,可根据需要选用速度显示、方差显示或功率显示。目前国际市场上彩超的种类及型号繁多,档次开发日新月异,更具高信息量、高分辨率、高自动化、范围广、简便实用等特点。

第二节　超声成像图像特点

不同类型的超声仪有不同的图像特点,因 B 型超声是最重要的诊断方法,故对其图像特点做以下介绍:

一、切面声像图的回声描述

1.回声强弱的描述

根据图像中不同灰阶将回声信号分为强回声、等回声、低回声和无回声。而回声强弱或高低的标准一般以该脏器正常回声为标准或将病变部位回声与周围正常脏器回声强度的比较来确定。如液体为无回声,结石气体或钙化为强回声等。正常人体软组织的内部回声由强到弱排列如下:肾窦＞胎盘＞胰腺＞肝脏＞脾脏＞肾皮质＞皮下脂肪＞肾髓质＞脑＞静脉血＞胆液和尿液。

2.回声分布的描述

按图像中光点的分布情况分为均匀或不均匀,密集或稀疏。在病灶部的回声分布可用"均质"或"非均匀"表述。

3.回声形态的描述

光团:回声光点聚集呈明亮的结团状,有一定的边界。光斑:回声光点聚集呈明亮的小片状,边界清楚。光点:回声呈细小点状。光环:显示圆形或类圆形的回声环。光带:显示形状似条带样回声。

4.某些特殊征象的描述

即将某些病变声像图形象化地命名为某征,用以强调这些征象,常用的有"靶环"征、"牛眼"征、"驼峰"征、"双筒枪"征等。

5.其他

彩色多普勒血流显象还可对脏器内或肿块内、外及外周血管的分布、走向、多少、粗细、形态以及血流速度等多项参数加以显示,多普勒及彩色血流的图像特点见心血管一章。

二、超声图像的常见伪像

1.多次反射

超声垂直照射到平整的界面而形成声波在探头与界面之间来回反射,出现等距离的多条回声,强度渐次减弱,尤其与薄层气体所构成的界面上,如肝左叶与胃内气体之间、膀胱回声前部分的细小回声。

2.多次内部混响

超声在靶内来回反射,形成彗星尾征,如子宫内节育环。

3.切片厚度伪像又称部分容积效应

因声束宽度较宽(即超声切面图的切片厚度较厚)引起。如胆囊内假胆泥样图像。

4.旁瓣伪像

由声束主瓣外的旁瓣反射造成,在结石和肠气等强回声两侧呈现"狗耳"样或称"披纱"样图像。

5.声影

由于前方有强反射或声衰减很大的物质存在,以致在其后方出现声束不能到达的区域即纵条状无回声区称为声影区,利用声影可识别结石、钙化灶和骨骼等。

6.折射声影

超声从低声速介质进入高声速介质,在入射角超过临界角时,产生全反射,以致其后方出现声影,见于球形结构的两侧后方或器官的两侧边缘,又称边缘声影。

7.镜面伪像

超声束投射到表面平滑的人体强回声大界面如横膈面上时,犹如光投射到平面镜上一样,产生相似的实、虚两图像,如横膈两侧出现对称的两个肿块回声。

第三节　超声成像检查技术

一、装置

（1）实时线阵超声诊断仪：适用于一般的腹部检查，可有多种不同频率探头。主要缺点是探头与人体接触面较大，检查时需要大的透声窗才能使声束有效地经过检查目标。

（2）实时扇形超声诊断仪：心脏探查最常用，探头小，便于肋间扫查，缺点是近场视野小。

（3）实时凸阵超声诊断仪：凸阵探头具有比扇形探头近场视野大，又比线阵探头远场视野广的优点。

（4）彩色和频谱多普勒超声诊断仪：用于探查心血管、各种器官及病变相关血管、外周血管的血流速度、血流量等血流动力学改变。

二、探测前准备

一般不必做探测前准备，在探测易受消化道气体干扰的深部器官时，需空腹检查或做更严格的肠道准备。胆囊检查需前晚进清淡饮食，当天禁早餐；妇产科和膀胱、前列腺检查要求充盈膀胱；经直肠检查前需排便或灌肠；某些特殊检查另有特别的检查前准备要求，将在具体章节中介绍。

三、探测方法和体位

（一）探测方法

1.直接探测法

探头与受检者皮肤或黏膜等直接接触，是常规采用的探测方法。

2.间接探测法

探头与人体之间灌入液体或插入水囊、Proxon 耦合（延迟）块等使超声从发射到进入人体有一个时间上的延迟。目的有三：①使被检部位落入聚集区，增加分辨力；②使表面不平整的部位得到耦合；③使娇嫩的被检组织（如角膜）不受擦伤。

（二）体位

超声探测的体位因探测部位需要不同，可采用各种体位，如仰卧位、左右侧卧位、俯卧位、坐位、立位、截石位、膝胸位等，无一定限制。将在各论中分别介绍。

第四节　超声成像诊断与临床应用

一、B 型超声检测技术的临床应用

超声诊断基础着眼于详尽的观察与分析。捕捉各种特征，综合分析病因，研究各种生理情况下的改变，以及结合其他形式进行诊断。

（一）超声图像观察

1.脏器外形及大小、柔度或可动度

各种脏器均有其自然的解剖形态及大小尺寸。观察脏器的轮廓有无形态失常,肿块的形状、位置、大小、数目、范围等,腹腔脏器的活动度等。

2.病灶边缘回声

发现病灶后,观察病灶的边缘回声,有无包膜,是否光滑,壁的厚薄,以及周边是否有晕圈等。

3.后壁及后方回声

由于人体各种正常组织和病变组织对声能吸收衰减不同,故表现后方不同的回声。如含液性的囊肿或脓肿,则出现后壁回声"增强";而钙化、结石、气体等,则其后方形成"声影"。某些酷似液性病灶的均匀实质性病灶,后方则无回声增强效应。

4.内部结构特征

可分为结构如常,正常结构消失,界面的增多或减少、界面散射点的大小与均匀度的不同以及其他各种不同类型的异常回声等。

5.周邻关系

根据局部解剖关系判断病变与周邻脏器的连续性,有无压迫、粘连或浸润。

6.功能性检测

如应用脂餐试验观察胆囊的收缩功能。空腹饮水后,测定胃的排空功能及收缩蠕动状态等。

（二）常见的病理性图像特点

1.囊性与实质性病变

超声对液体与实质组织有着显著的图像差别,因而很好鉴别。

2.均质性与非均质性病变

均质性病变呈均匀一致的低回声、等回声或强回声,非均质性病变则呈复杂的回声结构。

3.钙化性与含气性病变

钙化性病变图像稳定,声影清晰,含气性病变图像不稳定,声影混浑。

4.炎性与纤维化病变

急性炎症早期以水肿为主,局部回声减低,脏器肿胀,径线值增大;慢性炎症纤维组织增加,回声增粗增多。

纤维化病变多呈强回声,按其病变程度不同而表现不同。如血吸虫肝纤维化呈典型的"地图"样改变。

5.良性与恶性病变

一般而言,良性病变质地均匀、界面单一故回声均匀、规则。恶性病变因生长快,伴出血,变性,瘤内组织界面复杂不均匀,表现为不规则的回声结构。

（1）肿瘤边缘:①有:良性或恶性未向外伸展;②假边缘:光晕圈,水牛眼;③规则:良性、恶性均可;④分界截然:良性为多;⑤不规则,伪足伸展:恶性为多。

（2）内部回声:①均匀:良性较大;②不均:恶性较大。

（3）内部其他结构：①正常：多为良性；②异常：多为恶性。

（4）后方回声：①正常或增强：多为良性；②正常或减弱：多为恶性。

（5）侵入或转移：阻塞或侵入管道、邻近组织及/或脏器扩散或转移者考虑为恶性。

二、超声多普勒检测技术的临床应用

超声多普勒是近年来迅速发展的一种检测技术，随着电子学的进步，此法在临床上得到日益广泛的应用，对心脏疾病、周围血管疾患实质器官的血流灌注、小器官血流供应、占位性病变血供情况及胎儿血液循环的检查上具有重大的价值。

（一）鉴别液性暗区的性质

在切面超声显像图上常见有各种形式的液性暗区，可分别代表脓腔、积液、胆汁、尿液、羊水或血液等，一般情况下根据解剖部位、周围轮廓、径线长短及连续关系等，其性质易于区分，但有时因断面复杂，暗区较多，在鉴别时很困难。进行多普勒检查时因动脉、静脉及静止的液腔有明显的不同，对鉴别性质有很大帮助。如肝内胆管高度扩张时，某一断面很难区分门静脉与扩张的胆管，彩色血流显像加上去，门静脉有彩色血流显示并有典型门静脉频谱，而胆管无血流显示。再如诊断下肢深静脉血栓时，首先要用彩色多普勒鉴别并行的两条血管哪一条为动脉，哪一条为静脉，然后再行进一步追踪检查。

（二）鉴别器官及病变组织的血供

彩色多普勒血流显像及能量图可以清晰显示脏器的正常血供，当有病变或新生占位性病灶出现时，通过血流显示可以做出具有重要意义的鉴别诊断。甲亢病人甲状腺血供异常丰富，呈典型特征的"火海"征；肝脏肿瘤如原发性肝癌则可探及肿瘤内部及周边血供丰富，并见动脉频谱；如血管瘤则血流很少，无动脉频谱。

（三）探测血流速度

人体任何一条血管及心瓣膜口的血流速度都有一定的正常范围，如二尖瓣口舒张期峰值速度 60~130cm/s，门静脉右支主干的峰值速度在 18cm/s 左右。血流速度参数有峰值速度、加速度、减速度、平均速度、速度积分等，通过以上参数可对血流动力学异常做出判断。

（四）估计压力差

利用数学公式-简化的伯努利方程：$P1-P2=4V2$（P1、P2 分别代表所测瓣口前后的压力，V 为通过瓣口时的血流速度），可以测出瓣口前后的压力差，间接反映血流是否通畅，有无狭窄，并可通过测三尖瓣返流速度推算肺动脉压力。

（五）测量血流量

血流通过某一管腔时，其血流量（Q）与血流速度（V）快慢、管腔面积（A）大小及血流时间（T）长短有密切关系，$Q=V \cdot A \cdot T$。根据以上公式，大部分彩色多普勒血流显像仪在描记血流频谱轮廓并标志管腔两侧壁的位置后，均能自动计算血流量，对临床帮助很大。

第七章 核 医 学

第一节 核物理基础

一、放射性和放射性核素

原子是物质结构的基本组成单位。原子主要由位于中心的原子核(nucleus,N)及核外带负电荷的高速旋转电子(electron,E)组成。原子核由带正电荷的质子(proton,P)和不带电荷的中子(neutron,N)组成。原子核中的质子数与中子数可以发生转换。

(一)元素与核素

原子核中的质子数相同的同一类原子统称为元素。对特定元素而言,其质子数是恒定不变的,但中子数是可以变化的,中子数的数量决定了该原子核的稳定性。

原子核中的质子数、中子数及能级状态均相同的同一类原子统称为核素。每种元素可以包括若干种核素,目前已知的核素有2300多种,分别属于100多种元素。核素可分为稳定性核素和放射性核素。

(二)同位素与同质异能素

原子核中的质子数相同,中子数不同的核素,在元素周期表中处于相同的位置,属于同一种元素。互称为该元素的同位素。

原子核内质子数和中子数都相同但能级不同的核素互称为同质异能素。它们均具有相同的化学性质,但物理学性质各有不同。

(三)放射性与放射性核素

放射性主要是指特定元素中不稳定的原子核自发释放射线,形成稳定元素不再发射出射线的一种自然现象。由不稳定原子核释放的射线主要包括 α 粒子、β 粒子和 γ(X)射线等。这个过程也称之为核衰变。

放射性核素是指能够自发发生放射性衰变,并发射出放射线[α 粒子、β 粒子和 γ(X)射线]的核素,统称放射性核素,也称为不稳定性核素。放射性核素转变为稳定性核素往往需要多次衰变才能完成,也称为递次衰变。放射性核衰变转变成稳定性核素的过程遵循质量和能量守恒定律。在已经发现的2300余种核素中稳定性核素只有297种。放射性核衰变释放的 α 粒子、β 粒子及 γ(X)射线均具有固定的物理特性。这些射线与物质的相互作用是核医学影像设备成像的基本原理。

二、核衰变

放射性核素自发地发生核内结构或能级的变化,同时发射出某种射线(如 α、β、γ 射线)而转变为另一种核素的现象称为核衰变。根据放射性核素所发射的射线类型不同,核衰变主要分为 α 衰变、β 衰变和 γ 衰变。

(一)核衰变规律

具有不稳定原子核的特定放射性核素衰变的变化规律是恒定的。放射性核素衰变不因温度、压力、磁场等理化性质而改变,遵守一种普遍的指数函数衰变规律。其原子数随时间遵从负指数函数规律而衰减。以公式表示:

$$N = N_0 e^{-\lambda t}$$

N_0 为 $t = 0$ 时的放射性核素的原子核数。

N 为经过一定时间 t 后的放射性核素的原子核数。

e 为自然对数的底($e \approx 2.718$)。

λ 为衰变常数,是反映放射性核素衰变速率的特征性参数,是指每个原子核在单位时间内衰变的几率。表示为单位时间内某种放射性核素自发衰变的母核数和当时存在的母核总数之比。每一种放射性核素均有固定的衰变常数。

(二)半衰期

为了形象地描述放射性核素随时间衰变的规律,常规使用半衰期代替衰变常数对放射性核素衰变规律进行描述。

1.物理半衰期

放射性核素在自然衰变过程中,所有的原子数减少至一半所需要的时间称物理半衰期($T_{1/2}$),简称半衰期($T_{1/2}$)。这是放射性核素所特有的物理性质。

2.生物半衰期(T_b)

指进入生物体内放射性核素经过生物排泄,放射性活度减少到原来一半所需要的时间。

3.有效半衰期(T_{eff})

指放射性核素引入生物体内后,放射性活度在生物排泄和自然衰变双重作用下,减少到原来一半所需要的时间。

物理半衰期、生物半衰期和有效半衰期三者之间的转换关系为:

$$T_{eff} = (T_{1/2} \cdot T_b) / (T_{1/2} + T_b)$$

(三)核衰变类型

放射性核素衰变释放的射线主要包括 α 粒子、β 粒子及 γ(X)射线。根据释放的射线种类不同,放射性衰变的类型分为 α 衰变、β 衰变以及 γ 衰变。放射性衰变前的原子核一般称为母核,发生衰变后的核称为子核。

1.α 衰变

指放射性核素衰变过程中放射出一个 α 粒子的衰变类型。主要发生于 Z>82 的核素。α 粒子是由两个带正电子的质子和 2 个不带电荷的中子组成。具有能量高、电离能力强和射程短的特点。主要应用于核医学治疗。

$$_Z^A X \longrightarrow _{Z-2}^{A-4} + _2^4 He + Q$$

$$_{88}^{226} Ra \longrightarrow _{86}^{222} Rn + _2^4 He + 4.879 MeV$$

2.β 衰变

指放射性核素衰变过程中放射出一个 β 粒子的衰变类型。主要包括 β⁻ 衰变、β⁺ 衰变和电子俘获(EC)。β 粒子包括带有高速的负电子(β⁺)或正电子(β⁺),质量极小,容易受到电磁场影响。其穿透能力较 α 粒子稍强。主要适用于核医学治疗。

(1)β⁻ 衰变:主要发生于富中子核素。指不稳定原子核内一个中子转换成质子,放射出一个电子(β⁻ 粒子)。同时伴随着反中微子($\bar{v}$)的释放。

$$_Z^A \longrightarrow _{Z+1}^A Y + \beta^- + \bar{v} + Q$$

$$_{15}^{32}P \longrightarrow _{16}^{32}S + \beta^- + \bar{v} + 1.71MeV$$

(2)β⁺ 衰变:主要发生于质中子核素。指不稳定原子核内一个质子转换成中子,放射出一个正电子(β⁺ 粒子)。同时伴随着中微子(v)的释放。

$$_Z^A X \longrightarrow _{Z-1}^A Y + \beta^+ + v + Q$$

$$_9^{18}F \longrightarrow _8^{18}O + _{+1}^0 e + v + 0.663MeV$$

(3)电子俘获(EC):又称为逆 β 衰变,主要发生于贫中子核素。指不稳定原子核吸收一个核外轨道电子,使核内的一个质子转变为中子和中微子的衰变类型。新产生的子核一般以不稳定激发态的形式存在,在跃迁到基态的同时可以释放 γ(X)光子。

$$_Z^A X + _{-1}^0 e \longrightarrow _{Z-1}^A Y + v$$

$$_{26}^{55} + _{-1}^0 e \longrightarrow _{25}^{55}Mn + v$$

3.γ 衰变

γ 衰变是指激发态原子核回到基态或低能状态,放射出 γ 光子的衰变类型。γ 光子是一种波长小于 0.2 埃的电磁波。具有穿透能力强,组织电离密度低等特点。主要适用于核医学显像。

激发态原子核在由激发态向基态跃迁时,可以将多余的能量直接传给核外电子,使其获得足够的能量脱离轨道成为自由电子,这一过程称内转换。内转换也是一种常见的 γ 衰变类型。

$$_Z^{Am} X \longrightarrow _Z^A X + \gamma$$

$$_{43}^{99m}Tc \xrightarrow{6.02h} _{43}^{99}Tc + \gamma$$

$$_{49}^{113m}In \xrightarrow{1.7h} _{49}^{113}In + \gamma$$

(四)放射性计量

描述放射性核素的计量单位主要包括放射性活度、比放射性活度和放射性浓度。

1.放射性活度

放射性活度是放射性核素最基本的计量单位。定义为单位时间内发生的核衰变次数。放射性活度的国际制单位是贝克勒尔(Bq),定义为每秒发生一次核衰变。衍生单位有千贝可(kBq)、兆贝可(MBq)和吉贝可(GBq)等。

$$1GBq = 10^3 MBq = 10^6 kBq = 10^9 Bq$$

常用单位是居里(Ci)。衍生单位包括毫居里(mCi)和微居里(μCi),它们的关系为:

$$1Ci = 10^3 mCi = 10^6 \mu Ci$$

常用单位居里与国际制单位贝克勒尔的转换关系是:

$$1Ci = 3.7 \times 10^{10} Bq。$$

2.比放射性活度和放射性浓度

比放射性活度是指单位质量物质内含有的放射性活度,简称比活度,单位是 Bq/g 或

Bq/mol。放射性浓度是指单位体积溶液内含有的放射性活度,单位是 Bq/L。

三、射线与物质的相互作用

射线与物质的相互作用包括直接带电粒子(α粒子、β粒子、电子、质子等)或非带电粒子(如 X 射线、γ 射线、中子等)等与入射物质中的原子发生作用所引起的效应。射线与物质的相互作用是进行放射性探测、显像及放射性治疗等应用的基础。

(一)带电粒子与物质的相互作用

1.电离

入射带电粒子使原子的轨道电子获得足够能量,脱离原子造成原子的电离,形成正负离子对。电离的强弱常用电离密度来表示,即带电粒子在单位路径上产生的离子对数。一般说,带电粒子的电荷量越大,速度越慢,所经过物质的密度越大,则电离密度越大。

2.激发

入射带电粒子所携带的能量不足以使原子内的轨道电子脱离原子,只能使低能级的轨道电子跃迁到高能级轨道上去,整个原子处于能量较高的状态的过程,这个过程称激发。处于激发态的原子很容易自发跃迁回到基态,同时释放出特征 X 射线或俄歇电子。

3.散射

入射带电粒子在原子核库仑电场作用下,运动方向和速度发生变化,但不辐射光子,也不激发原子核的过程。α粒子由于质量大,其径迹基本上是直线进行的,散射不明显。β粒子的质量较轻,散射较明显。

4.韧致辐射

入射带电粒子在原子库仑场的作用下,运动方向和速度发生变化,带电粒子的部分动能转化为连续能谱的电磁辐射,这种辐射称韧致辐射。产生韧致辐射的能量与带电粒子能量成正比,与原子序数成正比,与带电粒子的质量平方成反比。因此,在防护韧致辐射时应采用低密度材料,如有机玻璃、铝等。

5.湮没辐射

入射的带电粒子与其反粒子发生碰撞时,其质量可能转化为 γ 射线的过程。如正电子与物质相互作用完全耗尽其动能前,与物质中的自由电子相结合,正负两个电子的静止质量转化为方向相反、能量各为 0.511MeV 的两个 γ 光子。正电子发射断层显像仪(PET)的显像原理即是通过符合探测放射性核素发射的正电子湮没灭辐射释放的两个 γ 光子进行成像。

6.契伦科夫辐射

当高速带电粒子在透明介质中以大于光在这种介质中的传播速度运动时,带电粒子的部分能量以电磁波的形式辐射出来,这种现象契伦科夫辐射。

7.吸收作用

带电粒子与物质相互作用产生电离和激发等效应,使射线的能量逐渐消耗,当能量全部耗尽,该射线则不再存在,称为被吸收。吸收前射线在物质中的运动走行的距离称射程。

(二)光子与物质的相互作用

X(γ)射线既是一种电磁辐射,也是一种粒子(光子)。X(γ)光子与物质相互作用时不能直接引起物质的电离,主要是发生光电效应、康普顿效应和电子对效应等作用。

1.光电效应

是低能时 X(γ)光子与物质相互作用的最主要形式。X(γ)光子与物质原子的轨道电子发生相互作用,将其全部能量传递给轨道电子,使其脱离原子成为自由电子(光电子)的过程,称为光电效应。原子序数的增加,光电效应发生的几率增加;X(γ)光子的能量越大,光电效应发生的几率减少。相对于水,光电效应发生几率占优势的能量范围为 $10\sim30keV$。

2.康普顿效应

主要发生在 X(γ)光子能量较高范围时。X(γ)光子和物质原子内的轨道电子发生相互作用,部分能量传递给轨道电子,X(γ)光子本身能量减少,运动方向发生改变;获得能量的轨道电子脱离原子成为自由电子(反冲电子)。这种过程称为康普顿效应。相对于水,康普顿效应发生概率占优势的能量范围为 $30keV$ 至 $25MeV$。

3.电子对效应

仅发生在入射 X(γ)光子能量高于 $1.02MeV$ 时。相对于水,光电效应发生几率占优势的能量范围为 $25\sim100MeV$。当 X(γ)光子从原子核旁经过时,在原子核库仑场的作用下形成一对正负电子,称为电子对效应。形成的正电子可继而在物质中与一个自由电子结合发生电子对湮没作用,产生湮没辐射。

核医学诊疗常用的放射性核素释放的 γ 射线能量范围主要位于 $10\sim500keV$,与人体组织($Z\leqslant20$)的主要作用是康普顿散射;与防护用铅($Z=82$)的主要作用是光电效应。但是,它产生的次级电子及正负电子对仍会产生电离效应。

(三)中子与物质的相互作用

中子不带电,它和 γ 射线一样都不能直接使物质电离,要通过与物质相互作用时产生的次级粒子才能使物质发生电离。中子与原子核的作用方式有弹性散射和核反应等。中子将一部分能量传递给被碰撞的原子核,使它受到反冲脱离壳层电子作用成为反冲核运动,从而引起物质的电离和激发。

第二节 核医学放射性测量仪器

核医学放射性测量仪器是用于探测和记录放射性核素发出射线的种类、数量、能量、时间变化和空间分布的仪器。核医学放射性测量仪器主要由三部分组成。一是射线探测器,利用射线和物质相互作用产生的各种效应,如电离电荷、荧光现象等,将射线的辐射能转变为电子线路能处理的电信号。根据需要把探测器和最基本的电子线路,如前置放大器等封装在一起,形成一个独立的单元,称为探头。二是电子线路部分,根据不同的测量要求和探测器的特点而设计的分析和记录电信号的电子测量仪器,如放大器、脉冲幅度分析器、定标器、计数率仪等。三是各种附加部件,该部分在仪器中起辅助作用,按不同的检测目的和需要而配备的电子计算机数据处理系统、自动控制系统、显示系统和储存系统等,进一步完善了仪器的性能。

一、核医学射线探测器

(一)放射性探测的依据

射线探测要利用射线与物质的相互作用,射线与物质作用后损失能量,物质获得能量。利用不同物质获得能量后产生的各种现象,就可以探测射线。

1.电离作用

射线引起物质电离,产生电子-离子对,电子-离子对的数目与吸收的能量和物质种类有关,例如,在空气中产生一个电子-离子对需 34eV 的能量。可以收集这些电子-离子对作为电信号,由于电信号与相应的射线活度、能量、种类有一定关系,故采集和计量这些信号即可得知射线的性质和活度。例如,电离室、G-M 计数管等射线探测器就是依据射线在气体中的电离作用产生的电离电流或采集的电荷数来探测的。

2.荧光现象

射线使物质原子激发,有些物质的原子从激发态回到基态或较低能态时发出荧光,这些荧光可用肉眼观察或用光电倍增管探测。同样,荧光的数量与物质吸收的能量有关。记录闪光的次数或闪光的强度、波形可以获得射线的能量、种类等信息。

3.感光效应

射线使感光材料形成潜影,经显影定影处理后,感光材料形成黑色颗粒沉淀显示出黑影,根据黑影在被测样品的部位和它的灰度对被测样品中的放射性做出定位和定量的判断。自显影技术就是依据这一原理建立的。

(二)气体探测器

1.气体的电离

电离辐射可引起气体原子的电离,产生电子-离子对。电离产生的电子-离子对的数目与电离辐射传递给气体的能量成正比。例如,在空气中产生一个电子-离子对平均需 34eV 的能量。如果用外加电场收集这些电子-离子对,在电场的作用下,电子和离子会分别向电场的两极运动(漂移),形成电流。电流随外加电场的大小不同而有所变化。按照其不同特点,可把电流-电压变化曲线按电压高低分为几个区域,工作在不同区域的气体探测器有不同的特点。

2.饱和区与电流电离室

在饱和区中,电子和离子在外加电场作用下的运动速度快,被全部收集。这时的电流与入射射线的强度成正比,电流大小代表放射性样品的活度。工作在这个区域的气体探测器称为电流电离室。

3.G-M 计数管工作区与 G-M 计数管

电压的增加使电子和离子的运动速度加快。速度快的电子会引起气体的电离,产生额外的电子-离子对,从而使电流增大,在 G-M 计数管工作区,加速电子的电离作用大到极限,正离子电场的抵消作用也达到极限。当有一个粒子射入时,就输出一个幅度基本不变的脉冲信号。工作在这一区域的气体探测器称为 G-M 计数管。

(三)闪烁探测器

有多种物质可以作为闪烁体,闪烁体主要分为无机、有机、固体、液体、气体等几类。其中 NaI(Tl)闪烁晶体由 NaI 透明单晶中加入 $0.1\%\sim0.5\%$ 的铊作为激活剂制成,是核医学射线探测中最常用的一种闪烁体。它是无机固体闪烁体,其主要特点是探测效率高、分辨时间较短,可制成各种大小和形状。

1.固体闪烁探测器的工作原理

固体闪烁探测器由闪烁体、光电倍增管和光导构成。射线进入闪烁体,损失能量;闪烁体吸收能量,其中的原子受激发,在退激的过程中产生荧光;荧光光子通过光导后到达光电倍增管的光阴极,在光阴极上打出光电子;光电子在光电倍增管中电场的作用下数量成倍增加,最后到达光电倍增管的阳极,输出电脉冲信号,脉冲的幅度与射线在闪烁体中损失的能量成正比。

光电倍增管主要由封装在真空玻璃管中的光阴极、多个倍增极(又叫打拿极)和阳极构成。光电倍增管的作用是将微弱的闪烁光转换成电子并倍增放大成易于测量的电信号。

2.闪烁 γ 能谱与 γ 射线测量

闪烁探测器输出的脉冲信号的幅度和入射射线在闪烁体中损失的能量成正比。将得到的电压脉冲幅度与某一幅度出现的次数的变化关系描绘成曲线,它代表了晶体中接收到的能量的分布情况,称为能谱曲线。

尽管 γ 射线的能量是单一的,一个 γ 光子射入晶体后,晶体吸收的能量并不总是 γ 射线的全部能量,吸收的能量决定于 γ 射线与晶体作用的具体过程。典型的 γ 能谱有光电峰、康普顿连续谱和反散射峰三个主要部分。

(1)光电峰:光电效应中,γ 光子的能量转变为光电子的能量并用于克服原子的结合能 Eb,即 $Er = Ee + Eb$。光电子的能量 Ee 通常被全部吸收,特征 X 射线的能量 Eb 也可能被全部吸收,如果 Ee 和 Eb 均被吸收,则吸收的能量形成一次闪烁,探测器的输出幅度代表 γ 射线的能量。能谱中对应的峰代表了 γ 射线的全部能量,称为全能峰。因为全能峰主要由光电效应产生,所以更多地被称为光电峰。同样,在康普顿散射中,如果散射电子和散射光子的能量被全部吸收,也对全能峰有贡献。

(2)康普顿连续谱:康普顿散射中,$E\gamma = Ee + E\gamma'$,散射电子的能量在 0 到最大散射能量之间连续分布,散射电子的能量容易被吸收,在能谱中形成连续分布,称为康普顿连续谱。

(3)反散射峰:有一些 γ 光子打在放射源的包装物或探测器周围的物质上,由于康普顿效应,被散射的光子的散射角在 90°到 180°之间时,可以返回到探测器内而形成反散射峰,叠加在康普顿连续谱上。

3.能量窗

光电峰代表了 γ 光子的全部能量,反映了发射 γ 光子的核素的特征,可以把光电峰作为核素的标志。不同的核素,发射的 γ 光子的能量不同,光电峰的位置不同。测量时选择不同的能量范围,也就是脉冲电压幅度,可以区分不同的核素。由于光电峰有一定的宽度,能量范围应包括光电峰的大部分,以提高探测效率。为了测量某一核素而选择的能量范围称为能量窗。

二、核医学射线测量仪器的主要部件

(一)脉冲放大器

脉冲放大器的主要作用是将各种探测器(如固体闪烁探测器)输出的脉冲信号放大,便于后级电路处理。放大器还可将干扰信号滤除。

(二)脉冲幅度鉴别器

脉冲幅度鉴别器也称脉冲幅度甄别器,是一种电压比较器,如果从放大器输入的脉冲幅度大于预定的电压,则脉冲幅度鉴别器输出幅度恒定的脉冲信号给后级电路,否则不输出信号。预定的比较电压称为阈值。如果输入脉冲电压和射线的能量成正比,脉冲幅度鉴别器就可以鉴别射线能量是否高于预定值。脉冲幅度鉴别器的输出脉冲通常输入到定标器或计数率仪中记录。

(三)单道脉冲幅度分析器

单道脉冲幅度分析器有两个电压比较器,对应的有两个可设置的比较电压,电压较低的叫下阈,电压较高的叫上阈,下阈和上阈之间的电压范围称为道或窗,其宽度称为道宽或窗宽。脉冲幅度分析器根据输入脉冲的幅度确定是否输出信号,可以分为三种情况。一是输入脉冲幅度小于下阈,不输出信号;二是输入脉冲幅度大于下阈而小于上阈,输出信号;三是输入脉冲幅度大于上阈,不输出信号。即只有当输入脉冲的幅度在窗的范围内时,脉冲幅度分析器有输出。后级电路根据脉冲的有无决定是否计数。通常输入脉冲电压的幅度和射线的能量成正比,脉冲幅度分析器的窗就为不同能量的射线提供了通道,起鉴别粒子能量的作用。脉冲幅度分析器的阈值和道宽都可调,以选择不同的核素。

(四)多道脉冲幅度分析器

多道脉冲幅度分析器用模拟-数字转换器将脉冲幅度变为数字量,并以此数字量作为存储单元的地址码打开相应的存储单元,并在该单元加1,则每记录一个脉冲,相应的存储单元计数就增加1。这相当于把模拟-数字转换的范围分成若干个分离的间隔,每个间隔构成一个分析道。存储单元的地址就是道数,存储单元的内容就是该单元对应电压范围内的脉冲数目。因此多道脉冲幅度分析器能测量完整的能谱。如果需要知道一定脉冲幅度范围内的计数,可将相应道内的计数累加。

(五)定标器和计数率仪

1.定标器

定标器的主要功能是定时和计数,即记录预定时间内从脉冲幅度鉴别器或脉冲幅度分析器输出的脉冲数目。

2.计数率仪

计数率仪又叫率表,它的主要功能是连续指示计数率的变化。定标器可以测定计数率,但不能指示计数率随时间的连续变化情况。计数率仪的输出是与输入给它的计数率成正比的连续变化的电压。输出电压用电表指示或自动记录仪描记。

三、常用核医学仪器

(一)医用核素活度计

医用核素活度计是一个工作在饱和区的电流电离室。电离室呈密封的圆柱形,内部充入工作气体(通常为惰性气体),在圆柱的中央有开口,放置样品。

医用核素活度计的特点是几何探测效率高,可测量各种核素产生的电离电流。对常用放射性核素,工厂利用一系列已知活度的标准源进行刻度,获得不同放射性核素的刻度系数或能量响应曲线。使用时,只要选择了待测核素的按钮或菜单,就能利用相应的刻度系数将电离电流转换成活度的读数。虽然医用核素活度计在原理上没有核素选择功能,但使用时应选择正确的核素按键或菜单,使仪器能利用正确的刻度系数,保证读数的正确性。

使用活度计时,要注意几何因素的影响。样品在测量井中的位置(高度)对测量结果有一定的影响,样品离井口越近,探测效率越低。体积大的样品探测效率低于体积小的样品。另外,本底、污染、屏蔽等因素也会影响测量结果。

(二)液体闪烁计数器

液体闪烁探测器主要用于测量低能 β 射线。液体闪烁探测器有两个主要特征:一是采用液体作为闪烁体。低能 β 射线的射程短,为了减少自吸收和其他因素的影响,提高探测效率,液体闪烁计数器采用液体闪烁体,放射性样品溶解或悬浮在闪烁液中。第二个主要特征是采用符合电路。低能 β 射线产生的光很微弱,产生的电脉冲与光电倍增管噪声不易区分,因此采用双光电倍增管符合电路减低噪声的影响。两个光电倍增管的信号均送到符合电路,如果是闪烁引起的脉冲信号,则它们同时到达符合电路,信号有效;如果是光电倍增管的噪声信号,因它们彼此无关,信号被抑制。在后级电路中再加上能量选择电路,可有效地测量各种能量的 β 射线。

(三)体外 γ 射线测量仪器

测量样品 γ 射线计数的典型装置是配备井形闪烁探测器的 γ 计数器。井形探测器的几何条件接近 4π,探测效率较高,易于用铅屏蔽探测器,降低本底计数。电子线路部分有放大器、单道脉冲幅度分析器、定时计数器、打印机等,多数仪器还配备计算机用于数据采集和处理,并有自动换样功能。

测量时有一部分 γ 射线从井口处逃逸,逃逸的比例与源在井中的位置有关,也和样品体积有关。不同的几何条件导致不同的逃逸比例,从而引起探测效率的变化。样品离井口越近,探测效率越低,体积大的样品探测效率低于体积小的样品。因此,当比较样品的活度或计数率时,样品的体积应尽量相同。

由于井形 γ 计数器的探测效率很高,只能测量低活度的放射性样品,如果放射性样品的活度过高,计数器的死时间(分辨时间)会影响测量结果,应做死时间校正或稀释样品。

(四)体内 γ 射线测量仪器

体内测量是测量人体内有关器官中的放射性核素发出的 γ 射线,从而评价脏器的功能。所使用的仪器称为脏器功能测定仪。必须采取措施使所测得的射线确实来自感兴趣的器官,实现这一目的的装置称为准直管。准直管通常由铅构成,为来自感兴趣器官的射线提供到达探测器敏感区的通道,而吸收来自其他部位的射线。

由于器官的大小、形状、距离等因素各不相同,应根据不同的器官设计和选用不同的准直管。常用于器官功能测量的准直管有单孔圆柱形准直管和单孔张角形准直管。

体内射线测量仪通常为配备 NaI(Tl) 晶体的闪烁探测器,和准直管一起装在固定的或可移动的支架上作为探头。探头的数目根据测定需要有一个(如甲状腺吸碘功能仪)或多个(如肾功能测定仪)。电子线路部分有放大器、单道脉冲幅度分析器、定时计数器、记录装置等。多数仪器还配备计算机做数据采集和处理。

测量体内放射性时应注意射线衰减和散射的影响。在核医学使用的核素能量范围内,1～

2cm 厚的人体组织可衰减计数到 10％～40％。由于散射作用,准直管视野外的核素的 γ 光子也可能被记录。因此,应将脉冲幅度分析器的能量窗设置在光电峰上,以减少散射的影响。

第三节　SPECT/CT

SPECT/CT 由 SPECT(单光子发射计算机断层显像)和 CT(计算机断层显像)结合而成。SPECT 由 γ 照相机发展而来。γ 照相机用于获得人体内放射性核素的分布图像。SPECT 用于获得人体内放射性核素的三维立体分布图像。临床核医学常用的 SPECT 是以旋转探头的 γ 照相机为基础,在性能上加以改进而成。需要指出的是,目前已没有 γ 照相机商品供临床核医学选用,其功能用 SPECT 平面显像来实现。从 γ 照相机发明至今,计算机和数字化技术使核医学显像设备经历了从模拟到数字,从平面到断层的变化。SPECT 和 CT 的图像都是数字化的,用计算机进行图像的采集、处理、重建、存储和传输已成为 SPECT 和 CT 应用中必不可少的内容。

一、γ 照相机

(一)γ 照相机的基本结构

γ 照相机由准直管、NaI(Tl)晶体、光导、光电倍增管矩阵、位置电路、能量电路、显示系统和显像装置等组成。准直管、晶体和光导、光电倍增管矩阵等构成可单独运动的部分,称为探头。

(二)γ 照相机原理概述

γ 光子透过准直管到达晶体,按一定规律将放射性核素的分布投射到晶体平面上。γ 光子在晶体中产生闪烁光,经过光导,被各个光电倍增管接收。对每一次闪烁,各个光电倍增管接收的闪烁光子的数目随其离闪烁中心的距离增加而减少,其输出的电脉冲幅度也因此而不同。位置电路根据各个光电倍增管的位置和输出脉冲幅度定出闪烁中心的位置。能量电路累加各个光电倍增管的脉冲,累加脉冲的幅度与晶体接收的 γ 光子能量呈正比,作为能量信号由脉冲幅度分析器处理,以选择显像 γ 光子的能量。能量信号还对位置信号归一化,使位置信号的幅度,即图像的大小与 γ 光子的能量无关。每当探测到一个能量在预定范围内的 γ 光子,图像矩阵中与闪烁中心对应的像素的计数就增加 1 个。记录足够的 γ 光子,图像矩阵中的计数分布就能代表受检者体内的放射性核素分布。通过色表,将计数分布变为亮度或颜色的分布显示在计算机屏幕上,形成视觉图像。

(三)γ 照相机的图像采集与处理

1.数字图像

现代的 γ 照相机、SPECT 和 PET 采用的都是数字化技术,用核医学计算机采集和处理核医学信号和图像。在计算机中,信息必须用离散数字来表示。因为数字可以精确地存取和传送,数字计算可以精确地重复进行。使用模拟-数字转换器可以把模拟量转换成数字量。恢复模拟信息要使用数字-模拟转换器。图像采集接口利用模拟-数字转换器将照相机的模拟图像转换为计算机能够理解的数字化图像。在采集程序的控制下,采集接口以各种方式采集图像。

在较新型的核医学仪器中,从光电倍增管的输出就开始对信号的数字化处理,在这样的系统中,计算机和整个系统融为一体,没有明确的图像采集接口部件。

图像在计算机中被分割(数字化)为矩形阵列以便保存、提取和处理。

计算机中数字化图像的矩形阵列即数学中的矩阵。矩阵的每一个单元称为一个像素。而断层图像与立体切片对应,其相应矩阵中的单元称为立体像素或体素。

2.图像采集

为了采集图像,要在计算机内存设置好图像存储矩阵,用来记录γ照相机探测到的闪烁事件。每次探测一个有用的闪烁事件,γ照相机输出一个开锁信号到计算机,通知计算机将γ照相机的模拟 X 和 Y 位置信号经模拟-数字转换器分别数字化。得到的数字分别作为图像矩阵的行和列的索引,查找闪烁事件在图像矩阵中的对应单元(即像素),并把这个单元的计数增加1。记录足够的入射γ光子,图像矩阵中的计数分布就能代表受检者体内的放射性核素分布,形成一帧可供目测诊断或定量分析的图像。图像矩阵的大小确定模-数转换输出的位数。64×64、128×128 和 256×256 矩阵的模数转换位数分别为 6 位、7 位和 8 位。图像采集方式有静态采集、动态采集、多门控动态采集、全身显像采集等。

(1)静态采集:如果在所考察的时间内图像不变化或可以认为不变化,采用静态方式采集图像。静态图像用于观察被检器官的位置、形态、大小和放射性分布情况如增高、降低、正常或缺如。应当指出,"静态"是强调图像采集期间图像不变化或可以认为不变化,因此静态方式采集的图像并非不能用于动态观察。与动态方式采集的图像相比,静态图像中不保存图像之间的时间关系;另外,由于采集间歇中受检者可能移动位置,受检器官在图像中的位置不一定相同。有些临床检查要观察数小时内图像的变化情况,根据需要采集一系列静态图像是合理的选择。静态图像采集可以在下列三种条件下结束:

手动结束:对图像特性缺乏预先了解时,可以让采集一直持续到获得满意的图像为止。采集过程中可通过调节显示窗口、读取像素计数等方法判断图像是否符合要求。

定数:可以保证同类型的检查有相同的图像总计数,便于图像的判读。

定时:用相同定时采集同一受检者的系列图像,便于在相同的色表和显示窗口条件下比较图像,或比较器官在不同时间的计数变化。

多个静态图像可以保存在同一图像文件中,因此,有的核医学计算机中静态图像称为序列图像。

(2)动态采集:动态采集方式以预定的时间间隔采集图像。时间间隔的形式可有多种。例如,1s/帧,采集 30 帧,暂停 5min,接着 60s/帧,采集 20 帧。动态图像用于观察图像的连续变化,或获得器官的时间-计数曲线以计算功能参数。

动态图像矩阵大小和模式选择是需要注意的问题。在满足图像分辨率和计数范围需要的前提下,应选择较小的矩阵,尽可能采用字节模式。这不但可以节省图像文件的存储空间(包括硬盘空间和内存空间),还可提高图像的处理速度。

(3)多门控动态采集:上述的动态采集方式不适合有些动态过程。例如,心脏的搏动大约是每秒钟一次,为了观察其图像的变化,必须每秒采集十余帧图像,每帧图像的采集时间只有几十毫秒,图像计数低,无法观察和计算。

对有相应生理信号的周期性过程,可用门控采集方式,即在生理信号(如心电 R 波)的控制下将采集与运动周期同步,进行周期性重复的动态采集,然后将多个周期内相同时相的动态图像累加,提高综合图像的计数。由累加数据重建各帧图像,由此产生运动图像。

(4)全身扫描采集:全身扫描采集有两种方式,一是根据身体指定部位的计数率,自动确定床速或探头移动速度,探头或床连续运动,进行从头到足或从足到头的采集,获得全身核素分布图像。二是用静态采集的方式,由探头或床运动到不同部位,使采集的多幅静态图像覆盖全身,最后由计算机将图像拼接成完整的全身核素分布图像。

3.图像的存储和显示

计算机采集到的图像以文件的形式存入磁盘或其他存储设备。文件中还包括其他有用的资料,如图像采集日期和时间、病人姓名、病历号、主管医生等。常用的文件格式有 DICOM 格式、interfile 格式和厂家专用格式。

在 γ 照相机的数字化图像中,像素的坐标代表放射性核素分布的位置,像素的数值是探测到的放射性计数,计数值与放射性核素分布在对应位置的浓度成正比。为了把数字化的图像矩阵显示出来,必须建立计数和亮度的关系,或计数和色彩的关系,这种关系在核医学计算机中统称为色表。色表是一个查值表(LUT),其中保存计数和图像三元色(红、绿、蓝)亮度的关系。通过改变计数和三元色亮度的对应关系,可以显示多种模式的伪彩色图像,如果计数与三元色亮度的对应关系完全相同,显示的是灰度图像。计数与亮度之间的关系可以是线性的,也可以是非线性的。例如,对数关系通过压制高计数区域的亮度而使低计数区域的图像更加醒目。图像显示中还采用窗口方法,设置可调节的显示上限和下限,高于上限的计数显示为高亮度白色,低于下限的计数显示为黑色(即不显示)。图像显示的灰度级和颜色数与色表的大小有关,在 24 位的色表中,三元色各用八位二进制单元,能显示 256 个灰度或 2563 种颜色。

4.图像处理

数字图像处理在核医学中的应用非常广泛,如定量分析、图像滤波、图像融合等。

(1)定量分析:感兴趣区分析和时间—计数曲线分析:对核医学图像数字,可以获取各个像素中的计数。当需要了解图像中某个区域(称为感兴趣区,ROI)的计数分布时,可以用鼠标和轨迹球等设备在图像上描绘出相应区域的边界,计算出区域内的像素数目、总计数、平均计数、最大计数、区域面积等。对动态和多门控图像,还可将各个图像中同一区域的计数随时间变化的情况描绘成时间-计数曲线(又称为时间-放射性曲线),并可根据曲线计算有关参数。感兴趣区也可由计算机程序自动或半自动获得。无论其是如何产生的,感兴趣区都是由一些像素构成的。如果人工描绘或自动生成的边界是封闭的,那么感兴趣区包括边界像素和边界内的像素;如果边界是未封闭的,那么感兴趣区只包括边界像素。

为了获得器官区域扣除本底计数后的时间-计数曲线,可分别描绘器官和本底区域,获得它们的面积(区域像素数目)Po(器官区域面积)和 Pb(本底区域面积),以及它们各自的时间-计数曲线 No(i)(器官区域曲线)和 Nb(i)(本底区域曲线),则扣除本底后器官区域的时间-计数曲线为:

$$Nos(i) = No(i) - (Po/Pb)Nb(i)$$

图像运算:图像运算包括图像的加、减、乘、除等,实质是图像矩阵中像素值的加、减、乘、除。例如通过两种核素的图像相减实现特定器官的显像。

参数图像:将动态图像中的每个像素作为一个感兴趣区,获得每个像素的时间-计数曲线,计算每条曲线的功能参数,转换成适当的亮度或颜色,形成一幅具有不同亮度或颜色的参数图像。对每条动态曲线作傅里叶变换,也可得到频率域参数,形成参数图像。

(2)图像滤波:时间域的波形和空间域的形状可以用频率域的幅度和相位完全等价描述,并且可相互转换。应用到核医学中,即放射性核素的空间分布有一个与之完全等价的频率分布,通过傅里叶变换,由空间分布可得到频率分布,由频率分布也可得到空间分布。空间域与频率域的等价和可转换使得在一个域中看似复杂的问题可以转换到另一个域中很容易地得到解决。

数字图像滤波就是对图像的各种频率成分进行有选择的衰减或增强的数学运算。滤波可以在频率域实现,也可以在空间域实现。频率域滤波的方法是先获得图像的傅里叶变换,将它和滤波函数相乘,再作傅里叶反变换得到滤波后的图像;空间域滤波由滤波函数的空间函数(称为样板或掩模)与图像卷积实现。

低通滤波:低通滤波也叫平滑滤波,可用来减少图像中的高频统计噪声。在频率域中,低通滤波让低频通过而抑制高频。在空间域实现低通滤波的方法是用低通样板与图像卷积。如常用的九点平滑就是一种加权的平均运算,即滤波后图像某点的值是原图像中的相邻像素值的加权平均,其结果是相对高的计数被拉低,相对低的计数被抬高,由于统计涨落是围绕平均值的起伏,平滑滤波能抑制图像在相邻区域中过快变化。

时间平滑:除了在一幅图像中滤除噪声外,也可利用噪声在时间上的分布规律对其进行抑制。对动态图像,可以将时间上邻近的几幅图像的对应像素作带权的平均运算,抑制统计噪声。

边界增强和检测:器官或病变的边界计数变化快,频率域中对应高频。通过适当的滤波或卷积,可以突出显示这些图像成分,或将其提取出来定义器官或病变的边界,自动或半自动生成 ROI。

(3)图像融合:把有价值的生理、生化和代谢信息与精确的解剖结构信息叠加在一起,同时显示在一张图像上,这种技术称为图像融合。图像融合要经过两个步骤,第一步是图像配准,即经过几何变换、图像矩阵大小匹配和图像位置匹配、数据叠加等处理,使两个图像准确重叠;第二步是融合图像显示,显示方法有交替显示、三元色加权叠加显示、阈值显示等。核医学中常用的图像融合方法是将伪彩色的 SPECT 或 PET 图像叠在黑白的 CT 或 MRI 图像上,其结果是反映精细结构的 CT 或 MRI 图像被染上表示功能的颜色。SPECT/CT 和 PET/CT 中,SPECT 图像和 PET 图像与 CT 图像的融合是同机融合,图像配准的准确性高。利用 CT 图像物质分布的信息,可以对 SPECT 图像和 PET 图像作更准确的衰减和散射校正。在医学影像存储和传输系统的支持下,不同仪器上的医学图像也可以实现图像融合。

二、SPECT

SPECT 是核医学重要的大型诊断设备,用于获得人体内放射性核素的三维立体分布图像。

(一)SPECT 的基本结构

如前所述,临床核医学中 SPECT 多是以旋转 γ 照相机为基础,加上计算机构成。还要装备旋转机架和低衰减的检查床,配备计算机和 SPECT 专用的软件,以实现对机架运动的控制和图像的重建等功能。这些改进不但使设备具有断层功能,也提高了平面显像性能。

(二)SPECT 原理

SPECT 的显像涉及投影、反投影、频率域与空间域、傅里叶变换、图像滤波和断层重建等概念。

1.投影

在 SPECT 中,投影是一条直线上所有像素中的放射性计数的总和。如上述 γ 照相机图像中一个像素的计数,就是从该点出发的与 γ 照相机(平行孔)准直管垂直的那条几何射线上的所有像素中的放射性计数的总和。根据测量对象的不同,投影可表示为点、曲线和曲面(或图像)。SPECT 探头绕病人旋转到某一角度采集的一帧图像就是病人体内的三维放射性分布在 SPECT 探头图像平面上的投影。

2.反投影

反投影就是把一个数值增加到投影线上的所有像素中。

3.空间域与频率域

在空间域,用位置(坐标)和幅度来描述事物,如某位置有 100Bq 的放射性。在频率域,用频率和幅度(以及相位)来描述事物,如某一频率和幅度的正弦波。空间域与频率域是有关联的。如一条在空间中无限延伸振荡的正弦曲线,就可以用其对应的幅度和频率来描述。正弦波振荡越快,其频率就越高,对应的波形就越细密;反之,正弦波振荡越慢,其频率就越低,对应的波形就越稀疏。即低频率对应大的空间尺度,高频率对应小的空间尺度,可见尺度和频率是一一对应的关系。总结性地说,空间域描述与频率域描述是完全等效的。

4.傅里叶变换

傅里叶变换是把空间域描述与频率域描述相互转换的数学运算。通过傅里叶变换,空间域或频率域中任何复杂的波形或图像,都可转换为另一个域中的波形或图像。如前述那条在空间中无限延伸振荡的正弦曲线,通过傅里叶变换就变成频率域中的一个点,这个点在频率域中的坐标就是其频率和振幅。空间域中更复杂的波形曲线,可以用多个不同频率和振幅的正弦波组合而成,在频率域中有其对应的波形曲线。

5.图像滤波

根据前述可见,图像是由各种幅度的频率成分构成的。图像滤波就是对图像的频率成分进行增加或减少的数学运算,对应的频率增减规则称为滤波函数或滤波器。基本的滤波有高通滤波、低通滤波等。对图像而言,高通滤波保留更多的高频成分,图像细节更多,分辨率更高。而低通滤波保留更多的低频成分,图像细节更少,分辨率变差。

6.断层重建

即从投影图像计算获得断层图像。在 SPECT 中,为了重建断层图像,探头要围绕病人旋转,以采集 180°或 360°范围内的多个投影。

重建图像有多种方法,如迭代法、滤波反投影法等。

（1）迭代法：迭代法是较早就已用于图像重建的一种算法。其做法是：先假设一个初始的断层图像计数分布，如假设计数全部为0，然后把这个假设图像的投影数据与实测的投影数据进行比较，根据适当的规则进行修正，得到一个修正后的图像，这就是一次迭代过程。以后，就可以把前一次迭代的结果作为初始值，开始下一次迭代。在了一定次数的迭代以后，如果认为所得结果已够准确，那么图像重建过程就到此结束。迭代法有很多优点，如可以较好地校正空间分辨率和探测效率变化的影响，可以有效地校正射线散射和衰减的影响，能较好地抑制噪声等。这些特点使其图像质量高于滤波反投影法。迭代法很适合解决没有严格的数学分析答案的计算问题，在SPECT图像重建中也有较好的应用。如最大似然-期望值最大化（MLME）算法、有序子集-期望值最大化（OSEM）算法等，不但在SPCET中，还在PET中得到应用。迭代法的主要参数有迭代次数、子集数和初始图像的生成方法等。

（2）滤波反投影法：滤波反投影法源于反投影，即把各个方向采集的投影数值加到其对应的投影路径中的每一个像素。对点状放射性分布，反投影产生星状伪影，使点源的断层图像中出现星状辐射条纹。对更复杂的放射性分布，其重建出的断层图像分辨率和对比度都差。

理论分析发现，反投影引起的对比度和分辨率下降相当于对图像进行反比滤波。反比滤波的滤波函数是 $1/f$，即反比函数，此处 f 为频率。如果用正比函数与反比函数相乘，就得 $f \times 1/f = 1$，即反比滤波的作用可以用正比滤波来纠正，从而恢复图像的分辨率和对比度。在图像重建中，正比滤波常被称为斜坡滤波，因其函数图形为一从坐标原点发出的斜线。在实际图像重建中，要对斜坡滤波器作一些修改，将斜坡滤波器与一个窗口滤波器相乘，以平衡图像的分辨率、对比度和噪声。

滤波反投影法中的窗口滤波器有多种类型和参数。常用的 Butterworth 滤波器有截止频率和阶数这两个参数。截止频率是希望保留的图像频率成分的上限，截止频率越高，图像分辨率越高，但噪声也高。阶数决定了滤波函数在截止频率附近的细微变化，阶数越高，滤波函数下降越快。

三、CT

目前 SPECT/CT 和 PET/CT 上用的 CT 为多层螺旋 CT。CT 包括扫描部分（机架、X 线球管、探测器等）、计算机系统、图像显示系统等。扫描床和部分计算机与 PET 共用。

当 X 线束环绕人体做断面扫描时，部分光子被吸收，X 线强度衰减，未被吸收的光子穿透人体后，被探测器接收，形成信号。CT 显像的目标就是通过 X 线透射扫描，来获得断层面中各像素内的人体组织对射线的衰减系数。在 SPECT 一节中已看到，只要测得一个量在各个方向的投影，就可重建出其断层图像。在 CT 扫描中，X 射线经过的直线上的衰减系数之和，也就是衰减系数的投影，与探测到的 X 射线强度有关。因此，可以用探测到的 X 射线信号求得投影，再用各个方向的投影重建断层图像。

CT 中的断层重建方法与 SPECT 的断层重建方法相同，如迭代法和滤波反投影法等。在 CT，滤波反投影法也被称为卷积反投影法，两者本质相同。在 CT 上用迭代法重建图像，可降低辐射剂量，提高图像质量。

四、SPECT/CT

SPECT 的图像往往缺乏相关解剖位置对照，发现病灶却无法精确定位，而 CT 影像的分辨率高,可发现细微的解剖结构的变化。为了准确诊断,常用各种方法将 SPECT 图像和 CT 图像互相比较对照。而 SPECT/CT 由 SPECT 和 CT 结合而成,两者轴心一致,共用一个扫描床,这样就可以在一次检查中采集同一部位的功能图像和解剖图像,进而实现图像的融合。

SPECT/CT 融合显像将解剖显像与功能显像的优势相结合,可同时提供病变的解剖结构与功能代谢信息,能对肿瘤进行精确定位,在鉴别肿瘤良恶性、探测复发或转移、评价治疗效果等方面具有独特优势。

除了图像融合外,SPECT/CT 中的 CT 还可为 SPECT 提供衰减和散射校正数据,提高 SPECT 图像的视觉质量和定量准确性。在 SPECT 中,衰减和散射的影响因光子能量、介质厚度和成分的不同而变化。以核医学中最常用的 ^{99m}Tc为例,其 γ 射线的能量为 140keV,人体的主要成分是水,对 140keV 的光子的衰减作用是相当大的。经 4.5cm 厚的水层衰减后,光子的数目减少一半。从体内深处发出的光子比接近体表处发出的光子受到更多的衰减。如果不加以矫正,横断面图像的中心部分的计数密度会降低。在心脏 SPECT 显像中,肺、肌肉和骨的衰减系数差别很大,衰减的作用更加复杂,如果不补偿,会出现定量不准、图像伪影和图像失真,影响临床诊断。

第四节　PET/CT

PET 全称为正电子发射计算机断层显像。与其他核医学显像技术一样,PET 也是利用示踪原理来显示体内的生物代谢活动。但是 PET 有两个不同于其他核医学显像技术的重要特点。首先,它所用的放射性示踪剂是用发射正电子的核素所标记的,PET 常用的正电子核素 ^{18}F、^{11}C、^{15}O 和 ^{13}N 等,是组成人体元素的同位素,由这些核素置换示踪剂分子中的同位素不会改变其原有的生物学特性和功能,因而能更客观、准确地显示体内的生物代谢信息。其次,它采用的是符合探测技术。用符合探测替代准直管,使原本相互制约的灵敏度和空间分辨率都得到较大提高。

一、PET

(一)正电子的产生与湮灭

PET 所用示踪剂是由发射正电子的放射性核素标记的。正电子从核内发射出来后,在周围物质(如人体组织)中不断损失能量而减慢速度。一旦它静止下来就和周围物质中的一个电子结合,发生湮灭反应,正、负电子消失,它们的质量转变为两个能量相等(511keV)、方向相反的光子,PET 扫描仪所探测的就是这两个方向相反的 γ 光子。

(二)511keVγ 光子的探测

PET 扫描仪可以探测从湮灭地点发出的 γ 光子。基本的探测单元由闪烁晶体和光电倍增管构成。当一个 γ 光子进入晶体内时,将能量传递给与之相互作用的晶体原子,使其激发,这些晶体原子从激发态回到基态时,就会发出可见光子。晶体所发出的可见光子随机射向各个方向,一小部分进入与晶体相连接的光电倍增管,发生光电效应而转变成电子,经逐级放大后,以电脉冲的形式输出给后接的电子线路系统。电子线路系统综合来自相邻几个光电倍增管的信息,从而确定入射光子的能量及在晶体上的入射点。

(三)符合探测与电子准直

PET 的作用是确定正电子示踪剂的位置,这是通过符合探测和电子准直来实现的。正电子和周围物质中的电子湮灭时,产生两个能量均为 511keV 的 γ 光子,且它们沿直线反方向发射。光子的传播速度为 30cm/ns,对于人体胸腔内某一点的湮灭事件,发射的这两个光子到达相对放置的两个探测器的时间差约 1ns,因此,若两个光子被同时探测到,就可以认为发生了一次湮灭。在 PET 中,接收两个光子的两个探测器之间的连线称为响应线或符合线(LOR),用两个探测器间的连线来确定湮灭地点方位的方法称为电子准直。与 SPECT 中的准直管不同,电子准直不是通过吸收射线起作用,因而探测效率更高,空间分辨率更好。

符合探测技术得益于湮灭光子对的两个特性:一是这两个光子沿着直线反方向飞行;二是它们都以光速向前传播,几乎同时到达在这条直线上的两个探测器。此时,PET 系统就记录一个符合事件。事实上,由于光子从发射到被转换为最后的脉冲信号经历了多种不确定的延迟,致使符合事件的两个光子被记录的时间间隔展宽了。该时间间隔称为符合窗。通常,符合窗的大小为 5ns 到 15ns。只有在符合窗时间内探测到的两个光子,才被认为是来自同一湮灭事件。超过符合窗时间间隔所探测到的两个光子则被认为是来自两个湮灭事件而不被记录。

(四)探测器模块

PET 中,用锗酸铋(BGO)晶体、硅酸镥(LSO)晶体或其他晶体组成探测器模块,每个模块又由多个晶体单元组成,每个晶体单元厚度为 2.5~3mm,每个模块都配有多个光电倍增管。当射线在模块中的任一晶体单元中引起闪烁时,模块中所有的光电倍增管都能探测到。不同的模块中的闪烁产生不同的幅度和波形的信号组合,将其与预先制作的数据表比较可以找出相应的发光单元。

(五)探测器环

在 PET 中,将多个探测器模块排列成环,探测器环的大小决定系统横断面的视野;多个环可以堆叠,形成一个圆筒,这样可以增加系统的轴向视野。每个探测器都呈扇形与对面同一环及其他环上的多个探测器形成符合线,其扇形面为有效符合视野。在同一环中晶体模块数量越多,系统的断层分辨率越高。但增加晶体模块的数量需减小其体积,这受光电倍增管玻璃外壳的限制。

(六)PET 的数据采集方式

根据不同的检查目的,PET 可采用几种不同的数据采集方式,如静态方式、动态方式、多门控动态方式、全身扫描方式等,基本上与 γ 照相机相应的图像采集方式相同,请参见本书该部分的描述。

拥有多环探测器的 PET 扫描仪,能够以 2D 或 3D 方式采集数据。2D 采集时只允许同一环内或紧邻的两个环内的探测器相互形成符合线,通常用隔板阻止跨环符合线的形成。3D 采集时,同环和跨环的探测器之间均可相互形成符合线,使探测空间扩大为整个轴向视野。3D 方式使系统的灵敏度远远高于 2D 方式,但数据量增大使图像重建所需时间延长,且必须采取有效的散射校正,才能获得较好的图像质量。衰减校正及系统定标也由此变得非常复杂。在目前实际检查中,2D 和 3D 两种方式都使用。

(七)断层重建

PET 的探测器环探测记录的是很多符合事件。这些符合事件只有通过计算机进行断层图像重建,才能获得正电子核素浓度的空间分布。PET 中的断层重建有三个基本步骤:第一步,把符合事件按不同的角度分组得到核素分布在各个角度的投影;第二步,采用从投影获得断层的方法重建断层图像;第三步,各种校正。

1.获取投影

在采集过程中,PET 连续记录所有符合线上的符合事件;在采集过程中或采集结束后,将符合事件按角度重组,以获得正电子核素的分布在相应角度的投影。在计算机中,要有一个数字矩阵来存放投影数据,一个角度的投影对应矩阵中的一行数据,矩阵的行号对应符合线的角度,矩阵的列号对应符合线的径向距离。为了获得某一个角度的投影,要将该角度的符合线上的所有符合事件按径向距离累加到相应的矩阵单元。也就是说,同一条符合线上每探测到 1次符合事件,相应矩阵单元中的数值就会加 1;同一条符合线上探测到多少次符合事件,相应矩阵单元中的数值就是多少。在 180°内的各种角度重复上述过程,就完成了一个探测器环的投影重组,形成的投影数据(以及对应的数字矩阵)称为正弦图。简而言之,正弦图是以径向距离为横坐标、角度为纵坐标描绘的正电子核素分布的投影。依次处理各个探测环的符合事件,形成各环的正弦图,并依次排在上一探测环正弦图的后面,这样就构成了一幅总的正弦图,它包含了所有探测数据。

2.从投影重建断层

一旦形成了投影,就能获得断层。从投影获得断层的方法有多种,在本书 SPECT 部分已有描述。目前 PET 中所使用的图像重建算法主要有两种:滤波反投影法和有序子集-期望值最大化(OSEM)法。滤波反投影法具有速度快的优势,但难以获得分辨率高而噪声低的图像,尤其在示踪剂分布陡变的区域,会形成伪影。有序子集-期望值最大化法具有较好的分辨率和抗噪声能力,但计算量大,运算时间长。

3.各种校正

PET 的重要优势是可以提供示踪剂的绝对浓度进行定量分析。在实际的应用中,还采用多种方法提高 PET 性能,如多能量窗采集、高能梯度吸收过滤、延时符合窗等,或对一些影响因素作必要的修正,如偶然符合的校正、射线衰减校正、衰变校正等,以保证图像重建的质量和对图像进行定量分析的精确度。

(八)标准摄取值(SUV)

PET 的重要优势之一为可以对示踪剂在体内的代谢过程进行定量分析。虽然 PET 检测的是代谢过程有关的功能信息,但图像直接显示的只是放射性密度分布图。如果不对图像数据做进一步的数学分析,所获取的信息并无绝对定量的意义。借助分析技术,对图像数据做进一步的数学处理,可以得到各种有意义的定量指标。但这些定量指标往往需复杂的数学模型计算获得,有些还需持续采集动脉血,难以在临床常规应用。临床应用最多的是半定量指标标准摄取值(SUV)及病灶与本底的计数比(L/B),SUV 和 UB 可用于各种示踪剂的图像。SUV描述的是病灶处对放射性药物的摄取与全身平均摄取之比。它避免了计算 UB 时勾画本底区带来的主观干扰,因此 SUV 比 L/B 更准确、更客观地反映 FDG 在体内的代谢情况,且从

SUV 可能导出 L/B。SUV 主要应用在鉴别肿瘤的良恶性和肿瘤分级及分期、肿瘤病人的预后、肿瘤疗效评估与监测等方面。

二、PET/CT

与 SPECT 图像类似，PET 的图像往往缺乏相关解剖位置对照，发现病灶却无法精确定位，而且示踪剂的特异性越高，这种现象越明显；而 CT 影像的分辨率高，可发现细微的解剖结构的变化。为了准确诊断，常用各种方法将 PET 图像和 CT 图像两者互相比较对照。而 PET/CT 由 PET 和 CT 结合而成，两者轴心一致，共用一个扫描床，这样就可以在一次检查中采集同一部位的功能图像和解剖图像，进而实现图像的融合。

第五节　PET/MRI

一、PET/MRI 的基本结构

PET/MRI 是 PET 与 MRI 的组合。PET 的基本结构如前所述。MRI 由主磁体、射频系统、梯度系统、计算机系统和其他辅助设备构成。PET/MRI 设备有多种类型，最简单的是"串联式"，就是将两种检查设备在检查流程上串联在一起，一先一后进行扫描，分别获得图像，再融合图像。第二种是"插入式"，即将一个相对小的 PET 探测器放入 MRI 扫描器中，实现在时间和空间上的同时采集，减少扫描时间。第三种是"整合式"，即 PET 探测器和 MRI 扫描器进行整体设计，实现真正的一体化。"插入式"和"整合式"PET/MRI 需解决 PET 系统对磁场的敏感性问题，满足 MRI 系统对磁兼容性的要求，并克服 PET 和 MRI 的相互干扰问题。

二、PET/MRI 的工作原理

PET 的工作原理如前所述。

MRI 简要的工作原理如下。

1.净磁化

主磁体生成稳定磁场，MRI 检查时患者置于其中。人体中的氢质子是磁性原子核，当处在主磁场中时，大量氢质子一起产生了与主磁场方向一致的磁场，称为净磁化或纵向磁化。

2.弛豫

射频发射线圈产生射频磁场，其振荡频率与氢质子在主磁场中的进动频率相同。在射频磁场作用下，净磁化就会偏离主磁场方向一定角度，在与主磁场垂直的方向上形成一个横向磁场分量，即净磁化分解为纵向磁化和横向磁化，纵向磁化减小，横向磁化加大。射频磁场关闭后，纵向磁化逐渐恢复为净磁化的大小和方向，而横向磁化逐渐消失到 0，这分别称为纵向弛豫和横向弛豫，其过程分别用纵向弛豫时间 T_1 和横向弛豫时间 T_2 测量。和质子密度一样，T_1 和 T_2 都是组织和病变的重要属性，可以用来检测和区分病变。弛豫过程中产生射频调制信号，其中包含了人体组织和病变的信息，被接收线圈接收，解调后得出有用部分。

3.K 空间

梯度线圈产生能快速开关的梯度磁场。梯度线圈有三组，它们都产生与主磁场同向的磁场，但其场强分别沿三个相互垂直的方向发生线性变化。梯度磁场叠加在主磁场上，导致外磁场强度沿梯度磁场方向递增或递减。通过三组梯度磁场分别实现层面选择、相位编码和频率编码,使弛豫过程中产生的射频信号包含三维空间坐标的信息,其中的相位和频率信息分别与所选层面中的垂直和水平坐标位置相关。可见在频率域中描述 MRI 信号要方便一些。习惯上将 MRI 图像对应的频率域称为 K 空间。如前所述,如果已知 K 空间的图像,则通过傅里叶变换就可得到空间域的 MRI 图像。MRI 正是先用带有频率和相位信息的信号逐步填充 K 空间,然后对 K 空间分布进行傅里叶变换,从而得到图像。而填充 K 空间的步骤,则是由扫描序列决定的。

4.扫描序列

MRI 中,射频脉冲、梯度磁场和信号采集时刻等相关参数的设置及其在时序上的排列称为扫描序列。扫描序列决定 MRI 的内容和质量,如质子密度、T_1 和 T_2 等与人体组织相关的特性在图像中占据的权重,以及 MRI 图像的矩阵大小、分辨率、对比度和显像速度等。

5.PET/MRI 的射线衰减校正

PET/MRI 显像时,γ 射线的衰减会影响 PET/MRI 的图像质量,因此,衰减校正是 PET/MRI 显像的一个必不可少的环节,其中最重要的是获取物体对 511keV 光子的线性衰减系数。但 MRI 反映的是氢质子密度和弛豫时间的分布,无法直接得到物体的衰减系数分布图像。PET/MRI 的衰减校正方法主要有分割法、地图集法和基于发射数据重建的方法。分割法对图像进行分割,将人体的不同组织区域提取出来,并赋以相应组织的衰减系数。地图集法利用预先准备的人体 MRI-CT 地图集,通过查地图集,将患者的 MRI 转化为伪 CT 图像,用于衰减校正。基于发射数据重建的方法,以 MRI 数据作为约束条件,利用 PET 的发射数据直接重建衰减图。

第八章　呼吸系统疾病的影像诊断

第一节　肺　结　核

一、概述

肺结核是由结核分枝杆菌引起的慢性肺部传染病,携带结核杆菌患者为其重要的传染源,占各器官结核病总数的 $80\%\sim90\%$,其中痰中有杆菌者称为传染性肺结核病。人体感染结核菌后不一定发病,当抵抗力降低或细胞介导的变态反应增高时,才可能引起临床发病。除少数起病急骤外,临床上多呈慢性过程,表现为低热、消瘦、乏力等全身症状与咳嗽、咯血等呼吸系统表现。若能及时诊治,大多可获临床痊愈。开放性肺结核患者的杆菌是结核传播的主要来源,现已很少见。呼吸道感染是肺结核的主要感染途径,飞沫感染为最常见的方式,主要为患者与健康人之间的经空气传播。其他途径如饮用带菌牛奶经消化道感染,患病孕妇经胎盘引起母婴间传播,经皮肤伤口感染和泌尿生殖系统等,均很少见。

生活贫困、居住拥挤、营养不良等是社会经济落后社会中人群结核病高发的原因。婴幼儿、青春后期和成人早期尤其是该年龄期的女性以及老年人结核病发病率较高,可能与宿主免疫功能不全或改变有关。某些疾病如糖尿病、矽肺、胃大部切除后、麻疹、百日咳等常易诱发结核病;免疫抑制状态包括免疫抑制性疾病和接受免疫抑制剂治疗者,尤其好发结核病。

典型肺结核起病缓慢,病程较长,有低热、倦怠、食欲缺乏、咳嗽及少量咯血。但多数患者病灶轻微,无显著症状,经 X 线健康检查时偶被发现,亦有以突然咯血症状才被确诊。少数患者因突然起病及突出的毒性症状与呼吸道症状,而经 X 线检查确认为急性粟粒型肺结核或干酪样肺炎。老年肺结核患者,易被长年慢性支气管炎的症状所掩盖。偶见未被发现的重症肺结核,因继发感染而有高热,甚至已发展至败血症或呼吸衰竭才去就医。鉴于肺结核的临床表现常呈多样化,在结核病疫情已基本得到控制、发病率低的地区,医务人员在日常诊疗工作中尤应认识其不典型表现。

1.症状

(1)全身症状:表现为午后低热、乏力、食欲缺乏、消瘦、盗汗等,若肺部病灶进展播散,常呈不规则高热,妇女可有月经失调或闭经。

(2)呼吸系统症状:通常为干咳或带少量黏液痰,继发感染时,痰呈黏液脓性。约 1/3 的患者有不同程度咯血,痰中带血多因炎性病灶的毛细血管扩张所致;中等量以上咯血,则与小血管损伤或来自空洞的血管瘤破裂有关。咯血后常有低热,若发热持续不退,则应考虑结核病灶播散。有时硬结钙化的结核病灶可因机械性损伤血管或合并支气管扩张而咯血,偶因血块阻塞大气道引起窒息。病灶炎症累及壁层及胸膜时,相应胸壁有刺痛,随呼吸及咳嗽而加重。慢性重症肺结核时,呼吸功能减退,常出现渐进性呼吸困难,甚至缺氧发绀。若并发气胸或大量胸腔积液,其呼吸困难症状尤为严重。

2.体征

早期病灶小或位于肺组织深部,多无异常体征。若病变范围较大,患侧肺部呼吸运动减弱,叩诊呈浊音,听诊时呼吸音减低或为支气管肺泡呼吸音。因肺结核好发于肺上叶尖后段及下叶背段,故锁骨上下、肩胛间区叩诊略浊,咳嗽后偶可闻及湿啰音,对诊断有参考意义。肺部病变发生广泛纤维化或胸膜粘连增厚时,患侧胸廓常呈下陷、肋间隙变窄、气管移位与叩浊,对侧可有代偿性肺气肿征。

肺结核未及时发现或治疗不当,空洞长期不愈,空洞壁增厚,病灶出现广泛纤维化;随机体免疫力的高低波动,病灶吸收、修复与恶化、进展交替发生,成为慢性纤维空洞型肺结核。病灶常有反复支气管播散,病灶吸收、修复与恶化、进展交替发生,成为慢性纤维空洞型肺结核。病灶常有反复支气管播散,病程迁延,症状时有起伏,痰中带有结核菌,为结核病的重要传染源。X线显示一侧或两侧单个或多个厚壁空洞,多伴有支气管播散病灶及明显的胸膜增厚。因肺组织纤维收缩,肺门被牵拉向上,肺纹理呈垂柳状阴影,纵隔牵向患侧。邻近或对侧肺组织常有代偿性肺气肿,常并发慢性支气管炎、支气管扩张、继发感染或慢性肺源性心脏病。肺组织广泛破坏,纤维组织增生,进一步导致肺叶或全肺收缩("毁损肺")。此类改变均可视为继发性肺结核的后遗表现。

二、影像学检查

(一)渗出性病变

渗出性病变依病变的范围可分为小叶性渗出性病变及大叶性渗出性病变。

1.小叶性渗出性病变

因病变限于小叶范围呈 1.0～2.5cm 大的斑片状阴影,边缘较淡而中心较浓,边缘模糊的小片状阴影。大小不同,多呈支气管分布,如同一般的支气管肺炎,可称为小叶性结核性肺炎(干酪性肺炎)。

2.大叶性渗出性病变

病变范围限于大叶,又称为大叶性结核性肺炎(大叶性干酪性肺炎)。由于结核菌毒力大而数量多,使肺组织大量渗出,占据一个肺叶,渗出病变迅速产生组织坏死形成以变质为主的病变,形成液化与溶解区,这种空洞的出现是结核性肺炎的特征。由于渗出侵犯大叶,呈大片状阴影,浓密不均匀,边缘模糊,然而,受叶间胸膜的阻挡则边缘锐利清晰,与一般大叶性肺炎影像相同,唯一不同点是其中常可见溶解或空洞。

3.肺段性结核浸润

当渗出性结核病变超出小叶范围后亦可形成肺段性渗出性病灶。表现为局限性斑片状阴影,大小为 4～5cm,中心密度较高,边缘模糊的斑片状阴影。浸润型肺结核以及初染综合征中的肺部浸润病变均属于此,常见的为早期肺结核浸润。

(二)增生性病变

结核结节为典型的增生性病变,小者可为粟粒大小(2～3mm),大者可超过小叶 2～3cm或更大,因病灶周围炎症均已吸收,呈好转,根据其大小可分为腺泡性增生性病变或腺泡结节性病变。X线表现:小斑点状阴影,因腺泡排列可呈"梅花瓣"状阴影,此乃典型的腺泡性增生性病变。小斑点状阴影密度稍高,边缘清楚,粟粒大小、米粒大小,占据小叶的一部分。受累的腺泡之间尚有空气存在为健康的肺腺泡,如互相融合可形成结节状,大小为 0.5～1.5cm。恶化时可使边缘模糊,扩大。腺泡性病变为结核病变的特征。

(三)干酪性病变

干酪性病变即变质性病变,似奶酪状。X 线表现为:密度稍高的片状阴影,多均匀,不规则,边缘略清晰,其中常见溶解区或空洞,多呈无壁空洞,亦见小钙化,呈慢性过程可有纤维增生呈纤维干酪灶。当干酪病变被纤维包裹呈大小不同的球形病变则称为结核球,大小为 0.5～4cm,最多见为 2～3cm。纤维包裹性干酪灶一般长时间变化不大,只有少部分可在短期内增大,需与肺部肿瘤相鉴别。

(四)纤维病变

结核病变趋于愈合时则有大量纤维组织增生,形成瘢痕组织。X 线表现呈高密度的不规则的条索状阴影,边缘锐利,分界清晰,走行无一定方向,也可构成网状阴影。多数纤维增生可使肺叶体积缩小,出现纵隔牵拉移位征象,以纤维病变为主的肺结核又称为肺硬变。纤维性病变也常混杂在肺结核各种不同的病变中,也可以在空洞周围,形成牵拉,使空洞不易闭合,亦可引起胸膜粘连。纤维病变附近的肺组织常产生病灶周围的局限性气肿。

(五)钙化

钙化后由于钙盐的沉着,为结核病治愈的表现。X 线表现由于钙盐的原子序数较高为20,原子量为 40.08,可吸收较多的 X 线,因而形成密度极高的影像。可呈小斑点状、小片状、砂粒状、板层状等钙化影,边缘清晰、锐利,长时间无明显的钙化。钙化灶也可被巨细胞吞噬,消失。肺部钙化也可以由于咳嗽而部分咳出,前后两张 X 线摄影图像进行比较,对每个钙化灶对比,有时可以发现脱出而缺少几个钙化灶。钙化可产生于支气管壁、空洞壁、结核病灶部、胸膜及淋巴结等部位。原发性肺结核的原发病灶愈合后形成胸膜下部肺内钙化。

(六)空洞的 X 线表现

1.X 线表现

干酪病变坏死液化经引流支气管排空而形成的空洞,按其形态及病理不同,有下列几种。

(1)蚕食空洞:又名无壁空洞,即无完整的空洞壁结构,而是在干酪灶中由于排空而形成的空腔,一般溶解区均属于此种类型。特别是干酪性肺炎常见此种空洞。在大片状阴影中呈现透亮区,而空洞壁则不明显,透亮区的周围即干酪病变,壁多不规则,空洞内亦无液平面。

(2)薄壁空洞:洞壁纤维较薄,肉芽组织及玻璃样变亦较少,多为 1 年以内的新鲜空洞。X 线表现为:圆形、椭圆形,壁厚 3mm 以内,光滑,洞中病变不多,纤维病变较少。此种空洞多易愈合。

(3)干酪厚壁空洞:洞壁干酪坏死为主,只有少量肉芽及纤维组织。可呈圆形或椭圆形,常不规则。外周亦常见斑片状或条索状病变,壁较厚(在 3～5mm)。

(4)纤维空洞:洞龄超过 1 年以上,洞壁以纤维组织为主,肉芽组织及干酪组织较少,可有广泛的玻璃样变。X 线表现:常呈不规则的透亮区,壁较厚(在 3mm 以上)。X 线表现为壁密度较高的不规则透亮区。内缘多光滑,外周常有较多结核病变,纤维条索状及斑片状阴影,为干酪病变、纤维病变。邻近胸膜常见增厚和粘连,此种空洞在长期内多变化较少。

(5)硬壁空洞:洞龄多在3年以上,漫长的过程使洞壁以大量纤维组织及玻璃样变为主,干酪坏死较少。X线表现:厚壁不规则透亮区,壁厚超过3～5mm,壁密度较高,周围常有大片浓密病变,纤维组织增生,呈广泛粘连,邻近胸膜增厚粘连,使空洞固定,硬变,很难治愈,同时可有多支引流支气管相通,呈轨道状阴影与空洞相连。空洞造影时则很容易充盈。此种空洞需外科切除,抗结核药物治疗很难奏效。

2.空洞的影像检查

(1)X线检查:比较典型的空洞,表现为透亮区阴影,诊断率在80%以上,然而可因空洞直径较小(0.5cm)或洞壁较厚,周围病变较多时容易将透亮区掩盖显示不清。亦可因为锁骨、肋骨或心影、膈顶等所遮盖而不显示,必要时可进行前弓位、肺尖部摄影或改变体位摄影进行显示。

(2)CT扫描断层检查:因对比分辨率高,可进行薄层扫描,对空洞的诊断准确率极高,优于普通断层摄影,引流支气管关系的显示不如断层摄影。

(3)MRI检查:因为扫描时间较长,对比分辨率不如CT,影像显示较CT为差,结核病变应用MRI检查较少。

(七)结核性支气管病变

肺结核由于结核病变引起的支气管的内膜结核、支气管扩张、狭窄、阻塞等通过纤维支气管镜检查或支气管造影而发现,据文献统计为56%～80%。经北京结核病研究所放射科的200例肺结核支气管造影结果,发现支气管有扩张、狭窄或阻塞多达75%。结核性支气管扩张的特征为:近端支气管管壁不规则,扭曲变形,移位牵拉聚拢,近端支气管扩张,远端支气管却正常。亦见狭窄或阻塞,小支气管不易充盈等。空洞的引流支气管也有管壁增厚及管腔扩张,但亦见狭窄者,若引流支气管闭塞,可使空洞缩小或呈阻塞性空洞。

以上为肺结核的各种基本病变的影像学表现,然而实际上由于结核病的感染、发病情况不同,结核病变亦不相同,可以某种病变为主,也含有其他各种性质的病变,特别是慢性的过程,各种病变是混杂一起的,也可以有部分钙化,还可以同时有渗出性病变。诊断时需做出具体分析,做出详细的描述,病变性质不同,对确定治疗方案有重要意义。例如,有空洞,则无疑被划为活动性肺结核进行治疗与管理,因为空洞排菌是传染源,与无空洞者截然不同。

要求肺结核的影像学诊断要仔细、具体和准确,同样是肺结核病,但部位、多少、大小、病变性质不同,治疗、预后,以及管理均不相同。

三、结核病影像学表现

1.原发型肺结核(Ⅰ型)

又名原发综合征,多见于儿童和青少年,少数为成人。

(1)X线表现:原发型肺结核的典型表现有三个X线征。①原发浸润:肺近胸膜处原发病灶,多位于中上肺野,其他肺野则少见,为局限性斑片状阴影,中央较浓密,周边较淡而模糊,当周边炎症吸收后则边缘略清晰;②淋巴管炎:从原发病灶向肺门走行的条索状阴影,不规则,此阴影仅一过性出现,一般不易见到;③肺门、纵隔淋巴结肿大:结核菌沿淋巴管引流至肺门和纵隔淋巴结,引起肺和纵隔淋巴结肿大。表现为肺门增大或纵隔边缘肿大淋巴结突向肺野。增大的淋巴结有时可压迫支气管,引起相应肺叶的不张。

原发病灶经治疗后易于吸收,少数原发病灶可以干酪样变,形成空洞,但淋巴结炎常伴不同程度的干酪样坏死,愈合较慢,愈合后可残留钙化。当原发病灶吸收后,原发型肺结核则表现为胸内或纵隔内淋巴结结核。淋巴结内部干酪灶可破溃至血管和支气管产生血行或支气管播散。

(2)CT 表现:CT 扫描可更清晰发现肺门及纵隔淋巴结增大,显示其形态、大小、边缘轮廓和密度等。对隆突下淋巴结增大,X 线片不易显示,而 CT 可以清晰显示。同时 CT 可早期发现原发灶内的干酪样坏死,表现为病灶中心相对低密度区。

2.血行播散型肺结核(Ⅱ型)

此型为结核菌经血行播散的结核。由于结核菌的毒力不同,菌的数量以及机体免疫功能状况等因素,可分为急性、亚急性及慢性血行播散型肺结核。

(1)X 线表现:①急性血行播散型肺结核又称急性粟粒型肺结核:表现两肺弥散性粟粒状阴影。粟粒大小为 1～2mm,边缘清晰。粟粒影像特点主要为三均匀,即分布均匀、大小均匀和密度均匀;②亚急性血行播散型肺结核:病灶多见于两肺上、中肺野,粟粒状阴影大小不一、密度不均、分布不均;病灶可融合,或增生硬结和钙化,也可纤维化呈条索阴影,甚至部分病灶可形成空洞透亮区;同时,常伴两下肺透过度增高的代偿性肺气肿,双膈降低,心影垂直,上可见胸膜增厚与粘连;③慢性血行播散型肺结核:病变类似于亚急性血行播散型肺结核表现,只是大部分病变呈增生性改变,病灶边缘基本清晰,纤维条索状影更明显或者病灶钙化更多见,胸膜增厚和粘连更显著等。同时,两肺纹理增粗紊乱更明显。

(2)CT 表现:CT 扫描,特别高分辨力 CT,因为分辨力提高,更易清晰显示粟粒性病灶,尤其对早期急性粟粒型肺结核显示优于胸片,利于确诊。表现为两肺广泛 1～2mm 大小的点状阴影,密度均匀、边界清楚、分布均匀,与支气管走行无关。亚急性或慢性血行播散型肺结核CT 与 X 线胸片所见相似,主要表现为多发大小不一的结节影,上肺结节多,且大于下肺结节。同时对部分病灶的小空洞或钙化、胸膜增厚或钙化显示更清晰。

3.继发型肺结核(Ⅲ型)

为成年结核中最常见的类型,包括浸润病变、干酪病变、增生病变、空洞病变、结核球以及纤维、钙化等多种不同性质的病变。

(1)浸润性肺结核:多为已静止的原发病灶的重新活动,或为外源性再感染。由于机体对结核菌已产生特异性免疫力,病变常局限于肺的一部,多在肺上叶尖段、后段及下叶背段。X线及 CT 表现:多种多样,可以一种为主或多种征象混合并存,CT 较 X 线更易发现结核灶的细微改变及空间结构关系,并有助于活动性判定和鉴别诊断。其主要征象为:①局限性斑片阴影:见于两肺上叶尖段、后段和下叶背段,右侧多于左侧;②大叶性干酪性肺炎:为一个肺段或肺叶呈大片致密性实变,密度中心较高,其内可见不规则形"虫蚀样"空洞,边缘模糊;③增生性病变:呈斑点状阴影,边缘较清晰,排列成"梅花瓣"或"树芽"状阴影,为结核病的典型表现;④结核球:圆形、椭圆形阴影,大小 0.5～4cm,常见 2～3cm,边缘清晰,轮廓光滑,偶有分叶,密度较高,内部常见斑点、层状或环状钙化。结核球周围常见散在的纤维增生性病灶,称"卫星灶";⑤结核性空洞:圆形或椭圆形病灶内,见透亮区。空洞壁薄,内壁一般较规则,有时可呈厚壁不规则空洞。常见一条或数条粗大条状阴影与空洞相连,表示引流大气管与空洞相通;⑥支气管播散病变:结核空洞干酪样物质经引流支气管排出,引起同侧或对侧的支气管播散。表现为沿支气管分布的斑片状阴影,呈腺泡排列,或相互融合成小叶阴影;⑦硬结钙化:增生性病灶好转后可有钙盐沉着,病灶呈边缘锐利的高密度影,完全钙化者,呈骨样密度的斑片状或小块状阴影,致密阴影长期无变化,表现结核病痊愈。钙化也可产生在支气管壁或胸膜以及淋巴结内;⑧小叶间隔增厚:表现为条索及网状阴影。

(2)慢性纤维空洞性肺结核:属于继发型肺结核晚期类型,肺组织受结核病灶破坏,形成慢性纤维空洞,肺内有多种不同性质的病变,病程达数年或数十年之久,是由于未经彻底治疗,病变恶化,反复进展演变而来。

X线及CT表现:①单侧或双侧肺上中部不规则透亮区;②空洞壁厚,壁周有大量纤维粘连,使洞壁固定而坚硬;③多支引流支气管与空洞相通,呈条索轨道状阴影;④空洞周围有大片渗出和干酪病变,也可见不同程度的钙化;⑤双肺上叶收缩,双肺门上抬,肺纹理紊乱,呈垂柳状;⑥双肺中下叶透过度增加;⑦纵隔变窄,呈滴状心;⑧肋间隙增宽,双膈变平下降,呈桶状胸;⑨胸膜增厚及粘连;⑩常见支气管播散性结核病灶。

4.结核性胸膜炎(Ⅳ型)

结核性胸膜炎或单独发生,或与肺部结核病变同时出现。可能是由于胸膜下肺结核灶或胸壁结核直接侵犯或为肺结核和肺门纵隔淋巴结结核中结核菌经淋巴管逆流至胸膜所致,也可为结核菌的血行播散,机体变态反应增强,结核菌与其代谢产物的刺激使胸膜产生炎症。胸膜结核可分为结核性干性胸膜炎和结核性渗出性胸膜炎,后者临床多见,常为单侧胸腔渗液,偶尔两侧胸腔渗液,一般为浆液性,偶为血性。

X线及CT表现:均可见不同程度的胸腔积液表现,慢性者可见胸膜广泛或局限性增厚表现,但有时为叶间、肺底积液或包裹性积液,CT诊断更优。

四、治疗

1.药物治疗

主要作用在于缩短传染期、降低死亡率、感染率及患病率。对于每个具体患者,则为达到临床及生物学治愈的主要措施,合理化治疗是指对活动性结核病坚持早期、联用、适量、规律和全程使用敏感药物的原则。

(1)早期治疗:一旦发现和确诊后立即给药治疗。

(2)联用:根据病情及抗结核药的作用特点,联合两种以上药物,以增强与确保疗效。

(3)适量:根据不同病情及不同个体规定不同给药剂量。

(4)规律:患者必须严格按照治疗方案规定的用药方法,有规律地坚持治疗,不可随意更改方案或无故随意停药,亦不可随意间断用药。

(5)全程:乃指患者必须按照方案所定的疗程坚持治满疗程用药,短程通常为6~9个月。一般而言,初治患者按照上述原则规范治疗,疗效高达98%,复发率低于2%。

2.手术治疗

已较少应用于肺结核治疗。对大于3cm的结核球与肺癌难以鉴别时,复治的单侧纤维厚壁空洞、长期内科治疗未能使痰菌转阴者,或单侧的毁损肺伴支气管扩张、已丧失功能并有反复咯血或继发感染者,可做肺叶或全肺切除。结核性脓胸和(或)支气管胸膜瘘经内科治疗无效且伴同侧活动性肺结核时,宜做肺叶-胸膜切除术。手术治疗禁忌证有:支气管黏膜活动性结核病变,而又不在切除范围之内者全身情况差或有明显心、肺、肝、肾功能不全。只有药物治疗失败或无效时才考虑手术。手术前后患者无例外也要应用抗结核药。1993 年我国胸外科在肺结核、肺癌外科手术适应证学术研讨会上,提出肺结核手术适应证如下。

(1)空洞性肺结核手术适应证:①经抗结核药物初治和复治规则治疗(约 18 个月),空洞无明显变化或增大,痰菌阳性者,尤其是结核菌耐药的病例;②如反复咯血、继发感染(包括真菌感染)等,药物治疗无效者;③不能排除癌性空洞者;④非典型分枝杆菌,肺空洞化疗效果不佳或高度者。

(2)结核球手术适应证:①结核球经规则抗结核治疗 18 个月,痰菌阳性,咯血者;②结核球不能除外肺癌者;③结核球直径>3cm,规则化疗下无变化,为相对手术适应证。

(3)毁损肺手术适应证:经规则抗结核治疗仍有排菌、咯血及继发感染者。

(4)肺门纵隔淋巴结核手术适应证:①经规律抗结核治疗,病灶扩大者;②病灶压迫气管、支气管引起严重呼吸困难者;③病灶穿破气管、支气管引起肺不张,干酪性肺炎,内科治疗无效者;④不能排除纵隔肿瘤者。

(5)大咯血急诊手术适应证:①24 小时咯血量>600ml,经内科治疗无效者;②出血部位明确;③心肺功能和全身情况许可;④反复大咯血,曾出现过窒息、窒息先兆或低血压、休克者。

(6)自发性气胸手术适应证:①气胸多次发作(2～3 次)者;②胸腔闭式引流两周以上仍继续漏气者;③液气胸有早期感染迹象者;④血气胸经胸腔闭式引流后肺未复张者;⑤气胸侧合并明显肺大疱者;⑥一侧及对侧有气胸史者应及早手术。

第二节 肺 部 炎 症

一、大叶性肺炎

(一)概述

大叶性肺炎可由细菌、病毒、结核杆菌等病原体引起,但通常所指细菌引起者,是细菌性肺炎中最常见的,致病菌多为肺炎球菌,其次有绿色链球菌、流感嗜血杆菌、葡萄球菌、铜绿假单胞菌和大肠杆菌等。炎症可累及整个肺叶或者肺段。

本病在春季和冬季好发,多见于青壮年,男性发病率约为女性的 2 倍,近年来由于抗生素的广泛应用,其发病率有所下降。

急性起病,发病前约 70% 的患者有上呼吸道感染病史,或有受寒、过度劳累、醉酒等。典型表现为寒战、高热,体温可达 39～40℃,呈稽留热,伴有全身肌肉酸痛不适。数小时内出现咳嗽、咳痰、胸痛、呼吸困难。典型者为铁锈色痰,部分为血痰,少数呈黏液脓性。胸部疼痛多限于病变局部,但有些肺部炎症可以累及膈胸膜刺激膈神经,反射性引起上腹疼痛,特别是发生在下叶的肺炎。部分高热患者可以出现口唇鼻周单纯性疱疹。严重者可并发感染性休克。

革兰阴性杆菌肺炎多见于年老体弱及有慢性心、肺疾病或免疫缺陷者,多为院内继发感染。葡萄球菌和克雷伯杆菌引起的肺炎的临床表现均较为严重,中毒症状明显,部分可以合并胸腔积液。

体格检查,可有呼吸浅快、心率快甚至心律失常。于实变期可以出现典型的肺实变体征,患侧呼吸动度减弱,叩诊病变局部浊音,异常支气管呼气音和语颤增强。消散期可闻及湿啰音。

实验室检查白细胞计数明显增高,多在(10~30)×10⁹/L,中性粒细胞多占80%以上,年老体弱或免疫力低下者白细胞计数可不增高,但中性粒细胞百分比仍高。血培养20%可呈阳性。痰、血的细菌培养可以确定病原体。

(二)影像学检查

大叶性肺炎一般单叶多见,可累及肺叶的一部分,也可从肺段开始扩展至肺叶的大部或全部。影像学表现与其病理变化分期有关,一般说来,影像学征象的异常晚于临床症状出现。

1.充血期

(1)X线表现:早期X线片无异常,或仅表现为肺纹理增粗或模糊。下叶肺炎者,在透视下可有同侧膈肌的轻度升高或活动受限等改变。

(2)CT表现:CT密度分辨率高,能较早发现病变。表现为病变区支气管血管束增多、增粗,透光度减低,有时可见边缘模糊的磨玻璃状阴影。

2.实变期

(1)X线表现:X线片上呈一片密度均匀增高的阴影,形态呈肺段或肺叶分布。其内肺纹理消失,可见支气管气像。实变的肺体积一般与正常时相等。由于肺泡渗出液较多及红细胞、白细胞的存在有时体积可略大于正常,使相应的叶间裂稍凸起。若病变区内的细支气管因黏稠分泌物的阻塞而致不张,实变的肺叶体积可稍缩小,相应的叶间裂稍凹陷。

右肺上叶大叶性肺炎在正位片上表现为右肺上野大片状阴影,下缘清晰锐利,为水平裂,上缘模糊,肺尖常不受累,侧位片上后缘止于斜裂的上部。右肺中叶大叶性肺炎表现为右肺中野的大片密度增高影,与右心缘相连,上缘呈水平状,实变密度自上而下逐渐变淡,肋膈角锐利,侧位片上呈三角形,尖端指向肺门,上、下缘分别以水平裂及斜裂为界,清晰锐利。左肺上叶实变类似于右上叶、中叶病变之和的表现。左肺下叶大叶性肺炎在正位上表现为肺部中、下野大片状致密影,上缘模糊不清,与正常肺组织无明确分界,下部阴影浓密,直达横膈,遮盖肋膈角,侧位片上见肺下部后方一直立三角形状的阴影,前缘以斜裂为界,后方直达后胸壁,下缘直达横膈。

(2)CT表现:CT表现与X线表现相似,在实变早期肺窗显示以斑片状密度增高影为主,CT值30~50HU,但纵隔窗显示病灶的范围较肺窗小或未见显示。进一步发展呈一片状密度增高影,呈肺段或肺叶分布,其内不能看见肺纹理,可见透亮的支气管影,称为支气管充气征或支气管气像。CT显示支气管充气征较X线片显像更为清楚。而且CT可以较明确地区分肺叶。

实变的肺体积一般与正常时相等,叶间裂一般无移位。有时体积可略大于正常,使相应的叶间裂稍凸起。大叶性肺炎有时由于痰液、菌栓阻塞可致不张实变的肺叶体积可稍缩小,相应的叶间裂稍凹陷。

在CT上各叶大叶性肺炎影像学形态与肺叶解剖形态一致。右肺上叶大叶性肺炎表现为右肺上叶大片状阴影,后缘平直清楚,为水平裂,余边缘模糊,肺尖常不受累。右肺中叶大叶性肺炎表现为右肺中叶的大片密度增高影,外缘直达胸壁,尖端指向肺门,与右心缘相连,造成右心缘模糊。前、后缘分别以水平裂及斜裂为界,清晰锐利。左肺上叶实变类似于右上叶、中叶病变之和的表现。下叶大叶性肺炎表现为肺部下叶大片状致密影,前缘以斜裂为界,后方直达后胸壁,下缘直达横膈。

3.消散期

(1)X线表现:临床症状的减轻较影像学上病变吸收要早。往往在体温开始下降 1 周左右,X线片才开始出现吸收征象。表现为大叶病灶密度不均匀减低,病灶范围变小,呈散在的大小不一分布不规则的斑片状影。病变多在两周内吸收,少数病例可延迟 1~2 个月才吸收,偶可机化。

(2)CT表现:影像学上病变吸收晚于临床症状的减轻。CT上表现为肺部病灶密度减低,变淡薄,范围变小,散在、大小不一、分布不规则、边缘模糊的斑片状影。两周后,病变一般基本吸收,少数病例可延迟 1~2 个月才吸收,偶可机化。

近年来,随着抗生素的广泛应用,抑制了大叶性肺炎的自然发展过程,因而大叶性肺炎的临床表现和影像学检查与表现并不典型,有些仅表现为一个肺段或亚肺段的实变,更像是一般渗出性病变,靠近叶间裂的边缘清晰,而其他部分边缘模糊不清,外周阴影逐渐变淡。

(三)治疗

1.抗菌素治疗

青霉素、磺胺类药、红霉素、洁古霉素、先锋霉素Ⅳ号。

2.对症治疗

(1)高热者一般不使用阿司匹林、扑热息痛等退热药,避免因严重脱水引起低血容量性休克。

(2)疼痛及严重烦躁不安者可予以水合氯醛,镇静治疗者亦不使用可卡因、地西泮等抑制呼吸类药物。

(3)咳嗽咳痰者应用氯化铵合剂。

(4)保持水、电解质平衡。

(5)休克、呼吸衰竭及时做相应处理。

(6)颅内高压者可使用利尿剂。

3.应急处理

(1)卧床休息,给予高热量、多维生素及易消化饮食,鼓励患者多喝水或菜汤以补充水分。

(2)全身应用大剂量抗生素如青霉素、氨苄青霉素等。

(3)高热者可在头、腋下、腘窝等处放置冰袋或冷水袋,全身温水或酒精擦浴等物理降温处理,必要时口服解热药物,如吲哚美辛等。

(4)神志恍惚或昏迷者,及时清除口腔内异物,保持呼吸道通畅。

(5)休克者应平卧,头稍低,并速送医院抢救。

二、支气管肺炎

(一)概述

支气管肺炎又称为小叶性肺炎,多数由细菌引起,常见的病原菌有肺炎球菌、金黄色葡萄球菌、链球菌及流感嗜血杆菌等,也可由病毒、支原体等引起。主要发生于婴幼儿和年老体弱者。支气管肺炎为小儿最常见的肺炎。长期卧床患者,或腹部手术后膈肌位置抬高,呼吸运动减弱,导致肺部血液循环淤滞,也可诱发感染。

支气管肺炎多发生于冬季、春季及气候骤变时,有些华南地区反而在夏天发病较多。室内居住拥挤、通风不良、空气污浊、致病性微生物较多,容易发生本病。

临床表现较重,急性起病,多有高热、咳嗽、咳泡沫黏液脓性痰,重症病例可伴有呼吸困难、发绀及胸痛等。肺部听诊两肺可闻及湿啰音、水泡音。实验室检查外周血白细胞计数升高。年老体弱或免疫力低下者机体反应性低,体温可不升高,血白细胞计数也可不升高。

(二)影像学检查

1.X 线表现

病变好发于两肺下部的内、中带。表现为肺纹理增多、增粗、边缘模糊,这是支气管炎及支气管周围炎的表现,病毒性肺炎比细菌性肺炎明显,以腺病毒性肺炎最明显。沿着增粗的肺纹理可见广泛的不均匀分布的大小不一的斑片状密度增高影,中心密度较高,边缘较淡薄且模糊。密集的病变也可以融合成密度不均匀的片状但不局限于肺段或肺叶范围内。长期卧床患者病灶多见于两侧脊柱旁及两肺下野。如有支气管炎性阻塞,则可伴有肺不张之致密阴影,但影像学上不能区分小叶性炎症和小叶性肺不张。邻近肺叶内出现代偿性局限肺气肿,这一情况多见于小儿这是因为小儿支气管发育尚不完善,管腔较小,一旦发生炎症,极易造成阻塞。

2.CT 表现

小叶性肺炎有明显的临床症状,通常 X 线摄影检查即可诊断,一般不需要 CT 检查。常规 CT 检查见两肺中下部支气管血管束增粗,边缘模糊。沿着支气管分支分布可见大小不同的结节状及斑片状阴影多位于两肺下野内带,肺叶后部较前部多,但肺叶及肺段支气管通畅。

HRCT 可以显示肺小叶水平的结构,小叶性肺炎表现典型者呈腺泡样形态,大小为 1～2cm。阴影之间可以掺杂含气的肺组织,也可以融合成大片。由于小叶支气管部分性阻塞引起的肺过度充气有时在阴影之间可见到 1～2cm 的类圆形泡状透亮影为本病的特征性表现之一,HRCT 更易于显示。肺门及纵隔无肿大淋巴结。

一般经过 1～2 周的有效治疗后,支气管肺炎可完全吸收消散,肺部恢复正常。长久不消散者或反复发作者 HRCT 检查可了解有无并发支气管扩张。融合成片的炎症长期不吸收,可演变为机化性肺炎。

(三)治疗

采用综合治疗,原则为控制炎症、改善通气功能、对症治疗、防止和治疗并发症。

1.氧气疗法

有缺氧表现,如烦躁、口周发绀时需吸氧,多用鼻前庭导管给氧,经湿化的氧气的流量为 0.5～1L/min,氧浓度不超过 40%。新生儿或婴幼儿可用面罩、氧帐、鼻塞给氧,面罩给氧流量为 2～4L/min,氧浓度为 50%～60%。对氧疗患儿应至少每 4 小时监测 1 次体温、脉搏、呼吸次数和脉搏血氧饱和度。

2.抗感染治疗

(1)抗菌药物治疗原则:①在使用抗菌药物前应采集合适的呼吸道分泌物进行细菌培养和药物敏感试验,以便指导治疗,在未获培养结果前,可根据经验选择敏感的药物;②选用的药物在肺组织中应有较高的浓度;③早期用药;④联合用药;⑤足量、足疗程。重症患儿宜静脉联用药。

社区获得性肺炎(CAP)抗菌药物治疗应限于细菌性肺炎、支原体肺炎和衣原体肺炎、真菌性肺炎等,单纯病毒性肺炎无使用抗菌药物指征,但必须注意细菌、病毒、支原体、衣原体等混合感染的可能性。3个月以下儿童有沙眼衣原体肺炎可能,而5岁以上者支原体肺炎、肺炎衣原体肺炎比率较高,故均可首选大环内酯类,尤其是新一代大环内酯类,其抗菌谱广,可以覆盖大部分儿童CAP病原菌。对4月龄至5岁患儿进行CAP抗菌药物治疗,尤其重症患儿时,应考虑病原菌是对大环内酯类耐药肺炎链球菌,可首选大剂量阿莫西林或头孢菌素。

真菌感染应停止使用抗生素及激素,选用制霉菌素雾化吸入,亦可用克霉唑、大扶康或两性霉素B。

(2)抗病毒治疗:①流感病毒:奥斯他韦、扎那米韦和帕那米韦是神经氨酸酶的抑制剂,对流感病毒A型、B型均有效。金刚烷胺和金刚乙胺是M_2膜蛋白离子通道阻滞剂,仅对A型流感病毒有效。②利巴韦林(病毒唑)可滴鼻、雾化吸入、肌内注射和静脉滴注,可抑制多种RNA和DNA病毒;α-干扰素(IFN-α),5~7天为一个疗程,亦可雾化吸入。③更昔洛韦,即丙氧鸟苷,是儿童巨细胞病毒感染的一线用药。

3.对症治疗

(1)气道管理:及时清除鼻痂、鼻腔分泌物和吸痰,以保持呼吸道通畅,改善通气功能。气道的湿化非常重要,有利于痰液的排出,雾化吸入有助于解除支气管痉挛和水肿。分泌物堆积于下呼吸道,经湿化和雾化仍不能排除,使呼吸衰竭加重时,应行气管插管以利于清除痰液。严重病例宜短期使用机械通气(人工呼吸机)。接受机械通气者尤应注意气道湿化、变换体位和拍背,保持气道湿度和通畅。

(2)腹胀的治疗:低钾血症儿童,应补充钾盐。中毒性肠麻痹时,应禁食和胃肠减压,亦可使用酚妥拉明加5%葡萄糖20ml静脉滴注,最大量≤10mg/次。

(3)其他:高热患儿可用物理降温,如35%酒精擦浴;冷敷,冰袋放在腋窝、腹股沟及头部;口服对乙酰氨基酚或布洛芬等。若伴烦躁不安可给予氯丙嗪、异丙嗪肌内注射,或苯巴比妥肌内注射。

4.糖皮质激素

可减少炎症、渗出,解除支气管痉挛,改善血管通透性和微循环,降低颅内压。使用指征为:①严重憋喘或呼吸衰竭;②全身中毒症状明显;③合并感染中毒性休克;④出现脑水肿。上述情况可短期应用激素,可用琥珀酸氢化可的松或用地塞米松加入瓶中静脉滴注,疗程3~5天。

三、葡萄球菌肺炎

1.概述

葡萄球菌肺炎是由葡萄球菌所引起的急性肺部化脓性感染。常发生于有基础疾病如糖尿病、血液病、艾滋病、肝病或原有支气管肺疾病者。儿童患流感或麻疹时也易罹患。多急骤起病,病情较重,高热、寒战、胸痛、咳脓性痰,可早期出现循环衰竭。

葡萄球菌肺炎的临床表现依据患者的年龄和既往健康情况不同而不同。儿童发病前常有上呼吸道感染或麻疹等感染史,成人葡萄球菌肺炎常继发于流行性感冒、气管插管或长期慢性疾病后甚至有些发生于长期静脉吸毒者。典型的表现为起病急骤,病情变化迅速,寒战,高热,体温高达39~40℃,呈稽留热型,呼吸困难、发绀、胸痛、全身肌肉、关节酸痛、精神萎靡,咳嗽、咳痰,痰在早期为黏液性,逐渐出现脓痰,甚至脓血痰,痰量多,常并发气胸和脓胸。老年患者和患有慢性疾病者,起病较缓慢,症状较轻,低热,咳少量脓性痰。有些不典型的患者,呼吸道症状不明显,但可出现少尿、血压下降等中毒性休克表现。脓毒血症引起的葡萄球菌肺炎常有皮肤伤口和疖、痈等葡萄球菌感染史,有血管留置导管或静脉吸毒史者,易于并发感染性心内膜炎,可出现心悸和心功能不全表现。

2.影像学检查

本病发展迅速,初起时临床症状可以很重,而胸部影像学检查可正常或仅表现为肺纹理增多,但往往在几小时或1天内可由单发或很少的炎症浸润灶发展到广泛分布的大片状阴影。所以,当临床怀疑有葡萄球菌肺炎时,必须在短期内进行胸部影像学随访检查。

(1)X线表现:原发吸入性葡萄球菌肺炎起病后短期内即可在肺内出现炎性浸润改变,病变可为小片或大片的密度高、边缘模糊的云絮状阴影,少数呈节段性或大叶性浸润,病变可在1天内扩展为两肺广泛的炎性浸润。由于支气管中充满着炎性渗出物,在肺野炎性实变区中很少能见到含气的支气管影。由于病毒的毒力较强,常在短期内出现肺脓肿,表现为浸润性病灶中有一个或多个含有液面的空洞。在治疗过程中,往往一方面有炎性浸润灶的吸收;另一方面又可有多个炎性病灶的融合或新的炎性浸润灶的出现。

本病的X线表现中具有特征性的表现是肺气囊的形成。可在发病1～2天即出现,囊壁薄,一般囊内无液面,其大小、数目和分布位置可时有不同,甚至一日数变,可迅速变大或缩小。少数肺气囊体积甚大,可对邻近组织及纵隔产生压迫移位现象,有时可表现为一片浓密实变的阴影中间多个蜂窝状透亮区,形态不甚规则。有的在X线检查的随访过程中,可见邻近多个小气囊融合成一个气囊。有些肺气囊中可见浅小的液平。肺气囊可随着肺部炎症的吸收消散而同时消失。亦有少数肺气囊在肺炎吸收后数月才消失或存留时间更长。若局部炎症浸润存在时间较长,就可以产生肺脓肿,有时可早在炎症浸润持续数天后就在X线片上显示为较大的厚壁空洞,内缘可不规则,周围有炎症浸润所致的阴影。

继发血源性葡萄球菌肺炎,由细菌栓子所形成的坏死性肺梗死多分布于两肺的外围部分。X线表现为大小不一的多发的絮状、球状病变,小的直径仅数毫米,大的可为1～4cm,边缘较清楚,也可呈大小不一的片状致密影,病变中心可出现空洞及液面。

本病易发生胸腔积液及脓胸,近胸膜的肺气囊穿破后可形成脓气胸。胸腔渗液出现早,且增加快,往往可在患者初次就诊时就见一侧大量胸腔积液并遮盖肺内的炎性病变。胸腔积液化脓或肺内化脓性病灶的穿破可产生脓胸或脓气胸。在肺部炎症早期就有多量胸腔积液或脓胸、脓气胸者,往往提示为金黄色葡萄球菌感染所致。

在婴幼儿葡萄球菌肺炎中,肺气囊的出现比较多见,脓胸及脓气胸的发生也较多。在婴儿中特发性的广泛的脓气胸往往是金黄色葡萄球菌感染的特征。成人金黄色葡萄球菌肺炎中并发肺脓肿的较多。

(2)CT表现:病变一般为多发性。吸入性感染,最先为密度增高的片状高密度影,边缘模糊,病变范围可为小叶性、段性或大叶性,并可在数小时至1天内扩散至两肺。实变区缺乏空气支气管征。在治疗过程中,往往一方面有炎性浸润灶的吸收;另一方面又可有多个炎性病灶的融合或新的炎性浸润灶的出现。随着病情的进展,可形成脓肿而含液平面的空洞,亦可出现类圆形薄壁空腔的肺气囊。CT 对肺气囊和肺脓肿有着最为准确可靠的诊断价值。血源性感染多为两肺近胸膜下分布的结节影,直径 0.5～4cm,边缘清楚或模糊,可见空洞及液平,结节影的肺门侧有时可见供应血管。CT 对并发的胸腔积液及脓胸诊断较敏感,并有利于显示被大量胸腔积液遮盖的肺内炎性病变。

总之,本病的影像学特征有以下几点:①临床症状与影像学所见不一致。当肺炎初起时,临床症状已很重,而影像学征象却很少,仅表现为肺纹理增多,一侧或两侧出现小片状高密度影;当临床症状已趋明显好转时,在影像学上却可见明显病变如肺脓肿和肺大疱等现象;②病变发展迅速,甚至在数小时内,小片炎症改变就可发展成脓肿;③病程中,多并发小脓肿、脓气胸、肺气囊及肺大疱。严重的还并发纵隔积气、皮下气肿及支气管胸膜瘘;④影像学上病灶阴影持续时间较一般细菌性肺炎长,2 个月左右阴影仍不能完全消失。

3.治疗

应在早期将原发病灶清除引流,同时选敏感抗菌药物。医院外感染的金葡萄菌肺炎,仍可用青霉素 G。对于院内感染和部分院外发病者,多为凝固酶阳性的金葡萄,90％以上产生青霉素酶,应给予耐酶的 β-内酰胺类抗生素,如苯唑西林、氯唑西林或萘夫西林。对青霉素耐药的菌株可能也对头孢菌素耐药,但仍可用头孢唑啉或头孢噻酚静脉滴注。对甲氧西林亦耐药的金葡萄菌称甲氧西林耐药株可用万古霉素、替考拉宁、利奈唑胺,也可选用利福平、SMZ-TMP、磷霉素、氟喹诺酮类,以及丁胺卡那霉素等治疗。

四、克雷伯杆菌肺炎

1.概述

肺炎杆菌为革兰染色阴性,不活动,有荚膜,成对或呈短链,在普通培养基上易生长。在固体培养基上菌落高出表面,光滑而黏湿是其特点。根据荚膜抗原成分不同,肺炎杆菌可分 75 种亚型,引起肺炎者以 1～6 型为主,能很快适应宿主环境而长期生存,对各种抗生素易产生耐药性。肺炎杆菌肺炎多见于中老年,凡导致机体免疫功能受损的情况都可成为引起感染的诱因。如激素和免疫抑制药,以及抗代谢药物的使用造成全身免疫功能紊乱及各种严重疾病(如肿瘤、糖尿病、慢性肝病、白细胞减少、白血病等);某些侵入性检查、创伤性治疗和手术、使用污染的呼吸器、雾化器等都有导致感染发病的可能。院内工作人员的手部传播、患者及慢性病菌携带者均是病菌的来源。

大多数肺炎杆菌肺炎患者起病突然,部分发病前有上呼吸道感染症状。主要临床表现为寒战、发热、咳嗽、咳痰、呼吸困难等。痰液无臭、黏稠、痰量中等。由血液和黏液混合成砖红色痰,临床描述为无核小葡萄干性胶冻样痰(果酱状),被认为是肺炎克雷伯杆菌肺炎的一项特征,但临床少见。也有患者咳铁锈色痰或痰带血丝,或伴明显咯血。社区获得性大叶性肺炎与其他肺炎不同,表现为肺的损毁性改变,病情重,起病急,早期即可表现为显著的中毒症状、呼吸衰竭和低血压,体温超过 39℃,发生肺脓肿、空洞、脓胸和胸膜粘连的概率增加。医院内感染的症状与其他病原菌感染的类似,临床表现危重,可有呼吸急促和肺实变体征。

2.影像学检查

基本上是属于支气管肺炎形态。因此,早期与链球菌或肺炎双球菌性肺炎相似呈小叶性改变。但很快可以由小叶互相融合呈大叶性实变。多见于右肺上叶。早期病变可累及胸膜。

由于病灶容易发生坏死,因此,脓疡可在早期形成。多为多发的小空洞,一般直径不超过 2cm。但小空洞也可以融合成大空洞。空洞内缘光滑、壁薄、无液面,愈合过程慢,常可遗留广泛的纤维化。此外还可有胸腔积液、液气胸或胸膜增厚及支气管扩张的表现。

3.治疗

及早使用有效抗生素是治愈的关键。第二、第三代头孢菌素联合氨基糖苷类抗生素治疗。

五、绿脓杆菌肺炎

1.概述

绿脓杆菌肺炎是由铜绿假单胞杆菌感染所引起的肺炎,多见于院内获得性,其所占比例可高达 40%,且有上升趋势。铜绿假单胞杆菌为条件(或机会)致病菌,广泛存在于潮湿的自然环境、机体体表及与外界相通的腔道内,是院内感染的常见病原菌之一。绿脓杆菌肺炎常继发于严重疾病患者,在正常人极少发生,病情一般比较严重,病死率高。

临床表现缺乏特异性,和一般革兰染色阴性杆菌性肺炎相似,主要为畏寒、发热(体温晨间比午后高)、咳嗽、呼吸困难、发绀等。咳嗽,咳大量脓性痰,一般咳黄脓痰,典型患者咳大量翠绿色脓痰。合并菌血症时患者可突发高热、烦躁不安、呼吸困难、心搏加快甚至昏迷。体检可有相对缓脉,肺部听诊可有弥散性细小水泡音及喘鸣音。同时有并发症或基础疾病时,具有相应的症状及体征。

2.影像学检查

影像学表现为支气管肺炎型、实变型和肺脓肿型。病程早期一般呈肺间质性水肿,48 小时后出现肺浸润,数日后有脓肿形成,在结节状或融合性斑片状浸润病灶中常见小的透亮区,炎症吸收后可留有纤维瘢痕,空洞和肺不张少见。大多患者有少量胸腔积液。

3.治疗

早期诊断,早期有效的抗生素治疗尤为重要,选择敏感有效的抗生素是治疗的中心环节。在病原学培养及药敏试验未有结果前,可根据经验选用抗生素,目前对绿脓杆菌有效抗生素有三类:β-内酰胺类,氨基糖苷类及氟喹诺酮类:

(1)β-内酰胺类抗绿脓杆菌活性较高的有:头孢他啶(复达欣),不典型的 β-内酰胺类抗绿脓杆菌活性较高有:亚胺硫霉素(泰能)、β-内酰胺类加 β-内酰酶抑制剂的复合制剂如头孢哌酮＋青霉烷砜(舒普深);

(2)氟喹诺酮类对绿脓杆菌有一定抗菌活性;

(3)氨基糖苷类抗生素,因此类抗生素具有相当肾毒性及耳毒性,而绿脓杆菌性肺炎又多见于老年人或有严重基础疾病患者,因而在很大程度上限制了它们的使用。抗感染治疗同时应加强对基础疾病治疗,加强局部引流和全身支持治疗,提高机体免疫功能,在预防方面,应加强医院内消毒隔离,特别是要注意人工呼吸器械、雾化及湿化装置,吸痰器具和给氧面罩、导管的定期消毒,昏迷患者应注意口腔护理,减少和防止分泌物吸入。还应注意合理使用广谱抗生素,严格掌握皮质激素及免疫抑制剂的应用指征。

六、肺炎支原体肺炎

(一)概述

肺炎支原体肺炎是肺炎支原体引起的急性呼吸道和肺的感染,过去曾称为 Eaton 因子肺炎、冷凝集素肺炎。

潜伏期 2～3 周，一般起病缓慢，约 1/3 的病例无症状。以气管、支气管炎、肺炎、耳鼓膜炎等形式出现，而以肺炎最重。发病初有乏力、头痛、咽痛、发冷、发热、肌肉酸痛、食欲缺乏、恶心、呕吐等，头痛显著。发热高低不一，体温可高达 39℃。2～3 天后出现明显的呼吸道症状如阵发性刺激性咳嗽、干咳或少量黏痰或黏液脓性痰，有时痰中带血。发热可持续 2～3 周。体温恢复正常后可遗有咳嗽，伴胸骨下疼痛。

患者多为年长儿、青少年和年轻成人，表现有轻微呼吸道症状。一般来说，75％的患者有气管、支气管炎，5％表现为不典型肺炎，20％是无症状的。5 岁以下儿童常有卡他症状和喘鸣，可发生支气管痉挛。多数患者起病缓慢，病初有发热、肌痛、头痛和不适等全身症状，数天至一周后出现上呼吸道症状和体征，伴有咽炎、颈部淋巴结肿大、声音嘶哑、耳痛、卡他症状和干咳，还可有哮喘及细支气管炎，少数还有肺炎。

多数患者有畏寒，但无寒战，长期咳嗽可导致胸骨后疼痛和胸痛，但很少表现为胸膜炎样的疼痛。体征有发热，咽部充血而无脓性分泌物，极个别患者出现疱性鼓膜炎，常呈自限性，且症状轻微。

隐匿发病者可以逐渐恢复，上呼吸道症状可持续 2～3 周，肺炎的体征可持续 4～6 周。肺部的病理改变有支气管及细支气管周围单核细胞和管腔内多核形白细胞炎症浸润，偶见透明膜形成和肺炎，有肺泡出血或蛋白样物质，间质纤维化少见。

（二）影像学检查

1.X 线表现

早期呈间质性炎症改变，肺纹理增多，支气管周围浸润性改变或病变区的网格状阴影通常呈肺段分布。继而发展到肺泡实质的炎性浸润性改变，X 线表现多样，分布也有差异。75％～90％发生在下肺叶，位于上叶者约占 25％。近半数为单叶或单肺段分布，可单发也可多发。大多数病例中，病变局限于一个或两个肺段，一般不超过一个肺叶。可表现为一侧肺中、下部密度相对较低而均匀的云絮状、斑点状或片状边缘模糊的阴影，近肺门较深。也可呈现为自肺门附近向肺野外围伸展的一片扇形密度增高影，其外缘逐渐变淡而消失。有时浸润广泛，分布于一侧或两侧肺，表现为多个边缘模糊的斑片状影。少见的表现为大叶性实变影，有时实变病灶密度较淡，透过病灶可见其中的肺纹理。但影像学上不能与其他病原菌引起的大叶性肺炎鉴别。极少数患者的病灶呈迁徙性，一处病灶吸收而在其他肺野又出现新的病灶。有报道极个别支原体肺炎可发生肺脓肿。少数病例有少量胸腔积液。支原体肺炎可并发盘状肺不张，表现为肺野内扁平的密度增高影。

2.CT 表现

早期呈间质性炎症改变，肺纹理增多，支气管周围浸润性改变或病变区的网格状阴影。CT 上能更清晰地显示较轻度的网格状影及小斑片状影，有时见小叶间隔增厚、变形甚至蜂窝状影。继而发展到肺泡实质的炎性浸润性改变，病灶多在中下叶，下叶多见。近半数为单叶或单肺段分布，可单发也可多发。大多数病例中，病变局限于一个或两个肺段，一般不超过一个肺叶。多为斑片状、大片状，近肺门较浓，外缘渐淡，呈扇形，病灶密度低而均匀，边缘模糊。有时浸润广泛，分布于一侧或两侧肺，表现为多个边缘模糊的斑片状影，或如支气管肺炎一样的斑片状影。少见的表现为大叶性实变影,有时实变病灶密度较淡,呈磨玻璃状,透过病灶可见其中的肺纹理。

影像学改变的特点是征象与体征不成比例。即临床表现轻而影像学发现较多的浸润性病灶。病变大部分呈自限性,一般1~3周内吸收,长的可达6周左右。在实变病灶逐渐吸收消失后,可见肺纹理增多,再经过一个时期逐渐恢复正常。

(三)治疗

1.对症治疗

退热、氧疗、雾化、补液、镇静。

2.抗生素治疗

首选大环内酯类,疗程一般不少于2周,停药过早易于复发。

(1)阿奇霉素溶于5%葡萄糖液中静脉滴注。

(2)红霉素溶于5%葡萄糖液中静脉滴注。

3.肺外并发症的治疗

对症支持治疗。

七、病毒性肺炎

1.概述

急性呼吸道感染中,病毒感染占90%,而病毒感染则以上呼吸道为主,有普通感冒、咽炎、喉炎、气管炎、支气管炎、细支气管炎、婴儿疱疹性咽峡炎以及流行性胸痛等。引起肺炎的病毒不多见,其中以流行性感冒病毒为常见,其他为副流感病毒、巨细胞病毒、腺病毒、鼻病毒、冠状病毒和某些肠道病毒,如柯萨奇、埃可病毒等以及单纯疱疹、水痘-带状疱疹、风疹、麻疹等病毒。婴幼儿还常由呼吸道合胞病毒感染产生肺炎。

本病临床表现一般较轻,与支原体肺炎的症状相似。起病缓慢,有头痛、乏力、发热、咳嗽,并咳少量黏痰。体征往往缺如。X线检查肺部炎症呈斑点状、片状或均匀的阴影。白细胞总数可正常、减少或略增加。病程一般为1~2周。在免疫缺损的患者,病毒性肺炎往往比较严重,有持续性高热、心悸、气急、发绀、极度衰竭,可伴休克、心力衰竭和氮质血症。由于肺泡间质和肺泡内水肿,严重者可发生呼吸窘迫综合征,体检可有湿啰音。影像学检查显示弥散性结节性浸润,多见于两肺野下2/3。

2.影像学检查

(1)小结节影:病理基础是肺泡炎或细支气管周围炎。可见于腺病毒、合胞病毒、巨细胞病毒及麻疹病毒引起的肺炎。病灶多分布在两肺下野中内带,病灶多为6~8mm或更小。

(2)斑片状影:为小叶肺泡炎表现,多数病灶重叠则可表现为密度不均匀斑片状模糊影,多分布于两肺中下野中内带。呈斑片状影的病毒性肺炎可见于腺病毒肺炎、合胞病毒肺炎、麻疹病毒肺炎、巨细胞病毒肺炎及流感病毒肺炎。

(3)大片状影:相邻小叶肺泡炎可融合成大片状影。病变可占据一个次肺段、肺段甚至一个大叶,严重者可占据一侧肺野,此种表现可见于腺病毒肺炎、流感性病毒肺炎。病变多分布于两肺中下野。

(4)肺纹理增多:为支气管炎及支气管周围炎的表现,病毒性肺炎比细菌性肺炎表现明显,以腺病毒肺炎最明显。

（5）肺气肿：胸部影像上表现为胸廓扩大，两肺野透亮度增高，膈低平。在病毒性肺炎中以腺病毒肺炎为重。

（6）胸腔积液：病毒性肺炎可伴有胸腔积液。

（7）病毒性肺炎的动态变化：病毒性肺炎病灶多数在 1～2 周内吸收，重者可延长至 4 周。

3.治疗

以对症治疗为主，卧床休息，居室保持空气流通，注意隔离消毒，预防交叉感染。给予足量维生素及蛋白质，多饮水及少量多次进软食，酌情静脉输液及吸氧。保持呼吸道通畅，及时清除上呼吸道分泌物等。原则上不宜应用抗生素预防继发性细菌感染，一旦明确已合并细菌感染，应及时选用敏感的抗生素。

目前已证实较有效的病毒抑制药物有：①利巴韦林具广谱抗病毒功能，包括呼吸道合胞病毒、腺病毒、副流感病毒和流感病毒。②阿昔洛韦为一化学合成的抗病毒药，具有广谱、强效和起效快的特点。临床用于疱疹病毒、水痘病毒感染。尤其对免疫缺陷或应用免疫抑制剂者应尽早应用。③更昔洛韦为无环鸟苷类似物，抑制 DNA 合成。主要用于巨细胞病毒感染。④奥司他韦为神经氨酸酶抑制剂，对甲、乙型流感病毒均有很好作用，耐药发生率低。⑤阿糖腺苷为嘌呤核苷类化合物，具有广泛的抗病毒作用。多用于治疗免疫缺陷患者的疱疹病毒与水痘病毒感染。⑥金刚烷胺为人工合成胺类药物，有阻止某些病毒进入人体细胞及退热作用。临床用于流感病毒等感染。

八、间质性肺炎

1.概述

间质性肺炎是以肺间质病变为主的炎症，可由细菌或病毒引起，在成人多并发于慢性支气管炎或脓性肺部炎症之后，在小儿往往继发于某些急性传染病，如麻疹、百日咳、流行性感冒等，另外，腺病毒、呼吸道合胞病毒等也可引起。

由于病变在肺的间质故不少患者呼吸道症状轻，异常体征也不多。临床上除原发急性传染病的症状外，常同时出现气急、发绀、咳嗽、咳痰等。体征较少，可有肺部呼吸音粗、啰音等，慢性患者可以有桶状胸。在婴幼儿由于肺间质组织发育较好，血供丰富而肺泡弹力组织不发达，故当间质发生炎症时呼吸急促等缺氧症状较明显。

2.影像学检查

（1）X 线表现：间质性肺炎的 X 线表现与以肺泡渗出为主的肺炎不同。病变分布较广泛，常同时累及两肺，也可局限于一侧，中、下肺野多见。根据病变累及的间质部位不同，X 线表现也有所不同。位于支气管、血管周围的间质性炎症表现为肺纹理增粗、模糊。位于终末细支气管以下的肺间质病变显示为短条状，可交织成网状，并伴有小点状影。肺门周围间质的炎性浸润及肺门淋巴结炎，使肺门轮廓模糊、密度增高、结构不清并有轻度增大。

发生于婴幼儿的急性间质性肺炎则以细支气管的不完全阻塞而导致的弥散性肺气肿为主要表现，可见肺野透明度增加，膈肌位置下降且动度减小，呼气相与吸气相肺野透明度差别不大。有时肺野内可见广泛的细小结节影，大小一致、分布不均，但肺尖及两肺外带常不受累及。

（2）CT 表现：病变分布较广泛，往往位于内、中带，而外带清晰。位于支气管、血管周围的间质性炎症呈纤细条纹状增高影,边缘清晰或略模糊,走行较僵直,可数条互相交错或两条平行。于肺门区尚可见支气管断面所致的厚壁环状影,称为"袖口征"。位于终末细支气管以下的肺间质病变显示为短条状,相互交织成网状的密度增高影,网状影边缘较清晰。

HRCT 表现为弥散性肺浸润性病变,肺纹理增多、增粗,或纤细、紊乱、模糊、扭曲。肺纹理呈细网状、粗网状、圈网状、网絮状。肺野内可见小点状、小结节状、小片状影,可伴有肺气肿征。肺门淋巴结可由于炎症浸润而增大,边缘毛糙。

间质性肺炎的吸收消散较肺泡炎症缓慢。在消散过程中,肺内粟粒点状影首先吸收,然后紊乱的条纹影逐渐减少,肺野逐渐呈现正常肺纹理表现。少数病例病程进入慢性阶段,病变纤维化,可导致慢性肺间质纤维化或并发支气管扩张等不良后果。

3.治疗

特发性肺间质纤维化是一种进展性的疾病,未经治疗的患者其自然病程平均 2～4 年,自从应用肾上腺皮质激素后可延长到 6 年左右。不论是早期还是晚期,都应立即进行治疗,使新出现的肺泡炎吸收好转,部分纤维化亦可改善并可阻止疾病发展,首选药物为肾上腺皮质激素,其次为免疫抑制剂及中药。肾上腺皮质激素可调节炎症和免疫过程,降低免疫复合物含量,抑制肺泡内巨噬细胞的增生和 T 淋巴细胞因子功能,在肺泡炎和细胞渗出阶段应用,可使部分患者的肺部 X 线阴影吸收好转,临床症状有显著改善,肺功能进步。如在晚期广泛间质纤维化和蜂窝肺阶段开始治疗,临床症状亦可有不同程度的改善,但肺部阴影和肺功能无明显的进步。慢性型常规起始剂量为泼尼松 40～60mg/d,分 3～4 次服用。待病情稳定,X 线阴影不再吸收可逐渐减量,维持 4～8 周后每次减 5mg,待减至 20mg/d 时,每周每次减 2.5mg,以后 10mg/d 维持应短于 1 年。如减量过程中病情复发加重,应再重新加大剂量控制病情,仍然有效。疗程可延长至两年,如病情需要可终生使用。应注意检测药物不良反应,尽可能以最小的剂量,最少的不良反应达到最好的效果。应用糖皮质激素时应注意机会致病菌感染,注意肺结核的复发,必要时联合应用抗结核药物,长期应用糖皮质激素应注意真菌的感染。如病情进展凶险或急性型发病者,可用糖皮质激素冲击疗法,如甲泼尼龙(甲基泼尼松)500mg/d,持续 3～5 天,病情稳定后改口服。最后根据个体差异找出最佳维持量,避免复发。因特殊原因不能接受激素及不能耐受激素者可改用免疫抑制剂,或减少皮质激素量加用免疫抑制剂。中药如川芎嗪、刺五加、丹参都具有活血化瘀的作用,有一定的预防间质纤维化的作用,雷公藤多苷具有确切的抗感染、免疫抑制作用,能抑制辅助 T 淋巴细胞,间接地抑制了体液免疫,对预防肺间质纤维化有一定的作用,可作为重要的辅助药物。

青霉胺与激素和单用激素治疗肺间质纤维化,疗效比较无明显差异,但青霉胺＋激素组不良反应明显少于单用激素组,但青霉胺应用前应做青霉胺皮试,注意其不良反应,主要不良反应为胃肠道反应和过敏反应。尚在实验研究阶段的抗细胞因子疗法,尚无定论。其他对症治疗包括纠正缺氧,改善心肺功能,控制细菌感染等。肺移植技术在一些技术先进的国家已开展并有一定疗效,单肺移植者 1 年存活率达 73.1%,3 年者存活率 62.7%,双肺移植者 1 年存活率 70%,3 年存活率 55%。

第三节 肺先天性疾病

先天性胸壁畸形是指胸壁先天性发育异常导致外形及解剖结构发生改变,形成各种胸壁畸形。常见的先天性胸壁畸形有凹陷畸形(漏斗胸)、凸出畸形(鸡胸)、肋骨畸形或缺如、胸骨裂或缺如四种。

一、漏斗胸

(一)概述

漏斗胸是指胸骨、肋软骨及部分肋骨向内凹陷畸形。凹陷常以胸骨剑突根部为最深。病因不明,多认为是下胸部肋软骨及肋骨过度发育,胸骨代偿向后移位所致,也有认为是膈肌的胸骨部分发育过短所致。其是一种先天性并常常是家族性的疾病。男性较女性多见,有报道,男女之比为 4∶1,属伴性显性遗传。

漏斗胸多见于 15 岁以下的儿童,很少见到 40 岁以上的患者,这可能是因为漏斗胸及脊柱侧弯压迫心、肺,损害呼吸和循环功能,致使患者存活时间缩短,40 岁以前就已去世。

轻微的漏斗胸可以没有症状,畸形较重的压迫心脏和肺,影响呼吸和循环功能,肺活量减少,功能残气量增多,活动耐量降低。幼儿常反复发生呼吸道感染,出现咳嗽、发热,常常被诊断为支气管炎或支气管喘息。幼儿循环系统症状较少,年龄较大的可以出现活动后呼吸困难、脉快、心悸,甚至心前区疼痛,主要是因为心脏受压、心排血量在运动时不能满足需要,心肌缺血,因而引起疼痛。有些患者还可以出现心律失常以及收缩期杂音。

(二)影像学检查

X 线摄影检查后前位像示心脏左移与主动脉,肺动脉圆锥一起同脊椎形成狭长三角形。心脏右缘与脊椎相齐,心脏呈轻度受压改变,两下肺野透光度增强。侧位片示肋骨呈前下方向倾斜与体轴成锐角,胸骨体凹陷,胸骨后与脊椎前间隙距离明显缩短。膈肌下降,活动减少,胸廓纵轴增加。胸部 CT 扫描能够清楚地显示胸壁凹陷程度及心脏移位情况。VR 图像可以更加清晰地显示病变。

(三)治疗

1.手术指征

(1)CT 检查示 Haller 指数(凹陷最低点的胸廓横径/凹陷最低点到椎体前的距离)大于3.25。

(2)肺功能提示限制性或阻塞性气道病变。

(3)心电图、超声心动检查发现不完全右束支传导阻滞、二尖瓣脱垂等异常。

(4)畸形进展且合并明显症状。

(5)外观的畸形使患儿不能忍受。

2.传统手术

Ravitch 手术和改良 Ravitch 手术,基本原则是切除畸形的肋软骨,楔形切胸骨并用各种方法重新固定使胸骨上抬。所不同的是改良 Ravitch 手术切除肋骨数目有所减少。

3.微创手术

在胸腔镜导引下手术植入量身塑造的金属板,将胸骨凹陷往外推出来,做矫正手术。所有向内凹陷变形的肋软骨也用金属板向外推出,但是没有任何肋骨被切除,也没有胸大肌被切开。最近几年开展的微创手术为 Nuss 方法。该手术创伤轻,术后恢复快,术后下床活动早,手术后并发症少,畸形矫正效果满意率高,复发率低,成年人也获得了良好的效果。漏斗胸术后的康复是值得关注的问题,患者应积极坚持术后的康复训练,尤其对成年人这点十分重要。

二、鸡胸

(一)概述

鸡胸又称鸽胸,为胸骨向前突出畸形,形似鸡、鸽等胸脯而得名。其原因与发育异常及佝偻病后遗症有关。分为两型:Ⅰ型,胸骨柄、胸骨体上部及相应肋软骨向前突起,胸骨体中下部渐向后凹陷,剑突又弯向前方,胸骨纵面呈"Z"形。Ⅱ型,胸骨整体向前突出,剑突朝向背部,胸骨两侧肋软骨明显向内凹陷,其中Ⅱ型最常见。

多数鸡胸不像漏斗胸那样在出生后即能发现,往往在 5~6 岁才逐渐被注意到。一般鸡胸很少发生压迫心、肺的症状,重症鸡胸常出现反复上呼吸道感染及支气管喘息,活动耐力较差,易疲劳。更主要的是患者因畸形而在精神上有极大的负担。

鸡胸与漏斗胸相反,胸骨向前方突起,一般有两种类型,第一种是普通的具有龙骨状突起的胸廓,即胸骨下部向前移位较上部明显。常是剑突附着部突出最明显,胸肌的纵剖面呈弓形,两侧的第 4~8 肋软骨呈与胸骨平行的深凹陷沟状,使突出的部分更加明显,就像是一只巨手将胸骨抓起而将两侧肋软骨压瘪了一样。另一种鸡胸比较少见,胸骨柄、胸骨体上部及上胸部的肋软骨向前上方突出,而胸骨体中部向后弯曲,胸肌下部又突向前方,胸骨的矢状面呈"Z"形,两侧肋软骨也向内凹陷,因此,有人将此类畸形也称为漏斗胸。

(二)影像学检查

X 线检查侧位片可清楚地显示胸骨的畸形状况,其他检查方法常无异常发现。CT 扫描检查显示胸骨两侧肋软骨向内凹陷,矢状位重建可见胸骨整体向前突出。轻度鸡胸两侧肋骨常对称。

(三)治疗

1.手术治疗

(1)手术时机:一般认为严重的畸形 3 岁以后即可接受手术,

(2)手术指征:轻者一般并不需要手术治疗。器具矫形失败、症状明显、肺功能显著受损者,应及时手术治疗。严重鸡胸病例,即使症状不重,从健康和美观考虑也应当手术治疗。

(3)手术方式:传统的矫正手术方法有胸骨翻转法和胸骨沉降法两种。近年来开展的鸡胸微创手术(即反 Nuss 手术)取得了较好的治疗效果。与传统手术方式相比,微创手术具有切口小而隐蔽,手术时间短,并发症少,恢复快等优点,但远期效果还有待于进一步观察。

2.胸廓加压器械矫形

对年龄较小的、畸形程度较轻的患儿可以使用外部器械如配戴特制矫形背心的办法,来缓解或矫正畸形。早期矫形治疗在鸡胸患儿中效果明显,但有复发的可能,需要长时间佩戴。

3.做保健操,矫正鸡胸

(1)呼吸起落操,两脚与肩同宽站立,身体放松,微闭双眼,两臂轻轻向前平举至头顶,同时吸气,停一会儿,两臂自然下落,伴以深呼气,每天数次,每次 10 分钟。

(2)俯卧撑或持哑铃做两臂前平举练习每天 3～4 次,每次 10 分钟。

(3)单双杠上翻跟头,每天清晨空腹进行,但不可过于劳累。

(4)慢跑有助于增强内脏活动,扩大呼吸量,改善胸廓发育不良状况。

第四节　纵　隔　疾　病

一、纵隔感染

纵隔感染分急性、亚急性和慢性三种类型,是各种致病菌、条件致病菌、分枝杆菌、真菌所致,也可能是对先前感染所产生的过度免疫反应。急性感染的病死率甚高,慢性感染若处理不当,也会造成死亡。

(一)概述

1.急性纵隔炎

急性纵隔感染见于:①经胸正中切口的心脏直视术后,是目前临床上最多见的;②食管穿孔及食管外科术后,占非心脏直视术后急性纵隔感染的 90%;③膈下感染向上蔓延,多累及内脏纵隔的下半部分。

纵隔感染可发生在颈部感染后的 12～14 天,但绝大多数是在 48 小时。患者虽接受了足量抗生素治疗,甚至颈深部引流,但仍有脓毒败血症的表现。有高热,颈部和前胸部肌肉发紧、疼痛、肿胀,有指凹性水肿和捻发感,有咳嗽、呼吸困难、吞咽困难。若胸膜腔和心包腔受累或感染经食管裂孔蔓延至上腹部,则有上述部位感染的症状和体征。

2.亚急性纵隔感染

是指能产生轻度或中度症状的纵隔炎症。此类感染多由真菌、分枝杆菌引起,少数为放线菌所致。健康的人群中很少见,免疫功能低下者,特别是艾滋病患者较常见。艾滋病患者的纵隔和肺门淋巴结最常受累。症状包括胸骨后疼痛、发热、夜间盗汗。

3.慢性纤维性纵隔炎

本病少见,指的是慢性炎症或炎症样过程造成的大量致密纤维组织在纵隔内的沉积,纵隔内的结构被压迫或包绕。临床上,上腔静脉受累的最多见。肺血管、气管、支气管和食管也有受侵犯者。纵隔淋巴结内往往有肉芽肿形成。

慢性纤维性纵隔炎有自限性特点,但它的一些严重而持续的并发症可使患者致残,甚至导致死亡。本病可在各年龄组看到,但年轻人居多。女性发病率是男性的 3 倍。

大约 40%的患者临床上没有症状,另外 60%的患者主要表现血管、气管、支气管、食管、心脏和神经受压和受累的症状和体征。薄壁的上腔静脉最易受到侵害,因此上腔静脉综合征最为多见。气管、隆突和支气管狭窄可造成呼吸困难及阻塞性肺炎;肺动脉受累可产生肺动脉高压;心包受侵可引起心包炎的一系列症状和体征;食管狭窄造成吞咽困难;左喉返神经受累致声音嘶哑。还有咳嗽、咯血、胸痛、发热、喘鸣等症状。

(二)影像学检查

1.急性纵隔炎

胸部 X 线检查可以发现纵隔影增宽,界限不清,纵隔气肿,在侧位 X 线片上可以见到纵隔内的液气平面、异常软组织影和胸骨裂开、错位。CT 有助于发现纵隔脓肿的部位,纵隔气肿的范围以及对邻近部位的感染,如脓胸、膈下脓肿或颈部软组织感染。食管水溶性造影剂检查和食管镜检查对确定食管穿孔和破裂,以及破损部位很重要。支气管镜是检查气管、支气管断裂的最恰当的方法。

急性纵隔炎表现为纵隔弥散性增宽,结构间的脂肪间隙消失,代以中等密度模糊影,常伴纵隔内积气或气-液平面。当病变局限形成纵隔脓肿,CT 征象呈外缘模糊不清、内壁不光滑的厚壁软组织团块,内容物为积脓、积气,多有气液平面;脓肿壁可环状强化。

2.慢性纵隔炎

影像学检查可以发现纵隔增宽,组织结构扭曲,纵隔淋巴结钙化,一些患者可见肺实质内网状结节状间质浸润,可能与肺淤血、淋巴回流障碍或肺间质纤维化有关。CT 及增强 CT 有助于了解气管、支气管狭窄和血管梗阻的情况。食管造影可以确定食管受压的部位。

慢性纵隔炎 CT 征象为纵隔影增宽,纵隔结构间出现肿块而使血管、气管、食管受压变形、移位,脂肪间隙消失。肿块呈融合或多结节状分布,密度中等,不均匀,常见壳状或斑片样钙化。造影增强后,如肉芽肿处于活跃期,可为显著强化;如肉芽肿趋于稳定纤维化,则罕有强化。

(三)治疗

1.治疗原则

支持疗法,加强营养,提高自身抵抗力,控制感染。原发性纵隔脓肿以根除病因为主。静脉梗阻、受压引起的上腔静脉综合征、心包炎则需要手术治疗。

2.病因治疗

明确患者存在纵隔感染时,积极寻找病因,查找引起纵隔感染的病原菌,根据不同的病菌给予相应敏感的抗生素。

3.手术治疗

纵隔脓肿和组织纤维挛缩引起的纵隔内器官受压、破坏,需手术治疗。

(1)上腔静脉松解术:感染引起的组织纤维化牵拉、挛缩,造成的上腔静脉综合征,松解上腔静脉周围的纤维组织,解除对上腔静脉的压迫。

(2)上腔静脉壁部分切除术:炎性肿块侵袭部分上腔静脉壁,将肿块连同静脉壁作部分切除,然后补片。对小的肿块侵及上腔静脉内,前端超过炎性肿块部位,导管下段做许多侧孔,与右心房相通,用阻断带放在上腔静脉受侵位置的上下端,手术时予以阻断,使血液从已阻断的上腔静脉,通过导管直接回流至右心房内。使受累的部分上腔静脉壁从容切除并重建,用静脉片或心包片做缝合修补。

（3）侧支旁路手术：利用扩张的侧支循环间吻合，建立新通路，重建上腔静脉的回流。有直接吻合、侧支静脉架桥、异体材料架桥等。

（4）上腔静脉移植术：上腔静脉移植还不是很成功的术式，缺点在于术后栓塞率高，术中存在如何选择移植材料和移植技术问题。

（5）大隐静脉颈外静脉吻合术：是解除上腔静脉梗阻的旁路手术之一，也是唯一的胸腔外静脉分流术。手术目的是游离大隐静脉全长，倒转过来与颈部静脉吻合，使上腔血液流经大隐静脉、股静脉回流到下腔静脉。

二、纵隔气肿

1.概述

纵隔内有气体聚积时，称纵隔气肿。少量积气可无症状，突然大量气体进入纵隔，压迫其内器官，可导致呼吸循环障碍，甚至危及生命。

纵隔气肿症状的轻重与积气量、压力高低以及发生速度有关。积气量少、发生缓慢时，可无明显症状，积气量多、压力高、发病突然时，患者常感胸闷不适、咽部梗阻感、胸骨后疼痛并向两侧肩部和上肢放射。上腔静脉受压或伴发张力性气胸时，患者烦躁不安、脉速而弱、出冷汗、血压下降、意识模糊以至昏迷。此外，患者常伴有引起纵隔气肿原发病的相应症状。体检：呼吸困难严重时出现青紫、颈静脉怒张；心尖搏动不能触及，心浊音界缩小或消失，心音遥远，约半数患者可于心前区闻及与心搏一致的"喀喀"声或称嚼骨声（Hamman 征），以左侧卧位为清晰，此种体征亦可见于肺舌叶泡性肺气肿。出现皮下气肿时，局部肿胀，触诊有握雪感，听诊有捻发音。

2.影像学检查

是确诊纵隔气肿的主要方法。后前位 X 线片上，可见到纵隔影增宽，纵隔胸膜下的结缔组织内有多发的、不规则的透亮区，以心包左缘更明显。侧位片上，可见胸骨后间隙有明显的透亮区。创伤性支气管断裂患者，X 线片上可见到纵隔气肿及颈部深筋膜间隙中条状透亮区。CT 可以确定纵隔气肿的范围，对原发疾病和伴随病变的诊断有帮助。

3.治疗

（1）一般治疗：大多数纵隔气肿轻症者，经卧床休息，给予抗生素及止痛、吸氧等一般处理，1 周左右气体吸收痊愈，少数患者禁食，给予肠道外营养。

（2）局部排气治疗：对纵隔积气较多，有压迫症状，经一般处理仍不好转者，可在局麻下于胸骨上切迹处做切开引流排气减压。有皮下气肿者同样可做上胸部皮肤切开，挤压排气。

（3）原发病治疗：因外伤、张力性气胸所致者施行闭式引流术，对断裂的气管、漏气的食管等进行修补缝合，对原发肿瘤采用综合治疗。

三、纵隔疝

1.概述

纵隔疝是指一侧肺脏部分经纵隔进入对侧胸膜腔，是一种临床表现而不是一个独立的疾病，主要由肺大疱、局限性阻塞性肺气肿及胸腔积液等疾病导致两侧胸腔压力不平衡，使疝侧的压力大于对侧,压迫纵隔向对侧移位,称为纵隔疝。

纵隔疝不是一个独立的疾病,而是一种特殊的、很多原因均可引起的临床现象,临床上往往与纵隔移位同时存在。纵隔疝的临床症状主要取决于原发疾病,可以出现气短、呼吸困难、喘鸣等,还可以影响回心血流量和循环功能。

2.影像学检查

后前位 X 线片和气管分叉体层像上可见局部透亮区超过气管轴线,为肺组织或肺大疱疝入对侧胸膜腔。肺窗 CT 扫描可以清晰地显示纵隔疝的部位和范围、疝入的肺叶,并能了解双侧肺间质的改变、对原发疾病的诊断有所帮助。

3.治疗

纵隔疝的治疗原则为原发疾病的治疗,其本身并无特殊的针对性治疗方法。

第九章　心血管系统疾病的影像诊断

第一节　先天性心脏病

一、房间隔缺损

（一）概述

房间隔缺损（ASD）（继发孔型）即房间隔发育不良造成左右心房之间异常交通的一种先天性心脏畸形，是最为简单的一种心内畸形，在所有先天性心脏病中其发病率为 10％～20％。

房间隔缺损的症状多不一致，与缺损大小和分流量多少有密切关系。缺损大者，症状出现较早；缺损小者，可长期没有症状，一直潜伏到老年。多数病例在小儿时期并无任何症状，常在体格检查时被发现；一般到了青年期后，大多为 21～40 岁开始出现症状，主要症状为劳动后气急、心悸或呼吸道感染和心力衰竭等。

（二）影像学检查

1.X 线表现

（1）心脏扩大：尤为右心房和右心室最明显，这在右前斜位照片中更为清晰。

（2）肺动脉段凸出：肺门阴影增深，肺野充血，在透视下有时可见到肺门舞蹈征，晚期病例可有钙化形成。

（3）主动脉结缩小。

此外，一般病例并无左心室扩大，可与室间隔缺损或动脉导管未闭区别。

2.CT 表现

（1）增强：CT 横断扫描自上腔静脉入口水平至下腔静脉隔下水平，逐层进行分析，如发现房间隔连续性中断 2 个层面以上，提示房间隔中断。

（2）间接征象：右心房、室增大；中心肺动脉增宽，外围分支增粗；腔静脉增宽。小房间隔缺损，心肺改变不明显；大房间隔缺损常存在肺动脉高压征象。

（三）治疗

1 岁以上的继发孔型房间隔缺损罕有自发性闭合者，对于无症状的患儿，如缺损小于5mm 可以观察，如有右心房、右心室增大一般主张在学龄前进行手术修补。约有 5％婴儿于出生后 1 年内并发充血性心力衰竭。内科治疗效果不佳者也可施行手术。成年人如缺损小于5mm、无右心房室增大者可临床观察，不做手术。成年病例如存在右心房室增大可手术治疗，合并有心房颤动者也可同时手术，但肺血管阻力大于 12U、出现右向左分流和发绀者则禁忌手术。

有一部分继发孔房间隔缺损如位置合适，可行微创的经心导管介入治疗。经股静脉插管，将镍钛合金的封堵器夹在房间隔缺损处，闭合房间隔缺损达到治疗目的。不用开胸手术。

继发孔房间隔缺损常经胸骨正中入路于体外循环下直视修补,右前外侧切口也可提供良好的手术显露,但需排除合并有其他类型心脏畸形。小的继发孔型房间隔缺损可直接缝合,如缺损大则需用心包片或涤纶补片修补,完成修补前左心房注水以防止心脏复跳后出现空气栓塞十分重要。

静脉窦型房间隔缺损修补较为复杂,一般经上腔静脉直接插入引流管以增加缺损显露,修补中必须辨别右上肺静脉开口并避开窦房结,将补片缝于右肺静脉入口前沿的右房壁上,以保证肺静脉引流入左心房,如有必要则需补片加宽上腔静脉入口,防止静脉回流受阻。

年龄大的房间隔缺损病例术后窦性心动过缓发生率较高,可用异丙肾上腺素或阿托品增快心率,术中安置临时起搏电极为有效措施。

二、室间隔缺损

(一)概述

室间隔缺损(VSD)是胚胎期心室间隔发育不全造成的左、右心室之间的异常交通,并在心室水平出现左向右血液分流的先天性心血管畸形,占先天性心血管畸形的12%～20%。它可以单独存在,亦可以是其他复杂先天性心脏病畸形的一个组成部分,如在法洛四联症、大动脉转位、矫正型大动脉转位、完全性房室通道、三尖瓣闭锁与主动脉弓中断等。

室间隔缺损是常见的先天性心脏病之一,约为先天性心脏病总数20%,可单独存在,也可与其他畸形并存。

本病临床表现与缺损大小、肺血流量大小、肺动脉压力大小及是否伴发其他心脏畸形有关。小型缺损,分流量小者,一般无临床症状,生长、发育也正常。缺损大,分流量大者,可在婴儿期即出现症状,表现为体形瘦小、面色苍白、喂养困难、多汗、生长发育滞后及反复呼吸道感染等。严重者常有显著的呼吸窘迫、肺部湿啰音、肝大等慢性充血性心力衰竭的表现;孩子大后可出现活动后易疲劳、心悸和气促。

(二)影像学检查

1.X 线检查

缺损小、分流量少者,心脏和大血管的形态正常。缺损中等、分流量较大者,左心室增大,主动脉较小,肺动脉圆锥凸出。缺损较大、分流量大者,则肺动脉段明显扩张,肺动脉分支粗大,呈充血状态,且见肺门舞蹈,左、右心房均扩大,左、右心室均肥厚。

艾森曼格综合征的 X 线照片,肺动脉显著扩大,但心影扩大反而不明显,属于正常者占45%,肺门血管阴影增大,但外周肺纹理纤细而稀少,呈残根状改变。

2.CT 检查

(1)以要观察的解剖为中心,行不同切面多角度多层重组,对判定缺损位置、测量大小有一定价值。

(2)间接征象:分流量小者,除室间隔中断直接征象外,余心肺所见可无异常。分流量大者可见肺野密度增高,支气管血管束增多增粗,如有肺动脉高压,主、肺动脉及左、右肺动脉可有不同程度增粗,分支的扭曲,可有左右心室增大。室间隔缺损常是复杂畸形的重要组成部分,诊断分析应予以注意,避免漏诊。

（三）治疗

1.内科治疗

主要防治感染性心内膜炎、肺部感染和心力衰竭。

2.外科治疗

直视下可行缺损修补术。缺损小、X线与心电图正常者不需手术；若有或无肺动脉高压，以左向右分流为主，手术以 4～10 岁效果最佳；若症状出现早或有心力衰竭，也可在婴幼儿期手术；显著肺动脉高压，有双向或右向左分流为主者，不宜手术。

手术方法：在气管插管全身麻醉下行正中胸骨切口，建立体外循环。阻断心脏循环后，切开右心室流出道前壁，虽可显露各类型室间隔缺损，但对心肌有一定损伤，影响右心功能和损伤右束支。目前，多采用经右心房切开途径，这对膜部缺损显露更佳。高位缺损，则以经肺动脉途径为宜。对边缘有纤维组织的较小缺损可直接缝合，缺损小于 1cm 者则用涤纶织片缝补。

三、动脉导管未闭

1.概述

动脉导管连接肺动脉总干与降主动脉，是胎儿期血液循环的主要渠道，95％的婴儿在出生后一年闭塞，如此时仍未闭塞，即为动脉导管未闭（PDA）。未闭的动脉导管按形态分为 3 型，以漏斗形者多见。本病可单独存在或合并其他畸形。本病女性多见，总体预后良好。

（1）症状：主要取决于分流量大小，分流量越大，肺动脉高压越早。临床症状就越明显。轻型者无症状，重的有乏力、劳累后心悸、气喘、胸闷、咳嗽、咯血等。晚期可出现心力衰竭，重度肺动脉高压者出现发绀，肺动脉或未闭的动脉导管破裂出血等。

（2）体征：最突出的体征是在胸骨左缘第 2 肋间有响亮的连续性机器声样杂音，占据几乎整个收缩期与舒张期，以收缩期末最响并伴有震颤。分流量较大的患者心尖区可闻及舒张期杂音（相对性二尖瓣狭窄），肺动脉瓣区第二心音增强，周围血管征阳性。出现右向左分流者上述杂音减轻，并有发绀，此种发绀下半身较上半身更为明显。

2.影像学检查

（1）X线摄影检查：分流量小的患儿 X 线检查可无异常。分流量较大的患儿，X 线示心脏增大，以左室扩大为主，心影向左向下扩大，心房有时也可增大，肺动脉段凸出，肺门血管阴影增粗，肺野充血，透视下可见搏动，升主动脉扩张，主动脉结呈"漏斗"征。若伴有严重肺动脉高压，则右心室也增大，肺动脉段凸出明显，周围血管影变细，此时，肺野充血反而不明显。

（2）心导管检查和选择性血管造影检查：一般病例可不做心导管检查。如果临床杂音不典型或疑有合并其他畸形时，应做右心导管检查。右心导管检查可见肺动脉水平血氧饱和度或血氧含量高于右心室，当两者血氧含量差值超过 0.5％时，表示肺动脉水平有左向右分流。血含氧量差异越大，分流量越大，并可计算出分流量。如心导管通过未闭导管进入降主动脉至横膈水平，更能明确诊断。

当发生肺动脉高压，血氧改变不明显时，或对不同部位左向右分流的疾病，如主、肺动脉间隔缺损、主动脉窦瘤破裂、室间隔缺损合并主动脉瓣关闭不全鉴别困难时，需要进行逆行主动脉造影检查。当经导管注入造影剂时，可见升主动脉和主动脉弓扩大，肺动脉同时显影，并可见未闭动脉导管显影,以观察导管的直径、长度和形态。

(3)CT 检查:增强扫描于动脉弓下层面见一条增强的血管与主、肺动脉分歧部稍左侧相连,呈管状、漏斗状、动脉瘤状,少数可见主动脉峡部与主、肺动脉紧邻,呈窗型相通。典型的动脉导管未闭,可见左心房、室增大,主、肺动脉及左右肺动脉增宽,两肺支气管血管束增多增粗及肺动脉高压征象。

3.治疗

动脉导管未闭诊断确立后,如无禁忌证应择机施行手术,中断导管处血流。目前大多数动脉导管未闭的患者可用经心导管介入方法(使用 Amplatzer 蘑菇伞或弹簧圈封堵)得到根治。对于过于粗大或早产儿的动脉导管未闭可考虑使用开胸缝扎的方法。

近年来,对早产儿因动脉导管未闭引起呼吸窘迫综合征者,可先采用促导管闭合药物治疗,如效果不佳,可主张手术治疗。

动脉导管闭合手术一般在学龄前施行为宜。例如,分流量较大、症状较严重,应提早手术。年龄过大、发生肺动脉高压后,手术危险性增大,且疗效差。患细菌性动脉内膜炎时应暂缓手术;但若药物控制感染不力,仍应争取手术,术后继续药疗,感染常很快得以控制。

四、主动脉缩窄

(一)概述

主动脉弓缩窄是指动脉导管开口附近降主动脉上段的先天性有血流动力学意义的狭窄。狭窄程度最重者可以是管腔闭锁。但是有别于主动脉弓中断的是,主动脉弓缩窄两端的主动脉壁是连续的。在某些罕见病例中,主动脉弓缩窄发生于左颈总动脉和左锁骨下动脉之间的主动脉弓。

随着肺循环阻力下降和动脉导管闭合,患有重度主动脉弓缩窄的新生儿会出现面色苍白、全身组织低灌注、代谢性酸中毒等症状,甚至出现腹腔脏器缺血坏死。婴幼儿期的患者最常见的症状是呼吸急促、易激惹、多汗、喂养困难、恶病质等心力衰竭的表现。如果侧支循环发育较好,儿童和成年患者可仅有运动受限和下肢易疲劳的自觉症状。大多数未合并其他心内畸形的患者甚至没有症状。

(二)影像学检查

1.X 线摄影检查

主动脉弓缩窄的特征性表现有两个。

(1)后肋下缘切迹:第 3~5 后肋下缘受扩张的肋间动脉压迫形成的切迹,但是在 3 岁以前不出现。后肋无切迹,在右侧有切迹意味着右锁骨下动脉异常起源,在左侧则提示左锁骨下动脉开口狭窄。

(2)左上纵隔的“3”字征:该征象的上、下两半部分分别由左锁骨下动脉和主动脉峡部、缩窄后扩张的降主动脉的影像组成。几乎所有的新生儿主动脉弓缩窄患者都有非常显著的心脏扩大,同时伴有充血性心力衰竭的肺部表现。1/3 的儿童患者有心脏扩大,15% 有肋骨下缘切迹。成年患者几乎都有这两个特征性表现。

2.心导管检查和选择性血管造影检查

对于非婴儿期的患者,主动脉内跨缩窄的心导管连续测压和主动脉造影是传统上的标准诊断方法。同时,主动脉造影还可以显示侧支循环的发育程度。需要注意的是,当合并大的未闭动脉导管和肺动脉高压时,心导管连续测压不能准确显示血流的跨缩窄压差。

3.CT 和 MRI 检查

对于非婴儿期的患者,MRI 和 CT 越来越多的代替导管检查成为手术前确诊和手术后复查的手段。这两种方法对畸形和侧支循环细节的显示甚至超过了造影。可清晰显示缩窄部位、范围、形态(隔膜形、漏斗形、曲折形、主动脉弓发育不全、闭锁形)、缩窄程度(以邻近增长管腔直径为准,缩窄≤50%为轻度,50%～74%为中度、75%～99%为重度,100%为完全闭塞)。对合并畸形的检出有重要意义。对于年龄大于 20 岁的患者,必须除外可能合并于主动脉弓缩窄的主动脉瘤。MRI 和 CT 对血流动力学的检测是间接的,尽管诊疗过程中血流动力学数据起关键的作用,患者仍需接受心导管检查。

(三)治疗

1.药物治疗

主要用降压药物控制高血压。

2.介入治疗

包括单纯球囊扩张血管成形术和支架植入术两种方式。总体而言,主动脉缩窄的介入治疗尚处于摸索阶段。

3.手术治疗

原则上讲一旦明确诊断主动脉缩窄,均应尽早手术,以解除主动脉缩窄的远近端血压差异。缩窄部切除及端-端吻合术,适用于年幼儿童,狭窄比较局限的病例;主动脉缩窄成形术包括补片成型及人工血管移植术,适用于缩窄段较长,切除后端端吻合有困难者,以 16 岁以上患者为佳;主动脉缩窄旁路移植术适用于缩窄范围广泛以及缩窄部位不易暴露,切除有困难以及再缩窄需要再次手术者。

五、法洛四联征

1.概述

法洛四联征是联合的先天性心脏血管畸形,包括肺动脉口瓣狭窄、室间隔缺损、主动脉右位(骑跨于缺损的心室间隔上)和右心室肥大四种情况。如无主动脉骑跨,只有其他 3 种异常者,称为非典型的法洛四联征;同时有房间隔缺损时称为法洛五联征。

临床表现主要是自幼出现的进行性青紫和呼吸困难,易感乏力,劳累后采取下蹲位休息,严重缺氧时可引起昏厥发作,甚至有癫痫、抽搐。

2.影像学检查

(1)X 线摄影检查:肺野异常清晰,肺动脉段不明显或凹入,右心室增大并心尖向上翘起,心影呈木靴状,在近 1/4 的患者可见右位主动脉弓。

(2)CT、MRI 检查:对于各种解剖结构的异常可进一步清晰显示。

3.治疗

临床上手术治疗有以下几种方法。

(1)四联征矫正术:仰卧位,全麻,胸部正中切口,一般主张应用中度低温体外循环,新生儿则主张在深低温停循环和低流量体外循环下进行。一般采用 4℃冷血心脏停搏液行冠状动脉灌注诱导心脏停搏进行心肌保护。心内矫正操作包括室间隔缺损修补、妥善解除右室流出道梗阻。

(2)姑息手术:肺血管发育很差、左心室发育小以及婴儿冠状动脉畸形影响应用右心室流出道补片者,均应先行姑息性手术,以后再行二期纠治手术。姑息手术的选择:①对年龄大的儿童多采用锁骨下动脉-肺动脉吻合术,或右心室流出道补片加宽术,后者适于两侧肺动脉过于狭小的病例;②3个月以内的婴儿则采用升主动脉-肺动脉吻合术或中心分流术。

六、心内膜垫缺损

(一)概述

1.部分性心内膜垫缺损

指病变除单纯原发孔缺损外,二尖瓣的大瓣亦呈分裂状态。其发病率相对完全性心内膜垫缺损较为常见,有人指出在1000例先天性心脏病尸解中,占2.5%。

临床表现:①无明显二尖瓣反流的部分性心内膜垫缺损患者,其临床表现相似于大的继发孔房间隔缺损者。出现临床症状一般在儿童期。患儿主要表现消瘦,易患呼吸道感染,活动量略低于正常同龄儿;②分流量小的部分性心内膜垫缺损症状不明显,仅在查体时发现心脏杂音;③分流量大者,随着生后肺血管阻力的下降,患者会出现大汗、呼吸急促、喂养困难、反复的上呼吸道感染、生长发育迟缓、活动量受限,以及充血性心力衰竭。

2.完全性心内膜垫缺损

指除具有上述部分性心内膜垫缺损病变外,兼有三尖瓣的隔瓣分裂,甚至心内膜垫腹、背两部分也未融合,并伴有室间隔缺损,使四个心腔都相互交通。

完全性心内膜垫缺损包括:房室瓣下方巨大的室间隔缺损,原发性房间隔缺损以及房室瓣发育异常,超过50%的患者合并先天愚型。完全性心内膜垫缺损,发病率低于部分性心内膜垫缺损。

完全性心内膜垫缺损的临床特点是症状出现早,而且严重。患者一般很早就出现典型的充血性心力衰竭症状,以及反复上呼吸道感染、喂养困难、体重不增、多汗等,上述症状主要由肺血增加和肺动脉高压所致。如果没有得到及时的手术治疗,患者很快会发展为严重的肺动脉高压,并由于充血性心力衰竭而死亡。

(二)影像学检查

1.部分性心内膜垫缺损

(1)X线摄影检查:无明显二尖瓣反流者,其影像同继发孔房间隔缺损。伴有二尖瓣严重反流,X线表现为心脏增大,以左、右心室和右心房为主。肺动脉段凸出,肺血明显增多,肺门影扩大。

(2)心导管检查:只有当患者出现严重的肺动脉高压,为了明确是否存在手术指征时,才需要做右心导管检查。右心导管检查可发现导管极易由右心房进入左心房和左心室,右心房血氧含量增高,提示在心房平面有左向右分流,并可计算肺血管的阻力及肺循环的血流量。左室造影以观察缺损的大小、房室的容积及二尖瓣反流的情况。

2.完全性心内膜垫缺损

(1)X线摄影检查:主要显示肺血增加,心脏明显扩大,肺动脉段凸出。当发展为重度肺高压时,心脏增大不明显,两侧肺门增大,周围肺纹理纤细,肺动脉段呈瘤样扩张。

（2）心导管检查:目前已经不是术前的常规检查。仅用于测定肺血管阻力,为判断是否尚具有手术适应证提供依据。

右心导管检查可见右房和右室血氧含量增加,肺动脉压升高可达主动脉压水平,此与部分性心内膜垫缺损不同。后者肺动脉压多低于主动脉压的60%。行选择性左室造影时,显示左室流出道变狭长,呈典型的"鹅颈征",并可观察房室瓣反流情况。

（三）治疗

肺动脉环缩术在以前外科技术不成熟时应用较多,但它反而加重二尖瓣反流,起不到姑息治疗的效果,目前应用较少,只是针对于3个月内的小婴儿合并肺炎、心力衰竭,内科治疗无效,可考虑先行肺动脉环缩术;待心脏和全身情况改善后3～6个月,再做根治手术。

根治手术治疗的原则:是关闭室间隔缺损和房间隔缺损,恢复无狭窄和反流的二尖瓣,避免损伤传导束。手术成功的关键是左侧房室瓣成形的效果,避免出现左室流出道狭窄。

完全型心内膜垫缺损的手术方法包括单片法、双片法和改良单片法。从手术死亡率和因二尖瓣反流、起搏器植入、左室流出道梗阻、残余室间隔缺损或房间隔缺损的再手术率来评价,三种手术方法的效果大体相同。

相比较而言,完全型心内膜垫缺损最为复杂,手术风险最高,死亡率3%～5%。总体上,心内膜垫缺损患者远期二尖瓣再手术率为10%～15%。

第二节　冠状动脉粥样硬化性心脏病

一、概述

冠状动脉粥样硬化性心脏病,简称冠心病(CHD),是一种严重危害人民健康的常见病、多发病,随着我国人民生活水平的提高,动物性脂肪摄入量增加,CHD的发病率有逐步增高趋势,全国CHD的死亡率为$(0.2～0.4)/10$万。

动脉粥样硬化斑块造成冠状动脉狭窄或闭塞是CHD的基本病变,且主要分布在心外膜下的大动脉,近端多于远端,最常见为前降支,其次为左回旋支,右冠状动脉及左冠状动脉完全闭塞时发生心肌梗死。若缺血或梗死面积较大,累及乳头肌或室间隔时可引起室壁瘤,二尖瓣关闭不全或室间隔破裂。

冠状动脉最常见的病理改变是动脉粥样硬化,好发于冠状动脉左前降支和右冠状动脉主干上、中1/3处,其次为左旋支、后降支和左冠状动脉主干,特别多见于分支、分叉、变细及动脉固定的部位。其发生机制是内膜损伤、脂质沉积及平滑肌细胞由血管中层向损伤的内膜浸润的综合作用,从而形成粥样硬化斑块,使管壁狭窄或合并冠状动脉痉挛造成管腔狭窄致冠状动脉供血不足。斑块进一步发展可发生钙化、出血和血栓形成,使管腔闭塞而引起心肌梗死。冠状动脉缺血还见于炎症、血栓栓塞及畸形等。缺血影响心脏传导系统而引起心律失常,甚至猝死。

隐匿性者可无明显自觉症状,只有在过度劳累或负荷试验时才呈现异常。心绞痛表现为发作性胸骨后疼痛,呈压迫压榨感,放射至左上肢及左肩部,每次发作数分钟,休息或含服硝酸甘油后立即缓解,少数表现为发作性牙痛或上腹痛等。如心绞痛持续时间长,伴有气急、出汗、恶心,休息或含化硝酸甘油等不能缓解应考虑急性心肌梗死的可能。心电图有 ST 段弓背向上的抬高、T 波高耸或倒置及异常 Q 波时可诊断为心肌梗死。

二、影像学检查

对于本病的影像学检查方法的选择,X 线片是一种辅助方法,仅对左心衰竭、心室壁瘤、室间隔破裂和(或)乳头肌断裂,功能失调的诊断及心肌梗死病情和预后的估计有一定的价值。CT,尤其是多层螺旋 CT 对冠状动脉钙化的测定,利用血管重建技术对于冠状动脉主干及大的分支显示有用,有替代血管造影的趋势。超声心动图、MRI 及核素显像等对心肌功能的测定,PET 对鉴别心肌坏死与心肌"冬眠"上均有重要的临床价值。冠状动脉造影对明确冠状动脉狭窄程度、部位和范围及侧支循环等方面,至今仍是首选方法,可为 PTCA 和 CABG 的治疗提供信息。尤其是介入治疗的普遍开展,诊断明确即可进行治疗,因此作用巨大,必要时应作为首选方法。

1.X 线表现

隐性心绞痛者,心影一般无改变,少数患者记波摄影或透视观察左心缘有局限性搏动减弱或消失;急性心肌梗死时,可有左心室增大,或以左心室增大为主的全心增大,并出现左心衰竭征象:①肺门影增大、模糊,上肺野血管纹理增粗,肺透明度减低;②间质性肺水肿征,中下肺野呈网状结构阴影,有的出现少量胸腔积液;③可伴肺泡性肺水肿征象和心肌梗死后综合征,在心肌梗死后数天发生,可反复发作,表现为心包炎、肺炎和胸膜炎,心室壁瘤,左心室壁局限性凸出或左心缘不规则,透视局部有反常运动,心室壁可出现钙化或与纵隔心包粘连征;室间隔穿孔,在肺淤血的基础上出现肺出血现象,心脏逐渐增大,肺动脉段突出;冠状动脉、主动脉可有钙化迂曲。

2.CT 表现

可发现沿冠状动脉走行的斑点状、条索状、不规则轨道形成或整条冠状动脉的钙化灶,多层扫描模式的扫描可用于分析左心室整体和节段功能,还可分析右心室功能,利用重建技术尚可显示冠状动脉大分支的情况。

3.MRI 表现

心肌梗死患者常采用 SE 脉冲序列横轴位和短轴位像,可全面显示病理改变。MRI 可用于评价心功能,室壁运动状态,显示室壁瘤或室间隔破裂等并发症。急性心肌梗死可进行 Gd-DTPA 增强以提高病变的显示率。心绞痛的患者,可以应用造影增强结合快速扫描技术评价心肌血流灌注和鉴别心肌活力。还可以采用静息 MRI 药物负荷或运动实验,显示心肌缺血。冠状动脉磁共振血管造影一般显示冠状动脉长度为三主支的近端至中段。对>50% 的冠状动脉狭窄可做出判断。

4.冠状动脉造影

目前仍为冠心病诊断的金标准。病变段有狭窄或闭塞,管腔不规则或有瘤样扩张。侧支循环形成发生于较大分支的严重狭窄或阻塞。狭窄近端血流缓慢,狭窄远端显影和廓清时间延迟;闭塞近端管腔增粗及血流改道,闭塞远端出现空白区和(或)逆行充盈的侧支循环影。

5.放射性核素

核素显像采用单光子发射型断层显像仪（SPECT）。心肌灌注显像负荷试验对冠心病心肌缺血、梗死的检测、愈合评估及治疗方案的选择均有一定的临床价值。该方法简便，对患者无痛苦，有利于冠状动脉腔内成形术（PTCA）或冠状动脉搭桥术（CABG）后随访，可以动态观察左心室心肌血流的恢复情况以及再狭窄所致的心肌再缺血。而^{18}F-脱氧葡萄糖（FDG）正电子发射型断层仪（PET）心肌代谢显像是鉴别存活心肌与坏死心肌的金标准。

三、治疗

冠心病的治疗包括：①生活习惯改变：戒烟限酒，低脂低盐饮食，适当体育锻炼，控制体重等；②药物治疗：抗血栓（抗血小板、抗凝），减轻心肌氧耗（β受体阻滞剂），缓解心绞痛（硝酸酯类），调脂稳定斑块（他汀类调脂药）；③血运重建治疗：包括介入治疗（血管内球囊扩张成形术和支架植入术）和外科冠状动脉旁路移植术。药物治疗是所有治疗的基础。介入和外科手术治疗后也要坚持长期的标准药物治疗。对同一患者来说，处于疾病的某一个阶段时可用药物理想地控制，而在另一阶段时单用药物治疗效果往往不佳，需要将药物与介入治疗或外科手术合用。

1.药物治疗

目的是缓解症状，减少心绞痛的发作及心肌梗死；延缓冠状动脉粥样硬化病变的发展，并减少冠心病死亡。规范药物治疗可以有效地降低冠心病患者的死亡率和再缺血事件的发生，并改善患者的临床症状。而对于部分血管病变严重甚至完全阻塞的患者，在药物治疗的基础上，血管再建治疗可进一步降低患者的死亡率。

（1）硝酸酯类药物：本类药物主要有硝酸甘油、硝酸异山梨酯（消心痛）、5-单硝酸异山梨酯、长效硝酸甘油制剂（硝酸甘油油膏或橡皮膏贴片）等。硝酸酯类药物是稳定型心绞痛患者的常规用药。心绞痛发作时可以舌下含服硝酸甘油或使用硝酸甘油气雾剂。对于急性心肌梗死及不稳定型心绞痛患者，先静脉给药，病情稳定、症状改善后改为口服或皮肤贴剂，疼痛症状完全消失后可以停药。硝酸酯类药物持续使用可发生耐药性，有效性下降，可间隔8～12小时服药，以减少耐药性。

（2）抗血栓药物：包括抗血小板和抗凝药物。抗血小板药物主要有阿司匹林、氯吡格雷（波立维）、替罗非班等，可以抑制血小板聚集，避免血栓形成而堵塞血管。阿司匹林为首选药物，维持量为每天75～100mg，所有冠心病患者没有禁忌证应该长期服用。阿司匹林的不良反应是对胃肠道的刺激，胃肠道溃疡患者要慎用。冠脉介入治疗术后应坚持每天口服氯吡格雷，通常0.5～1年。

抗凝药物包括普通肝素、低分子肝素、磺达肝癸钠、比伐卢定等。通常用于不稳定型心绞痛和心肌梗死的急性期，以及介入治疗术中。

（3）纤溶药物：溶血栓药主要有链激酶、尿激酶、组织型纤溶酶原激活剂等，可溶解冠脉闭塞处已形成的血栓，开通血管，恢复血流，用于急性心肌梗死发作时。

（4）β阻滞剂：即有抗心绞痛作用，又能预防心律失常。在无明显禁忌时，β受体阻滞剂是冠心病的一线用药。常用药物有美托洛尔、阿替洛尔、比索洛尔和兼有α受体阻滞作用的卡维地洛、阿罗洛尔（阿尔马尔）等，剂量应该以将心率降低到目标范围内为宜。β受体阻滞剂禁忌症有哮喘、慢性气管炎及外周血管疾病等。

（5）钙通道阻断剂：可用于稳定型心绞痛和冠脉痉挛引起的心绞痛的治疗。常用药物有维拉帕米、硝苯地平控释剂、氨氯地平等。不主张使用短效钙通道阻断剂，如硝苯地平普通片。

（6）肾素血管紧张素系统抑制剂：包括血管紧张素转换酶抑制剂（ACEI）、血管紧张素Ⅱ受体拮抗剂（ARB）以及醛固酮拮抗剂。对于急性心肌梗死或近期发生心肌梗死合并心功能不全的患者，尤其应当使用此类药物。常用 ACEI 类药物有依那普利、贝那普利、雷米普利、福辛普利等。如出现明显的干咳不良反应，可改用血管紧张素Ⅱ受体拮抗剂。ARB 包括缬沙坦、替米沙坦、厄贝沙坦、氯沙坦等。用药过程中要注意防止血压偏低。

（7）调脂治疗：适用于所有冠心病患者。冠心病在改变生活习惯基础上给予他汀类药物，他汀类药物主要降低低密度脂蛋白胆固醇，治疗目标为下降到 80mg/dl。常用药物有：洛伐他汀、普伐他汀、辛伐他汀、氟伐他汀、阿托伐他汀等。最近研究表明，他汀类药物可以降低死亡率及发病率。

2.经皮冠状动脉介入治疗（PCI）

经皮冠状动脉腔内成形术（PTCA）应用特制的带气囊导管，经外周动脉（股动脉或桡动脉）送到冠脉狭窄处，充盈气囊可扩张狭窄的管腔，改善血流，并在已扩开的狭窄处放置支架，预防再狭窄。还可结合血栓抽吸术、旋磨术。适用于药物控制不良的稳定型心绞痛、不稳定型心绞痛和心肌梗死患者。心肌梗死急性期首选急诊介入治疗，时间非常重要，越早越好。

3.冠状动脉旁路移植术（简称冠脉搭桥术，CABG）

通过恢复心肌血流的灌注，缓解胸痛和局部缺血、改善患者的生活质量，并可以延长患者的生命。适用于严重冠状动脉病变的患者，不能接受介入治疗或治疗后复发的患者，以及心肌梗死后心绞痛，或出现室壁瘤、二尖瓣关闭不全、室间隔穿孔等并发症时，在治疗并发症的同时，应该行冠状动脉搭桥术。手术的选择应该由心内、心外科医生与患者共同决策。

第三节　风湿性心脏病

一、概述

风湿性心脏病分为急性风湿性心肌炎和慢性风湿性瓣膜病。前者可累及心包、心内膜、心肌，以心肌受累最重，影像学检查缺乏特异性。后者为急性期后遗留下的慢性心脏瓣膜损害（包括纤维化、粘连、缩短、黏液样变和缺血性坏死等），导致瓣膜开闭功能障碍。病变可累及任何瓣膜，但是以二尖瓣受累最常见，其次为主动脉瓣和三尖瓣。本病多见于 20~40 岁的青壮年。

（1）二尖瓣狭窄（MS）最为常见。病理表现为瓣叶增厚，交界处粘连，开放受限，形成瓣口狭窄。二尖瓣狭窄使左心房压力增高，导致左心房扩大和肺循环阻力增加，最后产生肺循环高压。因右心负荷加重。使右心室肥厚、右心室腔扩大，最终导致右心衰竭。

患者主要临床表现为易疲劳、气短、心悸，重者可出现咯血、呼吸困难，下肢水肿及端坐呼吸，颊部发红为典型的"二尖瓣面容"。查体：心尖部可闻及响亮舒张期杂音伴震颤，肺动脉瓣第二心音亢进，脉搏不规则。心电图有宽大的双峰 P 波，左心房增大，右心室肥厚。

（2）二尖瓣关闭不全（MI）主要病理表现为瓣叶、乳头肌和腱索的缩短及相互粘连，使瓣膜不能正常关闭。二尖瓣关闭不全引起左心室收缩时血液向左心房反流，左心房、左心室均增大，继而导致肺动脉高压。二尖瓣关闭不全往往继发于二尖瓣狭窄之后，并与之并存。

患者主要临床表现为乏力、气急、心悸及左心功能不全。查体：心尖部闻及粗糙的全收缩期吹风样杂音，向左腋中线传导，同时可扪及收缩期震颤，第一心音减弱，脉搏不规则。

（3）主动脉瓣狭窄（AS），患者的主动脉瓣叶相互粘连、融合，使瓣口开放受限，引起收缩期左心室后负荷增加，左心室壁代偿性肥厚，至失代偿期出现左心室扩大，心肌耗氧量增加，冠状动脉供血不足，最终导致充血性心力衰竭。

患者主要临床表现为呼吸困难、乏力、心绞痛和昏厥。查体：主动脉瓣区可闻及Ⅲ级以上向颈部传导的收缩期杂音，第二心音减弱，并可触及收缩期震颤。心电图示左心室高电压、肥厚，严重者可出现 T 波倒置（劳损型），偶有左束支传导阻滞。

（4）主动脉瓣关闭不全（AI）常与二尖瓣病变并存。主动脉瓣环扩大，瓣叶缩短、变形，致主动脉瓣在舒张期不能正常关闭为其主要病理改变。由于舒张期主动脉血液向左心室内反流，使左心室容量负荷增加，致左心室扩大，最终亦引起左心衰竭。

患者主要临床表现为劳力性、呼吸困难、心悸和心绞痛，晚期可出现心功能不全。查体：主动脉瓣区闻及舒张期哈气样杂音，第二心音减弱或消失；有"水冲脉""枪击音"和脉压差增大等周围血管征。心电图示左心室高电压、肥厚。

二、影像学检查

1.X 线片

（1）二尖瓣狭窄：心脏呈"二尖瓣"型，可见上肺静脉扩张，下肺静脉变细，血管边缘模糊等肺淤血的表现，重者出现间质性肺水肿或肺循环高压的征象；主动脉结缩小，肺动脉段凸出；左心缘出现第三弓，支气管分叉角度增大，右心缘可见双心边影，均提示左心房增大；同时右心室增大，左心室较小。

（2）二尖瓣关闭不全：心脏呈"二尖瓣"型，肺淤血程度较单纯二尖瓣狭窄轻，左心房、左心室增大，心缘搏动增强，常伴右心室增大。

（3）主动脉瓣狭窄：心脏多呈"主动脉"型，主动脉结大，心腰凹陷，左心室增大，心尖圆隆，升主动脉中段局限性扩张。

（4）主动脉瓣关闭不全：多与主动脉瓣狭窄并存。心脏呈主动脉型。可有肺淤血，主动脉结凸出，左心房、左心室增大，主动脉及左心室搏动增强。

2.超声心动图

（1）二尖瓣狭窄：二维超声心动图示舒张期二尖瓣开放受限，瓣叶增厚、钙化，左心房内常见附壁血栓，腱索增粗、缩短及融合；二尖瓣口缩小呈"鱼口状"或"一"字形，瓣口面积$\leqslant 2.5 cm^2$。M 型超声心动图示二尖瓣前叶回声增粗、增强，EF 斜率减低，E 峰消失呈墙垛状，二尖瓣前、后两叶平行上移。多普勒超声心动图示瓣口有高速喷射血流，E 峰$> 1.5 m/s$，舒张期有宽大的湍流频谱。彩色多普勒舒张期可见一束以黄色为主的五彩镶嵌血流信号，自左心房经狭窄的瓣口喷射进入左心室。

（2）二尖瓣关闭不全：二维和 M 型超声心动图表现为瓣叶增厚、有赘生物附着和钙化，收缩期瓣口不能闭合,左心房、左心室增大。多普勒超声心动图在二尖瓣口的左心房内有反向血流频谱。彩色多普勒显示左心房内有起自二尖瓣口的五彩镶嵌色反流束。

(3)主动脉瓣狭窄:二维超声心动图示瓣叶回声增强、增粗、钙化。开放受限,形态不规则,瓣口面积<2.0cm² 时。M 型超声心动图可见主动脉瓣呈多层回声增强,室间隔及左心室壁增厚。彩色多普勒示收缩期主动脉瓣口可见五彩镶嵌血流束从主动脉瓣口喷射进入升主动脉。

(4)主动脉瓣关闭不全:二维超声心动图可见瓣膜关闭受限,瓣叶增厚、钙化,可见团块状赘生物回声。

M 型超声心动图表现为舒张期主动脉瓣不能合拢,瓣叶间裂隙大于 3mm。彩色多普勒超声心动图示舒张期有起自主动脉瓣的五彩镶嵌反流信号进入左心室流出道,可达心尖部。

3.CT

CT 平扫可显示心脏各房室的形态及大小异常,瓣膜钙化;增强扫描可显示心腔内的附壁血栓,常见于左心房内,表现为低密度充盈缺损。

4.MRI

(1)二尖瓣狭窄:心电门控自旋回波 T_1 加权像可见左心房明显扩大和右心室肥厚,左心房内多呈中至高信号。为淤滞的血流所致;而左心房内的血栓则呈高信号。MRI 影像显示舒张期左心室内有起自左心房经二尖瓣口向左心室内喷射的无信号血流束。此外,还可见肺动静脉的扩张等肺循环高压的表现。

(2)二尖瓣关闭不全:T_1 加权像显示左心房和左心室增大。MRI 影像显示收缩期左心房内可见起自左心室经二尖瓣口的低信号反流束,重者可延伸至左心房后壁。

(3)主动脉瓣狭窄:T_1 加权像显示左心室壁呈向心性肥厚,信号均匀,升主动脉扩张,以中段为主,主动脉瓣叶增厚,信号强度较低。MRI 影像显示心室收缩期可见起自左心室、经主动脉瓣口向升主动脉内喷射的低信号血流束。根据该血流束的长度和宽度,可评估狭窄程度及跨瓣压差。

(4)主动脉瓣关闭不全:T_1 加权像示升主动脉扩张,左心室扩大,可伴有室壁肥厚。MRI 影像显示心室舒张期可见起自主动脉瓣口、向左心室腔内反流的低信号血流束。

5.X 线心血管造影

双斜位左心室造影显示二尖瓣狭窄者,心室舒张期二尖瓣口可见类圆形、边缘清楚的"圆顶状"充盈缺损,凸向左心室内,提示二尖瓣叶粘连,开放受限。二尖瓣关闭不全者,收缩期可见对比剂经二尖瓣口反流进入左心房。主动脉瓣狭窄者,心室收缩期主动脉瓣口不能正常开放,变形呈"鱼口状"或幕状,凸向升主动脉,血流经狭窄瓣口喷入升主动脉(即"喷射"征),升主动脉中段呈梭形扩张。主动脉瓣关闭不全者,心室舒张期可见对比剂自升主动脉经主动脉瓣口向左心室内反流。

三、治疗

瓣膜病变不论是狭窄、关闭不全或者同时存在,出现明显临床症状时都需要手术治疗,对病变瓣膜进行修复或者置换。

1.无症状期的风湿性心脏病的治疗

治疗原则主要是保持和增强心脏的代偿功能,一方面应避免心脏过度负荷,如重体力劳动、剧烈运动等;另一方面亦需动静结合,适当做一些力所能及的活动和锻炼,增强体质,提高心脏的储备能力。适当的体力活动与休息,限制钠盐的摄入量及预防和治疗呼吸道感染。注意预防风湿热与感染性心内膜炎。合并心力衰竭时,使用洋地黄制剂,利尿剂和血管扩张剂。

2.风湿性心脏病的手术治疗

对慢性风湿性心瓣膜病而无症状者,一般不需要手术;有症状且符合手术适应证者,可选择做二尖瓣闭式扩张术或人工瓣膜置换术。

手术适应证:无明显症状的心功能Ⅰ级患者不需手术治疗。心功能Ⅱ、Ⅲ级患者应行手术治疗。心功能Ⅳ级者应先行强心、利尿等治疗,待心功能改善后再行手术。伴有心房颤动、肺动脉高压、体循环栓塞及功能性三尖瓣关闭不全者亦应手术,但手术危险性增大。有风湿活动或细菌性心内膜炎者应在风湿活动及心内膜炎完全控制后 6 个月再行手术。

3.风湿性心脏病并发症的治疗

(1)心功能不全的治疗。

(2)急性肺水肿的抢救。

(3)心房颤动的治疗。

第四节　肺源性心脏病

一、概述

肺源性心脏病(简称肺心病),是指由支气管、肺组织、胸廓疾病、肺血管病变等疾病导致肺组织结构和功能异常,引起右心损害的一种心脏病。根据病情缓急和病程长短可分为急性和慢性肺心病,临床上以后者多见。慢性肺心病的主要病理表现为右心室肥厚,急性肺心病的主要病理表现为右心室扩张,常见于急性大面积肺栓塞。

1.肺、心功能代偿期

常见症状包括慢性咳嗽、咳痰和喘息,活动后心悸、气促、乏力明显,劳动耐力下降,有不同程度的发绀。胸痛可能与右心缺血有关或因壁层胸膜或纵隔纤维化及粘连所致。可有咯血,多为支气管黏膜表面的毛细血管或肺小动脉破裂所致。体格检查见明显肺气肿表现,如桶状胸、肋间隙增宽、肺部叩诊过清音、肝上界和肺下界下移,肺底活动度缩小,听诊普遍呼吸音降低,急性期常可闻及干湿啰音。右心室扩大,心音遥远,肺动脉瓣第二心音亢进,提示有肺动脉高压存在。三尖瓣可能闻及收缩期杂音,剑突下可及心脏收缩期搏动,提示右心室肥厚和扩大。因肺气肿胸腔内压升高,腔静脉回流障碍,可出现颈静脉充盈,肝下缘因膈肌下移而可在肋缘触及。

2.肺、心功能失代偿期

(1)呼吸衰竭:急性呼吸道感染为最常见诱因,主要表现为缺氧和二氧化碳潴留所致的一系列症状。患者发绀明显,呼吸困难加重,被迫坐位,患者呼吸节律、频率和强度均表现异常。常有头痛,夜间为著。当有中、重度呼吸衰竭时可出现轻重不等的肺性脑病表现。体格检查见球结膜充血水肿、眼底网膜血管扩张和视盘水肿等颅压升高表现。腱反射减弱或消失,锥体束征阳性。此外,高碳酸血症可导致周围血管扩张,皮肤潮红,儿茶酚胺分泌亢进而大量出汗。早期心排出量增加,血压升高,晚期血压下降甚至休克。

(2)心力衰竭:主要表现为右心衰竭。患者心悸、气短、发绀更明显,腹胀、食欲缺乏、尿少,查体颈静脉怒张,肝大有压痛,肝颈静脉回流征阳性,可出现腹腔积液及下肢水肿。此时静脉压明显升高,心率增快或可出现心律失常,剑突下可闻及收缩期反流性杂音,吸气时增强。可出现三尖瓣舒张中期杂音甚至三尖瓣舒张期奔马律。少数患者可出现急性肺水肿或全心衰竭。

(3)其他器官系统损害:包括肺性脑病、酸碱平衡失调、水电解质代谢紊乱、消化道出血、肾脏损害、肝脏损害、休克等。

二、影像学检查

1.X 线摄影检查

除肺部原发疾病的表现,还有肺动脉高压和右心增大等表现。

(1)肺部原发疾病的 X 线表现:可见肺纹理增多、扭曲和变形,病情较重可伴有纤维化;肺野透亮度增强、膈肌下降、胸廓增大、肋骨上抬。侧位呈前后径增大,还可见肺结核、支气管扩张、肺纤维化、广泛胸膜增厚等 X 线征象。

(2)心血管征象:①肺血管 X 线征象:右下肺动脉扩张,横径≥15mm,其横径与气管比值≥1.07,肺动脉段突出≥3mm,中央肺动脉扩张,外周肺血管纤细;②心脏 X 线征象:心尖上翘或圆突,右侧位见心前缘向前隆凸,心前间隙变小,有时可见扩大的右心室将左心室后推,与脊柱阴影重叠。右心衰竭时心脏面积多呈明显扩大,肺淤血加重,心力衰竭控制后心脏扩大、肺动脉高压和肺淤血情况可有所缩小或控制。

2.CT 检查

可显示肺动脉高压和肺心病的相应形态学改变,如肺动脉主干和左右肺动脉扩张,右心室壁增厚、心腔扩张、室间隔增厚移位等。主肺动脉内径与升主动脉内径之比大于1,或成人主动脉内径大于 30mm,提示有肺动脉高压。右心室壁增厚,其厚度可等于或大于左心室壁厚度,或右心室壁厚度大于 5mm,多伴有右心室扩大。

三、治疗

1.急性加重期

(1)控制感染:参考痰菌培养及药物敏感试验选择抗生素。常用的有青霉素类、氨基糖苷类、喹诺酮类或头孢类抗生素。原则上选用窄谱抗生素为主,选用广谱抗生素时必须注意可能的继发真菌感染。

(2)氧疗:通畅呼吸道,纠正缺氧和二氧化碳潴留。

(3)控制心力衰竭:肺心病患者一般在积极控制感染,改善呼吸功能后心力衰竭便能得到改善。患者尿量增多,水肿消退,肿大的肝缩小、压痛消失。不需加用利尿剂,但对治疗后无效的较重患者可适当选用利尿、强心或血管扩张药。

(4)控制心律失常:一般心律失常经过治疗肺心病的感染、缺氧后可自行消失。如果持续存在可根据心律失常的类型选用药物。

2.缓解期

采用中西药结合的综合措施,目的是增强患者的免疫功能,去除诱发因素,减少或避免急性加重期的发生,逐渐使肺、心功能得到部分恢复。

第五节　原发性心肌病

一、概述

1.扩张型心肌病

扩张型心肌病(DCM)是一类既有遗传又有非遗传原因造成的复合型心肌病,以左室、右室或双心腔扩大和收缩功能障碍等为特征,通常经二维超声心动图诊断。DCM导致左室收缩功能降低、进行性心力衰竭、室性和室上性心律失常、传导系统异常、血栓栓塞和猝死。DCM是心肌疾病的常见类型,是心力衰竭的第三位原因,是原发性心肌病中最常见的类型。

扩张型心肌病是原发性心肌病中最常见的类型,30～50岁最多见,男多于女,起病缓慢,可有无症状的心脏扩大许多年,或表现各种类型的心律失常,逐渐发展,出现心力衰竭。可先有左心衰竭,心悸、气短、不能平卧;然后出现右心衰竭,肝大,水肿,尿少。亦可起病即表现为全心衰竭。胸部隐痛或钝痛,典型心绞痛少见。由于心搏出量减少,脑供血不足而头晕或头痛,甚或昏厥。由于心脏内附壁血栓,可致肺、脑、肾、四肢动脉栓塞。心律失常较常见,以异位心律,尤其室性期前收缩多见,心房颤动发生率为$10\%\sim30\%$,也可有各种类型程度不等的传导阻滞。心律失常可能是患者唯一表现。可因心律失常或动脉栓塞而突然死亡。

2.肥厚型心肌病

肥厚型心肌病(HCM)是一种以左心室和(或)右心室及室间隔不对称肥厚为特征的疾病,尤以左心室肥厚常见,典型者常呈现室间隔非对称性肥厚(亦可见向心性肥厚),常伴有心室腔缩小,可有左心室流出道(LVOT)狭窄及左室收缩期压力阶差。肥厚心肌顺应性减低,心室充盈受限。其形态学上的改变尚包括心肌细胞的肥大、排列紊乱及纤维化,根据LVOT有无狭窄及梗阻,肥厚型心肌病又分为梗阻性及非梗阻性两类。本病多有家族史,属常染色体显性遗传性疾病。

临床表现:①呼吸困难:90%以上有症状的HCM患者出现劳力性呼吸困难,阵发性呼吸困难、夜间发作性呼吸困难较少见,是由于左心室顺应性减低,舒张末期压升高,继而肺静脉压升高,肺淤血之故。与室间隔肥厚伴存的二尖瓣关闭不全可加重肺淤血;②心前区疼痛:1/3的HCM患者出现劳力性胸痛,但冠状动脉造影正常,胸痛可持续较长时间或间发,或进食过程引起。HCM患者胸痛与以下因素相关:心肌细胞肥大、排列紊乱、结缔组织增加,供血、供氧不足,舒张储备受限,心肌内血管肌桥压迫冠状动脉,小血管病变;③乏力、头晕与昏厥:$15\%\sim25\%$的HCM至少发生过一次昏厥。约20%的患者主诉黑矇或转瞬间头晕。多在活动时发生,是由于心率加快,使原已舒张期充盈欠佳的左心室舒张期进一步缩短,加重充盈不足,心排血量减低。活动或情绪激动时由于交感神经作用使肥厚的心肌收缩加强,加重流出道梗阻,心排血量骤减而引起症状;④心律失常:HCM患者易发生多种形态室上性心律失常、室性心动过速、心室颤动、心房颤动、心房扑动等,房性心律失常也多见;⑤心力衰竭:多见于晚期患者,由于心肌顺应性减低,心室舒张末期压显著增高,继而心房压升高,且常合并心房颤动。晚期患者心肌纤维化广泛,心室收缩功能也减弱,易发生心力衰竭;⑥猝死:HCM 是青少年和运动员猝死的主要原因,占 50%。恶性心律失常、室壁过厚、流出道压力阶差超过 50mmHg 是猝死的主要危险因素。

3.限制型心肌病

本型心肌病的特征为原发性心肌及(或)心内膜纤维化,或是心肌的浸润型病变,引起心脏充盈受阻的舒张功能障碍。此病主要发生于热带与亚热带地区包括非洲、南亚和南美。我国已发现的也多数在南方,呈散发分布。起病比较缓慢。早期可有发热,逐渐出现乏力、头晕、气急。病变以左心室为主者有左心衰竭和肺动脉高压的表现如气急、咳嗽、咯血、肺基底部啰音,肺动脉瓣区第二心音亢进等;病变以右心室为主者有左心室回血受阻的表现如颈静脉怒张、肝大、下肢水肿、腹腔积液等。心脏搏动常减弱,浊音界轻度增大,心音轻,心率快,可有舒张期奔马律及心律失常。心包积液也可存在,内脏栓塞不少见。

二、影像学检查

1.扩张型心肌病

(1)X 线检查:心影明显增大,心胸比多在 0.6 以上,肺常淤血。

(2)心导管检查和心血管造影检查:可见左室舒张末期压、左房压和肺毛细血管未楔嵌压增高,心搏量、心脏指数减低。心室造影可见左室扩大,弥散性室壁运动减弱,心室射血分数低下。冠状动脉造影多无异常,有助于对冠状动脉硬化性心脏病的鉴别。

2.肥厚型心肌病

(1)X 线摄影检查:普通胸片可能见左心室增大,也可能在正常范围。X 线或核素心血管造影可显示室间隔增厚,左心室腔缩小。核素心肌扫描则可显示心肌肥厚的部位和程度。

(2)心导管检查:示心室舒张末期压增高。有左室流出道梗阻者在心室腔与流出道间有收缩期压力差。

3.限制型心肌病

X 线检查示心影扩大,可能见到心内膜心肌钙化的阴影。心室造影见心室腔缩小。

三、治疗

(一)扩张型心肌病

1.治疗原则

(1)保持正常休息,必要时使用镇静剂,心力衰竭时低盐饮食。

(2)防治心律失常和心功能不全。

(3)有栓塞史者做抗凝治疗。

(4)有多量胸腔积液者,做胸腔穿刺抽液。

(5)严重患者可考虑人工心脏辅助装置或心脏移植,也可以行心脏再同步治疗。

(6)对症、支持治疗。

2.心力衰竭治疗

(1)必须十分强调休息及避免劳累,如有心脏扩大、心功能减退者更应注意,宜长期休息,以免病情恶化。

（2）有心力衰竭者采用强心药、利尿药和扩血管药。由于心肌损坏较广泛，洋地黄类、利尿药有益；在低肾小球滤过时，氢氯噻嗪可能失效。此时，需用袢利尿药，如呋塞米。扩血管药，如血管紧张素转换酶抑制剂。用时应从小剂量开始，注意避免低血压。心力衰竭稳定时用β受体阻滞剂有利于改善预后。

（3）有心律失常，尤其有症状者需用抗心律失常药或电学方法治疗，对快速室性心律与高度房室传导阻滞而有猝死危险者应积极治疗。

（4）对预防栓塞性并发症可用口服抗凝药或抗血小板聚集药。

（5）对长期心力衰竭，内科治疗无效者应考虑心脏移植，术后积极控制感染，改善免疫抑制，纠正排斥，1年后生存率可达85％以上。

3.用药注意事项

（1）心肌病变时对洋地黄类药物敏感，应用剂量宜较小，并注意毒性反应，或使用非强心苷正性肌力药物。

（2）应用利尿剂期间必须注意电解质平衡。

（3）使用抑制心率的药物或电转复快速型心律失常时，应警惕同时存在病窦综合征的可能。

（4）对合并慢性完全性房室传导阻滞、病窦综合征者可安装永久性人工心脏起搏器。

（5）在应用抗心律失常药物期间，应定期复查心电图。

（6）使用抗凝药期间，应注意出血表现，定期复查出凝血时间、凝血酶原时间及INR。

4.特殊治疗

扩张型心肌病的心脏移植治疗可延长生命，心脏移植后，预后大为改观。

（二）肥厚型心肌病

1.一般治疗

（1）对无症状、室间隔肥厚不明显及心电图正常者暂行观察。

（2）避免剧烈运动，特别是竞技性运动及情绪紧张。

2.药物治疗

避免应用洋地黄制剂、硝酸甘油、异丙肾上腺素等药物。

（1）β受体阻滞剂：心得安、氨酰心安、美托洛尔、比索洛尔。

（2）钙离子拮抗剂：异搏定等。

（3）抗心力衰竭治疗（终末期）可用利尿剂及扩血管药。

（4）抗心律失常：乙胺碘呋酮、双异丙比胺，有抗心律失常及负性肌力作用。

3.室间隔肌切除术

对药物治疗无效，左室流出道严重梗阻者适用。

4.双腔起搏

预后尚难确定。

5.经皮腔间隔心肌化学消融术

是将无水酒精经导管注入供应室间隔心肌组织的间隔支血管，造成人为的间隔心肌梗死，以缓解左室流出道梗阻,是近年治疗肥厚性心肌病的一种新方法。

6.预防猝死

对于高危患者,除避免剧烈运动和药物治疗外,还应安装植入式心脏复律除颤器。

(三)限制型心肌病

1.对因治疗

对于那些有明确原因的限制型心肌病,应首先治疗其原发病。如对嗜酸细胞增多综合征的患者,嗜酸性粒细胞增多症是该病的始动因素,造成心内膜及心内膜下心肌细胞炎症、坏死、附壁血栓形成、栓塞等继发性改变。因此,治疗嗜酸性粒细胞增多症对于控制病情的进展十分重要。糖皮质激素(泼尼松)、细胞毒药物等,能够有效地减少嗜酸性细胞,阻止内膜心肌纤维化的进展。一些与遗传有关的酶缺乏导致的限制型心肌病,还可进行酶替代治疗及基因治疗。

2.对症治疗

(1)降低心室充盈压:硝酸酯类药物、利尿剂可以有效地降低前负荷,减轻肺循环和体循环淤血,降低心室充盈压,减轻症状,改善患者生活质量和活动耐量,但不能改善患者的长期预后。但应当注意,限制型心肌病患者的心肌僵硬度增加,血压变化受心室充盈压的变化影响较大,过度的减轻前负荷会造成心排出量下降,血压下降,病情恶化,故硝酸酯类药物和利尿剂应根据患者情况,酌情使用。β受体阻滞剂能够减慢心率,延长心室充盈时间,降低心肌耗氧量,有利于改善心室舒张功能,可以作为辅助治疗药物,但在限制型心肌病治疗中的作用并不肯定。

(2)以舒张功能受限为主:洋地黄类药物无明显疗效,但心房颤动时,可以用来控制心室率。对于心房颤动亦可以使用胺碘酮转复,并可口服预防。但抗心律失常药物对于预防限制型心肌病患者的猝死无效,亦可置入 ICD 治疗。

(3)抗凝治疗:本病易发生附壁血栓和栓塞,可给予抗凝或抗血小板治疗。

3.外科治疗

对于严重的心内膜心肌纤维化可行心内膜剥脱术,切除纤维性心内膜。伴有瓣膜反流者可行人工瓣膜置换术。对于有附壁血栓者行血栓切除术。手术死亡率为20%。对于特发性或家族性限制性心肌病伴有顽固性心力衰竭者可考虑行心脏移植。有研究显示儿童限制型心肌病患者即使没有明显的心力衰竭症状,仍有较大的猝死风险,所以主张对诊断明确的患儿应早期进行心脏移植,可改善预后。

第六节 心包疾病

一、心包积液

1.概述

心包积液是一种较常见的临床表现,尤其是在超声心动图成为心血管疾病的常规检查方式之后,心包积液在患者中的检出率明显上升,可高达8.4%,大部分心包积液由于量少而不出现临床征象。少数患者则由于大量积液而以心包积液成为突出的临床表现。当心包积液持续数月以上时便构成慢性心包积液。导致慢性心包积液的病因有多种,大多与可累及心包的疾病有关。

心包积液分析对心包疾病的诊断与治疗有重要的指导意义。同时,心包积液分析结果应结合临床症状及其他检查指标如血清学肿瘤标志物、自身抗体标志物与结核标志物进行综合评价。

本病患者以女性多见,发病年龄以更年期为多。患者常能参加日常工作而无自觉不适。出现症状时多表现为气短、胸痛。有些患者在病程早期出现心脏压塞的症状,又随着病程的进展逐渐减轻乃至消失。本病有不少是在例行体检时被发现,易被误诊为心脏扩大。由于几乎不存在急性心包炎的病史,因而往往无法确定本病发生的时间。

2.影像学检查

(1)X线检查:心影向两侧普遍扩大(积液 300ml 以上);大量积液(大于 1000ml)时心影呈烧瓶状,上腔静脉影增宽,透视下心脏搏动弱。肺野清晰可与心力衰竭相鉴别。

(2)CT、MRI 检查:心包积液在 CT 和 MRI 图像上对某种特定疾病诊断并无特异性。在 CT 图像上测量积液的衰减值能够初步判断积液的特征。单纯性积液 CT 值与水接近,心包积液内有分泌液或浓缩积液时,其蛋白含量高,CT 上密度比水高。CT 和 MRI 图像上,恶性病变所致积液与出血性积液表现类似,通畅为心包不规则增厚和结节样表现。

少量心包积液(少于 100ml)首先聚集在最低垂的部位,特别是左心室背侧和左心房的左侧,呈一薄层液体密度影。中量心包积液(少于 500ml)可见液体从左心室背侧向上伸展至右心房和右心室的腹侧面,液体较多时,可见液体环绕大血管的开口部。大量心包积液(大于 500ml)心包积液充满整个心包腔,呈一不对称的环状液体密度影环绕在心脏和大血管的根部。如果积液量很大可使心脏受压变小。

3.治疗

(1)内科治疗:药物治疗包括应用激素、抗感染药、抗结核药以及其他病因治疗。在没有症状时也可以不用药物而予以观察。

心包穿刺可减轻症状,可抽取心包内液进行分析,以助于诊断和治疗,但其本身的治疗效果并不确切,已不是主要的治疗手段。

(2)外科治疗:手术治疗的目的在于解除已有的或可能发生的心脏压塞,清除心包积液,减少心包积液复发的可能,防止晚期心包缩窄。

本病在诊断明确、药物治疗无效的情况下可行心包引流及心包切除。

二、缩窄性心包炎

1.概述

急性心包炎以后,可在心包上留下瘢痕粘连和钙质沉着,在不同患者有不同表现。多数患者只有轻微的瘢痕形成和疏松的或局部的粘连,心包无明显的增厚,不影响心脏的功能,称为慢性粘连性心包炎,在临床上无重要性;部分患者形成慢性渗出性心包炎,可能为急性非特异性心包炎的慢性过程,主要表现为心包积液,预后良好;只有少数患者由于形成坚厚的瘢痕组织,心包失去伸缩性,明显地影响心脏的收缩和舒张功能,导致了一系列循环障碍临床现象,称为慢性缩窄性心包炎。

活动后呼吸困难是缩窄性心包炎的最早期症状,常因毛细血管压升高、心排血量下降、腹腔积液致膈肌升高、胸腔积液等引起。全身症状可有乏力、心悸、咳嗽、上腹疼痛、水肿、食欲缺乏等症状。

2.影像学检查

(1)X线检查:大多数均可见到心包钙化,常呈不完整的环状。半数以上患者心影轻度扩大,其余心影大小正常。心影呈三角形或球形,左右心缘变直。常见胸腔积液或有胸膜肥厚。

(2)CT、MRI检查:可很好的评价心包厚度,当心包厚度大于4mm,提示增厚,CT图像上心包呈现致密影,提示心包钙化,为诊断重要依据。

3.治疗

早期施行心包切除术以避免发展到心源性恶病质、严重肝功能不全、心肌萎缩等。通常在心包感染被控制、结核活动已静止即应手术,并在术后继续用药1年。已知或疑为结核性缩窄性心包炎,术前应抗结核治疗1~4周,如诊断肯定,在心包切除术后应继服药6~12个月。有学者认为术前应用洋地黄可减少心律失常和心力衰竭的发生,降低死亡率。对不能手术治疗者,主要是利尿和支持治疗,必要时抽除胸、腹腔积液。

第十章　消化系统疾病的影像诊断

第一节　胃肠道疾病

一、胃炎

（一）概述

胃炎是指各种不同原因所致的胃壁（主要是指黏膜层）的炎性病变。根据炎症主要侵及的部位和范围，可分为弥散性胃炎和局限性胃炎。根据起病的急慢和组织病理的变化，可分为急性胃炎和慢性胃炎。

急性胃炎常起病较急。急性卡他性胃炎可表现为上腹部不适、疼痛、厌食、恶心和呕吐等，因常伴发肠炎而有腹泻，有时可有发热；急性腐蚀性胃炎可有口腔、咽喉、胸骨后和上腹部的烧灼感和剧痛，并有恶心、呕吐；急性化脓性胃炎可有上腹痛、恶心、呕吐和发热等；急性出血性胃炎则往往以上消化道出血为主要表现，有呕血和黑粪，但出血量一般不大，且呈间歇性，可自止。

慢性胃炎的病程迁延，大多无明显的症状。部分患者可有消化不良的表现，包括上腹饱胀不适、无规律性腹痛、嗳气、反酸、恶心、呕吐等，并无特异性。胃体胃炎和胃窦胃炎可有不同的临床表现。一般胃体胃炎胃肠道症状较少，但可出现明显的厌食和体重减轻，可伴有贫血，多系缺铁性贫血。胃窦胃炎的胃肠道症状较明显，特别是在有胆汁反流较多时，有时颇似消化性溃疡，可有反复小量的上消化道出血，为发生急性糜烂所致。

（二）影像学检查

急性胃炎的诊断一般不依赖 X 线检查，尤其病情严重并怀疑有穿孔者，忌做胃钡剂造影。病变轻微者，造影可无阳性发现。当病变发展到一定程度时，造影可显示胃黏膜增粗、排列紊乱，胃内滞留液增多。腐蚀性胃炎由于腐蚀剂停留在胃远段的时间较长，故胃窦的黏膜更为粗乱；如腐蚀深达肌层，愈合后因瘢痕形成，可表现为胃窦狭窄，甚至梗阻。

部分慢性胃炎患者的钡剂造影检查可无阳性表现。部分则出现黏膜层增厚和黏膜皱襞肥厚，表现为整个胃的黏膜增宽，可达 1cm 以上，且排列走行方向异常。胃小区显示不同程度增大，且大小不一、形态不规则，甚至形成颗粒状影凸出于黏膜面。胃小沟增宽或粗细、密度不均。慢性浅表性胃炎其病变主要局限于黏膜表层，而黏膜层内的腺体结构并无变化。病变轻度时常无 X 线改变。中度以上才显示黏膜皱襞不同程度增粗，胃小区和胃小沟的改变也较为轻微。慢性萎缩性胃炎为黏膜表层炎症，同时伴有黏膜内腺体减少、变小甚至萎缩。部分患者钡剂造影可显示胃黏膜层变薄，皱襞减少、变浅，胃小沟浅而细，胃小区显示不清或形态不规则，胃壁轮廓变光整。

胃窦炎是一种局限于胃窦部的慢性非特异性炎症。除黏膜层发生病变外，还可侵及胃壁肌层使其增厚,引起功能性和器质性改变。钡剂造影检查可发现胃窦部黏膜皱襞增粗,呈横行或纵横交叉排列,以致胃壁轮廓呈锯齿状,但其形态是规则的,锯齿的边缘也很光滑。有时还可见息肉样病变。胃窦部易激惹,常出现不规则的痉挛性收缩。如病变发展至肌层还可发生胃窦向心性狭窄,形态较固定。可伴有胃黏膜脱垂。

(三)治疗

1.一般治疗

戒烟忌酒,避免使用损害胃黏膜的药物,如阿司匹林、吲哚美辛、红霉素等,饮食宜规律,避免过热、过咸和辛辣食物,积极治疗慢性口、鼻、咽部感染病灶。

2.药物治疗

(1)保护胃黏膜药:常用的药物有胶体次枸橼酸铋(CBS)、硫糖铝、麦滋林-S、氢氧化铝凝胶、胃膜素等。

(2)调整胃肠运动功能药物:上腹饱胀用多潘立酮等。打嗝、腹胀或有反流现象为主者,可用胃动力药。

(3)抗生素:如果胃镜检查发现幽门螺杆菌(HP)阳性,应服用抗生素,如克拉霉素、羟氨苄青霉素等,都有清除幽门螺旋杆菌的作用,一般可选用两种,常与胃黏膜保护剂和抑酸剂联合应用。

(4)制酸剂:常用的药物有碳酸氢钠、氢氧化镁、氢氧化铝凝胶等。

(5)止痛药:上腹疼痛较重者可口服阿托品、普鲁本辛、颠茄片或654-2,以减少胃酸分泌和缓解腹痛症状。

(6)其他对症治疗药:可用助消化药,如胰酶、酵母片、乳酶生、二甲硅油片等。如有反酸现象也可用抑酸药如西咪替丁、雷尼替丁、法莫替丁等。防止胆汁反流可服铝碳酸镁、消胆胺以吸附胆汁;有呕血便血者,甲氰米胍口服。

二、胃憩室

1.概述

胃憩室是一种少见病,X线的检出率为 0.01%～0.18%。多见于胃贲门近小弯后壁,少见于贲门近小弯前壁或胃窦部。大多数为单发,也可合并食管、十二指肠憩室。

胃憩室有真性和假性两种。真性憩室的壁包含有正常胃壁的全层组织,多由胃周炎症粘连、牵引所致。假性憩室的形成原因则为胃壁局部肌层薄弱,进食后在胃内压的作用下,逐渐使胃壁局限性向外膨出,其憩室壁内缺乏固有肌层。还有一种称胃壁内憩室,整个憩室均位于胃壁内,憩室底由胃壁全层组织所覆盖,其浆膜面也不凸出。这种憩室常发生于胃窦部距幽门1～4cm 的大弯侧。

胃憩室多无症状,也可引起上腹部不适,当发生溃疡、出血或穿孔等并发症时,可出现相应的症状。

2.影像学检查

胃造影检查一开始,如无气钡进入其中,胃憩室可类似于一个边缘光滑的黏膜下肿块。以后随着气钡逐渐充盈整个憩室,诊断也就可以明确了。胃憩室一般呈圆形或椭圆形囊袋状,大小差异很大。其边缘锐利,轮廓光整,突出于胃腔外,可见胃黏膜伸入其中。憩室多有狭颈,充盈后立位可见胃底贲门区有如悬挂了一个小圆底烧瓶，较大的憩室尚可见气体、分泌液、钡剂分层所形成的液平，很富有特征性。因颈部狭窄，钡剂排空缓慢，有时整个胃排空后，仍可见钡剂滞留于憩室内。如憩室内发生炎症，囊袋形态可不规则，边缘毛糙，其内钡剂充盈不均匀。

胃底部憩室根据其囊袋轮廓光滑，有狭颈，并有黏膜伸入憩室的特点，不难与胃底良性溃疡鉴别。但憩室炎时，轮廓可不光滑，有时会与穿透性溃疡相混淆，一般穿透性溃疡见不到黏膜伸入溃疡内。发生在胃窦部较小的憩室可酷似溃疡的壁龛，需仔细鉴别。

胃壁内憩室更为少见，其特征是局部胃黏膜疝入胃壁肌层内，多位于胃窦远端大弯侧。充盈满意时憩室形态也呈圆形或椭圆形，随着蠕动和外来压迫，憩室内钡剂减少，憩室底部变平坦，最终可形成线状或领口状，颈部也变细。憩室的这一变化，被认为是诊断胃壁内憩室的特征性表现，可与胃窦部穿透性溃疡相鉴别。

3.治疗

无症状者不需要治疗，无并发症者行内科治疗。有症状者宜进食易消化而少刺激性食物，服用抗分泌药、胃黏膜保护剂及抗生素。如憩室内有食物潴留，可在 X 线透视下寻找最佳位置做体位引流，以免食物长期刺激而发生憩室炎症、糜烂及溃疡。如症状严重经内科治疗效果不好，憩室颈窄底宽，或并发溃疡、穿孔，不除外癌变及大量出血时应进行手术治疗，手术方法包括胃壁内翻缝合、单纯憩室切除、部分胃切除等。贲门处憩室手术较困难，有时需胸腹联合切口才能充分暴露。术后效果一般较好。

三、胃溃疡

（一）概述

胃溃疡是一种常见的胃肠道疾病，通常是指胃的慢性消化性溃疡。胃溃疡在胃的各部均可发生，但好发于胃小弯角切迹附近。胃溃疡大多单发，少数为多发性溃疡，多发者常见于胃窦部。X 线钡剂造影检查可以显示溃疡的部位、大小、数目、形态及附近胃壁情况，对于确立诊断、选择疗法与随访疗效等具有重要意义。

溃疡起自胃黏膜层，逐渐向下侵犯黏膜下层、肌层至浆膜层，胃壁溃烂缺损，形成深浅不一的壁龛。溃疡多呈圆形或椭圆形及线形，口部光滑整齐，底部平坦或高低不平。溃疡邻近组织有不同程度的炎症细胞浸润、纤维组织增生和水肿，并逐渐向外移行至周围正常胃壁，与正常胃壁分界不清。由于大量纤维组织增生，溃疡周围的黏膜形成皱襞向溃疡呈放射状纠集，纠集的黏膜直达壁龛口部。

溃疡长久不愈，纤维组织大量增生，可形成胼胝性溃疡。胼胝性溃疡的底部纤维组织常厚达 1～2cm，而正常各层结构均消失。溃疡四周的黏膜下层和肌层也全为较硬的纤维组织所替代，其宽度和厚度常达 1～2cm。若溃疡穿破浆膜面，胃壁与邻近组织或脏器粘连，即所谓慢性穿孔，称为穿透溃疡。

反复发作性上腹部疼痛为主要症状，有时可放射至背部。疼痛性质可为钝痛、胀痛、刺痛或灼痛。疼痛时间多在餐后 0.5～2 小时，进食后疼痛可缓解，是胃溃疡疼痛的特点。部分患者可无任何疼痛症状，仅在发生急性穿孔或出血时才发现本病。此外，食欲缺乏、嗳气、反酸、恶心、呕吐等也为常见症状，但无特异性。严重者可并发急性胃肠道出血，呕血呈咖啡色，便血呈柏油样。幽门梗阻时呕吐则成为突出症状。

（二）影像学表现

胃钡剂造影检查是发现和诊断胃溃疡最常用而有效的方法。双对比像易于显示浅小溃疡，并能正面观察溃疡形态；单对比充盈像有利于发现胃边缘上的微小病变，再配以加压法则更能了解溃疡口部情况及其周围改变，对良、恶性溃疡的鉴别有很大帮助。

胃溃疡的 X 线造影表现可以分为两类：一类是直接征象，代表溃疡本身的形态，是主要 X 线征象；另一类为间接征象，代表溃疡所造成的功能性和瘢痕性改变，是次要 X 线征象。

胃溃疡的直接征象是龛影。龛影为胃溃疡的本质性病理改变——壁龛显示于 X 线下的阴影。切线位观察，龛影凸出于胃内壁轮廓之外，腔外龛影呈乳头状、半圆形或锥形。边缘大都光滑整齐，密度均匀，底部平坦。有时溃疡底部高低不平，龛影密度可不均匀，系为不均匀增生的肉芽组织、食物残渣或附着的血块所致。正面观察，龛影的轮廓十分锐利，呈圆形或椭圆形钡斑，其边缘光滑整齐。溃疡底部的高低不平和龛影密度不均同样可反映在正面观上，表现为龛影内结节状或不规则形充盈缺损。因溃疡四周胃壁各层均有水肿、炎症细胞浸润和纤维组织增生，形成溃疡周围组织肿胀、增厚和隆起，龛影口部常有一圈黏膜肥厚所造成的透明带，此为良性溃疡的特征，依其范围可表现为：

（1）黏膜线：为龛影口部一条宽 1～2mm、光滑整齐的透亮细线，主要由轻微凸出并略向溃疡腔内倒卷的肥厚黏膜固有层所致。

（2）项圈征：为龛影口部宽 0.5～1cm、边界光整的透亮区，形如颈部带有一项圈。

（3）狭颈征：龛影口部明显狭小，使龛影犹如具有一个狭长的颈。项圈征和狭颈征均由肥厚的黏膜层和黏膜下层所形成。此外，溃疡的纤维组织收缩，可使其周围黏膜皱襞向溃疡呈放射状纠集，纠集的黏膜皱襞外宽内窄、排列均匀，如车辐状直抵龛影口部边缘，这也是良性溃疡的特征之一。

胃溃疡的间接征象为病变附近或其周围继发的器质性或功能性改变，无特异性。胃溃疡引起的功能性改变包括胃壁痉挛收缩、胃分泌增加和蠕动增强或减弱等。胃小弯处的龛影，在大弯的相对处可出现较深的痉挛切迹，犹如一个手指指向龛影，称为指状切迹，这是由于溃疡累及胃的环肌引起胃壁痉挛性或瘢痕性收缩所致。此外，龛影处常有不同程度的压痛。胃溃疡引起的瘢痕性改变可造成胃的变形和狭窄。小弯溃疡可使小弯缩短，也可以使胃体呈环形狭窄，形成"葫芦胃"或"沙钟胃"。幽门处溃疡还可造成幽门狭窄和梗阻。

穿透性溃疡和胼胝性溃疡是胃溃疡常见的特殊类型。穿透性溃疡的龛影深而大，深度和大小均超过 1cm，形如囊袋状，狭颈十分明显。龛影中常出现液面和分层现象，即气、液、钡三层或液、钡两层现象，但这种表现并非穿透性溃疡所特有。胼胝性溃疡常较大，可达 1.5～2cm，但深度较浅，一般不超过 1cm。龛影口部相当完整，有一圈较宽的透明带，其边界清楚而整齐，并常伴有黏膜皱襞纠集。胼胝性溃疡的龛影有时可部分位于腔内，加之龛影周围有一透明带，类似于溃疡性胃癌的环堤，故易与恶性溃疡相混淆。

胃溃疡愈合时龛影变小变浅，形态呈锥形或尖角状，并逐渐消失，周围水肿减轻或消失。也可表现为线样，称为线样溃疡。浅小溃疡愈合后可不留痕迹，较大溃疡愈合后可遗留痕迹，使局部胃壁平坦而蠕动呆滞，但无龛影。

胃溃疡大多数为良性，少数（不到 5%）可有癌变。胃溃疡恶变发展到后期，与溃疡型癌的表现一样,统称为恶性溃疡。胃溃疡的鉴别诊断主要是良、恶性溃疡的鉴别。

(三)治疗

1.一般按消化性溃疡的治疗原则用药

首先应用减少损害因素的药物:如制酸剂、抗胆碱能药物、H_2 受体拮抗药、丙谷胺、前列腺素 E_2 的合成剂及奥美拉唑等,同时给予胃黏膜保护的药物:如硫糖铝、铋剂、甘珀酸(生胃酮)等,还应服用抗生素。彻底根除幽门螺杆菌(Hp),因为目前认为 Hp 感染与本病有一定关系,所以要积极治疗。

2.胃溃疡引起的上消化道出血

可表现为呕血或便血。应立即到医院就诊。止血措施主要有:①H_2 受体拮抗剂或质子泵抑制剂(PPI),提高并维持胃内 pH;②内镜下止血;③手术治疗;④介入治疗。

3.食物的选择

胃病患者饮食上要注意以下 13 条原则。

(1)少吃油炸食物:因为这类食物不容易消化,会加重消化道负担,多吃会引起消化不良,还会使血脂增高,对健康不利。

(2)少吃腌制食物:这些食物中含有较多的盐分及某些可致癌物,不宜多吃。

(3)少吃生冷、刺激性食物:生冷和刺激性强的食物对消化道黏膜具有较强的刺激作用,容易引起腹泻或消化道炎症。

(4)规律饮食:研究表明,有规律地进餐,可形成条件反射,有助于消化腺的分泌,更利于消化。

(5)定时定量:要做到每餐食量适度,每天三餐定时。

(6)温度适宜:饮食的温度应以"不烫不凉"为度。

(7)细嚼慢咽:以减轻胃肠负担。对食物充分咀嚼,次数越多,随之分泌的唾液也越多,对胃黏膜有保护作用。

(8)饮水择时:最佳的饮水时间是晨起空腹时及每次进餐前 1 小时,餐后立即饮水会稀释胃液,用汤泡饭也会影响食物的消化。

(9)注意防寒:胃部受凉后会使胃的功能受损,故要注意胃部保暖,不要受寒。

(10)避免刺激:不吸烟,因为吸烟使胃部血管收缩,影响胃壁细胞的血液供应,使胃黏膜抵抗力降低而诱发胃病。应少饮酒,少吃辣椒、胡椒等辛辣食物。

(11)补充维生素 C:维生素 C 对胃有保护作用,胃液中保持正常的维生素 C 的含量,能有效发挥胃的功能,保护胃部和增强胃的抗病能力。因此,要多吃富含维生素 C 的蔬菜和水果。

(12)戒酸性食物:酸度较高的水果,如:凤梨、柳丁、橘子等,于饭后摄食,对溃疡的患者不会有太大的刺激,所以并不一定要禁止食用。

(13)戒产气性食物:有些食物容易产气,使患者有饱胀感,应避免摄食;但食物是否会产气而引起不适,因人而异,可依个人的经验决定是否应摄食。

四、胃静脉曲张

(一)概述

胃底静脉曲张通常伴有食管静脉曲张,它表现为门静脉高压所致的胃短静脉和胃左静脉

（又称胃冠状静脉）末梢分支的扩张。胃底静脉曲张如不伴有食管静脉曲张，传统认为是脾静脉单独闭塞的征象，最常继发于胰腺炎或胰腺癌肿。

在正常情况下，胃底的静脉血经胃短静脉回流入脾静脉，贲门区的静脉血经胃冠状静脉回流入门静脉或脾静脉。肝硬化使肝内的血管系统遭到破坏和改建，从而导致门静脉高压。门静脉压升高使胃底和贲门区的静脉血回流受阻，引起侧支循环的开放和扩大，表现为食管下段静脉和胃底静脉的曲张。尽管单独的胃底静脉曲张常常发生于脾静脉阻塞的患者，到目前为止门静脉高压仍然是胃食管静脉曲张最为常见的病因。

由于胃底静脉曲张通常是门静脉高压的并发症之一，所以它可伴有门静脉高压的其他临床表现，如肝脾大、脾功能亢进、腹腔积液等。曲张的胃底静脉一旦破裂，立刻发生急性大出血，患者出现呕血或黑粪。由于肝功能损害引起凝血功能障碍以及脾功能亢进引起血小板数减少，出血不易自止。同时大出血可引起肝组织严重缺氧，容易导致肝性脑病。但也有少数患者并无明显的临床症状。

（二）影像学表现

胃底静脉曲张的 X 线表现为形态多样、边缘光滑的充盈缺损凸出于钡池和钡池之间。如果黏膜下曲张的静脉呈葡萄状，则可表现为许多直径为 $1\sim2cm$ 的圆形、椭圆形或弧形的透亮影，如在其表面涂上一层薄薄的钡剂，就会形如泡沫状。还可表现为胃底部较正常黏膜粗的、蜿蜒扭曲的条状影，形如蚓状，柔软而纵横交错地覆盖了整个胃底，此种情况常合并有食管下端静脉曲张。胃底静脉曲张偶尔还会表现为胃底部大而单发、呈分叶状、边缘光滑的肿块，类似于胃底部的新生物，钡剂充盈时呈分叶状的充盈缺损。肿块型的胃底静脉曲张有时需与胃底贲门部的癌肿相鉴别。一般来说癌肿形成的软组织肿块影形态极不规则，周围黏膜破坏，附近胃壁僵硬，如侵及贲门区还可引起梗阻症状。而静脉曲张仅有黏膜皱襞增粗、扭曲，并无破坏征象，胃壁柔软，不会出现贲门梗阻症状。此外，静脉曲张所形成的肿块在大小和形状上具有一定的可变性，有时还可伴有食管静脉曲张。患者的相关病史也可作为参考。胃底静脉曲张还需与胃黏膜巨大肥厚症相鉴别。胃黏膜巨大肥厚症的钡剂造影检查表现为黏膜纹明显增粗、扭曲、紊乱和息肉样变化，严重时类似多发性息肉。这种现象多见于全胃，以胃大弯和胃底更为严重，单发胃底或胃小弯少见。对于少数用影像学难以区分的病例，内镜可帮助明确诊断。

胃底静脉曲张在 CT 图像上表现为胃底后内壁和后壁内的一串边界清楚、呈圆形或条状的软组织密度影。增强后则呈明显的强化。有时候，CT 图像还可显示出静脉曲张的病因，如肝硬化、胰腺炎和胰腺癌肿等。

胃静脉曲张少数情况下也会发生在胃幽门窦和胃体部。脾静脉阻塞的患者其血液也可同时通过扩张迂曲的胃网膜静脉向肝门静脉分流；形成主要沿胃大弯分布的粗大黏膜皱襞。

（三）治疗

治疗目的是控制急性出血和预防再次出血。治疗手段包括药物治疗、三腔管气囊压迫止血、内镜治疗和外科治疗等。

1.一般综合治疗

（1）补充血容量。

（2）降低门静脉压：通过药物作用降低门静脉和食管曲张静脉的压力，减轻曲张静脉血管壁张力。临床使用的药物主要有血管加压素和生长抑素、八肽衍生物（奥曲肽）等。

2.气囊压迫法

曲张静脉位于食管和胃底黏膜内，因此食管或胃内压迫均有止血作用，常用的是三腔二气囊管。此外，有四腔二气囊管，即在三腔管的食管囊上加一个管，用以抽吸食管内积液，减少三腔管使用中的肺部吸入。气囊压迫止血一般用于药物治疗无效的大出血或短期内反复出血的病例。

3.食管曲张静脉结扎术

内镜下皮圈套扎法治疗食管静脉曲张已有多年，目的是通过阻断该曲张部位的静脉血流，形成溃疡，此后逐步坏死纤维化。皮圈连同坏死组织产生脱痂，结扎后至坏死脱痂时间为 7～15 天。所以，该方法不适合急性出血止血治疗，主要用于出血后择期治疗。

五、胃癌

（一）概述

胃癌是我国的主要恶性肿瘤之一。其死亡率占所有恶性肿瘤死亡率的 23.02％，居各类癌症死亡的前一、二位。胃癌的发病以男性多见，男女之比约为 3.19：1。胃癌虽可见于任何年龄组，但 50～59 岁年龄组发病率最高，小于 20 岁和大于 70 岁发病率反而下降。

早期胃癌（EGC）指癌组织仅侵及黏膜和（或）黏膜下层，未浸润肌层，且无论其是否已有淋巴结转移者。这一由日本胃肠道内镜学会于 1962 年提出的定义及其分型，现已得到全世界的确认并付诸应用。它可分为：①隆起型（Ⅰ型）：癌肿隆起高度＞5mm（约为正常黏膜厚度的 2 倍以上）；②浅表型（Ⅱ型）：癌灶比较平坦，不形成明显的隆起或凹陷。又可分为三个亚型，浅表隆起型（Ⅱa 型）：癌灶隆起高度≤5mm；浅表平坦型（Ⅱb 型）：癌灶与周围黏膜相平，无隆起或凹陷；浅表凹陷型（Ⅱc 型）：癌灶凹陷深度≤5mm；③凹陷型（Ⅲ型）：癌灶凹陷深度＞5mm，形成溃疡。除上述三型外，临床中更见具多个类型的混合型早期胃癌，依病变的主次不同，可构成Ⅱc＋Ⅲ型、Ⅲ＋Ⅱc 型或Ⅱc＋Ⅱa 型等。有学者曾将以隆起为主者（Ⅰ，Ⅱa）和以凹陷为主者（Ⅱc，Ⅲ）的早期胃癌病例作对比分析，发现隆起型早期胃癌发病较少，约占 25％，以男性多见，平均发生年龄较高，大多为分化程度较高的管状或乳头状腺癌，而凹陷型早期胃癌发病较多，约占 75％，女性多见，平均发病年龄要早 10 岁，且以低分化癌和黏液腺癌、印戒细胞癌多见。虽然早期胃癌是以癌组织侵犯的深度为依据，与癌肿向周围扩展的大小无关。但对处于早期胃癌始发阶段，体积微小，直径≤10mm 的小胃癌和直径≤5mm 的微小胃癌，就目前临床随访资料，这类患者手术治疗后 10 年生存率可达 100％。因此，提高对这类肿瘤的检出率和确诊率是我们影像学诊断工作者值得研究的课题。

进展期胃癌（AGC）指癌组织浸润已达肌层（称中期胃癌）或超出肌层（称晚期胃癌）。进展期胃癌的病理分型，目前采用的有 1978 年制订的全国分型（分 6 型）和 Borrmann 分型（分 5 型）两种。两种分型有其相对应的区分：①结节蕈伞型（相当于 Borrmann 1 型）：肿瘤呈结节或息肉状向胃腔内生长，表面或中央可有较浅溃疡，切面界限清楚，占 8％；②盘状蕈伞型：肿瘤边缘高起外翻，呈盘状，中央有溃疡；③局部溃疡型（相当于 Borrmann 2 型）：溃疡较深，边缘隆起，周围浸润不明显，切面界限清楚，占 25.5％；④浸润溃疡型（相当于 Borrmann 3 型）：溃疡底盘较大,向壁内浸润明显,切面界限不清,占 41.6%;⑤局部浸润型:肿瘤向周围扩展呈浸润性生长,表面可有糜烂或浅溃疡,占 7.8%;⑥弥散浸润型(相当于 Borrmann 4 型):又称革袋样胃。肿瘤在胃壁内浸润性生长,累及胃大部或全胃,占 4.9%。

此外,胃癌尚有两种特殊类型:①表面扩散型(相当于 Borrmann 0 型):肿瘤主要在黏膜或黏膜下层浸润,范围较大,局限性浸润肌层或肌层以下,占 0.8%;②混合型:上述类型中有两型或两型以上病变同时存在者,占 1.8%。

胃癌始于黏膜层内,后逐渐向胃壁深层浸润,直至侵及浆膜,穿出浆膜外,侵入周围结缔组织,直接蔓延至邻近器官。直接蔓延的部位与癌灶部位有关,贲门胃底癌常侵犯食管、肝和大网膜,胃体及胃窦癌以侵及大网膜、肝和胰为主。胃窦癌还可累及十二指肠,大弯侧癌可侵入横结肠。侵及浆膜的胃癌细胞可脱落至腹腔,引起腹腔内播散形成癌性腹膜炎或种植转移,称为 Krukenberg 瘤(胃癌卵巢种植转移)。胃癌向胃壁深层浸润的同时,亦可侵蚀黏膜下及浆膜下层内丰富的血管和淋巴管网,形成淋巴性扩散和血行性转移。

胃癌可发生于胃的任何部位,以胃窦幽门区最多见,依次为贲门区、胃体区。也有病变弥散和多发者。胃癌患者的临床症状依据病变发生部位及病变发展阶段而不同。胃癌的早期多无明显症状,常疏于就诊、检查和诊断。典型的临床症状出现时大都已是属于胃癌晚期的病例,表现为胃肠道梗阻:胃窦部癌出现腹部饱胀、隐痛、自动限制饮食、呕吐宿食等幽门梗阻、胃潴留症状。胃贲门部癌则可出现进食不适、食物反流。随着病情进展,可发生吞咽困难、消瘦、贫血、上腹部扪及肿块,肝、卵巢、腹腔等转移灶的出现。

(二)影像学检查

1.胃多相造影表现

(1)早期胃癌的 X 线征象:早期胃癌组织虽侵犯胃壁较浅,但其不同程度的浸润及所引起的纤维组织增生,可致黏膜表面凹凸不平,亦可造成胃腔壁局部异常改变,在充盈像或双对比像中仔细观察这些局部改变有助于早期胃癌的发现:腔壁张缩异常;腔壁平直;腔壁内凹;腔壁毛糙;复线征等。

隆起型早期胃癌(包括Ⅰ、Ⅱa 型)的 X 线表现:双对比像中病变正面观肿瘤形态可呈半球形、平皿型、不规则花朵型等;小者直径仅 0.5~1.0m,大者可达 4.0cm;直径≤2.0cm 者恶性特征少,诊断困难;隆起肿块边缘清楚;表面光滑或呈颗粒样改变,较大者可出现由溃疡形成的小钡斑;切线位时隆起病灶大多呈山田(Yamada)Ⅱ型和Ⅲ型;隆起肿块基底部胃壁可显示为内凹及毛糙改变。

凹陷型早期胃癌(包括Ⅱc、Ⅲ、Ⅱc+Ⅲ、Ⅲ+Ⅱc 型)的 X 线表现:凹陷性早期胃癌的 X 线诊断是以分析凹陷病灶的特征(境界、表面和深度)以及周围纠集的黏膜皱襞形态为基础。凹陷病变形态通常不规则,呈星芒状,其境界清楚者常为分化不良或低分化癌,反之则常为分化较好或高分化癌。边缘凹面向外,Ⅲ型者可呈圆或椭圆形;Ⅱc 型癌病灶通常浅而大,Ⅲ型癌凹陷较深,凹陷灶充钡较多,密度较高;凹陷病变表面可呈现高低不平、大小不等、形态不一、分布不规则的颗粒样改变,为癌组织浸润增生,黏膜残留或再生上皮所组成;凹陷病变周围纠集的黏膜皱襞可有锥状、杵状、中断和融合等改变,癌性皱襞更常表现出粗细不均匀及阶梯样改变,以此可与良性者鉴别。

（2）进展期胃癌的 X 线表现：放射学界通常都把胃进展期癌的 X 线表现形态分为蕈伞型、溃疡型、浸润型和混合型。

1）蕈伞型癌：相当于病理学上 Borrmann 1 型。X 线特征为癌肿向胃腔内生长形成腔内较大菜花样肿块，表面凹凸不平，充盈像上显示为分叶状充盈缺损，如癌肿表面有溃疡，则加压像时能在充盈缺损影中有钡影存留。充气良好的双对比像能完整地显现癌肿表面涂有薄层钡剂的软组织肿块影外，还能于切线位上观察到肿块基底附着部的胃壁改变。

2）溃疡型癌：相当于病理学上 Borrmann 2 型和 Borrmann 3 型。这一型的 X 线特征为存在于癌块中的恶性溃疡。大而浅，形态不规则的龛影，其底全部或部分位于胃腔轮廓之内、充钡时形成"腔内龛影"；周围由癌组织包围，充盈加压时显示为高低、宽窄、形态均不规则的透亮区，称为"环堤"征，环堤内可见癌结节间充钡的细条状"裂隙"与龛影边缘的"指压迹"样影；龛影周围纠集的黏膜纹显示为中断、破坏，邻近胃壁有不同程度的癌浸润，表现为胃壁僵硬、蠕动消失等。Borrmann 3 型的癌周浸润较 Borrmann 2 型更为显著。骑跨于胃小弯的溃疡型癌，切线位加压投照时，呈半月形的龛影与周围环堤构成著名的"半月征"图像，是 1921 年由 Carman 教授所提出的，称为"Carman'smeniscussign"。

3）浸润型癌：相当于病理学分型的 Borrmann 4 型。本型根据癌浸润范围的不同，又可分为弥散浸润型和局限浸润型。前者全胃或大部胃壁被癌浸润，充盈像时见胃壁增厚、僵硬、胃腔缩小、蠕动消失，称"皮革样胃"，双对比像时更可显示胃黏膜皱襞消失或呈颗粒样增生改变。当幽门受侵犯时，钡剂容易经开放状态的胃幽门进入十二指肠内，使胃排空增快。局限浸润型则为癌肿仅浸润胃的某一节段，表现为病变段胃壁的局限性增厚、僵硬和黏膜皱襞的展平、增粗、破坏。晚期局限浸润型癌也可造成胃明显变形，低张双对比造影时容易加以发现和诊断。

（3）特殊胃癌的 X 线检查

1）贲门癌：由于胃贲门的解剖生理特殊性，发生于胃贲门部的癌，有其特殊的检查技术和 X 线表现。可于站立位胃泡内充气时或在半立过度左前斜→右侧位胃底双对比像中显示贲门区不规则软组织块影，分布在贲门前后方，使钡液流道发生变化；约 2/3 的病例还可于软组织块影中显示大、浅、不规则溃疡形成的钡积聚区，这一表现当患者体位自左前斜向右侧位转动时，胃内钡液自胃泡内向幽门区流动过程中最易显示；贲门癌向上逆行侵犯食管，则可于站立位食管内钡剂通过时显示食管下端充盈缺损，管腔狭窄，腹段食管走行方向改变，钡液分流，胃食管反流等改变。

2）胃多重原发癌：多发癌，尤其是同时性多发癌是个极为重要的临床问题，试想在手术前未能将多发癌灶全部检出，会造成什么结果？胃肠道多发癌最多累及胃，可以是胃-胃组合，但也有食管-胃，甚至食管-胃-直肠组合。多相胃肠钡剂造影检查对本病的诊断并不难，在做上胃肠道钡剂检查时，当发现食管或胃内病变后，不应视为检查结束，应对胃其他部位（特别是近侧部胃）做更为详细的排除诊断，包括排除癌前病变和癌前状态。

2.胃癌 CT 表现

良好的胃 CT 图像可以直接显示胃癌组织浸润造成的胃壁增厚，胃腔内、外肿块的大小、范围。对幽门前区癌造成幽门狭窄、梗阻伴胃潴留者，此时，胃内镜及胃钡剂造影都无法进行，CT 检查却很有帮助，可以直接显示造成梗阻的癌病变。但直至目前 CT 上尚不能分辨胃壁各层组织结构,故不能对早期胃癌作诊断,亦不能对 T3 期以下肿瘤定期。如 CT 上肿瘤周围脂肪间隙清晰,提示肿瘤尚未达 T4 期。胃癌穿破浆膜侵入邻近组织后,CT 上可表现胃周脂肪间隙消失,癌块与周围器官相融的表现,常见为胰腺的受侵。CT 还能发现胃周(胃肝韧带、肝十二指肠韧带、胃结肠韧带),后腹膜(大血管周围)的淋巴结增大,由于胃壁内淋巴网间存在着相互交通,故胃病变部位与淋巴回流间关系并不很具规律,且胃癌的淋巴结转移与淋巴结的大小也常不一致。晚期胃癌的 CT 检查还可发现腹膜、网膜、盆腔的种植转移,以及远处脏器的血行转移灶。

3.胃癌 MRI 表现

MRI 检查可显示不同大小的原发肿块;胃壁增厚;也能估计肿瘤在胃肠道壁中浸润的深度和肿瘤的腔外侵犯。胃腺癌通常在 T_1 加权像上与正常胃黏膜等信号,T_2 加权像上略高于胃黏膜信号;而在弥散浸润型癌中,由于纤维组织存在,T_1 和 T_2 加权像上都使信号减弱。增强后 T_1 加权像上则呈不均匀强化。正常胃壁低信号外带的不规则或缺失均提示胃癌的浆膜外已受侵犯。MRI 的 Gd-DTPA 增强和脂肪抑制图像能显示强化的转移性淋巴结;鉴别淋巴结与血管影;发现肝转移灶。

4.胃癌超声内镜表现

一般而言,胃肠道超声内镜检查可依据由腔面向外显示的两个低回声带(黏膜肌层和固有肌层),由内向外区分出胃肠壁 5 层结构。用高频探头(20MHz)在胃腔内做超声内镜检查,更可以获得胃壁 9 层不同回声结构,在判断癌肿侵入胃壁深度方面较优。超声内镜也能对邻近脏器的直接浸润和胃周淋巴结的侵犯做出判断。但不能发现远处淋巴结和远处脏器的转移。由内镜进入的超声探头也不能通过已形成狭窄的食管和(或)胃腔到达病变部位,对食管胃多发癌的检查不利。

(三)治疗

1.手术治疗

(1)根治性手术:原则为整块切除包括癌灶和可能受浸润胃壁在内的胃的部分或全部,按临床分期标准整块清除胃周围的淋巴结,重建消化道。

(2)姑息性手术:原发灶无法切除,为了减轻由于梗阻、穿孔、出血等并发症引起的症状而做的手术,如胃空肠吻合术、空肠造口、穿孔修补术等。

2.化疗

用于根治性手术的术前、术中和术后,延长生存期。晚期胃癌患者采用适量化疗,能减缓肿瘤的发展速度,改善症状,有一定的近期效果。早期胃癌根治术后原则上不必辅助化疗,有下列情况者应行辅助化疗:病理类型恶性程度高;癌灶面积大于 5cm;多发癌灶;年龄低于 40 岁。进展期胃癌根治术后、姑息手术后、根治术后复发者需要化疗。

常用的胃癌化疗给药途径有口服给药、静脉、腹膜腔给药、动脉插管区域灌注给药等。常用的口服化疗药有替加氟、优福定、氟铁龙等。常用的静脉化疗药有氟尿嘧啶、丝裂霉素、顺铂、依托泊苷、甲酰四氢叶酸钙等。近年来紫杉醇、草酸铂、拓扑酶抑制剂、卡培他滨片等新的化疗药物用于胃癌。

3.其他治疗

包括放疗、热疗、免疫治疗、中医中药治疗等。胃癌的免疫治疗包括非特异生物反应调节剂如卡介苗、香菇多糖等；细胞因子如白介素、干扰素、肿瘤坏死因子等；以及过继性免疫治疗如淋巴细胞激活后杀伤细胞(LAK)、肿瘤浸润淋巴细胞(TIL)等的临床应用。抗血管形成基因是研究较多的基因治疗方法，可能在胃癌的治疗中发挥作用。

六、十二指肠憩室

1.概述

十二指肠憩室比较常见，多数发生在十二指肠降部内后壁，尤其是壶腹周围，其次是十二指肠空肠曲交界处，十二指肠上部很少见。其发病率随着年龄的增长而增加。

十二指肠憩室的发生可能与某些肠壁上的薄弱点有关，如肠系膜血管进入肠壁处以及胆总管、胰管穿越肠壁处等。随着年龄的增长，会发生一系列的退行性改变，于是薄弱点变得更加薄弱，在肠内压力异常增加或肠肌收缩不协调时，薄弱点就会向腔外凸出形成憩室。在形成初期，憩室壁可能还含有肌层，随着憩室的增大，憩室壁仅由黏膜、黏膜下肌层和浆膜层组成，没有或几乎没有肌层。此外，十二指肠溃疡、慢性胆囊炎等病变所形成的粘连牵拉也是致病因素之一，多见于球部，它的壁多是含有肌层的。憩室可单发也可多发，有时还可伴发空、回肠和食管憩室。

由于憩室的颈部狭窄，肠内容物一旦进入就不易排出，容易导致滞留，可继发炎症、脓肿、溃疡、出血、穿孔和瘘管形成等并发症。

十二指肠憩室一般不引起症状。只有当其继发并发症时，才会出现上腹不适、脐周隐痛、进食后饱胀、嗳气、恶心、呕吐等症状。当憩室压迫胆总管和胰管时，可出现黄疸和胰腺炎的症状。少数还可并发消化道出血。因十二指肠憩室为后腹膜结构，如发生穿孔，所致的腹膜炎没有明显的临床症状，腹部X线片也没有典型的腹腔内游离气体，很容易发生漏诊。此时应注意后腹膜十二指肠和右肾上极周围区域有无气体影。偶尔憩室内还会有结石形成。

2.影像学检查

在钡剂造影检查中，典型十二指肠憩室呈突向腔外的圆形或椭圆形囊袋状影，轮廓光滑，有狭颈，并可见十二指肠黏膜伸入其内。憩室大小差异很大，在检查过程中，形状大小还可不断变化。立位时，憩室内可见液平，巨大憩室还可见气体、潴留液、对比剂三层密度影。憩室颈部狭窄，可致排空延迟，甚至可潴留数天。

十二指肠乳头区憩室行钡剂造影时，由于给予低张造影剂或患者本身的壶腹部括约肌功能低下，有时可见钡剂从憩室内反流入胆总管和胰管而使其显影。这种反流可引起胆管和胰管的逆行性感染。如合并憩室炎症，则可显示乳头水肿、增大，黏膜增粗，并有刺激征象。

十二指肠球部憩室通常位于球的基底部，是由十二指肠球部溃疡所致。陈旧性溃疡的瘢痕收缩可引起球部畸形和局部假憩室形成。这种假憩室一般不大，颈部较宽，且轮廓不规则。

十二指肠空肠交界处憩室表现为基底向上的囊袋，在胃充盈时常被掩盖，仅有部分突出于小弯侧，易被误诊为小弯侧的良性溃疡。此时要仔细多角度观察，尽量使憩室与胃分开，显示憩室与十二指肠相连的部分，一般不难与胃小弯良性溃疡鉴别。

十二指肠腔内憩室是位于十二指肠降部乳头区附近的黏膜囊。有先天性十二指肠蹼或隔的成人,其憩室的形成完全是由于机械性因素,如食物向前推进的压力和强烈的蠕动波等。当钡剂充盈其中时,十二指肠腔内憩室可通过其呈条带状透亮影的憩室壁勾勒出憩室的轮廓,从而与同样充满对比剂的肠腔区分开来。当钡剂排空时,它可类似于带蒂的息肉。其并发症包括食物和异物的滞留以及部分性十二指肠梗阻。肠腔内压力增高可引起十二指肠的内容物反流入胰管从而导致胰腺炎的急性发作。

3.治疗

(1)治疗原则:有一定的临床症状而无其他的病变存在时,应先采用内科治疗,包括饮食的调节、制酸剂、解痉药等,并可采取侧卧位或换各种不同的姿势,以帮助憩室内积食的排空。由于憩室多位于十二指肠第二部内侧壁,甚或埋藏在胰腺组织内,手术切除比较困难,故仅在内科治疗无效并多次伴发憩室炎、出血或压迫邻近脏器时才考虑手术治疗。

(2)手术治疗:原则上以憩室切除术最为理想。憩室较小者可单作内翻术。同时存在多个憩室并遇有切除技术困难时,可采用改道手术,即行 Billroth Ⅱ式胃部分切除术和选择性迷走神经切除术。

七、十二指肠溃疡

(一)概述

十二指肠溃疡最好发于球部,约占 90%以上,其次是球后溃疡,降部溃疡极少见。十二指肠溃疡好发于青壮年,男性多于女性。

十二指肠溃疡大多位于球部后壁,常呈圆形或椭圆形,大小深浅不一,直径一般为 1～3mm。溃疡周围充血水肿,邻近组织呈炎性改变,并伴有纤维组织增生,由于瘢痕收缩可致球部变形和黏膜纠集。溃疡加深时,前壁者易穿孔,后壁者易出血,并可穿透至胰腺形成包块。十二指肠溃疡可以多发,既可以发生在一侧,也可同时发生于球部前后壁,呈对吻的双溃疡。球部溃疡还可与胃溃疡同时发生,称复合性溃疡。少数情况下,球部溃疡亦可并发于胰腺非 β细胞胰岛肿瘤,称为佐林格-埃利森综合征。中上腹周期性、节律性疼痛,伴有嗳气、反酸。疼痛多在餐后 3～4 小时出现,持续至下次进餐,进食后可缓解,故称空腹痛。疼痛也可于晚间睡前或半夜出现,称夜间痛。后壁穿透性溃疡,疼痛可涉及背部。当溃疡发生并发症时,可出现呕咖啡样物、黑粪、梗阻、穿孔等相应临床表现。球后溃疡是上消化道出血的常见原因之一。

(二)影像学检查

十二指肠球部腔小壁薄,且溃疡易造成球部变形,故 X 线、钡剂造影检查易于发现。十二指肠球部溃疡的主要征象是龛影和畸形,也可出现激惹、压痛、伴发胃窦炎等其他征象。

龛影是十二指肠溃疡的直接可靠征象,通常需使用充盈加压法或双对比造影法才能显示。因球部溃疡大都在后壁或前壁,因此多显示于正位像,表现为球部类圆形或米粒状钡斑,其边缘光滑整齐,周围常有一圈透明带,或有放射状黏膜皱襞纠集。切线位,球部溃疡呈突出腔外的小锥形、乳头状或半圆形龛影。

畸形是球部溃疡常见而重要的征象。许多球部溃疡不易显示龛影,但如有固定持久的球部变形,仍可确定诊断。球部变形主要是由于瘢痕收缩、黏膜水肿和痉挛所致。球部失去正常的三角形,可呈各种畸形,如球的一侧壁切迹样凹陷,以大弯侧多见;球部呈双叶形、三叶形或花瓣样畸形;球基底部大弯或小弯侧袋状突出,形成"假憩室",幽门管偏位。但变形的球部有时仍可显示龛影。十二指肠球部溃疡还可出现一些其他征象：

(1)激惹征：为球部炎症刺激所致，表现为钡剂到达球部不易停留，迅速排出；

(2)幽门痉挛，开放延迟；

(3)胃分泌增多，胃张力和蠕动改变，以及伴发的胃窦炎表现，如黏膜皱襞粗乱、迂曲等；

(4)球部固定压痛。

十二指肠球后部主要是指球部与降部交界处的一小段肠管。由于球后有一曲度，加之炎症刺激使该段肠腔充盈不满意，故常易漏诊。球后溃疡大小不一，可从米粒至黄豆大小，溃疡周围十二指肠常有痉挛收缩或瘢痕狭窄，形成十二指肠梗阻，致胃排空迟缓和球部扩张。十二指肠溃疡愈合的主要表现为龛影变小、变浅，以至消失。较浅小溃疡，愈合后不产生球部畸形。较大较深的溃疡，因有明显的纤维增生，即使溃疡愈合，仍可留有黏膜纠集和恒久的球部变形。

(三)治疗

1.药物治疗

目标是控制症状，促进溃疡愈合，预防复发及避免并发症。目前最常用的药物分为以下几类。

(1)抑制胃酸分泌药：目前临床上主要有 H_2 受体拮抗剂(H_2RA)及质子泵抑制剂(PPI)。PPI 促进溃疡愈合的速度较快、愈合率较高，是治疗十二指肠溃疡的首选用药。常用的 PPI 有奥美拉唑、泮托拉唑、兰索拉唑、雷贝拉唑、埃索美拉唑、艾普拉唑等。

(2)黏膜保护剂：与抑制胃酸药联用可提高溃疡愈合质量，减少溃疡复发。

(3)促胃肠动力药：主要用于出现恶心、呕吐、腹胀等症状的患者以促进胃肠排空，缓解症状。

(4)根除幽门螺杆菌。

2.手术治疗

主要用于治疗并发症(穿孔、出血、梗阻)。

第二节 急 腹 症

一、胃肠道穿孔

1.概述

胃肠道穿孔较常见。X 线检查有助于确定穿孔的存在，但不能确定其部位和原因。

2.影像学检查

影像检查的目的主要是确认是否有腹腔游离气体即气腹存在。立位时腹 X 线片或透视，气体升至膈下，表现为膈下弧线形透亮带。若患者不能站立，可使患者采取左侧卧位水平方向投照，在腹壁与肝之间可见弧线状透亮带。气体较多时可见腹壁与肝之间以及腹壁与积气肠曲之间有较宽的透亮带。

在卧位片上需要较多气体才能被识别。下列征象是腹内游离气体的表现。①双壁征：肠腔内外气体将肠管内壁和外壁轮廓显示得非常清楚；②镰状韧带征：镰状韧带被气体勾画出来,显示为线条状密度增高影,自肝下缘向内下行;③倒"V"征:气体将侧脐韧带(内含脐动脉残余)显示,表现为倒"V"形阴影,其尖端相当于脐部;④脐尿管征:气体将脐尿管勾画出来,位于脐下方中线处;⑤足球征(气穹窿征):大量游离气体表现为卵圆形透亮区,状如橄榄球——美国英语称为足球。此外,肝肾窝内气体显示为三角形亮区投影于右肾之上;肝旁气体衬出肝右叶的前下缘;肝腹面和前腹壁之间的气体表现为环状亮区;网膜囊内气体表现为肝与积气的胃之间出现亮区。

在少数腹内粘连患者,气体不能升至膈下,这时上述征象尤其双壁征就很重要。胃肠道穿孔患者20%～30%未能显示腹内游离气体,这可能是因为逸出气体少,穿孔自行封闭,时间不足以使气体上升,照片技术不良等原因。使患者坐或左侧卧位5～10分钟后摄片是必要的。临床疑为胃肠道穿孔而X线未发现游离气体者,建议使用碘液造影,可能见到碘液溢出胃外。

CT显示气腹的能力优于X线片。有研究表明,CT扫描发现气腹的患者,X线片只发现38%～47%。若X线片未发现气腹,应考虑做CT检查。

卧位CT片上气体聚集于腹腔前部,在腹中线处形成亮区,在肝前缘与腹部之间形成透亮带,还常聚于网膜囊、肝肾窝、盆腔、膀胱前间隙等处。必须强调的是,应该使用较低的窗位以及较宽的窗宽才能显示气体并将气体与脂肪区分。有疑问时应在监视器上进行调整观察,使用肺窗有时有助于判断少量气体。腹内游离气体是一种极佳的对比剂,可良好地显示腹内的解剖结构,如腹膜、韧带、粘连带等。在上腹可显示镰状韧带和横结肠前壁等,若胃、肠内有气体可清晰显示胃、肠壁轮廓。气体在下腹可显示小肠外壁及腹前壁壁腹膜。气体还可能见于腹中下部两侧腹直肌的外侧(腹直肌旁隐窝)及腹中线(腹直肌中隐窝)。

判读气腹的陷阱——假气腹:在X线片上有些表现酷似气腹,称为假气腹,在判断时要慎重考虑辨别:①充气扩大的肠管介于肝和横膈之间,例如间位结肠。结肠袋及其间隔是识别结肠的重要根据;②充气扩大的肠管互相重叠,犹如双壁征;③横膈下脂肪或网膜脂肪介于肝与膈之间;④腹内或胸内脓肿;⑤胃十二指肠的憩室,胃扩张;⑥膈疝、横膈不平滑;⑦肺不张或气胸。

疑似气体亮区而在不同X线照片上不改变位置的,多为假气腹。手术后常出现气腹,通常需数天才消失,若随诊复查时气体增加,应考虑有新的穿孔或气体漏出。膈下脓肿、肝脓肿有时也可显示出膈下气体,常伴液平,勿误认为胃肠道穿孔。

二、肠梗阻

(一)概述

肠梗阻基本分三类,即机械性(如肠粘连、肿瘤)、动力性(如手术后麻痹性)及血运性(如肠系膜血管栓塞)。站立位和仰卧位腹部X线片或结合透视,是传统有效的检查方法。立位用于观察肠内(外)液平面,卧位可较好地观察肠管的形状和分布。如需进一步了解梗阻部位和性质,可口服含碘对比剂(疑大肠梗阻禁服钡剂,以免加重梗阻)。对结肠梗阻,可行钡灌肠检查确定部位和原因。CT扫描诊断肠梗阻近来受到重视。不少报道认为优于腹部X线片。临床上通常要求影像检查回答下列问题:①是机械性肠梗阻还是动力性(麻痹性)肠梗阻;②若是机械性肠梗阻,梗阻的部位和原因(性质)是什么;③有无绞窄存在。影像诊断应从这几方面考虑。

肠梗阻的基本影像表现主要是梗阻以上肠管的扩张积气和积液。在梗阻后3～5小时即可出现,且逐渐加重,梗阻以下肠管空虚。识别小肠和大肠是基本的诊断要点,这决定于肠管的形态、大小和位置,空肠扩大积气的特点是气影内可见横贯肠腔、密集排列的环形皱襞,位于上中腹,管径多超过 3cm。回肠的特点是均匀连贯的管状影,其内见不到皱襞,位于中下腹。结肠扩大积气的特点是肠管常大于 5cm,位于腹部四周,其内见典型的结肠袋间隔,即自肠壁垂直伸向肠腔的不完全条状影,这种间隔与空肠皱襞的区别在于前者较厚,距离较大(以厘米计),而后者纤细而密集(相距以毫米计)。若见到粪块则可确定是结肠。侧位片有助于区分小肠和结肠:小肠多位于前部且是多数分散重叠的肠襻。升结肠、降结肠呈粗管状,位置靠后,与脊柱重叠或相近,横结肠位置靠前,常呈特别透亮的圆管状。

(二)影像学检查

1.肠梗阻的典型 X 线表现

立位摄片/透视见腹部多个阶梯状液平面,可随着肠管的蠕动呈跷跷板样上下移动。小肠扩大,多大于 3cm,常弯曲呈拱门状,其中气、液量多少不等。卧位摄片可见小肠呈连续管状扩大、积气。根据以上表现,X 线诊断可认为有肠梗阻。

2.梗阻部位的判断

①十二指肠梗阻:常在 3~4 部,可见胃和十二指肠降部扩大并有液平,其下的小肠无气或少气。②空肠下段梗阻:在上腹或左上腹见充气扩大的空肠曲和液平,为数不多,互相挤靠,内有典型鱼肋骨样皱襞影,中下腹回肠内无气或少气。③回肠下段梗阻:多数充气扩大的空肠和回肠曲充满大部腹腔,空肠在上,回肠在下,层层平行排列如阶梯状,横越腹腔。站立位可见较多液平面,其长度大多超过 3cm,结肠内无气或少气。④结肠梗阻使梗阻以上(近侧)的结肠扩张积气,视回盲瓣关闭情况,小肠可以扩大或不扩大;若结肠和小肠都积气扩张,则与麻痹性肠梗阻难以区别,此时应作左侧位摄片,若直肠内没有气体,提示为大肠梗阻;钡剂灌肠可确定或排除大肠梗阻。总之,充气小肠曲数量少,位置高,液平少,肠管内皱襞显著,表示梗阻部位高;气小肠曲数量多,液平多,布满全腹,表示梗阻部位低;有时扩张的肠曲内只有积液,没有气体,可使肠曲呈长形的"香肠"样软组织影,在不同体位可改变位置;有时积液肠曲的皱襞内有多数小气泡,就形成"串珠征",为小肠梗阻的可靠征象,有介绍使用小肠灌肠法以确定小肠机械性梗阻。

3.肠梗阻原因和性质的判断

(1)绞窄性小肠梗阻:是梗阻肠管伴有供血障碍,例如肠襻的两支被粘连或在疝内嵌钝时。可出现如下征象:①假肿瘤征:闭襻内大量积液,在周围充气肠曲的衬托下显示为一团"肿瘤"状阴影,立位、卧位其位置不变;②闭襻显著扩大充气,超过其邻近肠曲的一倍以上,气体易进不易出,乃呈马蹄形蜷曲肠襻,肠襻的两支间是增厚的肠壁,形成所谓"咖啡豆征";③若出现肠坏死可见肠壁内出现线状或小泡状气体影;④病变发展快,1~2 天可出现腹腔积液,腹脂线不清。

(2)小肠扭转:是绞窄性肠梗阻的常见原因之一。可出现下列表现:①空回肠换位,大段小肠沿其系膜根部扭转,空肠位于下腹偏右,回肠位于上腹偏左;②小肠排列紊乱,出现多个小跨度蜷曲肠襻,如呈"8"字形、花瓣状、一串香蕉状等。这是由于闭襻的系膜水肿、缩短而将闭襻肠管牵拉所致。

(3)乙状结肠扭转:是乙状结肠沿其系膜长轴扭转,好发于老年人。乙状结肠扭转常在肠管两端都形成梗阻,成为闭襻型梗阻,诊断大都可由X线片得出,有如下表现:①闭襻的乙状结肠曲明显扩大,横径可达10～20cm,肠管内见不到结肠袋影;②明显扩张的乙状结肠呈马蹄状,其圆顶向上,两支向下并拢,其顶端可达右上腹,与扩大的降结肠和肝下缘重叠,甚至可达膈下;③扩大的乙状结肠曲内含有大量气体和液体,气多液少,立位在盆腔部见两个大液平面;④马蹄状乙状结肠曲的肠壁显影如三条纵向致密线,向下集中于盆腔左侧。有些病例表现不典型,需做钡剂灌肠确定诊断,可见直肠和乙状结肠交界处阻塞,阻断端如鸟嘴状,有时可见螺旋状黏膜皱襞。若梗阻不完全,少量钡可进入降结肠。钡剂灌肠压力不宜太大以防穿孔。

(4)盲肠扭转:常是移动性盲肠的继发症。X线片可见扭转的盲肠明显扩大胀气如囊状,大多位于上中腹,其内有较大液平,右缘常有"V"形切迹,提示回盲瓣转向外侧。小肠胀气扩大,向右侧结肠集中或转向盲肠的右侧。远端结肠无气或少气。有时扭转的盲肠内有大量积粪,是诊断的重要征象。钡剂灌肠时可见钡于扭转处受阻,阻塞端略尖或圆钝。

(5)肠套叠:是一段肠管套入邻近的肠管内。可发生在任何肠段,但以回盲部/升结肠最常见。急性者多为儿童的一种急腹症,常由于末端回肠淋巴组织增生所致,慢性者多见于成人或老年人,多由肿瘤所致。X线片可以见到低位小肠梗阻表现。钡剂灌肠可明确套叠部位,可见钡端在套入头部受阻呈杯口状,凹面向近侧,少量钡剂进入鞘部呈弹簧状。

(6)急性肠系膜血管阻塞:小肠梗死主要是由于肠系膜上动脉栓塞或血栓。临床表现为急腹痛、血性腹泻,或呕吐咖啡样物、休克。腹X线片见小肠/结肠充气,类似肠梗阻;肠壁水肿、增厚,皱襞增粗。若有肠坏死可见肠腔气体进入肠壁,呈线状或小泡状亮区,气体可进一步进入肠系膜静脉及门静脉,后者表现为肝内树枝状亮影。肠系膜上动脉造影可确定诊断,显示栓子的部位和范围,远侧血管常不显影。

(7)麻痹性肠梗阻:常见于手术后和急性腹膜炎,其X线表现特点是大小肠均有扩张积气,而大肠扩张尤其明显。这种表现需与低位大肠梗阻鉴别,方法是摄腹部/直肠侧位片,若见到直肠内有气体可排除大肠梗阻。有困难时还可做钡剂灌肠,若为麻痹性肠梗阻钡剂可顺利到达盲肠。

口服碘液造影有利于区别麻痹性肠梗阻与机械性小肠梗阻。若碘液3小时内到达大肠且大小肠均扩大,说明没有机械性小肠梗阻。在机械性小肠梗阻,碘液在1～2小时常可到达梗阻点,再观察2～3小时其位置无改变。肠梗阻的不典型表现并不少见,需要临床与影像密切配合,仔细观察病程。

反射性肠淤胀是肠道功能受阻,以致肠内积气和(或)积液,可由多种原因引起(如胆囊炎、阑尾炎)。它与麻痹性肠梗阻有时表现相似,但肠淤胀通常肠腔不扩大,没有液平或只有少量小液平。密切结合临床不难做出判断。

CT对肠梗阻诊断有很大的价值,尤在显示病因方面优于其他方法。资料显示,腹部摄片/透视对肠梗阻的检出率为50%～60%。加用肠道造影后肠梗阻诊断率可提高到80%。而CT的敏感性为94%,特异性为96%,准确性为95%。对73%的肠梗阻可做出病因诊断。

肠梗阻的CT表现基本上与X线摄片相同:梗阻近侧肠管扩张,气和碘液多,常有液平面,远侧肠管不扩大,气和碘液少。根据肠襻的大小、形态和位置特征可判断梗阻的有无及其位置。若为麻痹性肠梗阻可见大小肠均扩大积气。血运性肠梗阻(肠系膜血管栓塞)时可见肠管扩大,肠壁水肿、增厚、积气,肠系膜静脉/门静脉积气,比 X 线片显示清楚。

CT 能较好地做出肠梗阻的病因诊断。肠粘连较常见,约占梗阻患者的 1/3。CT 可见"移行带",其上方肠管充气扩大,逐渐变细而下方肠管不扩大,气液甚少。肠道肿瘤 CT 易于见到,表现为肠腔内、外肿块,或肠壁不规则增厚,肠腔狭窄变形。胆石肠梗阻 CT 可见肠内致密阴影,术后腹腔内纱布可显示为肉芽肿样阴影。肠套叠易于由 CT 诊断,通常可显示套入部、返折部及鞘部。若显示套叠的横断面,可表现为类圆形肿块,密度不等呈同心圆状,中心为套入部,中间层是返折部肠壁伴牵拉进去的肠系膜(低密度),外层是鞘部。若显示套叠的纵切面或斜切面,则表现为长形、肾形、香蕉状肿块,鞘部套入部等显示清楚;若有肿瘤或炎症 CT 亦能清晰显示。

小肠扭转时 CT 除见空回肠换位等表现外,还有可能显示小肠系膜的扭转如鸟嘴状。小肠梗阻伴有绞窄坏死时,CT 可显示肠壁、肠系膜静脉和门静脉积气,此为手术的适应证。

(三)治疗

1.粘连性肠梗阻

(1)非手术疗法:对于单纯性、不完全性肠梗阻,特别是广泛粘连者,一般选用非手术治疗;对于单纯性肠梗阻可观察 24～48 小时,对于绞窄性肠梗阻应尽早进行手术治疗,一般观察不宜超过 6 小时。

基础疗法包括禁食及胃肠减压,纠正水、电解质紊乱及酸碱平衡失调,防治感染及毒血症。

(2)手术疗法:粘连性肠梗阻经非手术治疗病情不见好转或病情加重;或怀疑为绞窄性肠梗阻,特别是闭襻性肠梗阻;或粘连性肠梗阻反复频繁发作,严重影响患者生活质量时,均应考虑手术治疗。①粘连带或小片粘连行简单切断分离;②小范围局限紧密粘连成团的肠襻无法分离,或肠管已坏死者,可行肠切除吻合术,如肠管水肿明显,一期吻合困难,或患者术中情况欠佳,可先行造瘘术;③如患者情况极差,或术中血压难以维持,可先行肠外置术;④肠襻紧密粘连又不能切除和分离者,可行梗阻部位远、近端肠管侧-侧吻合术;⑤广泛粘连而反复引起肠梗阻者可行肠排列术。

2.绞窄性肠梗阻

(1)绞窄性小肠梗阻,一经诊断应立即手术治疗,术中根据绞窄原因决定手术方法。

(2)如患者情况极严重,肠管已坏死,而术中血压不能维持,可行肠外置术方法,待病情好转再行二期吻合术。

三、急性阑尾炎

(一)概述

急性阑尾炎是外科常见病,居各种急腹症的首位。转移性右下腹痛及阑尾点压痛、反跳痛为其常见临床表现,但是急性阑尾炎的病情变化多端。其临床表现为持续伴阵发性加剧的右下腹痛、恶心、呕吐,多数患者白细胞和嗜中性粒细胞计数增高。右下腹阑尾区(麦氏点)压痛,则是该病重要体征。急性阑尾炎一般分四种类型:急性单纯性阑尾炎,急性化脓性阑尾炎,坏疽及穿孔性阑尾炎和阑尾周围脓肿。

（二）影像学检查

急性阑尾炎在腹 X 线片上可引起以下一些征象,但并非特征性的:右下腹回肠和盲肠淤胀积气;阑尾区密度加大,边界不清;阑尾区出现类似肿块的阴影;邻近的腹脂线模糊不清;阑尾粪石,表现为密度较高的圆形或环状阴影,常可分层,大多为单发,数毫米至数厘米大。

CT 用于急性阑尾炎的诊断远优于腹 X 线片。其优点是:①更好地显示炎症的程度和范围;②能发现引起急腹症的其他病变;③发现正常阑尾从而排除阑尾炎。CT 可专查下腹部,方法与一般腹部 CT 基本相似。正常阑尾 CT 不易见到,显示为小的管状或环状结构,内含液体或气体,壁薄,外缘清楚。粪石可见于无症状的患者。

急性阑尾炎可有下列 CT 征象:①异常阑尾:在盲肠内下方见到增粗的阑尾,直径超过6mm,呈环状(横断面)或管状结构,通常充满液体,伴周围炎性反应,常有强化。阑尾内可能见到钙化的粪石(24%);②盲肠周围炎症:盲肠周围脂肪内出现条索状杂乱密度增高影,边界模糊,可局限或弥散成为蜂窝织炎样肿块;③脓肿:表现为肠腔外低密度液体积聚,或边界不清,或部分包裹;④此外,可见小肠扩张,盲肠和末端回肠壁增厚以及区域肠系膜炎症。

在这些征象中,异常阑尾和(或)阑尾粪石伴周围炎性反应可认为是特征性的征象,见于约1/3的患者。盲周炎症、蜂窝织炎、脓肿,是继发征象,可高度怀疑阑尾炎。较远处的蜂窝织炎或脓肿是附加的继发征象,但不够作为诊断根据。阑尾内钙化粪石为有用征象,据统计,211例急腹症 CT 中 40 例发现钙化粪石,其中 73% 为急性阑尾炎。

（三）治疗

1.非手术治疗

(1)当急性阑尾炎处在早期单纯性炎症阶段时可用抗生素抗感染治疗。一旦炎症吸收消退,阑尾能恢复正常。当急性阑尾炎诊断明确,有手术指征,但因患者周身情况或客观条件不允许,也可先采取非手术治疗,延缓手术。若急性阑尾炎已合并局限性腹膜炎,形成炎性肿块,也应采用非手术治疗,使炎性肿块吸收,再考虑择期阑尾切除。

(2)一般治疗:主要为卧床休息、禁食,给予水、电解质和热量的静脉输入等。

(3)抗生素应用:阑尾炎绝大多数属混合感染,应用氨苄西林(氨苄青霉素)、庆大霉素与甲硝唑联合,其性价比较好。

(4)止痛药应用:适用于已决定手术的患者,但禁用于一般情况,尤其是体弱者。

(5)对症处理:如镇静、止吐、必要时放置胃减压管等。

2.手术治疗

原则上急性阑尾炎,除黏膜水肿型可以保守治疗后痊愈外,都应采用阑尾切除手术治疗。

第三节　肝脏疾病

一、肝外伤

肝脏是腹腔内最大的实质性脏器,其前方和侧方都有肋骨包绕。因为肝脏静脉位于血管鞘内不易收缩,外伤后肝脏不能自发止血。另外,肝脏体积大、肝实质脆性大、包膜薄等因素,使得肝脏较易受到损伤,是仅次于脾损伤的常见的腹部创伤性器官。肝右叶占肝脏总体积的80%,在肝钝伤中时容易受累。肝右叶的损伤常伴有右侧肋骨骨折,而肝左叶损伤常伴有十二指肠和胰腺的损伤。仅不到50%的腹部钝伤患者见到肝损伤。

根据美国创伤外科协会(AAST)制订的外伤程度评分标准将肝损伤分为六级,Mirvis等在 AAST 肝损伤评分标准的基础上制订了CT分级标准,共分为5级:Ⅰ级:包膜撕裂,表面撕裂<1cm深,包膜下血肿直径<1cm,仅见肝静脉血管周围轨迹;Ⅱ级:肝撕裂1~3cm深,中心和包膜下血肿的直径为1~3cm;Ⅲ级:撕裂深度>3cm深,中心和包膜下血肿的直径>3cm;Ⅳ级:大的肝实质内和包膜下血肿直径10cm,肝叶组织破坏或血供阻断;Ⅴ级:两叶组织破坏或血供阻断。在判断患者的预后和治疗方案的选择方面有重要价值。据外科文献报道,有86%的肝外伤病例在手术探查时已停止了出血,而影像学检查能准确判断肝外伤的部位、范围、肝实质损伤和大血管的关系、腹腔积血的量,为外科医师决定手术还是保守治疗提供重要的依据。

肝钝伤的 CT 表现主要有血肿、肝撕裂、静脉损伤和活动性出血。血肿可位于肝实质或延伸至包膜下区域,可以单发或多发。多数血肿位于右前叶。包膜下血肿可引起肝实质的直接受压,CT 扫描可以鉴别包膜下血肿或少量的邻近肝实质的腹腔内积血或积液。CT 平扫上包膜下血肿的密度比肝实质略低或呈等密度,增强扫描图上可清晰显示包膜下血肿在 Glisson's 包膜和强化的实质间呈"豆状"的低密度积血区。如无再出血,则随着时间的延长,血肿的密度逐渐降低,单纯的包膜下血肿在6~8周后可以消失。肝实质挫伤表现为边界清楚的混杂密度区,中央等或高密度区代表出血,周围低密度代表不凝固的出血或胆管。随着时间的推移,密度逐渐下降,变为清亮的液体,边界清楚。

肝撕裂可以是单发或多发的,单一撕裂表现为线样的低密度影、边缘模糊;多发撕裂为多发的平行状的低密度影,也称为"熊爪状"撕裂。肝撕裂易误以为未充盈的门静脉、肝静脉或扩张的胆管,需仔细识别这些结构。CT 上了解撕裂的部位、程度以及撕裂和静脉及细胆管的关系非常重要。撕裂分为浅度(撕裂部位距肝脏表面的距离<3cm)和深度(撕裂部位距肝脏表面的距离>3cm),深度撕裂可以延伸至门静脉并伴有胆管的损伤。需外科手术治疗。

腹部钝伤中静脉的受累较为少见。但 CT 上见到撕裂延伸至血管或在肝右叶后方有大量的出血进入小网膜囊或积聚在横膈附近。门静脉周围的低密度影即轨迹征常出现在急性移植反应、肝脏恶性肿瘤、心力衰竭时。肝脏外伤时也可出现,可能是肝损伤伴门静脉周围出血所致也可能是伴行的淋巴管受损伤或受压导致梗阻、扩张、水肿或淋巴液外溢的结果。统计学显示 CT 显示率为62%。

肝门附近的深度撕裂或肝内双重供血血管的完全撕裂可导致肝脏部分血供的中断。增强扫描可见楔形的低密度区延伸至肝脏外周,没有强化。采用螺旋 CT 扫描有时还可发现肝动脉或其分支撕裂所致的假性动脉瘤。

活动性出血表现为增强扫描时可见肝内不规则的造影剂外渗区。CT 可精确判断出血的部位,有助于指导治疗。

肝外伤时还可造成胆系的损伤,形成胆汁瘤或胆汁假囊肿,常位于肝包膜下或肝的局部周围。表现为较大的薄壁低密度囊肿,密度均匀,边界清楚。肝实质可受压移位。

评价肝损伤患者进行非手术治疗的可能性,肝脏 CT 检查是重要的步骤之一。

CT 随访可密切监视血流动力学的情况,外科和放射科的密切配合可减少不必要的剖腹探查术。

MRI 在肝损伤的诊断方面不如 CT 敏感,一般也较少应用。肝内血肿在 MRI 上的表现需结合损伤的时间综合判断,不同时限 MRI 信号特点不一,随着 MRI 设备的日新月异的发展,特殊序列的广泛应用,提高了 MRI 的诊断率,也逐步被临床所应用。

二、原发性肝癌

(一)概述

原发性肝癌(PLC)是由肝细胞或肝内胆管上皮细胞发生的恶性肿瘤。原发性肝癌是我国常见的恶性肿瘤之一,我国肝癌年死亡率占肿瘤死亡率的第二位。

原发性肝癌(简称肝癌)属于上皮性恶性肿瘤的一种。根据世界卫生组织(WHO)的组织学分类,肝脏上皮性恶性肿瘤分为以下几类:肝细胞癌、胆管腺癌、胆管囊腺癌、肝细胞及胆管混合癌、未分化癌。其中肝细胞癌约占 90% 以上;胆管细胞癌不足 5%,多见于泰国,以及我国香港特区、广东等肝吸虫较多的地区。在世界范围内,肝癌在恶性肿瘤中的发病位次,男性为第七位,女性为第九位。在我国肝癌是第三位常见的恶性肿瘤。全世界每年约有 26 万人死于肝癌。我国每年死于肝癌的人数约为 11 万,占世界肝癌死亡人数的 40% 左右。

1.症状

肝癌通常没有特异的临床症状,要区分症状来自肝癌、肝炎或肝硬化十分困难。亚临床肝癌由于无任何肝癌症状,有些患者因此不重视,从而耽搁了仍有希望根治的时机。即使有症状,也常为合并的肝炎、肝硬化所引起。肝癌由小变大,可出现肝区痛、食欲缺乏、腹胀、乏力、消瘦、腹部包块、发热、黄疸等,但这些大多已属中晚期症状,肝癌结节破裂可出现急性腹痛(内出血)。

2.体征

肝癌患者临床上往往缺乏特异性体征。

(1)肝大伴结节和上腹肿块:如果扪到肝大或扪及结节,有时可伴有不同程度压痛,应考虑肝癌。

(2)腹腔积液:多为晚期肝癌的常见体征。腹腔积液可由合并的肝硬化所引起,也可因肝癌合并门静脉主干癌栓所引起,呈进行性增加,可为血性。

(3)脾大:多为肝硬化门静脉高压的表现,也可因门静脉癌栓所致或加重。脾大多伴白细胞和血小板减少,严重者可影响手术、放疗或化疗。

(4)黄疸:为晚期肝癌常见体征。肝癌所伴黄疸,通常不出现疼痛和炎性发热。一旦有黄疸,不论梗阻性抑或肝细胞性,不论肿瘤大小均列为晚期。

(5)其他:除上述表现外,还可见肝实质损害的表现,如肝掌、蜘蛛痣等,下肢水肿也较常见。

(二)影像学检查

1.DSA 表现

肝动脉造影的常见表现如下。

(1)动脉包绕:肿瘤包绕动脉,致其不规则,有僵硬感,边缘呈锯齿状或局部狭窄,甚至呈

"串珠"状,多见于巨块型肝癌。

(2)肿瘤血管:在动脉期或动脉后期,可见到肿瘤区内大小不等的紊乱的新生血管。这种肿瘤无血管内膜,呈不规则网状,肿瘤的近侧供血血管增粗扭曲。在胆管细胞癌表现为细小、紊乱、增多的新生血管。当肿瘤血管明显扩张成湖样或池样时,称为"肿瘤湖"。

(3)供养动脉及分支增粗扭曲。

(4)肿瘤染色:在毛细血管期为结节状,均匀性或不均匀性的密度增高影,由于造影剂积聚在肿瘤的间质间隙及滞留在肿瘤血管内所致。可以清楚显示肿瘤的形态、大小、位置。在较大的病灶,中央坏死区表现为低密度区或不均匀现象。当大肿瘤有两支供养动脉,且彼此交通较少时,可出现肿瘤因部分缺乏肿瘤血管及染色而呈半球形。

(5)血管移位:由较大肿瘤推压所致。可见到血管受压呈弧形,或分开、伸直、扭曲。

(6)动-静脉瘘:主要为肝动脉-门静脉之间有分流,表现为动脉期即可见到静脉显影,在肝的外周形成"双轨征",或静脉显影只见于一个区域,而其他区域无。有时如分流量大,肝动脉和门静脉显影重叠则表现为血管影模糊。肝动脉、肝静脉分流,表现为肝静脉的早期显影。

(7)门静脉及肝静脉癌栓:门静脉主干及左右分支癌栓表现为门静脉内的充盈缺损,如门静脉阻塞明显,则在动脉像中,晚期随着造影剂不断增加,此征更明显。此外,由于癌栓本身有动脉供养,故可于动脉中期在扩张的门静脉癌栓部位见到不显影的癌栓间交杂着条纹状显影的供养动脉,此为线条征。肝静脉癌栓则表现为肝静脉部位出现线条征,可延伸至下腔静脉,有时达右心房。

(8)肝实质期充盈缺损:肿瘤区显示结节状低密度区,常见于少血管的肝癌。

上述表现以肿瘤血管和肿瘤染色最为常见,动-静脉瘘、动脉包绕及门静脉癌栓虽不如前两者常见,但却为肝恶性肿瘤之特征性改变。

2.CT 表现

(1)常规 CT 表现:平扫可显示病灶的部位、大小、形态、数目,并可了解肝脏的基础情况,但平扫很少能发现直径<1cm 的病灶。大多数病灶在平扫图上为低密度,少数为高密度,可能肿瘤内有出血、钙化或肿瘤分化程度好。另外,伴有脂肪肝时,病灶也会成为高密度。总之,肿瘤和肝实质之间的密度差异取决于肿瘤本身的分化和成分以及原来的肝脏基础。小的病灶密度较均匀,大的病灶中心常发生坏死、出血或脂肪变性,密度不均匀。坏死出血的概率和病灶的大小成正比。

病灶多数为单个,但多发病灶也不少见。可为巨块伴结节、多发结节、2 个或 2 个以上巨块。弥散型则为大小均等的细小结节,几乎遍布整个肝脏,在平扫图上有时仅表现为整个肝脏密度下降而不均匀,结节不清晰。

病灶以右叶多见,其次为左叶,尾叶少见。多位于肝脏表面,少数可为带蒂肿块向肝外生长,似为肝外肿块。大的病灶还可造成肝脏形态和轮廓的改变。绝大多数病灶为圆形或卵圆形,边界清楚或不清楚,少数浸润生长的病灶可为不规则形,且无明确的边界。病灶的边缘与肿瘤生长方式密切相关,以膨胀生长为主的生长较慢,压迫周围组织或引起周围组织纤维化反应,形成假包膜,这种类型的病灶边缘十分清晰且光整。如假包膜较厚,在平扫图上可表现为完整的低密度带。如病灶与周围组织密度接近,则低密度环影为平扫图上发现病灶的唯一征象。浸润性生长的肿瘤无包膜形成,边界极为模糊。中国及东南亚地区的肝癌病灶多为膨胀性生长,因此包膜出现的机会极高,但CT上不一定都能清楚地显示。如包膜完整的一侧病灶边界清晰,如包膜被肿瘤浸润或突破,病灶的边缘则部分清晰,部分模糊。

常规CT机完成全肝扫描需2~5分钟或更长时间,故大多数层面落在门脉期和平衡期内。根据病灶大小及所在部位,可能落在3个期相的任何一期或两期(如病灶较大)。如病灶所在层面落在动脉期,则病灶为高密度强化影;如落在动脉后期和门脉早期可能为等密度而不能发现;如落在门脉期和平衡期,则为低密度。因为常规增强扫描大多数层面落在门脉期,因此低密度表现为肝癌最常见的征象。增强以后病灶与周围组织之间密度差异明显增大,边界较平扫时清楚,但浸润生长者边界依旧不清楚。平扫图上见到的包膜在增强图上有几种表现:仍为低密度环影;环影消失,表现呈等密度改变;少数表现为高密度环影;也有分内外两层的,外层高密度而内层低密度。经病理对照研究表明,无强化的透亮带由受压的肝细胞和(或)纤维组织组成,强化带由纤维肉芽组成,内含丰富的血管。大的包膜型肿瘤,坏死与分隔夹杂,分隔代表存活组织,有明显强化,坏死区域无强化表现。

门静脉系统受侵和癌栓形成是肝癌肝内扩散的最主要形式,发生的机会和病灶大小或病理关系密切,也与病理类型和肿瘤生长方式密切相关,弥散型最多见,其次为巨块型,结节型最少见。肿块越大,门脉受侵和癌栓形成的概率越高。

门静脉受侵犯,主要见于分支血管。癌栓形成见于左右分支或主干,少数可扩展到肝外门静脉,有的可延伸至肠系膜上静脉和脾静脉内。门脉癌栓的主要CT表现为:①门脉血管内充盈缺损,可以为局部结节状缺损影、条状影、分枝状、分叉及半月形充盈缺损影;②主干及分支血管旁形成侧支血管;③胆囊周围侧支血管建立,常呈网格状;④受累静脉因滋养血管代偿扩张可见管壁强化;⑤受累门脉血管扩张,造成分支直径大于主干,或主干和分支粗细不成比例;⑥门脉主干癌栓形成,加重了原有门脉高压程度,腹腔积液出现率很高,难以控制。

门静脉内癌栓形成,常造成局部肝组织供血不足,表现为楔形的低密度区,而真正的病灶则可掩盖其中,仅有在动脉期扫描时可发现隐藏其中的病灶强化呈高密度。

肝静脉和下腔静脉也常受到侵犯和癌栓形成。在增强CT图上表现为受侵犯的血管狭窄不规则,或见局部受压或被肿瘤包绕;腔内不规则的充盈缺损影,有时可延伸至右心房内;局部血管腔扩大,奇静脉(半奇静脉)扩张。判断下腔静脉是否有癌栓形成要慎重,因为在增强早期,下腔静脉尚未显影或仅部分显影,其内密度不均匀为正常表现,需做同一部位的延迟扫描做出鉴别。另外,下腔静脉受肿瘤压迫时也可不显影。临床上是否有下肢或腹壁的水肿有助于做出诊断。

肿瘤侵犯肝门区或胆管内有癌栓形成时,可造成肝门区和肝内胆管的扩张。扩张的胆管可局限于肝门区附近,但往往同时累及右叶或左叶,或左右叶均见扩张。扩张的程度为轻到中度。平扫图上,可见到和门脉血管相伴行的低密度条状影,在增强扫描图上显示更加清晰。扩张的胆管近肝门处可能中断或不规则。有时肝门淋巴结肿大压迫胆管也可造成肝门区及肝内胆管的扩张,但肿大的淋巴结有时在CT扫描图上不易发现。

另外肝癌还可出现肝外转移的一些征象。如后腹膜淋巴结转移、心膈角处的淋巴结转移、胆囊受侵、腹壁受侵、肾上腺转移、肺转移等。肺转移是肝癌肝外扩散的主要和常见形式,因此在 CT 扫描时横膈层面可用肺窗观察,以免遗漏肺转移的发现。

弥散型肝癌是原发性肝癌的少见类型,表现为肝内广泛分布的小结节影,数毫米到 1cm 不等,大小和分布较为均匀。有时和弥散性肝硬化不易鉴别,但在弥散型肝癌中门脉癌栓的发生率几乎为 100%,以此两者可以鉴别。几乎所有病例都伴有肝硬化,且癌结节很小,因此在平扫图上多表现为肝实质密度不均匀,对结节的显示率较低。增强扫描后,病灶和肝实质之间有一定的密度差异,可显示整个肝脏多发的小结节影,病灶为低密度影,边缘可有强化。另外在广泛门脉癌栓形成的病例,肝实质和病灶之间的密度差异不大,有时不能显示其中的癌结节,如不仔细观察和分析,甚至会漏诊。

(2)动态 CT 表现:团注动态增强扫描和常规增强扫描相比有以下优势:①提高了小病灶的检出率:采用动态扫描可保证在平衡期到来之前结束扫描,另外受呼吸运动的影响相对少一些,避免了层面跳动所造成的漏诊;②同层动态 CT 提高了病灶的鉴别诊断能力,因为该技术可动态观察病灶的供血特点,有助于病灶的定性;③大部分层面落在门脉期,因此对肝内血管的解剖及血管有无受侵和癌栓形成显示较优。

全肝动态扫描之目的是检出小病灶,因此扫描起动时间尽可能的早,以保证在肝脏强化的峰值时期扫描,使病灶和肝实质之间的密度差异较大,从而有利于小病灶的检出。在全肝动态扫描图上,根据病灶的部位不同,其表现也不相同。如落在增强的动脉期,则肝癌病灶有强化呈高密度表现,少血供病灶无强化仍为低密度。如落在门脉期,则可为低密度。

肝癌病灶在同层动态上的表现有以下几种:①富血供的病灶,在增强早期(动脉期)明显强化呈高密度,病灶强化的峰值持续时间很短,随后迅速下降,和主动脉密度下降的速度相似。此时肝实质的密度上升,两者有一个交叉,因此病灶又成为等密度。此后病灶的密度缓慢下降,因此病灶又成为低密度。2~3 分钟后,肝实质的 CT 值开始下降,再次和病灶密度接近,出现第二次等密度交叉。和正常肝实质相比,肝癌的时间-密度曲线为速升速降型,是肝癌的特征性表现。但此种表现出现的概率和造影剂的量、造影剂的注射速度及技术因素密切相关。造影剂的量要大(100~150ml),注射速度要快(3~5ml/s),以确保足够的量的造影剂进入肿瘤使之强化。另外,如病灶直径小于 2cm,则需采用 3~5mm 的层厚和间隔。患者呼吸的训练也极为重要,以保证扫描层面通过病灶,从而绘制出完整的时间-密度曲线,有利于定性诊断。另有一部分病例,不出现早期高密度强化,但时间-密度曲线仍为速升速降型,符合肝癌的表现;②少数病例虽有强化表现,但不显著,时间-密度曲线也不典型,鉴别诊断有一定困难;③小的病灶往往表现为均匀强化,大的病灶中心常发生坏死,仅表现为周边部分的强化;④另外,病灶内出现动静脉分流现象为肝癌的特征性表现,肝动脉造影常能显示。团注增强早期,有时也见到病灶中心与腹主动脉密度一致的血管影,此时,门静脉与腔静脉尚未显影,提示有肝动脉-门静脉之间的分流存在。

(3)螺旋 CT 表现:螺旋 CT 动态增强扫描无论在对病灶的检出、定性、分期和术后随访方面都明显优于常规 CT 查。螺旋 CT 肝脏检查方法如下:先做全肝平扫,采用常规方式或螺旋方式均可。双期动态增强扫描,造影剂量按 1.5ml/kg 计算,造影剂注射速度 3ml/s 或 4ml/s,动脉期延迟时间 15~25 秒,宜采用 3~5mm 层厚,螺距为 1.0~1.5,以确保小病灶的及时发现。门脉期延迟时间为 60~70 秒,如肝脏体积较大,螺距可改用 1.2 或 1.5。一般重建间隔为层厚的一半。对于 64 排以上设备可以很短时间完成扫描,层厚一般为 3～5mm,重建一般为 0.5mm,对个别定性有困难的病例,可加做延迟期(平衡期)的扫描,延迟时间为 4～5 分钟。

平扫:其 CT 表现同常规 CT。一般平扫对小病灶检出率极低,螺旋 CT 由于容积式扫描,在一次屏气内即可完成,不受呼吸运动的影响,因此对小病灶的检出率高于常规 CT 扫描。另外,可进行回顾性重建,对病灶内部结构的观察更为清楚,如小的出血、坏死或钙化、脂肪变性等易于发现。

增强动脉期:绝大多数病灶都能见到强化表现,有的病灶在动脉早期强化,晚期迅速消退。大的病灶几乎均能见到强化,表现为密度不均匀,周边强化明显,而中心区域的坏死、出血及脂肪变性无强化。另外该期扫描可显示肝动脉-门静脉的分流,表现为病灶中心附近门脉血管早期浓密显影,其显影时间和密度几乎和腹主动脉一致。螺旋 CT 动脉期扫描较常规 CT 动态扫描易于显示动静脉分流征象,但其出现的概率仍然很低,128 排螺旋 CT 可增加显示概率;另一特征性表现是部分肝癌病例,可见到供血动脉,常较为细小、扭曲,位于病灶的周边或中心。螺旋 CT 动脉期扫描的另一优势是可保证全肝均在动脉期内完成扫描,因此肝内多发结节、巨块结节或弥散性结节等都能见到强化表现,对小的子灶的检出无疑优于常规 CT 增强扫描和动态扫描。即使是动态扫描,全肝动态不能保证全肝都落在动脉期内,而同层动态仅能观察其中一个病灶的强化过程。另外,在伴有门脉癌栓的病例,因门脉血流量减少,该区域的强化程度降低,表现为低密度,隐藏在其中的肝癌不能被发现,而螺旋 CT 动脉期扫描时,该病灶仍接受肝动脉供血,有强化表现,呈高密度而易于识别。对于弥散性肝癌则表现为遍布整个肝脏的高密度结节影,边界清楚。

小肝癌(直径≤3cm)在动脉期扫描中多数表现为均匀强化的高密度灶,也有少数病灶无明显强化,如平扫为低密度,动脉期仍为低密度。若平扫为等密度,动脉期也可为等密度。有些病灶平扫为低密度,在动脉期时仅有轻度强化而成为等密度。

增强门脉期:肝实质明显强化达到峰值时期,此时肝癌病灶密度下降,因此大多数成为低密度,易于检出。大的病灶其边界显示较平扫及动脉期更为清楚,浸润生长者边界依旧模糊。其内密度往往不均匀,中心可见更低密度的坏死或出血区。有时可显示完整或不完整的包膜,一种为无明显强化仍呈低密度环影,一种为包膜强化呈高密度环影。包膜的显示高度提示 HCC 的诊断。另外,门脉期对肝内外血管结构的显示最佳,易于判断血管有无受侵和癌栓形成。其 CT 表现和常规 CT 增强扫描所见一致。螺旋 CT 血管造影可直观、全面地显示门静脉系统的解剖、受侵及癌栓的范围及侧支开放的情况,更有利于术前治疗方案的选择。

小肝癌在门脉期有多种表现。大多数病灶呈低密度,也有呈等密度的。分析其原因可能有以下几种:①病灶有门脉参与供血;②肝癌病例大多数伴有肝硬化,肝脏的血流动力学发生改变,经门脉回流的血液部分可进入到侧支血管,使肝实质的血供减少,肝实质的强化程度受到影响,病灶和肝实质之间的密度差异减小而成为等密度;③伴有脂肪肝者,肝实质和病灶之间的密度差异也减小;④扫描时间个体差异的影响,当扫描层面正好落在病灶密度下降,肝实质密度上升阶段时,病灶也可成为等密度。正因为有以上几种因素的影响,使得门脉期扫描在病灶的检出和定性方面都有一定的缺陷,我们更强调肝动脉期扫描的必要性和重要性,但也会有少数病灶在肝动脉期扫描中为等密度而不能被发现,因此双期扫描对肝癌病例来说是必要的。另外,有少数病灶在门脉期时为高密度,一种为伴有脂肪肝者;另一种为伴有影响循环功能的因素。在这种情况下,定性诊断有一定困难,如加做延迟期扫描,绘制时间、密度曲线,其变化符合肝癌特点,仍能做出诊断。

增强平衡期:以往的观点认为平衡期时病灶和肝实质之间的密度一致而不易检出,因此要避免平衡期的扫描。自螺旋 CT 应用以来,肝动脉期扫描大大提高了病灶检出率和定性准确率,因此在双期扫描的基础上加做平衡期扫描有一定的价值。对于不典型的肝癌病灶,可进一步观察其强化曲线,有助于定性。另外有学者报道在平衡期扫描中病灶的边界显示更加清楚,且包膜的显示率提高。甚至有学者认为仅做动脉期和平衡期扫描即可。

(4)肝癌术后复发的 CT 表现:肝癌手术切除后其复发率极高,复发的部位有手术局部区域以及肝内其他部位。复发灶的血供和原发灶相似,因此其 CT 表现也同原发病灶。复发灶多为结节型,且病灶较小,常规 CT 对手术瘢痕和复发的鉴别、小病灶的检出和定性有一定困难,螺旋 CT 有重要价值。手术瘢痕和复发灶在平扫上均为低密度,但在动脉期扫描中复发灶往往有强化表现,呈高密度而术后残腔及瘢痕无强化,仍为低密度,常为楔形或不规则形,位于肝脏外周。有些复发灶位于手术瘢痕区域,在门脉期扫描中为低密度,和手术瘢痕不易区分,因此动脉期的扫描是必要的。

(5)特殊类型肝癌的 CT 表现:纤维板层样肝细胞癌是肝细胞癌的一个罕见和特殊类型。以左叶居多,病灶常单发,部分病例在主灶周围有小的卫星灶,少数可见到扩张的胆管肿瘤内可有钙化。平扫可显示病灶为边缘清楚的低密度灶,其内部可有条索状结构和坏死。内部出现钙化为其特点,多为点状或圆形的高密度影。增强扫描可见肿瘤血供丰富,动脉期有强化表现,而其内纤维结构无强化,仍为低密度。另外还可显示肝内胆管扩张、血管受压或受侵等征象。

该病 CT 表现和海绵状血管瘤、局灶性结节增生有相似之处,应做出鉴别。

3.MRI 表现

(1)SE 序列成像表现

1)T_1WI:主要反映组织的 T_1 弛豫时间。原发性肝癌因组织间隙内水分增加,在 T_1WI 上多为低信号。大的肿瘤因中心出血坏死常见,信号不均匀,表现为混杂信号,低信号中夹杂斑片状或点状的高信号或更低信号。近年来的文献报道,肝癌在高场强 T_1WI 的信号复杂多样,41%为低信号,24%为等信号,34%为高信号。T_1WI 上病灶信号的改变和肿瘤的大小无直接关系,但 T_1WI 上高信号在小肝癌中更为常见。文献报道,小肝癌在 T_1WI 上低信号占 31%,等信号上 18%,高信号上 51%。病理对照研究表明,T_1WI 上低信号者主要是因为病灶的纤维化和液化坏死,而高信号者除病灶内出血、脂肪变性外,还和肿瘤的分化程度有关。另外,和病灶内金属的含量也有一定关系。肝癌的脂肪变性是其病理特征之一,CT 检查不甚敏感,而 MRI 可很好地反映。脂肪变性的显示和信号变化与 MRI 场强有关。0.1T 或 0.26T 的 MRI,T_1WI 上脂肪变性可以是等信号、高信号或混杂信号,而在 1.5T 的 MRI,T_1WI 上均为高信号。化学位移成像有助于进一步明确,梯度回波序列的相位对比是常用的方法。单结节型小肝癌的脂肪变性最为常见。Edmondson 和 Steiner 分级 I 级者在 T_1WI 多为高信号,II～III级者也可为高信号,但其信号强度低于分化 I 级的肿瘤。HCC 的 T_1WI 的信号强度还反映了肝脏和病灶中铁和铜的含量。分化好的Ⅰ~Ⅱ级HCC含铜量较多,因而高信号较为常见。另外,如肝内过多的铁质沉着,使肝实质在T_1WI、T_2WI上表现为较低信号,HCC在周围肝组织低信号强度的对比下可表现为高信号。细胞内糖蛋白和铜结合蛋白的增加也是T_1WI上高信号的原因。

包膜也是HCC的一个大体病理特征,特别在乙肝后肝硬化患者发生肝癌时,其包膜出现率为0~80%。包膜的出现概率与肿瘤大小和生长方式有关。包膜表现为肿瘤周围的环形结构,为正常肝组织受压所致。病理检查发现其有两层结构,内层含丰富的纤维组织成分,外层为大量受压的血管和新生胆管,内层比外层薄。T_1WI对包膜的显示较为敏感,可识别0.5~3mm厚的包膜,其显示率达40%~80%,高于CT。有包膜的肿瘤,T_1WI上表现为肿块边界清楚,可见周围完整或不完整的低信号带,厚度不一。T_2WI对包膜的显示率较低,而质子加权成像(PDWI)对包膜的显示率高于T_2WI。结合T_1WI和T_2WI的信号改变,包膜有以下几种表现:①T_1WI和T_2WI均未能显示;②T_1WI上低信号,T_2WI未能显示;③T_1WI上低信号,T_2WI上也为低信号;④T_1WI上为低信号,T_2WI上外层为高信号,内层为低信号。包膜的显示高度提示HCC,肝内占位性病变除肝腺瘤可见包膜外,血管瘤、转移性肿瘤、肝脏局灶性结节性增生(FNH)等一般无包膜形成。

2)T_2WI:HCC在T_2WI上多为高信号,约占90%,均匀或不均匀,边界清楚或不清楚。较大的病灶,往往信号不均匀,病灶内更高信号可以是坏死、液化或出血,也可以是肿瘤内扩张的血窦。病灶内低信号则可能是肿瘤凝固性坏死,纤维化或钙化。在T_2WI上呈现的"镶嵌征"也为HCC的特征性表现,在病理上为瘤内融合的有活力的小结节被薄的隔膜或坏死区分隔开来,隔膜为纤维组织形成,比包膜薄,T_1WI不易显示,而在T_2WI上显示清晰,表现为低信号的线状结构,整个病灶信号不均匀。另外,有4%~5%的HCC在T_2WI上为等信号,2%~3%的HCC为低信号。日本学者的研究表明,T_2WI上病灶的信号强度和HCC的分化程度和组织类型有关。分化Ⅰ级的肿瘤,在T_2WI上33%为高信号,67%为等信号,分化Ⅱ~Ⅳ级的肿瘤均为高信号,而且信号强度高于Ⅰ级。因此一般认为T_2WI上低或等信号的肿瘤分化程度高。另有研究表明,T_2WI上信号改变和肿瘤的血供有一定关系。低或等信号的肿瘤中仅12%为富血供的,而高信号的肿瘤大多是富血供的,这种结论是否可信尚需进一步研究证明。结合T_1WI和T_2WI上信号强度的改变有助于病灶的分级和恶性程度的判断。有些病例,HCC由退变结节发展而来,早期演变型肝癌就表现为T_2WI上低信号结节中见到高信号结节,称为"结节中的结节"。另外,在T_2WI上包膜和肿瘤的信号相似,不易识别,因而T_2WI对包膜的显示率明显低于T_1WI。

不用对比剂即可清晰显示血管,为MRI的优势之一,可在多个序列、多个轴面上观察血管的走行和信号变化。肿瘤侵犯血管是HCC的重要征象之一,转移性肝癌很少侵犯血管。血管受累表现为血管受压推移,如有癌栓形成,则表现为血管内血流信号改变,在T_1WI及T_2WI上为高信号,但要排除慢血流的可能。肿块越大,门脉受侵和癌栓形成的概率越高,特别是弥散性肝癌。门脉受侵主要见于分支血管,病灶位于肝门附近时也可侵犯门脉主干。门脉系统癌栓形成和病灶的位置有关,少数可延伸至肝外门静脉、肠系膜上静脉和脾静脉内。

另外,大的病灶可以见到肝静脉和下腔静脉受侵或癌栓形成,血管腔变窄,轮廓不清,局部可见到压迹,血管被肿瘤包绕,血管腔内信号不均匀,正常流空效应消失等。HCC 有无侵犯血管仅靠横断面成像可靠性不高,需结合冠状面、矢状面成像,门静脉系统 MRA 特别是增强 MRA 可全面直观地反映血管有无受侵或癌栓形成,血管受侵的范围和程度以及肿块和血管的关系,提高了诊断的可信度。

(2)增强扫描表现:以 GE 公司的 FMPSPGR 为例,可在屏气 20 秒左右完成全肝扫描。对肝脏增大、屏气有困难的患者,可分两次屏气扫描,缩短屏气时间。另外可缩短 TE 时间以达到包含更多层面的目的,但 TE 时间的缩短受到系统硬件和软件技术的限制。目前 GE1.5TSigna 扫描机,TE 时间最短<2 毫秒,一次屏气足以完成全肝扫描。

FMSPGR 是一个 T_1WI 序列,而顺磁性对比剂 Gd-DTPA 的增强作用主要是缩短 T_1 时间,增强 T_1 对比度,从而增加病灶和肝实质之间的信号差异。所以 FMPSPGR 序列对 Gd-DTPA 的应用非常有利。同时 Gd-DTPA 的应用又大大提高了图像的 SNR 及 CNR。弥补了由于部分信号采集,成像时间短造成的 CNR 相对下降,使病灶检出率有了明显提高。Gd-DTPA 增强扫描可动态观察病灶的血供特点,也有利于病灶的定性。学者经验及文献报道认为增强的 FMPSPGR 序列成像对 HCC 的检出敏感性明显高于 SET$_1$WI 和未增强的 FMP-SPGR,和 SET$_2$WI 相当或更高,定性准确性也较 SET$_1$WI 加 T_2WI 明显提高。常用的对比剂为马根维显(Magvist,德国先灵),剂量为 0.15～0.2mmol/kg,总量一般为 15～20ml。注射速率为 2ml/s 左右,一般在 10 秒左右推注完毕,延迟 5～10 秒后开始扫描。一般行三个回合(20～25 秒、65～70 秒、90～120 秒)采样,必要时加做第四个回合的采样(一般在 3～5 分钟时)。

动脉期:第一回合相当于动脉期,此时肝实质的强化不明显,因为肝动脉仅占肝脏血供的 20%～25%,而主动脉、腹腔动脉、脾动脉及肝动脉等强化显著,脾脏强化明显而不均匀,呈"彩带"状或"斑片"状。肝癌 90% 以上由肝动脉供血,且大部分为富血供病灶,因而在动脉期有明显强化。大的病灶,因中心坏死液化多见,因而强化不均匀,往往表现为周边强化,有的肿瘤有分隔,可见到分隔强化,整个病灶呈多房状改变。另外,动静脉瘘是肝癌的特征性表现,在血管造影中易于显示,Gd—DTPA 增强偶尔也可发现,表现为病灶中心或附近的门静脉提早出现强化,且其信号可和主动脉信号强度接近。有些病灶还可在周边或中心见到供血动脉。小肝癌大部分病灶(80%左右)呈均匀强化的高信号。少数病灶内有脂肪变性或透明细胞变性,或伴有出血、坏死时,其增强信号也不均匀。有些病例为少血供病灶,在动脉期不强化或仅有轻度强化成为低或等信号。

门脉期:第 2～3 回合相当于门脉期,此时门静脉和肝实质强化明显,达到峰值期,肝实质信号明显上升,而 HCC 病灶的信号已经下降。因而此期大部分病灶呈低信号和螺旋 CT 动态增强表现相似。有些肿瘤细胞外间隙较大,对比剂分布多,滞留时间长,不仅增强早期强化明显,而在门脉期甚至 4～5 分钟后仍可持续强化,呈相对高信号,均匀或不均匀分布。另外,有些病灶血供特别丰富,或有门脉参与供血,此期也可为相对高信号或等信号。少血供的病灶,动脉期无明显强化,门脉期也仍为低信号。

此期显示血管侵犯和门脉癌栓也更为清楚,表现为血管不规则变细、中断,或门脉主干或分支不显示,其内可见低信号的充盈缺损呈叉状或半月形,门静脉管壁可有强化。门脉主干有癌栓形成时,肝门区可见到许多强化的、扭曲的细小侧支血管影,称为海绵样变。弥散性肝癌因几乎 100% 伴有门脉癌栓,肝实质的强化程度下降,有时不易明确病灶的边界和数目,而增强早期可表现为遍布整个肝脏的多发的强化结节影而易于识别。

延迟期:此期对比剂在肿瘤组织及肝实质的细胞外液间隙达到平衡,肿瘤和肝实质的信号均下降,两者间的对比减小,病灶成为低信号或等信号,结合增强早期和中期扫描中病灶的强化表现,有助于定性诊断。特别是不典型的肝癌和血管瘤的鉴别必须做此期的扫描。此时大多数的肝癌成为低信号,极少数为等信号,而血管瘤绝大多数仍为高信号,极少数为等信号,结合 SE 序列上的信号改变,可以做出诊断。

有包膜的病灶边界显示清楚,往往可见到包膜强化,包膜强化可见于动态增强的各个时期,相对而言,以门脉期和延迟期包膜强化较清晰,呈环形高信号带,厚薄可以不一,完整或不完整。增强扫描对包膜的显示率和 SET_1WI 相当或略高。

肝内胆管受侵犯,局部或远处淋巴结的较少见。其表现同 CT。

(三)治疗

根据肝癌的不同阶段酌情进行个体化综合治疗,是提高疗效的关键;治疗方法包括手术、肝动脉结扎、肝动脉化疗栓塞、射频、冷冻、激光、微波以及化疗和放射治疗等方法。生物治疗、中医中药治疗肝癌也多有应用。

1.手术治疗

手术是治疗肝癌的首选,也是最有效的方法。手术方法有:根治性肝切除,姑息性肝切除等。

2.对不能切除的肝癌的治疗

对不能切除的肝癌可根据具体情况,采用术中肝动脉结扎、肝动脉化疗栓塞、射频、冷冻、激光、微波等治疗有一定的疗效。原发性肝癌也是行肝移植手术的指征之一。

3.化学药物治疗

经剖腹探查发现癌肿不能切除,或作为肿瘤姑息切除的后续治疗者,可采用肝动脉和(或)门静脉置泵(皮下埋藏灌注装置)做区域化疗栓塞;对估计手术不能切除者,也可行放射介入治疗,经股动脉做选择性插管至肝动脉,注入栓塞剂(常用如碘化油)和抗癌药行化疗栓塞,部分患者可因此获得手术切除的机会。

4.放射治疗

对一般情况较好,肝功能尚好,不伴有肝硬化,无黄疸、腹腔积液、无脾功能亢进和食管静脉曲张,癌肿较局限,尚无远处转移而又不适于手术切除或手术后复发者,可采用放射为主的综合治疗。

5.生物治疗

常用的有免疫核糖核酸、干扰素、白细胞介素-2、胸腺肽等,可与化疗联合应用。

6.中医中药治疗

采取辨证施治、攻补兼施的方法,常与其他疗法配合应用。以提高机体抗病力,改善全身状况和症状,减轻化疗、放疗不良反应。

三、肝脓肿

(一)概述

1.细菌性肝脓肿

由化脓性细菌引起,故又称化脓性肝脓肿。肝脏有肝动脉和门静脉双重血供,而且其胆管系统与肠道相通,增加了感染的可能性。正常情况下,肝脏有丰富的血液供应及网状内皮系统的吞噬作用,可以杀灭入侵的细菌,不易形成肝脓肿。如若存在胆管系统疾病、全身感染或合并有糖尿病等情况,此时机体的抵抗力下降,易引起肝脓肿。常见的致病菌多为大肠杆菌、金黄色葡萄球菌、厌氧性链球菌、变形杆菌和产气杆菌等。

肝脓肿通常继发于某种感染性先驱疾病,一般起病较急,但有少数发生于健康人的隐匿性肝脓肿起病比较缓慢,在数周后方才出现发热等症状。典型的肝脓肿临床症状表现为寒战、高热、右上腹疼痛、全身酸胀不适以及贫血、体重下降等,还有部分患者出现黄疸。但是大多数的患者不一定具有上述所有症状,尤其是已经应用了抗生素治疗的患者。

2.阿米巴肝脓肿

阿米巴肝炎和阿米巴肝脓肿合称阿米巴肝病,阿米巴肝脓肿是肠阿米巴最常见的并发症,多见于温、热带地区,热带和亚热带国家特别常见。我国发病率较高的地方在南方,一般农村高于城市,其中男性发病率要高于女性,发病年龄在 30～40 岁。肠阿米巴病并发肝脓肿者占 1.8%～20%,最高可达 67%。

多数患者的临床表现类似细菌性肝脓肿,但阿米巴肝脓肿的患者症状较轻微,发展缓慢。主要的表现为发热、肝区疼痛和肝大。一般无特征性表现,通常为原因未明的持续发热,其特点为逐渐起病而无寒战,一般为中等度的弛张热,在肝脓肿后期,体温可正常或低热。较大的肝右叶脓肿可出现右上腹部隆起,肋间隙饱满,局部皮肤水肿与压痛,肋间隙增宽。肝脏弥散性肿大,边缘变钝,触痛明显。

(二)影像学检查

1.CT 表现

典型脓肿平扫为低密度占位灶,边界多模糊不清,密度不均匀,其内可见更低密度的液化坏死区。脓肿周围往往出现不同密度的环形带,称为环征或靶征,可以是单环、双环甚至三环,环可以完整或不完整。单环代表脓肿壁,周围的水肿带不明显;双环代表脓肿壁周围还有水肿带;三环表明除了水肿带外,脓肿壁有两层结构,内层由炎性组织构成,外层为纤维肉芽组织。增强后环征易于显示,中心液化坏死区无强化,周围环影有不同程度的强化。多房脓肿其内有分隔,增强后呈蜂窝状改变。病灶内出现气体或气液平面高度提示肝脓肿,但出现的概率不高。

脓肿早期或蜂窝织炎阶段脓肿未液化或小部分液化,其密度近似软组织,需和占位性肿瘤鉴别。增强扫描病灶可有明显强化且持续时间长,其内可见小的无强化区域。脓肿边缘与正常组织呈等密度,两者分界不清,整个病灶有缩小的趋势。

2.MRI 表现

细菌性肝脓肿和阿米巴性肝脓肿内的脓液具有较长的 T_1 和 T_2 弛豫时间,T_1WI 上呈圆形、椭圆形或分叶状的低信号区,边缘多锐利。其内信号可不均匀,脓肿壁的信号略高于脓腔而低于肝实质,厚薄不一。壁的外侧可见到低信号的水肿带;T_2WI 上脓肿表现为大片高信号,由肝组织广泛水肿和脓液所致,其中心信号可以更高,类似于"靶征"。病灶内有气体高度提示脓肿的诊断,但出现的概率甚低。随着生活条件的改善和抗生素的广泛使用,典型的肝脓肿已不多见。多房性肝脓肿可在高信号区内看到低信号的分隔。慢性肝脓肿水肿减轻或消失,病灶内信号较为均匀,边界显示清楚。脓肿壁也显示清楚,呈单环或双环。单环表示脓肿壁由肉芽组织形成,T_1WI 上为等信号或低信号,T_2WI 上为略高信号。如为双环,则表明壁内层为肉芽组织,外层为胶原增生,其在 T_1WI 和 T_2WI 上均为低信号。脓肿也可表现为多发的小病灶。

增强扫描动脉期脓肿壁即可有强化,程度较轻,而脓肿周围的肝实质因充血可有高灌注异常。门脉期和延迟期病灶边缘仍有持续强化,病变边界显示清楚,其内液化坏死区无强化。多房性脓肿其内分隔可有强化,呈蜂窝状改变。慢性脓肿其内有较多的炎性肉芽组织也可有强化表现。延迟扫描脓肿周围的充血水肿带与肝实质的强化趋向均匀一致,与增强前 SET_2WI 上所显示的病变范围相比较,似有缩小的感觉。

(三)治疗

1.细菌性肝脓肿

(1)药物治疗:在治疗原发病灶的同时,使用大剂量有效抗生素和全身支持疗法来控制炎症,促使脓肿吸收自愈。由于细菌性肝脓肿患者中毒症状严重,全身状况差,故在应用大剂量抗生素控制感染的同时,应积极补液,纠正水与电解质紊乱,给予 B 族维生素、维生素 C、维生素 K,必要时可反复多次输入小剂量新鲜红细胞、血浆和免疫球蛋白,以纠正低蛋白血症,改善肝功能。主张有计划地联合应用抗生素,如先选用对需氧菌和厌氧菌均有效的药物,待细菌培养和药敏结果再选用敏感抗生素。多发性小脓肿经全身抗生素治疗不能控制时,可考虑在肝动脉或门静脉内置管滴注抗生素。

(2)B 超或 CT 引导下穿刺:B 超或 CT 引导下经皮穿刺抽脓或置管引流术适用于单个较大的脓肿,在 B 超或 CT 引导下以粗针行脓腔穿刺冲洗或者置入引流导管,,置入导管后可引流或定时冲洗,至脓腔小于 1.5cm 时可拔除。

(3)手术疗法

1)脓肿切开引流术:在静脉应用抗生素的同时,对有手术指征的患者应积极进行脓肿切开引流术,常用的手术方式有以下几种:经腹腔切开引流术;腹膜外脓肿切开引流术;后侧脓肿切开引流术。

2)肝叶切除术:适用于①病程长的慢性厚壁脓肿,用切开脓肿引流的方式,难以使脓腔塌陷,长期残留无效腔,创口经久不愈者;②肝脓肿切开引流后,留有窦道长期不愈合,流脓不断,不能自愈者;③合并某肝段胆管结石,肝内因反复感染导致组织破坏、萎缩,失去正常生理功能者;④肝左外叶多发脓肿致使肝组织严重破坏者。肝叶切除治疗肝脓肿应注意术中避免炎性感染扩散到术野或腹腔,特别对于肝断面的处理要细致妥善,术野的引流要通畅,一旦局部感染,将导致肝断面出现胆瘘、出血等并发症。

2.阿米巴肝脓肿

(1)内科治疗

1)抗阿米巴治疗:选用组织内杀阿米巴药为主,辅以肠内杀阿米巴药以根治。目前大多首选甲硝唑,剂量 1.2g/d,疗程 10～30 天,治愈率 90％以上。无并发症者服药后 72 小时内肝痛、发热等临床情况明显改善,体温于 6～9 天消退,肝大、压痛、白细胞增多等在治疗后 2 周左右恢复,脓腔吸收则迟至 4 个月左右。第二代硝基咪唑类药物的抗虫活力、药代动力学特点与甲硝唑相同,但半衰期长得脓肿疗效优于阿米巴肠病。东南亚地区采用短程(1～3 天)治疗,并可取代甲硝唑。少数甲硝唑疗效不佳者可换用氯喹或依米丁,但应注意前者有较高的复发率,后者有较多心血管和胃肠道反应。治疗后期常规加用一疗程肠内抗阿米巴药,以根除复发之可能。

2)肝穿刺引流:早期选用有效药物治疗,不少肝脓肿已无穿刺的必要。对恰当的药物治疗 5～7 天、临床情况无明显改善,或肝局部隆起显著、压痛明显,有穿破危险者采用穿刺引流。穿刺最好于抗阿米巴药物治疗 2～4 天后进行。穿刺部位多选右腋前线第 8 或第 9 肋间,最好在超声波探查定位下进行。穿刺次数视病情需要而定,每次穿刺应尽量将脓液抽净,脓液量在 200ml 以上者常需在 3～5 天后重复抽吸。脓腔大者经抽吸可加速康复。近年出现的介入性治疗,经导针引导做持续闭合引流,可免去反复穿刺、继发性感染之缺点,有条件者采用。

3)抗生素治疗:有混合感染时,视细菌种类选用适当的抗生素全身应用。

(2)外科治疗:肝脓肿需手术引流者一般<5％。其适应证为:①抗阿米巴药物治疗及穿刺引流失败者;②脓肿位置特殊,贴近肝门、大血管或位置过深(>8cm),穿刺易伤及邻近器官者;③脓肿穿破入腹腔或邻近内脏而引流不畅者;④脓肿中有继发细菌感染,药物治疗不能控制者;⑤多发性脓肿,使穿刺引流困难或失败者;⑥左叶肝脓肿易向心包穿破,穿刺易污染腹腔,也应考虑手术。

肝脓肿的治愈标准尚不一致,一般以症状及体征消失为临床治愈标准,肝脓肿的充盈缺损大多在 6 个月内完全吸收,而 10％可持续至一年。少数病灶较大者可残留肝囊肿。血沉也可作为参考指标。

第四节　胆囊、胆管疾病

一、胆结石

(一)概述

胆结石病又称胆系结石病或胆石症,是胆管系统的常见病,是胆囊结石、胆管结石(又分肝内、肝外)的总称。胆结石应以预防为主,发病后应及时治疗,一般有非手术及手术治疗两类治疗手段。

胆石症是胆管系统中最为多见的疾病之一。胆结石大多位于胆囊内,胆囊管、肝管和胆总管结石较为少见。胆石症在中年的女性中较为多见。在诊治胆管系统疾病中明确有无结石具有重要意义,影像学检查如果方法和条件应用适当,大多可以做出较为明确的诊断。

胆石症的临床表现取决于胆石的部位,是否有移动或嵌顿,以及有无并发胆管梗阻和继发感染等。胆绞痛和阻塞性黄疸是胆石症的两个较为特殊的临床表现。胆绞痛大多是由于胆囊内的结石移动至胆囊管和胆总管内时所引起。局限于胆囊内的结石一般不产生绞痛。黄疸则多是由于结石停留在胆总管或肝管内引起梗阻所致。胆绞痛可以缓解或反复发作。黄疸可为间歇性或可持久存在。此外,其他的症状一般与在胆囊炎中所见者相同。如有胆囊坏疽穿孔则可产生腹膜炎表现。

(二)影像学检查

1.胆囊结石 X 线片表现

典型的胆囊阳性结石可有以下几种表现。

(1)多发和多面形的,周围致密中间较透亮,形如石榴籽样的阴影。如果数目很多,它们可以聚集或镶嵌在一起,有时可将整个胆囊充满。

(2)小而较多的、聚集成一堆形态不规则的致密阴影,其边缘形似胆囊的底部。

(3)较大的圆形或类圆形密度增强阴影,周围较致密,中间见有星形透亮裂隙者,可为单个或多个。

(4)较大的、中间透亮周围有向心性层状钙化的圆形或近方形阴影亦是胆结石较为常见的表现,可为多发而且其分布部位符合胆囊区。此外,胆囊结石还可以显示有其他的形态,但是因为在右上腹部有许多其他结构和器官的病变可以产生各种钙化阴影,必须予以鉴别,其中以淋巴结钙化和肾结石最为多见。投照右侧位片虽然可以根据阴影的部位推测钙化阴影是否符合胆囊部位,但在某些情况下往往仍然不能做出明确的结论,需进一步做造影检查。

2.胆囊结石的造影表现

胆囊胆管造影的目的在于检查以下几项:①胆囊内有无透 X 线的阴性结石存在;②X 线片上胆囊区的可疑阳性阴影是否在胆囊内;③观察胆囊的功能情况,判断是否合并有慢性胆囊炎;④尽可能地了解胆管情况。

透 X 线的阴性结石,如果数目不很多,为在显影的胆囊中,于不同时间和不同位置投照可以见到有数目、大小、形态一致,但是部位可以移动的透亮阴影存在。这样的全面观察可以避免将有些由于其他各种原因所造成的阴影误诊为胆囊结石。在有的病例中需将透亮阴影与胆囊部位肠道内气体的重叠阴影鉴别,可以改变患者的投照位置,以示透亮阴影是否确系位于胆囊之内及其数目大小等有无变更。胆囊内如有许多甚至充满阴性结石时,表现甚为明确。拍摄直立位胆囊片对诊断透 X 线的结石有所帮助。有些多发的小结石在卧位片上可因分散在胆囊内而不易清楚辨认,在直立位时这些小结石可以沉积于胆囊的底部,显示为一堆透亮的阴影;或者一层一层地漂浮在含造影剂的胆汁中,显示为一层横贯胆囊的串珠样透亮区,诊断可以明确。

胆固醇结石,如为单个或只有几个,胆囊的浓缩和收缩功能均可良好。含钙的混合性结石则大多伴有不同程度的慢性胆囊炎表现。

如果胆囊排空功能无显著障碍,以及胆总管粗细正常则可以认为胆囊管和胆总管无梗阻现象。如果胆囊不显影或显影不清楚则可做静脉胆管造影。

3.CT 表现

胆石症的诊断主要依据 B 超,直径 3mm 大小的结石 B 超也可显示,诊断准确率达 95% 以上。B 超的典型表现为强光团伴声影。CT 由于检查费用较贵,一般不作为胆囊结石的检查手段。胆囊结石多系在行腹部其他检查时发现。按结石成分 CT 表现可分为 5 种类型:①高密度结石；②略高密度结石；③等密度结石；④低密度结石；⑤环状结石。胆石的 CT 表现与其化学性质存有密切关系。其 CT 值与胆固醇含量呈负相关，与胆红素和钙含量呈正相关。高密度和略高密度结石绝大多数为胆色素类，少数为混合类结石，CT 可明确显示之。等密度结石，在不口服胆囊造影剂的情况下，CT 不能发现。低密度结石表现为胆囊中出现的低于胆汁密度的大小不一透亮影，是胆固醇类结石的特点。环状结石表现为结石边缘呈一高或略高密度环状区，中心有低密度区。胆石症的患者多合并胆囊炎，可伴相应的 CT 表现。

　　CT 能反映胆囊结石的化学成分，为现代体外震波碎石、药物融石技术提供参考资料。胆石与腹腔钙化、肠道内高密度影鉴别有困难时，可改变体位检查，有助于明确诊断。

　　钙胆汁为一罕见的病理变化，胆囊内胆汁含有较多的碳酸钙盐，胆汁密度增高。一般认为其与胆囊管梗阻，胆囊感染和胆囊内胆汁的钙化有关。临床表现具有胆石症和胆囊炎的症状和体征。CT 表现为胆囊内容物密度明显升高（达 60～80HU）。在钙胆汁没有充满整个胆囊的病例，CT 可见钙胆汁平面。鉴别诊断方面要除外胆管出血和出血性胆囊炎，以及胆囊内充盈有造影剂。钙胆汁的密度明显高于出血，一般高 15～20HU。胆囊内是否充盈造影剂，可查询病史或日后复查明确之。

　　4.MRI 表现

　　使用高场强的 MRI 机，胆囊结石在 T_1WI 和 T_2WI 上通常均表现为信号缺失，呈低或无信号，偶然情况下，胆囊结石表现为混杂信号，部分区域在 T_1WI 和 T_2WI 上均表现为高信号。有个别的文献报道，胆囊结石在 T_1WI 上表现为明显的高信号。目前的研究认为，胆囊结石的信号改变除与结石中的脂质成分有关，也和结石中的大分子蛋白有密切关系。目前，MRI 诊断胆囊结石的总准确性达 80%～90%。在 T_1 加权像上，无信号的结石与低信号的胆汁之间对比不明显，极易漏诊，仅混杂信号和高信号可以识别。在重 T_2 加权像上，胆囊内容物为明显高信号，低或无信号的结石呈充盈缺损，易于显示，多序列结合检查，能够明显提高结石的检出率。

（三）治疗

　　胆结石治疗方法有很多，目前胆结石治疗主要有两种方法：一种是手术治疗；另一种是非手术疗法，即采取中西医对症治疗、中医药物治疗等疗法。两种疗法各有利弊。

　　胆结石手术治疗可分为一般手术和微创手术。

　　1.一般的手术治疗

　　对于一些比较大的、药物不起作用的结石可通过手术直接切除胆囊，能快速根除病灶，是目前最好的办法。但手术有一定的适应证。

　　2.微创手术

　　只是在腹部切三个 2～3cm 的小切口就可以了，手术方法简单、创伤小、恢复快。但是微创手术很难将细小结石取出，还会诱发结石。

二、胆囊炎

　　胆囊炎是细菌性感染或化学性刺激（胆汁成分改变）引起的胆囊炎性病变，为胆囊的常见病。在腹部外科中其发病率仅次于阑尾炎，本病多见于 35～55 岁的中年人，女性发病较男性为多，尤多见于肥胖且多次妊娠的妇女。

(一)急性胆囊炎

1.概述

急性胆囊炎是胆囊发生的急性化学性和(或)细菌性炎症,女性多于男性,多数合并有胆囊结石,称急性结石性胆囊炎,5%的患者未合并胆囊结石,称急性非结石性胆囊炎。

胆囊管为一细长、弯曲的管道,当胆囊管发生扭曲、结石嵌顿时,均可导致胆囊管的梗阻,最常见于胆囊结石患者因胆囊内结石移位,而阻塞、嵌顿于胆囊管处,梗阻结石可以诱发胆囊平滑肌发生强而有力的收缩,导致胆囊黏膜机械刺激损伤;而胆管黏膜损伤后,有利于细菌的局部定居侵袭,引发感染,致病菌以大肠杆菌最常见,其他还有链球菌、葡萄球菌、伤寒杆菌、铜绿假单胞菌、克雷伯杆菌和梭状芽孢杆菌等,细菌大多通过胆管逆行而来;同时,由于胆管梗阻、胆汁淤积、高浓度胆盐化学刺激损伤胆囊黏膜而引起炎症。以上三因素互为因果,促使胆囊发生急性炎症改变,伴随胆囊炎症逐步加重,胆囊壁最终发生血运障碍,胆囊壁坏死穿孔,胆汁溢入腹腔内引发急性腹膜炎。如病变发展过程中结石梗阻得到解除,抗感染得力,炎症有望可以控制,病情好转,但如病因未除去,日后可再次发作。对于非结石性胆囊炎,其病因可能与肿瘤、寄生虫阻塞胆汁排泄、长期胃肠外营养、毒性物质刺激、血源性感染等有关。

(1)症状:①腹痛:突发性右上腹阵发性绞痛,可向右肩背部放射。大多数病例开始为发作性胆绞痛,常于夜间突然发生。剧痛时患者辗转不安,常放射至同侧肩背部;腹痛因呼吸或活动而加重;②发热:常轻度发热,体温升高至 38℃左右,当病变发展到化脓性或坏疽性胆囊炎时,坏疽胆囊常发生穿孔,穿孔多发生在胆囊底部及颈部,临床一旦出现高热、寒战、腹痛呈持续性剧痛,且无间歇性缓解期,常预示胆囊坏疽、穿孔;③其他:多数患者伴有恶心、呕吐等消化道症状,有 10%～25%的患者有轻度黄疸,一般黄疸不严重,当发现明显的黄疸时,需警惕继发胆总管结石可能。

(2)体征:患者呈急性痛苦病容,80%的患者体温升高,右上腹可有程度、范围不同的压痛、反跳痛及肌紧张,Murphy 征阳性。当炎性渗出较多或胆囊穿孔时,全腹可有压痛和反跳痛。肝区或背部有叩击痛。约 1/4 的患者能触及肿大、压痛而有张力的胆囊或其与网膜粘连而形成的炎性包块;当穿孔时可表现为全腹化脓性腹膜炎表现,腹式呼吸运动受限,全腹压痛、反跳痛及腹肌紧张,肠鸣音弱。

2.影像学检查

(1)X 线表现:急性胆囊炎的诊断多数可根据病史、临床症状、体征和化验等资料做出。X线检查对诊断急性胆囊炎有一定的限度。急性胆囊炎在 X 线片上大多无阳性发现。偶尔可在胆囊区见到阳性胆囊结石或者钙化的胆囊壁阴影。如果由于胆囊管梗阻而有大量的胆汁滞留使胆囊明显膨大时,有时在肠道内积气的对比下显示出膨大的胆囊软组织阴影。如急性胆囊炎由梗阻引起,胆囊或胆管造影检查时,胆囊一般不显影或显影较淡。由于超声检查(US)的广泛应用,造影检查在急性胆囊炎诊断上的应用已较少。

(2)CT 表现:急性胆囊炎主要依靠临床表现和 B 超诊断,CT 也可以作为一种辅助性检查手段。最常见的 CT 表现是胆囊明显扩大,直径>5cm。由于胆囊的大小受多种因素影响,变化较大,单纯的胆囊增大并不意味着炎症。胆囊壁的增厚是胆囊炎的重要依据。胆囊壁增厚多呈弥散性、向心性。少数患者增厚的胆囊壁呈结节状,与胆囊癌表现相似。增厚的胆囊壁在增强扫描时明显强化,而且持续时间较长。胆囊周围常可见一圈低密度环,系胆囊周围组织水肿所致。少数病例可见胆囊窝积液。若并发坏疽、穿孔,则胆囊窝部形成有液平面的脓肿,肝胆界面不清。化脓性和坏疽性胆囊炎可蔓延到邻近肝脏,形成肝内脓肿。有报道,80%~90%的患者合并有胆囊结石。

气肿性胆囊炎和出血性胆囊炎是急性胆囊炎的少见类型。前者 CT 特征性的改变是胆囊壁内显示有气泡或线状气体影。常见的其他表现为胆囊腔、胆管内或胆囊周围见到气泡影。诊断时要除外胃肠胆管瘘的情况,胆囊周围脓肿和穿孔改变有助于气肿性胆囊炎的诊断。

出血性胆囊炎除胆囊壁增厚和胆囊内结石外,主要表现为胆囊血性内容物呈高密度。钙胆汁可有相似的 CT 改变,但钙胆汁的密度更高,较均匀,更重要的是临床表现明显不同。

(3)MRI 表现:急性胆囊炎的 MRI 表现和 US、CT 相似,主要表现为胆囊腔的增大,胆囊壁的增厚,胆囊周围的积液,部分患者可见胆囊结石和胆囊周围脓肿。胆囊壁增厚是主要的 MRI 表现,增厚的胆囊壁多较均匀,特别是腔内面较光整,浆膜面往往因为炎症反应和粘连可以不光整,境界不清。总之,在影像学上确定急性胆囊炎诊断的主要的标准为胆囊增大和胆囊颈部结石,以及胆囊壁的增厚。胆囊壁的增厚可以轻度到重度不等。轻度增厚的标准不明确,在无结石发现的情况下,诊断难以确立。文献报道,快速动态增强的 MRI 上,急性胆囊炎可见一些较有诊断和鉴别诊断的征象。如在动态增强的动脉相,肝胆交界区的肝实质可见一过性的不规则散在的强化,反映了邻近的肝实质的炎性充血。胆囊壁的强化也具有一定的特点,动脉相、胆囊壁的内层强化,随扫描时间的延长,增厚的胆囊壁全层逐渐出现强化。有学者认为这两个征象在鉴别胆囊急、慢性炎症以及与胆囊癌鉴别方面有一定价值。典型病例显著增厚的胆囊壁呈三层结构,内层(黏膜层)和外层(浆膜层)因充血而显著强化,中间层为水肿区强化不明显,呈低信号。急性单纯性胆囊炎如临床症状典型,一般无须做 MRI 检查,而急性化脓性胆囊炎病情严重,并发症多,CT 和 MRI 不失为 US 之外的重要检查手段,且 MRI 优于 CT。可发现胆囊周围积脓和邻近肝脏脓肿形成,以及肝总管、胆总管周围因粘连水肿而受压,产生胆管梗阻扩张,即 Mirizzi 综合征。

3.治疗

对于 60 岁以上的急性胆囊炎患者,因易于并发胆囊化脓、坏疽、穿孔和急性胆源性胰腺炎,治疗应当积极,经积极保守治疗无效或病情进一步恶化时,应及时行手术治疗,同时年老患者多合并心血管、内分泌疾病,治疗全程应给予足够的重视,警惕心血管意外猝死的可能。

(1)非手术治疗:既是治疗方法,也是术前准备。①禁食:必要时行胃肠减压;②解痉镇痛:胆囊结石嵌顿于胆囊管,胆囊平滑肌可剧烈收缩引发胆绞痛,可给予哌替啶 50~100mg 肌内注射,间隔 8 小时可重复注射,同时需给予山莨菪碱(654-2)10mg 肌内注射,协同发挥镇痛作用,并且抑制 Oddi 括约肌痉挛;③抗生素应用:应选用杀灭或抑制胆管内需氧菌和厌氧菌的抗生素,同时要求在胆汁中浓度较高,常用庆大霉素、氨基糖苷类或头孢菌素,配合使用甲硝唑;④纠正水、电解质紊乱和酸碱失衡;⑤全身支持治疗。

(2)手术治疗:对于非结石性胆囊炎的手术治疗尚无统一意见。多数学者主张诊断确定即应行胆囊切除术,以免后期发生胆囊坏疽或穿孔等严重并发症。对于急性胆囊炎发生坏疽、穿孔者,一经确诊应尽早手术治疗。

1)急性胆囊炎诊断明确者原则上宜手术治疗。急诊手术指征:①胆囊肿大,张力较高,压痛明显,有坏疽、穿孔可能者;②胆囊已穿孔伴弥散性腹膜炎者;③既往有反复发作史;④经非手术治疗无效,病情加重或合并急性胆管炎者。

2)手术方式:①胆囊切除术:合并黄疸者行胆总管探查术,不能决断时,最好行术中胆管造影以确定是否行胆总管探查;②胆囊造瘘术:适用于胆囊周围水肿粘连严重、解剖不清或患者全身情况较差,难以耐受胆囊切除术者。3～6个月后行胆囊切除术。

(二)慢性胆囊炎

1.概述

慢性胆囊炎常是急性胆囊炎反复发作的结果,多伴有胆囊结石,少数患者系胆囊管或胆囊先天性异常所致。

结石性胆囊炎可看作是同一疾病的不同阶段的表现。慢性非结石性胆囊炎的病因至今尚不完全清楚,可能与胆囊管的先天性异常、胆囊管纤维瘢痕组织的增生和扭曲等造成胆囊管的部分阻塞,影响了胆囊的排空功能等有关。

慢性胆囊炎的临床表现多不典型,可有厌油腻食物、腹胀、嗳气、上腹部不适等症状,查体常无明显阳性体征,容易误诊为"胃病"等。常无显著病史可寻,部分患者可有反复发作的胆绞痛及急性胆囊炎病史。大多数患者诉有腹胀、嗳气等消化不良症状,当进油腻饮食或劳累之后,症状可加重,有时有恶心、呕吐等症状。若胆囊周围炎并影响十二指肠时常误认为是"胃病",初次就诊科室常为消化内科。部分患者可有右上腹、肩背部隐痛不适,呈间歇性发作,一般发作的时间不长,但发作过后仍有右上腹的不适感。如有胆囊管阻塞和胆汁排空障碍时,部分患者以胆绞痛就诊,症状与急性结石性胆囊炎相似。

常无明显阳性体征,仅少数患者右上腹胆囊区有轻压痛,Murphy 征可弱阳性,胆囊管梗阻致胆囊积水者,右上腹可扪及随呼吸运动上下移动的肿大胆囊。

2.影像学检查

(1)X 线表现:慢性胆囊炎的 X 线表现在诊断上较急性时所见者较有意义,但是如果不伴有胆囊结石,仍需慎重考虑。

1)X 线片胆囊区往往可无异常阴影,有时可见有胆囊结石、胆囊壁钙化、胆囊内或胆囊壁积气。

2)口服胆囊造影是诊断慢性胆囊炎的主要方法。①形态改变:胆囊的大小除非明显缩小或扩大,一般无诊断意义。明显缩小提示胆囊壁有增厚和瘢痕收缩,胆囊明显扩大则应考虑胆囊颈部或胆囊管有梗阻存在。胆囊壁的纤维收缩和周围粘连可使胆囊失去其一般的梨形状态,边缘可变为不规则或平直,或呈固定的屈曲现象。②功能改变:慢性胆囊炎在浓缩和排空功能两方面均有不同程度的改变。如果胆囊显影明显变淡而同时排空功能差则诊断较为确定。如果在口服造影剂后胆囊不显影,因为引起这种现象的因素很多,如肝功能损害,影响造影剂在胃肠道内吸收等,故不应就此做出有慢性胆囊炎的诊断,而应排外其他引起胆囊不显影的种种因素,参考临床表现再考虑是否有慢性胆囊炎,必要可进一步做 US 或 CT 检查。

3)静脉胆管造影时胆管显影而胆囊不显影可以明确诊断有胆囊疾病存在,提示胆囊管或胆囊颈部有梗阻性病变所引起。如果胆囊显影,则应观察有无结石和形态改变,并了解排空功能而综合判断。

（2）CT表现：CT诊断慢性胆囊炎的准确性是很有限的。如果无临床症状，看不到胆囊结石，诊断也许是困难的。胆囊壁增厚是慢性胆囊炎的主要表现之一，但胆囊壁的厚度与胆囊充盈程度有关，充盈良好时囊壁的厚度＞3mm，有一定意义。少数患者可见胆囊壁钙化，胆囊壁钙化是慢性胆囊炎的典型改变，实际上能看到这一表现者甚少。慢性胆囊炎者胆囊可显著增大或缩小，前者代表胆囊积液，后者代表胆囊纤维化萎缩，但正常胆囊大小变化很大，只有和胆囊壁的增厚或胆结石同时存在时，方有意义。口服胆囊造影剂后行CT检查，了解胆囊是否显影从而判断胆囊管有无阻塞，也是检查慢性胆囊炎的一种方法。需注意不少慢性胆囊炎病例，CT检查阴性。

黄色肉芽肿性胆囊炎非常少见，与黄色肉芽肿性肾盂肾炎相类似，是一种良性病变，但临床和影像学方面难以与恶性肿瘤相区别。CT表现为胆囊区软组织肿块，胆囊壁增厚、不规则，肝胆交界面不清，胆囊内可见结石影，与胆囊癌表现非常相似，本病术前多误诊为胆囊癌。

慢性结石性胆囊炎的诊断不难，主要依靠B超检查。而慢性非结石性胆囊炎的诊断是一大难题。一般口服胆囊造影作用不大。24～36小时口服胆囊造影延迟摄片，以及应用胆囊收缩素作胆囊造影，国内外学者研究颇多，对诊断有一定帮助，但有分歧意见。B超和CT检查仅作为参考，除非有典型表现。螺旋CT增强扫描通过观察胆囊内容物有无血供及强化情况对鉴别胆囊结石与软组织肿块，了解胆囊内膜碎片沉积物、积脓、血肿等方面有独特的作用。

（3）MRI表现：和US、CT一样，MRI诊断慢性胆囊炎，其准确性是有限的，主要的表现是胆囊结石、胆囊壁的增厚和（或）胆囊壁的钙化。胆囊壁的增厚仍然是慢性胆囊炎的重要表现，但很少超过4mm，增厚的壁较均匀。MRI显示胆囊壁的钙化较CT敏感性差，对细小的钙化不能显示，明显的胆囊壁钙化表现为胆囊壁的信号缺失。从理论上讲，慢性胆囊炎的形态不规则，体积缩小，由于胆囊大小和形态与胆囊的充盈程度有密切关系，实际上，该征象的价值非常有限。增强扫描增厚的胆囊壁中度强化，周围肝实质的改变无强化或程度较轻。但慢性胆囊炎合并穿孔时，周围肝实质受炎症浸润，动态增强可表现为胆囊窝周围肝实质内不均匀强化，很难与胆囊癌相鉴别，但慢性胆囊炎增厚的胆囊壁的内壁多较光滑，延迟强化，无肝脏、肝门-腹膜后淋巴结转移，有一定的鉴别诊断价值。总之伴结石的慢性胆囊炎的诊断较容易，而非结石性慢性胆囊炎的诊断需慎重。

临床上除了急、慢性胆囊炎和胆囊癌主要造成胆囊壁增厚外，其他原因也可造成胆囊壁的增厚，如急性肝炎、肝硬化腹腔积液、胰腺炎等。这些原因造成的胆囊壁增厚多呈一过性，增厚的胆囊壁均匀，往往合并胆囊窝的积液。以上原因造成的胆囊壁增厚，常误诊为急性胆囊炎，结合临床病史不难鉴别诊断。

3.治疗

（1）非手术治疗：症状不严重的慢性非结石性胆囊炎一般均采用内科治疗，无须施行手术，但需定期B超随访。可用利胆、助消化药物等。对于合并胆囊结石患者，如出现下列情况不宜进行非手术治疗：①胆囊结石逐渐增大至直径2cm以上者；②胆囊结石多发且直径小于0.5cm，部分小颗粒结石易滑入胆总管，引起胆管炎或胰腺炎；③胆囊壁钙化或胆囊壁明显增厚；④伴发胆管炎或胰腺炎，或转为症状性胆囊结石且症状明显者；⑤结石充满胆囊，胆囊已无功能；⑥患者合并糖尿病及心、肺功能障碍。

（2）手术治疗：对于慢性非结石性胆囊炎患者，手术治疗应慎重，有明确的病理改变如胆囊管梗阻、胆囊排空障碍者，胆囊切除术的效果较好。但部分这类患者切除胆囊后消化道症状存在，治疗效果欠佳，而且可使诊断治疗复杂化。

有症状慢性结石性胆囊炎经低脂饮食及解痉止痛、消炎利胆等中西药治疗后，有可能使症状缓解。但并不能防止并发症的发生，更不能从根本上治愈本病。胆囊切除术才是唯一有效的根治方法。手术中应仔细探查胆囊管，谨防胆囊管内嵌顿的微小结石因手术操作挤压排入胆总管内，术中是否常规行胆管造影尚存在争论。一般主张凡怀疑胆囊内结石有可能进入胆总管者，均应行术中经胆囊管胆管造影，包括：①术前患者有胆绞痛病史；②术前检查肝功能异常，尤其是直接胆红素、碱性磷酸酶等反映胆管通畅情况指标异常者；③术中发现胆囊内结石细小、胆囊管增宽可通过胆囊管者；④胆总管存在炎症反应者；⑤有胰腺炎发作病史者；⑥胆总管增宽＞1.2cm者。

三、胆囊息肉样病变

1.概述

胆囊息肉样病变（PLG）是一组胆囊壁向囊腔内突起的病变，其形态表现为局限性隆起，多为良性，分为非肿瘤性、肿瘤性两大类。大部分为非肿瘤性息肉样病变，如胆固醇性息肉、炎性息肉；少见的如腺肌性增生、黄色肉芽肿、异位胃黏膜或异位胰腺组织。肿瘤样息肉病变常见为腺瘤，此外，血管瘤、脂肪瘤、平滑肌瘤、神经纤维瘤均罕见。

胆囊息肉样病变在临床上并不少见。男性多于女性，男女之比可达到1.7∶1。在年龄上，老年患者的临床症状较年轻患者更为明显，这可能与抵抗力下降或病变性质及程度等因素有关。

胆囊息肉样病变无特异的临床表现，少数患者无自觉症状，仅在B超检查时偶然被发现。常见的症状有右上腹隐痛、右肩部放射痛，可伴恶心、厌食、腹胀不适。少数可有发热、黄疸等症状。阳性体征主要为右上腹压痛。国内报道大多数患者有不同程度的上述症状及体征，年轻患者可无不适感或症状轻微，随着年龄的增加，不少患者的临床症状逐渐明显。

2.影像学检查

（1）B超检查：可以了解病变的大小、形态、数量以及所在部位，对明确诊断有重要的指导意义。①病变的大小：临床上，直径5mm以下的胆囊息肉样病变多为胆固醇性息肉、炎性息肉，胆囊癌的可能性较小；②病变的形态；③病变的数量：通常单发性病变恶性的可能性大，多发性病变良性的可能性大，但在临床上很难单纯依靠病变的数量来判定病变的性质，需结合多方面的因素来综合判断；④病变的部位：多数病变位于胆囊体部的游离侧，其次为胆囊颈部及体部的游离侧，胆囊底部很少发生。对发生于胆囊体部肝床侧的腺瘤和腺肌瘤样变，由于有恶变的可能，在诊断治疗上需特别重视。

（2）超声波内镜检查（EUS）：该检查可清楚地辨清胆囊息肉样病变的内部结构，是否有蒂以及与胆囊壁的关系。胆固醇息肉的特点是呈有蒂的多数为颗粒状均匀强回声，在蒂附着部胆囊壁各层结构较清晰。胆囊癌的隆起样病变回声多不均匀，附着部胆囊黏膜紊乱或出现局部性结构不清。腺肌瘤样病变常呈低回声。小的腺瘤仅限于胆囊壁的黏膜层隆起。

（3）X线检查：口服法胆囊造影可进一步证实超声所见。胆囊穿刺造影虽可清晰观察胆囊内部病变的形态、位置及其与胆囊壁的关系，还可测定胆囊内癌胚抗原及乳酸脱氢酶等肿瘤标志物含量，以及进行细胞学检查等，对鉴别诊断有意义。但因有并发症的危险，故应用范围较小。血管造影可进一步与胆囊癌鉴别。

（4）经皮经肝胆囊镜（PTCCS）检查：这项检查可直接观察胆囊内隆起样病变的性状，并可施细胞学或组织学检查，但不宜列为常规。

（5）CT检查：可以进一步明确胆囊息肉的良、恶性可能，但对微小隆起样病变意义不大，若行胆囊造影后CT检查，可显示较小的病变，对胆管内镜也有很大帮助，对微小隆起样病变的显示MRI优于CT。增强CT能鉴别肿瘤与非肿瘤样胆囊息肉病变，能可靠的筛选出应予手术的肿瘤性病变。

3.治疗

目前，B超检查胆囊息肉样病变的准确率高，但尚不易在术前准确地判断息肉的类型。考虑某些息肉有恶性变的可能，多年来，临床上多采用切除胆囊来治疗胆囊息肉样病变。

对胆固醇性息肉应以非手术治疗为主；对年轻无症状者，可不做任何处理，仅需定期B超检查；对症状轻微者，可给予利胆、消炎等对症治疗，但需注意观察病情变化；对那些临床症状明显甚至影响日常生活或者年龄较大（大于50岁）的患者，则需考虑手术治疗。如出现下列情况，需手术治疗：①病变直径大于10mm；②基底部较宽的单发病变；③胆囊息肉样病变合并胆囊结石；④病变有明显增大趋势者；⑤怀疑有恶变者；⑥出现明显临床症状者；⑦年龄大于50岁。对年龄大于60岁的患者要注意恶性的可能，可列为绝对手术指征。

手术方法为胆囊切除术，首选腹腔镜胆囊切除术（LC），疑有恶变者，应开腹手术。腺瘤是目前公认的癌前病变，越来越多的证据表明腺肌增生症也有潜在癌变的危险。因此，应采取积极的态度，行手术治疗，术中应冰冻病理检查，若已癌变，应按胆囊癌手术原则处理，至少要将胆囊管上下的疏松结缔组织与肝床上的纤维脂肪组织一并清除，术后根据具体情况给予化疗及跟踪随访。

四、胆囊癌

（一）概述

胆囊癌是胆管最常见的恶性病变，50～70岁女性多见，约80%的病例合并有胆囊结石。随着年龄增长，胆囊癌的发病率呈逐年上升趋势。据国内资料统计，占全部消化道肿瘤的第5位。在美国，胆囊癌占消化道肿瘤的3%，而死亡率却居消化道肿瘤的第2位，尸检发现胆囊癌占所有恶性肿瘤的5%。

胆囊癌早期无特异性症状，在临床上不易引起重视；当出现明显的临床症状时，多已属晚期并有转移，预后较差。

胆囊癌主要临床表现为腹痛、上腹部肿块、黄疸三大主要症状，随着病情的发展，可出现消瘦、上消化道出血、贫血、腹腔积液等症状。

腹痛是较常见的症状，特别是合并有胆囊结石者，往往以"胆石症"来解释；但是，当结石合并胆囊癌时，腹痛的性质常有所改变，由间歇性变为持续性。发生在胆囊颈部的癌可阻塞胆囊管,引起胆囊肿大、积液及腹痛,有时可引起急性胆囊炎,甚至发生胆囊穿孔。有不少患者术前以急性胆囊炎实施手术,待将胆囊切除剖开检查时,才发现胆囊癌。所以临床上强调不论因何诊断施行的胆囊切除术,需术中将胆囊标本剖开,以检查有无合并胆囊癌。若发现癌变,应扩大手术范围,施行根治性切除术。

右上腹肿块亦是胆囊癌的常见症状,肿块可能为肿大的胆囊,因肿瘤阻塞致胆囊积液和肿大;硬化型的胆囊癌则表现为胆囊区的不规则硬块,随着呼吸而上下移动;胆囊癌亦可因浸润邻近脏器而发生上腹部肿块,如向肝脏侵犯、转移引起的肝大,此时常诊断为肝脏的占位性病变;另外也可向横结肠侵犯及大网膜包裹形成上腹部肿块。当胆囊癌已形成上腹部肿块时,病程已进入晚期。

梗阻性黄疸是晚期胆囊癌常有的表现,特别是位于胆囊颈部者,可较早侵犯肝门部和胆管而致梗阻性黄疸,此时临床上可能诊断为上段胆管癌或肝门部胆管癌。

(二)影像学检查

1.X 线表现

胆囊造影对胆囊癌的诊断往往帮助不大。因为胆囊壁的广泛浸润以及位于颈部的乳头型癌常使胆囊不能显影。最多见的表现为胆囊不显影。位于胆囊底部或侧壁的乳头型癌偶可在显影的胆囊中于相应部位见到位置固定的充盈缺损,边缘呈分叶或不规则。有人经用抗乙酰胆碱的药物,将胆囊膨大后可使充盈缺损易于显示。此外,如有可疑的阴影存在时,可将患者的位置转动,以近于侧位的角度投照,使肿瘤处于胆囊边缘的切线位上,显示就较清楚。乳头型癌与大的良性乳头状瘤在 X 线上不易鉴别,必须结合临床考虑。

2.CT 表现

胆囊癌分为胆囊壁增厚型、腔内型、肿块型、弥散浸润型 4 种类型。

(1)胆囊壁增厚型:占 15%~22%,CT 表现为胆囊壁增厚,大部分是不规则的,少数病例可表现为均匀性增厚,非常类似于慢性胆囊炎。

(2)腔内型:占 15%~23%,表现为乳头状、单发或多发腔内肿块,基底部胆囊壁增厚。增强后乳头状肿物明显增强,这种类型的胆囊癌,肝脏侵犯出现较晚。

(3)肿块型:占 41%~70%,表现为胆囊窝内软组织肿块。几乎所有的病例均有广泛的邻近肝组织侵犯,常合并胆管梗阻,少数病例难以区分肿块来自肝脏还是胆囊。

(4)弥散浸润型:少见,易误为胆囊癌。胆囊癌常伴肝内或肝外胆管梗阻,其可能原因为肿瘤直接侵犯胆管、肝门区淋巴结转移以及肝十二指肠韧带内淋巴结和胰头后淋巴结转移压迫胆管。胆囊癌也常合并胆石症和胆囊炎(占 73%~98%)。

虽然 CT 在诊断胆囊癌方面是很有价值的手段,但也有它的局限性,如胆囊壁的增厚既见于慢性胆囊炎,也见于胆囊癌,有时难以鉴别。在一些晚期病例中,CT 也难以区分胆囊区的占位是肝癌侵及胆囊还是胆囊癌侵及肝脏。个别早期胆囊癌 CT 可以漏诊,尤其是在厚层扫描时。胆囊癌的淋巴结转移所致肿大淋巴结位于胰头区,可以酷似胰腺癌的 CT 表现。胆囊癌的肝内胆管和胆总管内播散常难以被发现,一些阳性 CT 表现者,常易误为胆管细胞癌或胰腺癌肝内转移。

下列表现有助于胆囊癌侵犯肝脏和肝癌侵犯胆囊的鉴别:胆囊癌伴胆管扩张的概率高于

肝癌,胆囊癌的强化明显,且持续时间长;如软组织肿块内见到结石影,支持胆囊癌诊断;胆囊癌侵犯门静脉形成癌栓的概率明显低于肝癌,临床资料如 AFP 检测和肝炎、肝硬化病史也有助于两者鉴别。

胆囊癌和胆囊炎都可表现为胆囊壁的弥散性增厚,造成鉴别诊断困难。

以下 CT 征象可作为胆囊癌诊断时的参考:①胆囊壁不均匀性特别是结节状增厚;②胆囊壁增强明显;③出现胆管梗阻;④直接侵犯肝脏,表现为邻近肝组织边界不清的低密度区;⑤肝内出现结节状转移灶。下列征象则支持胆囊炎的诊断:①胆囊周围境界清晰的低密度曲线影,反映了胆囊壁的水肿或胆囊炎所致胆囊周围的液体渗出;②胆囊壁增厚而腔内面光整,胆囊壁弥散性增厚。肝十二指肠韧带的增厚。胆囊结石、大的软组织肿块位于胆囊窝、胆囊周围脂肪层水肿等在鉴别诊断上都没有特征性。

值得注意的是胆囊癌晚期,不论肿块型、囊壁增厚型还是腔内型均可以使胆囊腔闭塞,CT图上见不到胆囊影。因而有人指出,肝脏 CT 检查若胆囊不显影,应疑为胆囊癌,需进一步做增强扫描。有学者认为该观点虽有正确的一面,但需除外其他原因所致胆囊不显影,如肿块压迫胆囊,或餐后胆囊收缩。多数胆囊癌合并有结石和慢性胆囊炎,当胆囊周围结构不清时,应进一步检查,而不能满足于胆石症、胆囊炎的诊断。

US 和 CT 问世前,胆囊癌的术前诊断是十分困难的问题。现在,胆囊癌的检出率大为提高,但多数病例为中晚期,手术切除率并不高,预后较差。早期胆囊癌的诊断以及与胆囊炎的鉴别诊断仍然是一个很困难的问题。Shiral 等前瞻性研究一组 241 例胆囊癌,CT 诊断准确性仅 42%。这一组数字虽然偏低,但却说明 CT 发现早期病例以及鉴别诊断是有限度的。螺旋CT 较常规 CT 无疑有一定的优势,连续层面容积扫描在一次屏气下完成,可以避免漏层和漏检,对发现小的病灶如局部胆囊壁的增厚、壁结节、腔内小的肿块均有帮助。

螺旋 CT 扫描的另一突出优点是易于对一个或多个可疑的病灶进行动态增强的观察。过去,胆囊腔内的碎片充满整个胆囊腔或与结石混合形成一个等密度的肿块,常规 CT 常难以与肿瘤鉴别,如果合并感染和胆囊管阻塞,良恶性鉴别诊断就更难。由于螺旋 CT 可以客观地观察肿块有无血供即有无强化,从而明显提高胆囊区占位的诊断和鉴别诊断能力。胆囊癌形成的腔内肿块在螺旋 CT 三期扫描中增强较明显尤其在动脉相。胆囊壁增厚的定性诊断仍然是目前影像学的一个难点,螺旋 CT 三期扫描对胆囊壁增厚的良恶性定性有否帮助,有学者初步研究结果尚不满意,究其原因主要是胆囊炎与胆囊癌往往合并存在,早期胆囊癌造成的胆囊壁增厚与胆囊炎的囊壁增厚混淆,炎性病变和胆囊癌的强化方式无明显差异。其次,胆囊癌发生在胆囊颈部者易侵及胆囊管造成胆囊管狭窄,诱发急性化脓性胆囊炎,炎症造成的 CT 表现掩盖了肿瘤病变或混淆了诊断者的视线。过去许多学者像 Smathers 等强调晕圈征是鉴别胆囊良恶性病变的一项重要的指标。实际上其可靠性并不高。众所周知,胆囊癌的患者常有长期的慢性胆囊炎的病史且多合并胆结石,有些是以胆管阻塞合并急性感染起病的,我们发现这些患者常可以观察到此征象。因此,晕圈征仅提示胆囊炎的存在,但不能排除隐藏着恶性病变。同样,淋巴结增大、胆管梗阻、胆囊周围脂肪浸润均可见于良恶性病变,无特异性。相反,螺旋CT 增强扫描发现胆囊腔内强化的肿块,或者局限不规则增厚的囊壁合并强化则高度提示肿瘤的存在。

归纳起来,胆囊炎与胆囊癌的鉴别诊断应注意以下几个问题:①不能因发现胆囊炎和胆囊结石而忽视胆囊癌同时存在的可能性;②胆囊壁较均匀增厚主要见于胆囊炎,也偶见于浸润型胆囊癌,即使是螺旋 CT 三期扫描,鉴别诊断意义也不大;相反,胆囊壁的局限性增厚或一侧壁增厚,特别是外侧壁的不规则增厚多支持胆囊癌的诊断;③胆囊壁均匀增厚且腔内光整者倾向于胆囊炎,而壁的不规则增厚尤其是内壁高低不平或结节状突出的高度提示胆囊癌;④在胆囊壁普遍增厚的基础上发现局部囊壁的不规则增厚伴明显强化提示胆囊炎合并胆囊癌的可能性。胆囊癌侵犯肝脏是最常见的转移途径,34%～89%的患者在手术中发现肝侵犯,螺旋 CT 三期薄层动态增强扫描在发现胆囊癌肝侵犯和判断胆囊窝区肿块起源方面有一定的价值。肝脏明显受侵犯者,胆囊内肿块一般很大,占据整个或大部分胆囊窝,致使正常胆囊影消失。另外,胆囊癌侵犯肝脏所致肝内占位与肝细胞癌的强化方式有明显差别,在动态增强图上较易辨认,前者呈持续强化,后者动脉相强化明显,门脉相及延迟相强化程度迅速下降。

3.MRI 表现

如上述胆囊癌的表现根据其形态改变分 3 种类型:胆囊壁浸润增厚型、腔内型和肿块型。与 CT 相比较,在 SET$_1$WI 和 T$_2$WI 上,胆囊壁、胆囊腔和肿块的显示,MRI 平扫优于 CT 平扫,对肝脏受侵和肝内转移灶的显示也更有利,但对合并结石的显示可靠性不及 CT 平扫,胆囊癌病灶在 T$_1$WI 多表现稍低或等信号,T$_2$WI 表现为中等度的高信号。MRI 动态增强与螺旋 CT 动态增强表现相仿。胆囊癌强化较明显,且持续时间较长,与典型的肝细胞癌"速升速降"型强化有别。增强后胆囊壁的局部不规则增厚和壁结节的显示往往大于平扫且明显。病灶局部黏膜层破坏,理论上不会出现如急性胆囊炎时可见到的早期强化。胆囊癌和胆囊炎合并存在时,MRI 表现交叉重叠,同样造成诊断困难。T$_2$WI 上胆囊周围脂肪层的改变值得注意,局部脂肪层消失提示侵犯。增强扫描也有利于判断周围脏器的受侵情况。

(三)治疗

1.手术治疗

可采用切除肝门部胆管癌手术,肝门部胆管癌姑息性手术,中下部胆管癌切除术等方法。

2.化疗

术中经胃网膜动脉插管至肝动脉,留置药物泵于皮下后,经药物泵给药,常用的化疗药为 5-Fu、MMC。

3.放疗

术中放疗、术后定位放疗及分期内照射等,根治性放疗剂量照射,对晚期胆管癌有一定的效果,可使癌细胞变性坏死和抑制其生长,可延长晚期胆管癌患者的生存期。

五、胆管结石

(一)概述

胆管结石分为原发性和继发性两种。原发性是指结石原发于胆管系统,继发性是指胆囊内的结石迁移至胆管所致。胆总管结石所引起的病理变化主要取决于结石所造成的梗阻程度以及有无继发感染的发生。肝内胆管结石是指发生于左、右肝管汇合部以上的结石,国外以继发于胆囊结石者为多见,国内大多数是原发性的,且发生率高,其化学性质以胆红素结石为主。肝内胆管结石多数合并肝外胆管结石。

肝内胆管结石的临床表现很不典型,间歇期可无症状,或仅有上腹不适,但在急性期则出现急性胆管炎的症状,这种间歇性发作是肝内胆管结石的特征性临床表现。

胆总管结石的典型临床表现为胆绞痛、发热寒战和黄疸,即 Charcoat 三联征。但不典型的病例也不少见,也有少数患者可完全无疼痛,仅感上腹不适,黄疸一般不深,并有波动的特点。但有些患者,黄疸为其唯一的临床表现。

(二)影像学检查

1.X 线表现

胆管结石可位于胆囊管、肝管或胆总管内,以后者为多见。能在 X 线片上显影的胆管阳性结石甚为少见,而且在胆总管中所见的阳性结石大多是移行至此的胆囊结石。如果显影,它们的位置较偏于右上腹内侧,靠近脊柱,移动性小。典型的表现为几个较小的类圆形密度增强阴影排列成行,其部位和行径符合胆囊管、肝管和胆总管的走向。

因为肝管和胆总管内结石多伴有不同程度的胆管梗阻和胆红素增高,静脉胆管造影胆管的显影往往较淡,甚至不显影。阴性结石在有造影剂充盈的管道中显示为圆形、杏仁形或较为方形的透亮阴影。位于胆总管下端者,往往需用不同的角度摄片才能显示。如果显示不够清楚,或有肠道气体重叠,应用体层摄影有助于使肝管和胆总管的阴性结石阴影清楚地显示从而明确诊断。结石上部的管腔常有不同程度的扩张。造影剂流入十二指肠的通畅度可有不同程度的阻碍。如果静脉胆管造影显示不清楚,可以考虑做静脉滴注胆管造影或做胆管结石造影,后者对显示胆管中的阴性结石有其一定的效果。

术中胆管或"T"管胆管造影可使残留在肝管和胆总管内的结石清楚地显示,但必须避免注入气体。如有疑问,需重复注入造影剂并采用不同的位置摄片。

2.CT 表现

(1)肝内胆管结石:肝内胆管结石多种多样,以管状、不规则状为常见,典型者在胆管内形成铸型结石,其密度与胆汁相比以等密度到高密度不等,以高密度结石为多见。结石位于肝内较大胆管者,远端小的分支扩张。合并感染和长期反复发作的,可引起段或叶的肝脏纤维化和萎缩,肝内胆管结石合并胆囊结石、胆囊炎、胆总管结石很常见。US 和 CT 一般能确定诊断,个别病例可考虑做 PTC 检查,后者可明确结石的分布范围、有否合并胆管狭窄和局限性扩张。

(2)肝外胆管结石:国外大多数胆总管结石系从胆囊迁移而来,而国内以原发性居多。继发性胆总管结石以胆固醇类混合结石居多,胆固醇成分占 73%～85%。原发性结石主要是胆色素类混合结石。由于这种特点,加之 CT 具有很高的密度分辨率,有人统计,CT 诊断胆总管结石的准确性为 82%～90%,准确性高低与结石成分有关。

1)间接征象:胆总管梗阻,CT 显示梗阻近端胆管系统扩张。

2)与结石有关的征象:根据结石的密度、大小和在管腔内的位置,可有以下几种表现:①胆总管内高密度影,可能充满整个管腔,周围无低密度胆汁影;或周围环绕低密度胆汁影,形成高密度靶征;或低密度胆汁以新月形围绕高密度结石,形成高密度半月征;②腔内显示软组织密度影,周围极低密度的胆汁环绕(靶征);③软组织密度影占据大部分胆总管,对侧可见新月形的透亮区(半月征),以上征象均属胆总管结石的典型 CT 表现;④胆总管内中心低密度区边缘为高密度影,代表结石的中心为胆固醇成分,边缘为胆色素成分;⑤胆总管内低密度区的中心见散在点状高密度影,代表混合性结石,中心为胆色素成分。最后两个征象也高度提示结石诊断。

有时,胆总管内的结石,在 CT 扫描时不能显示,特别是胆固醇结石与胆汁呈等密度或者低于胆汁密度,在这些病例,下列 CT 表现结合临床提示胆总管结石可能:①胆总管轻到中度扩张;②胆总管在胰腺水平或壶腹部突然中断,而周围没有软组织块影,但需除外壶腹部肿瘤。对于诊断不明的病例,需要采用薄层高分辨技术,使用不同的体位,有助于结石的发现。

值得注意的是,胰头区的高密度影不一定总是梗阻性结石,胰腺区的淋巴结钙化、胰颈后方增强的门静脉均可以被误认为是结石。

下列两种情况也应注意:①胆管结石排出后,胆总管壁因弹性减退或消失,不能恢复原状,胆管系统可以保持扩张状,造成胆管梗阻的假象。肝内胆管因受肝脏保护,梗阻消除后,一般可恢复原状。测定血清胆红素,可判断有无梗阻存在。②结石引起的梗阻常为不完全性或间歇性,胆管扩张的程度有时很轻;CT 测定胆总管直径在正常范围内($<6mm$),或在临界范围内($6\sim8mm$),但临床上血清胆红素常有升高。综上所述有结石史的患者,胆管扩张不一定总是意味着梗阻存在。相反,轻度结石梗阻或短期梗阻的患者,胆管也可无明显扩张。CT 表现必须紧密结合临床情况,以免误诊。

胆总管低位梗阻时,如胆总管结石的 CT 表现不明显或不确定者,要高度考虑胰头癌。胆总管癌、壶腹部癌和胰腺炎可能。B 超与 CT 结合,或与 PTC 结合再根据临床表现,有助于明确诊断。上述任何一项技术单独检查,胆总管结石的诊断准确性为 $75\%\sim85\%$,结合两项以上检查技术,诊断准确性可提高到 90% 以上。

螺旋 CT 由于采用容积扫描和高峰期强化,可以比较客观准确地判断胆管腔内容物有无强化,对确定梗阻的原因有一定的帮助。更值得注意的是肝门胆管癌可能合并胆管结石,或在肝内胆管结石的基础上发生胆管癌。面对这种复杂的病例,常规 CT 在判断这种并发症病例时较困难,大的高密度结石可能掩盖小的肿瘤,等密度结石又往往难以与肿瘤区分。螺旋 CT 结合动态增强扫描在鉴别这种复杂情况优于常规 CT。

3.MRI 表现

胆管结石的 MRI 特征性表现为 T_1WI 和 T_2WI 上信号缺失区,呈圆形、椭圆形或不规则形,但少数结石可为混杂信号,甚至高信号,这与结石的成分有关。伴发的改变有胆管的扩张,局部的胆管壁的增厚等。此外,我们也观察到,胆管结石常合并胆囊结石、胆囊炎。文献报道 MRC 诊断胆管结石定性准确性在 $64\%\sim98\%$。对胆总管结石内的低信号结石诊断准确性较高。Reihold 等对 110 例 ERCP 证实的胆管梗阻的患者行 MRCP 检查,MRCP 诊断胆总管结石的准确性 97%、敏感性 90%、特异性 100%,与 ERCP 结果相似。值得注意的是 MRI 诊断胆管结石应该综合多方面的信息分析,如横断位和重建前的原始图像,不能单凭三维的 MRC 图像,因为图像重建过程中,胆汁的高信号往往掩盖细小的结石,造成结石在 MRC 图像上丢失。胆管结石的鉴别诊断包括胆管内的小血块、息肉、乳头状腺瘤等。

(三)治疗

1.肝外胆管结石

肝外胆管结石现仍以手术治疗为主。手术治疗的原则是:①术中尽可能取尽结石;②解除胆管狭窄和梗阻,去除感染病灶;③术后保持胆汁引流通畅,预防胆石再发。常用手术方法有以下几种。

(1)胆总管切开取石加 T 管引流术:适用于单纯胆管结石,胆管上、下端通畅,无狭窄或其他病变者。若伴有胆囊结石和胆囊炎,可同时行胆囊切除术。有条件者可采用术中胆管造影,B 超检查或纤维胆管镜检查,有助于减少胆石残留率。如非手术疗法不成功,症状反复发作或加重,则需手术治疗。

(2)胆肠吻合术:亦称胆肠内引流术。适用于:①胆总管扩张≥2.5cm,下端有炎性狭窄等梗阻性病变,且难以用手术方法解除者,但上段胆管必须通畅无狭窄;②结石呈泥沙样不易取尽,有结石残留或结石复发者,常用的是胆管空肠 Roux-en-Y 吻合术。

(3)Oddi 括约肌成形术:适应证同胆肠吻合术,特别是胆总管扩张程度较轻而不适于行胆肠吻合术者。

(4)微创保胆取石术:适应证为:①单发胆囊结石;②多发胆囊结石;③有或无症状的胆囊结石;④反复胆绞痛发作的胆囊结石;⑤无结石嵌顿;⑥非急性炎症病期;⑦胆汁透声好;⑧胆囊壁厚 0.3~0.5cm;⑨脂餐后胆囊收缩功能≥30%;⑩患者自愿要求保胆治疗。

2.肝内胆管结石

(1)微创保肝取石术:微创保肝取石是在 ERCP 内镜基础上,采用十二指肠大乳头球囊扩张胆管出口,将 ERCP 内镜送入胆总管内,通过胆总管直达肝内胆管,通过肝内胆管球囊扩张肝内胆管,扩开肝内胆管内径,通畅取石通道,可以一次性彻底清除肝内胆管结石,手术全程在视频可视下内镜操作,无痛、无创伤、无出血,一次彻底治愈肝内胆管结石,保住正常的肝脏组织。

(2)手术治疗:手术的方法主要有:①高位胆管切开取石;②胆肠内引流;③消除肝内感染性病灶。

(3)残石的处理:一旦患者在术后经 T 管造影被发现有胆管残留结石时,可在窦道形成后拔除 T 管,经窦道插入胆管镜,在直视下用取石钳、网篮等取石。如结石过大可采用激光碎石、微爆破碎石或其他方法将残石碎裂成小块后再取出。

六、胆管蛔虫

(一)概述

胆管蛔虫病是一种常见的胆管寄生虫病,农村儿童较为多见,是原发性胆管结石的原因之一。随着卫生条件的改善和防治工作的提高,近年来本病发生率已有明显下降。

曾有便、吐蛔虫史,多有不当驱蛔虫史或有消化道功能紊乱病史。虫体刺激可产生 Oddi 括约肌的强烈收缩或痉挛。这种痉挛可引发剑突下偏右的剧烈阵发性绞痛,并有钻顶的感觉,以致患者坐卧不安,捧腹屈膝,但始终未能找到一舒适的体位。疼痛开始时可伴有恶心、呕吐。起病初期,一般无发冷、发热等胆管感染症状。患者可呕吐蛔虫,当虫体蠕动停止或括约肌疲劳时,疼痛可完全消失。因此,患者常有突发、突止的上腹部剧烈钻顶样绞痛。虫体带入的细菌大量繁殖并发胆管感染时,临床上可出现寒战、发热和黄疸等,甚至急性梗阻性化脓性胆管炎的临床表现,即 Reynolds 五联征,并发肝脓肿、胰腺炎时出现相应临床表现。

腹部体征在缓解期可无明显异常,发作期可有剑突下或偏右方深压痛,无反跳痛和肌紧张,常与症状不符,体征轻微与症状不符是本病特点,黄疸少见。当伴有不同并发症时,可有相应体征。

（二）影像学检查

在 X 线检查方面可用钡餐或用导管插入十二指肠，注入少量钡剂，于适当加压下摄片。在十二指肠降部显示有边缘平滑可稍弯曲的条状透亮阴影，代表蛔虫没有钻入胆总管的部分。在相当于 Vater 乳头部位，即蛔虫钻入胆总管处呈钝圆形。有时因括约肌关闭功能不全而有肠道气体进入胆管。这时在 X 线片上可见到胆管积气，其中有弯曲的长条形软组织阴影。

在手术中或手术后可做"T"管造影，以显示整个胆管情况，观察蛔虫的部位和数目，以及手术是否彻底，有无蛔虫残骸存在。应用静脉胆管造影检查，位于胆管内的蛔虫显示为长条状稍呈弯曲的透亮阴影，其形态与蛔虫相符。

（三）治疗

1.非手术治疗

解痉镇痛、利胆驱虫、控制感染。早期的胆管蛔虫病一般采用中西医结合非手术治疗。

（1）解痉止痛：可针刺足三里、太冲、肝俞、内关等穴位；药物可用阿托品、山莨菪碱（654-2）等胆碱能阻滞剂，阿托品成人每次 0.5～1.0mg 肌内注射，单用解痉药物止痛效果欠佳时，加用镇痛药物，必要时给予哌替啶 50～100mg 肌内注射，可间隔注射 8 小时/次。另外，加用维生素 K 类、黄体酮等肌内注射亦有作用。

（2）利胆驱蛔：常用 30％硫酸镁溶液口服、中药利胆驱蛔汤（木香、陈皮、郁金、乌梅、使君子肉、生大黄和玄明粉等），也可口服噻嘧啶（驱虫灵）等药物，经胃管注入氧气也可驱虫镇痛。驱虫时机最好在症状缓解期，如症状缓解后 B 超发现胆管内存在虫体残骸时，应继续服用利胆药物至少两周内，以排除虫体残骸，预防结石形成。

（3）控制感染：应选用杀灭或抑制胆管内需氧菌和厌氧菌的抗生素，同时要求在胆汁中浓度较高，常用庆大霉素或头孢菌素，可配合使用甲硝唑。

2.手术治疗

在非手术治疗下症状不能缓解或出现并发症者，应及时用手术治疗。

（1）手术指征：①胆囊蛔虫病经非手术治疗 5 天以上症状仍未能缓解；②进入胆管蛔虫较多，难于用非手术方法治愈或合并胆管结石；③出现严重并发症，如重症胆管炎、急性坏死性胰腺炎、肝脓肿、胆汁性腹膜炎等。

（2）手术方式：①内镜下取虫：具有痛苦小、恢复快等优点，在胆管蛔虫急性发作时，若发现蛔虫尚未全部进入胆管内，可将其钳夹取出；当蛔虫已全部进入胆管内时，可将 Oddi 括约肌切开，并将异物钳伸入至胆总管内将蛔虫钳夹取出。如果已经并发急性胆管炎，则宜在术后行ENBD，引流胆汁控制感染。②胆总管探查取虫和引流：手术时切开胆总管后，尽量将肝内、外胆管中的蛔虫取尽，按摩肝脏有助于肝内胆管蛔虫排出，如有条件，可行术中胆管镜或胆管造影，明确胆管内是否残留虫体。手术毕，应放置一管径较粗的"T"形管，以便于手术后胆管内蛔虫排出。手术后应定期驱蛔治疗，以防肠道内蛔虫在手术后再次进入胆管内。

七、胆管癌

（一）概述

胆管癌（CCAS）是指发生在左、右肝管至胆总管下端的恶性肿瘤。2/3 位于肝门区胆管，易侵犯肝门区血管和附近的肝实质,构成一组治疗难度高、预后不良的恶性肿瘤。

胆管癌多发生在中年以上的患者,从全国调查的 826 例,最小年龄 14 岁,最大年龄 96 岁,最高发病年龄段为 50～59 岁。

1.症状

90％的患者有黄疸。其次的临床症状有瘙痒、轻度腹痛、食欲缺乏、疲劳和体重减轻,显著者体重减轻常超过 10％,可有脂肪消化和吸收障碍,造成脂肪痢。部分患者可有胆管炎表现,表现为寒战、高热。晚期患者可有上消化道出血及肝、肾或多器官衰竭表现。

2.体征

除黄疸外,体格检查常无特异表现。胆总管下端肿瘤时,查体可触及肿大的无痛胆囊。肝细胞的大小和正常肝各部匀称的体积是由胆汁流和出入肝脏的血流(门静脉、肝动脉、肝静脉)之间的复杂平衡来维持的,胆管癌造成胆管梗阻,胆汁流中断,肿瘤进展使相应的门静脉狭窄或中断,导致相应肝段(叶)的萎缩,非受损肝(叶)段相应代偿肥大,出现所谓肥大/萎缩综合征,这些患者常表现单侧肝大,临床无黄疸。

(二)影像学检查

1.X 线表现

由于黄疸的存在,一般不适于静脉胆管造影。为了诊断上需要,可以采用经皮肝穿刺胆管造影(PTC),或在术中做胆管造影。表现为胆总管内有位置固定的不规则充盈缺损,一般直径不超过 1cm;或者为不规则的局限性管腔狭窄,病变上部的胆管通常扩张。此外,上消化道钡餐检查,特别是应用十二指肠低张造影有时可以获得胆管癌的间接 X 线征象。发生于胆总管上部的乳头癌有时可在十二指肠球后部上后方产生不规则的压迹。位于壶腹部的癌可在十二指肠降部内侧产生黏膜破坏和不规则压迹,形似"S",所谓倒"3"字样。十二指肠乳头部癌表现为十二指肠降部中间的乳头影增大,直径超过 1.5cm。

2.CT 表现

胆管癌的 CT 表现依据肿瘤生长的部位和生长方式而有所不同。周围型者即胆管细胞性肝癌,病灶一般较大,在平扫和增强检查中,都表现为低密度灶,多数病例有轻到中度强化表现,以延迟强化为主,常伴有病灶内和(或)周围区域胆管扩张,需与肝内原发性肝细胞性肝癌和转移癌区别。肝门型者,如肿块位于肝总管,则全部的肝内胆管扩张,但左右叶可以不对称。位于左或右主肝管者,则相应的胆管扩张。约 70％的肝门型者,可显示肿块,肿块呈中度强化;局限于腔内小的肿块,可见肝管壁增厚和强化,腔内见软组织块和显示中断的肝管。但小的肿块尤其位于腔内的,CT 不一定能显示。动态高分辨薄层 CT 可提高肿块检出率。肝门型常侵及肝门结构和周围肝组织,以至于难以区分肿块的来源。肝叶萎缩被一部分学者认为是胆管癌的提示征象,常见于严重梗阻而时间又较长的患者。肝外胆管型和壶腹型 CT 表现相同,主要表现为低位胆管梗阻和胆总管突然中断,一部分病例在中断的部位可见腔内软组织肿块或显示胆总管壁不规则增厚,提示阻塞是由于腔内的肿瘤引起。

鉴于肝门胆管癌比较多见,影像学诊断有一定难度,因此结合螺旋 CT 表现做一重点介绍。

肝门部胆管癌或称近段胆管癌,是指原发于胆囊管开口以上,主要侵犯肝总管和其分叉部以上的左右肝管的胆管腺癌。从大体病理上,肝门胆管癌可分为四种类型:①息肉样型;②结节型;③硬化型;④浸润型。胆管癌早期多位于胆管腔内生长,现有的影像学方法不易显示,是影像诊断的难点之一。过去 PTC 是肝门胆管癌不可缺少的诊断方法,缺点为损伤性,有一定的并发症。ERCP 在胆管癌造成梗阻性黄疸时是一项有危险性的检查方法,因可将细菌送至梗阻的胆管系统,诱发急性胆管炎,应列为禁忌。无论 PTC 还是 ERCP,显示梗阻端的形态较理想,常不能直接显示肿块。常规 CT 尽管采用动态薄层技术,对肿块本身的显示率仍较低,40%～70%,早期位于腔内的肿块显示率更低,<1cm 的肿块,常规 CT 难以观察到。

肝门胆管癌绝大多数是乏血管的肿瘤,一般较小,多小于 3cm,在螺旋 CT 三期扫描中,肿瘤的强化出现在注射造影剂后 30 秒,强化的峰值出现在 90～120 秒,具有延迟强化的特点,少数表现为早期强化者,仍具有延迟强化的特点。该特点在鉴别肝细胞肝癌侵犯胆管致胆管梗阻,以及和肝癌胆管癌栓的鉴别有一定的作用。我们尚未见肝门胆管癌早期弥散均匀强化的病例。螺旋 CT 的无间隔扫描使得胆管癌的形态学特点也更易被显示,证明螺旋 CT 显示突入腔内的肿块或腔内的充盈缺损明显优于常规 CT。肝叶的萎缩合并门脉分支的闭塞也是肝门胆管癌的一个特点,文献报道肝门胆管癌的门脉分支侵犯主要表现为血管的狭窄和包绕,而门脉癌栓较少见,此点也是区别肝门肿块起源的参考点。总之,境界较清楚的肿块,不均匀的进行性强化,明显的肝内胆管扩张,肝叶的萎缩,肝段的门脉分支闭塞是肝门胆管癌的主要特点。

胆管癌不能切除的指标包括:广泛的肝脏侵犯、淋巴结转移、肝转移、肝动脉或门脉的侵犯。螺旋 CT 动脉、门脉、延迟期扫描不但利于观察肝门胆管癌的强化和形态特点,更利于观察肿瘤沿周围血管侵犯的情况和肝内有无子灶,这些情况对于术前判断肿瘤可否切除十分重要。文献报道一组病例,对晚期胆管癌患者,常规 CT 和螺旋 CT 术前分期的准确性均高达95%,但常规 CT 对胆管癌分期总的准确性较差(仅 50%)。胆管癌的肝侵犯较常见,约见于30%的病例,常规 CT 可发现其中 50%的病例,约 30%的病例程度估计不足。螺旋 CT 分期的准确性达 85%,明显优于常规 CT。

3.MRI 表现

MRI 的主要表现与 CT 相似,为不同程度和范围的胆管扩张,胆管壁的增厚和(或)肿块。肿瘤由于生长缓慢,瘤体往往较小,分化较好的或乳头型者,有时可见大小不一的肿块位于梗阻区。浸润型胆管癌以胆管壁增厚和狭窄为主要表现,肿块往往不明显,如见肿块则表明肝脏也受侵犯。胆管癌在 T_1WI 上多表现为低或等信号,在 T_2WI 上表现为稍高信号。动态增强扫描,动脉相少部分病例肿瘤早期不规则中等度强化,多数在门脉相和延迟相强化。胆管癌延迟期趋向于持续强化,可能与造影剂滞留于肿瘤中丰富密集的纤维间质内有关,有许多的学者认为该征象是胆管癌的特点。因此,动态增强在胆管癌的诊断和鉴别诊断上有较大的帮助。对于无肿块病例,显示胆管壁的增厚与强化是建立胆管癌诊断的主要依据,增强 MRI 优于 CT和 US。扩张的胆管有时在 T_1WI 和 T_2WI 上均与血管信号对比不明显,增强扫描图像上两者可明确区分。MRC 可良好地显示胆管扩张的程度、范围及梗阻的形态特点。胆管癌的胆管扩张多表现为中度和重度胆管扩张,扩张的胆管呈软藤状,个别呈囊状,截断区呈残根状。

肝门型胆管癌由于肝门区胆管内径较小,左、右肝管内径约 0.3cm,肝总管内径约 0.4cm,

因此,早期即可造成胆管的完全梗阻,出现肝内胆管扩张和黄疸,而肿块往往较小,常规 MRI 虽可显示,但不及增强扫描。一侧的肝门胆管癌除了以上表现外,较有特征的征象是该侧的胆管明显扩张和肝叶的萎缩。胆囊常缩小,如果增大,则提示肿瘤累及胆囊管或肿大的淋巴结压迫胆囊管。值得注意的是,一侧的肝叶萎缩在胆管结石合并反复发作的慢性炎症时往往也可见该征象。肝门型胆管癌患者发现较早,但手术切除率很低,主要原因是早期侵犯肝门结构,如肝门区血管、肝脏以及局部和远处淋巴结转移。由于肝门区结构复杂,MRI 的空间分辨率还较低,因此,MRI 在评价胆管癌周围侵犯方面仍有不少限度。近年来,随着胆管内支架介入治疗的开展,大大地提高了患者的生活质量,对不能手术切除的肝门型胆管癌不失为一个有效的姑息治疗方案。采用综合影像学手段对肝门型胆管癌进行分期及评价手术可切除性,可避免一些不必要的剖腹探查,有十分重要的临床意义,是一个有待进一步研究的课题。

周围型胆管癌浸润周围肝实质,形成境界不清的肿块,但部分肿块于 T_1WI 和 T_2WI 上均与肝实质信号相似,平扫很难发现。因此,动态增强扫描不仅可以帮助发现平扫不能发现的肿块,而且可以判断肿块对周围肝实质的浸润情况。

胆总管癌主要沿胆管内壁浸润性生长,胆管壁增厚造成胆总管不规则狭窄或完全梗阻,动态增强扫描增厚的胆管壁可强化,可和其他原因如胆总管结石造成的胆管梗阻相鉴别。MRC 可显示肝内、外胆管扩张,以及狭窄段或梗阻端胆管的形态,胆总管癌所致胆管梗阻肝内、外胆管多成比例扩张,梗阻端呈突然截断或不规则狭窄,对鉴别诊断也有一定的帮助。

壶腹型胆管癌是壶腹周围癌中最少见的一种,50%呈乳头状,大多数分化良好,半数扩散至胰腺、十二指肠及局部淋巴结,可造成胆总管和胰管扩张,MRC 和动态增强均能发现这一征象,动态增强扫描部分可发现扩张胆管腔内乳头状强化肿块。

总之,MRI 结合 MRC 除了在胆管癌的诊断方面有重要作用外,对不能手术的患者制订姑息手术的方案也有很大的帮助。与 PTC 或 ERCP 相比,MRI 有以下优点:3D 图像提供详细的胆管树解剖图像,对肝内多发狭窄的显示特别有效;肝门结构复杂,或行胆肠吻合术后的患者,显示梗阻的部位和与周围肝实质的关系,帮助制订非手术的引流方案有独特的作用。

(三)治疗

1.手术治疗

胆管癌的治疗原则是早期病例以手术切除为主,术后配合放疗及化疗,以巩固和提高手术治疗效果。对于不能切除的晚期病例,应施行胆管引流手术,控制胆管感染,改善肝脏功能,减少并发症,延长生命,改善生活质量。

2.放射治疗

外科手术切除是胆管癌唯一的根治性治疗,辅助性放射治疗只能提高患者的生存率,对于不可切除和局部转移的胆管癌经有效的胆管引流后,放疗可以改善患者的症状与延长生存期。但是,胆管癌一直被认为属于放射线不敏感的肿瘤。一般报道放射治疗的中位生存期为 9~12 个月。

3.化学治疗

胆管癌对化学治疗并不敏感,胆管癌较其他胃肠道肿瘤例如结肠癌化疗敏感性差。但化疗可能缓解胆管癌所引起的症状、改善患者生活质量,还可能延长存活期。

第十一章　神经系统疾病的影像诊断

第一节　脑血管病

一、海绵状血管瘤

(一)概述

海绵状血管瘤是由一些薄壁的、血管样的组织构成,其间没有神经细胞,可发生在髓内和椎体内,后者又分为活动性椎体血管瘤、压迫脊髓和静止性椎体结构不良性血管瘤病两种,占所有脊髓血管畸形的 5%~12%,在中枢神经系统内发病率为 0.2%~0.4%,平均年龄为 35岁,受损部位多在 $T_{3\sim9}$,颈段少见。可能是家族性的或多发的。

(1)急性神经功能障碍,这常常与出血有关。

(2)进行性的、逐步发展的神经功能障碍,并有一种在较严重功能障碍发作以后出现神经功能改善的趋势,也可能发生反复出血,出血后神经功能的恶化可持续数小时或数天。

(3)感觉和运动障碍。

(4)局部疼痛或束带样神经根痛。

(5)10%的妇女在怀孕期可突然发生截瘫。

(二)临床影像

1.影像学检查目的与方案

(1)影像学检查目的:发现病灶,了解海绵状血管瘤的准确位置、形态、大小、数目及有无合并出血等,为确定治疗方案提供信息。

(2)影像学检查方案:首选 CT 平扫及增强进行筛选,典型者多能诊断出来,不典型者或病灶未能明确检出者可行 MRI 平扫及增强扫描。

2.影像诊断

(1)一般特点

1)可发生在脑内任何部位,多数位于幕上,少数位于幕下。

2)幕上以颞叶和额叶为最常见位置,幕下以脑桥为常见位置。

(2)CT 表现

1)平扫多数病灶为边界清楚的圆形或椭圆形等密度或稍高密度,少数为低密度(可能为陈旧性出血或与囊变有关)。

2)病灶无占位效应或占位效应轻微,周围一般无水肿。

3)病灶内常可见斑点状钙化,严重者可全部钙化成"脑石"。

4)密度常不均匀。

5)增强扫描强化程度不一致,强化程度主要与血栓形成的情况以及钙化有关。病变周围胶质增生部分增强后呈相对低密度。

（3）MRI 表现

1）T_1 加权像呈略低或等混杂信号，T_2 加权像呈高信号或混杂信号。

2）T_2 加权像病灶周围可见由出血所致含铁血黄素沉着而形成的环状低信号包绕。

3）合并出血时 MRI 信号比较复杂。

4）海绵状血管瘤周围一般无水肿。

5）增强扫描首先呈局部强化，然后向其他部位和全病灶扩散。

6）病灶内因不同时期的出血导致病灶中央部到外周混杂信号排列，如"爆米花"状，具有特征性表现。

（三）治疗

发生于脊髓的无症状性海绵状血管畸形不需要特殊治疗。颅内海绵状血管畸形每人每年发生出血的危险性据估计为 0.25％～0.8％。尽管在无症状性病变的患者有发生神经功能恶化的危险，但危险性似乎并不高。

有症状的患者，特别是在因出血而出现反复发作的神经功能恶化的患者，进行外科手术效果较好。海绵状血管瘤的治疗以外科手术为主。伽玛刀对海绵状血管瘤治疗有效。

二、动静脉畸形

（一）概述

脑动静脉畸形（AVM），因在脑内的畸形血管团两端有明显的供血的输入动脉和回流血液的输出静脉，故通常称之为脑动静脉畸形。它占自发性蛛网膜下隙出血的 20％～30％，是一种最常见的脑血管畸形。动静脉畸形常见的症状和体征如下。

1.出血

动静脉畸形出血的发生率为 20％～88％，并且多为首发症状。动静脉畸形越小、越易出血，这是因为动静脉畸形小，其动静脉管径小，在动静脉短路处的动脉压的下降不显著，小静脉管壁又薄，难以承受较高动脉压力的血液冲击，故易发生破裂出血。

2.癫痫

多发生在 30 岁以上患者，癫痫可发生在出血之前或出血之后，亦可发生在出血时。癫痫的发生率与动静脉畸形的部位及大小有关。

3.头痛

60％以上的动静脉畸形患者有长期头痛史，其中 15％～24％为首发症状。头痛常限于一侧，一般表现为阵发性非典型的偏头痛，可能与脑血管扩张有关。出血时的头痛较为剧烈且伴有呕吐。

4.进行性神经功能障碍

约 40％的病例可出现进行性神经功能障碍，多表现为进行性轻偏瘫、失语、偏侧感觉障碍和同向偏盲等。

5.颅内血管杂音

部分患者在颅外可听到持续性血管杂音，并在收缩期杂音增强，少数患者自己亦能感觉到颅内血管杂音。

6.智力减退

巨大的动静脉畸形由于累及大脑组织范围广泛,可导致智力减退。

7.颅内压增高

动静脉畸形虽非肿瘤,但亦有一定体积,并且逐渐扩大,少数患者可出现颅内压增高的表现,这主要是由于静脉压增高,动静脉畸形梗阻脑脊液循环造成脑积水;蛛网膜下隙出血产生交通性脑积水;出血后血肿形成。

8.其他

少数患者可出现眼球突出、头晕耳鸣、视力障碍、精神症状、脑神经麻痹、共济失调及脑干症状等。小儿可因大型动静脉畸形静脉血回流过多而右心衰竭。

年龄在 40 岁以下的突发蛛网膜下隙出血,出血前有癫痫史或轻偏瘫、失语、头痛史,而无明显颅内压增高者,应高度怀疑动静脉畸形,但确诊有赖于脑血管造影、CT 及 MRI 检查。

(二)临床影像

1.影像学检查的目的与方案

(1)影像学检查目的:CT 平扫及增强扫描发现并确定诊断,了解病灶有无合并出血及其他畸形。MRI 能很好地显示病变及其与脑部解剖的关系,为切除动静脉畸形(AVM)选择手术入路提供依据。血管造影可以了解畸形血管团的大小、范围、供血动脉、引流静脉及血流速度。还可发现对侧盗血现象。

(2)影像学检查方案:CT 扫描可作为首选用于怀疑 AVM 患者的筛选,病灶明显的,行增强扫描及 CTA 后多能明确诊断并提供 AVM 畸形血管的供血动脉、范围引流等信息,MRI 扫描及增强,及 MRA 技术与 CT 技术作用相仿,但在 CT 未能观察到的较小病灶者进一步行 MRI 平扫及增强检查能提高检出率,但无论 CT 和 MRI 对病灶检出与否,都需要 DSA 进行了解畸形血管团的情况。

2.影像诊断

(1)一般特点

1)幕上多见,以大脑中动脉分布区脑皮质为常见部位。

2)幕下少见,见于脑干和小脑。

3)病变大小差异大,大小为 2～5cm。

(2)CT 表现

1)平扫表现为形态不规则的团块状、蜂窝状、结节状、条索状、斑片状或斑点状病灶。

2)密度可为高、混杂和低密度。

3)周边脑组织萎缩。

4)病灶内可见钙化。

5)病灶破裂出血可形成血肿。

6)增强扫描畸形血管团可见明显强化,其强化表现包括不规则斑片状、团块状、结节样、类圆形、斑点状,部分周围尚见条索状、蚯蚓状、环形强化的迂曲血管影,少数尚可显示粗大引流血管。

7)CTA 能清楚地显示网状、迂曲像扩张的强化畸形血管团,还可显示与之相连的供血动脉主干及分支及粗大的引流静脉。

(3)MRI 表现

1)畸形血管在 T_1 加权像与 T_2 加权像上均显示无信号暗区。

2)病灶周围可见含铁血黄素沉着带，T_2 加权像呈低信号。

3)合并出血时，血肿信号随血肿的期龄演变。

4)MRI 增强与 CT 增强扫描表现相似。

5)MRI 血管造影能显示增多的迂曲紊乱血管影及血管团所在部位，多呈团块状，少数呈蜂窝状、条索状。可显示部分粗大的引流静脉影及所汇入的静脉窦，但明显不如畸形血管团、供血动脉显示清晰。

(4)DSA 表现

1)数字减影血管造影可以清楚显示畸形血管团的大小、范围、供血动脉、引流静脉及血流速度。

2)为动静脉畸形确诊的金标准。

(三)治疗

1.保守治疗

对于年龄较大，仅有癫痫症状者或位于脑重要功能区及脑深部病变或病变广泛深在不适宜手术者，均应采用保守治疗。保守治疗的主要目的是防止或制止出血及再出血，控制癫痫、缓解症状等。

2.放射治疗

对于不宜手术者，可采用高能照射、阳离子或 γ 射线照射。其目的是通过放射治疗，使病变血管内皮增生，血管壁增厚以及形成血栓而闭塞。

3.外科治疗

从脑动静脉畸形的自然病史、保守治疗及放射治疗的效果来看，有必要进行手术治疗。理想的治疗方法应符合以下条件：①能防止病变再出血；②能消除"脑盗血"现象，改善脑供血情况；③能尽可能避免损坏正常脑组织，保持脑功能完善；④缓解增高了的颅内压。但是由于脑动静脉畸形的部位、大小等情况，目前治疗方法没有一种能绝对达到上述要求。外科治疗的目的及原则即防止再出血、消除脑盗血、改善脑缺血等。脑动静脉畸形外科治疗方法包括：①动静脉畸形切除术；②动静脉畸形供血动脉结扎术；③人工栓塞术；④采用立体定向技术联合治疗；⑤单纯血肿清除术等。

三、动脉瘤

(一)概述

颅内动脉瘤是由于局部血管异常改变产生的脑血管瘤样突起，是一种神经外科常见的脑血管疾病。主要见于成年人(30～60 岁)，青年人较少。其主要症状多由于动脉瘤破裂出血引起，部分是由于瘤体压迫脑血管痉挛及栓塞造成。动脉瘤出血时轻者渗血，重者则由于囊壁破裂造成大出血，并常伴有脑挫裂伤、水肿、血肿及脑疝。动脉瘤居于脑血管意外患者中的第三位，仅次于脑血栓形成及高血压脑出血。单纯蛛网膜下隙出血，占 85%；颅内血肿，占 15%。

动脉瘤发病原因尚不十分清楚。动脉壁先天缺陷学说认为，颅内 Willis 环的动脉分叉处的动脉壁先天性平滑肌层缺乏。动脉壁后天性退变学说则认为，颅内动脉粥样硬化和高血压，使动脉内弹力板发生破坏,渐渐膨出形成囊性动脉瘤。此外,身体的感染病灶如细菌性心内膜炎、肺部感染等,感染性栓子脱落,侵蚀脑动脉壁而形成感染性动脉瘤;头部外伤也可导致动脉瘤形成。但临床均少见。

先天性脑动脉瘤患者在破裂出血之前,90%的患者没有明显的症状和体征,只有极少数患者,因动脉瘤影响到邻近神经或脑部结构而产生特殊的表现。如巨大型动脉瘤可引起颅内压增高的症状。动脉瘤症状和体征大致可分为破裂前先兆症状、破裂时出血症状、局部定位体征以及颅内压增高症状等。

1.先兆症状

有40%～60%的动脉瘤在破裂之前有某些先兆症状,这是因为动脉瘤在破裂前往往有一个突然扩大,或漏血及脑局部缺血的过程。这些先兆症状在女性患者中出现的机会较多,青年人较老年人发生率高。各部位动脉瘤以颈内动脉-后交通动脉动脉瘤出现先兆症状的发生率最高,后部循环的动脉瘤出现先兆症状最少。概括起来先兆症状可分为三类:①动脉瘤漏血症状:表现为头痛、恶心、颈部僵硬疼痛、腰背酸痛、畏光、乏力及嗜睡等;②血管性症状:表现为局部头痛、眼面痛、视力下降、视野缺损和眼球外肌麻痹等,这是由于动脉瘤突然扩大引起的。最有定侧和定位意义的先兆症状为眼外肌麻痹,但仅发生在7.4%的患者;③缺血性症状:表现为运动障碍、感觉障碍、幻视、平衡功能障碍、眩晕等。

2.出血症状

有80%～90%的动脉瘤患者是因为破裂出血引起蛛网膜下隙出血才被发现,故出血症状以自发性蛛网膜下隙出血的表现最多见。出血症状的轻重与动脉瘤的部位、出血的急缓及程度等有关。

3.局部定位症状

动脉瘤破裂前可有直接压迫邻近结构而出现症状,尤其是巨大型动脉瘤。破裂后可因出血破裂或血肿压迫脑组织以及脑血管痉挛等而出现相应的症状。而这些症状与动脉瘤的部位、大小有密切关系,故在诊断上这些症状具有定位意义。

4.颅内压增高症状

一般认为动脉瘤的直径超过2.5cm以上的未破裂的巨大型动脉瘤或破裂动脉瘤伴有颅内血肿时可引起颅内压增高。

5.特殊表现

动脉瘤有时会出现一些特殊表现。例如,颈内动脉动脉瘤或前交通动脉动脉瘤可出现头痛、双颞侧偏盲、肢端肥大、垂体功能低下等类鞍区肿瘤的表现。个别病例亦可以短暂性脑缺血发作为主要表现;少数患者在动脉瘤破裂出血后可出现急性精神障碍,表现为急性精神错乱、定向力障碍、兴奋、幻觉、语无伦次及暴躁行为等。

(二)临床影像

1.影像学检查目的与方案

(1)影像学检查目的:发现病灶,了解动脉瘤的准确位置、形态、内径、数目、血管痉挛及有无合并蛛网膜下隙出血等,为确定手术方案提供信息。

(2)影像学检查方案:CT平扫加增强扫描对病灶的检出率较高,可以作为怀疑动脉瘤患者的初步筛选手段,在 CT 未能检出者,可行 MRI,其检出率优于 CT。CTA 及 MRA 可以从不同角度了解动脉瘤与载瘤动脉的关系,常用于颅内动脉瘤筛选。DSA 是确诊颅内动脉瘤的必须方法,对判断动脉瘤的准确位置、形态、内径、数目、血管痉挛和确定手术方案十分重要。

2.影像诊断

(1)一般特点

1)颅内动脉瘤主要为囊性动脉瘤。

2)呈圆形或浆果状起于动脉分叉处。

3)脑底动脉环和大脑中动脉分叉处最常见。

(2)CT 表现

1)平扫表现为边界清晰的类圆形高密度影。

2)病灶内有时可见密度较高的血栓或血管壁钙化灶形成。

3)增强扫描病灶和脑血管强化程度一致。

4)病灶周围无水肿。

5)合并自发性蛛网膜下隙出血时,可见脑池、脑沟内有高密度灶。

(3)MRI 表现

1)无血栓形成者 T_1 加权像和 T_2 加权像均因血管流空而呈无信号。

2)血栓形成时因时期不同呈现不同信号。

3)CTA、MRA、DSA 可以清楚地看到瘤体与载瘤动脉的关系。

(三)治疗

1.非手术治疗

主要目的在于防止再出血和控制动脉痉挛等。适用于下列情况:①患者病情不适合手术或全身情况不能耐受开颅;②诊断不明确,需进一步检查;③患者拒绝手术或手术失败;④作为手术前后的辅助治疗手段。

2.手术治疗

(1)颅内动脉瘤患者发生了蛛网膜下隙出血应早期手术(夹闭瘤蒂或栓塞动脉瘤);给钙拮抗剂(术前及术后);TCD 监测;术中采取保护脑的措施;术后扩容治疗等。

(2)手术方式:开颅处理动脉瘤、经皮动脉穿刺血管内介入栓塞动脉瘤、颅外结扎动脉减少动脉瘤的供血。

(3)手术时机:有蛛网膜下隙出血的Ⅰ、Ⅱ级患者越早手术越好,以防再出血;有意识障碍及神经系统体征、严重脑膜刺激征者一旦临床情况稳定并有好转的,应即刻手术;对Ⅴ级患者除非有危及生命的血肿需要清除,否则,无论手术与否效果都不好。

四、烟雾病

(一)概述

烟雾病是指一组原因不明的颅底动脉进行性狭窄以致闭塞,导致颅底出现异常血管网为特点的脑血管疾病。临床上儿童及青少年以脑缺血、梗死为特征,成人则常以颅内出血为首发症状。

迄今,有关此病的病因尚不完全清楚,并且各个学者对此病的观点也不一致,概括起来有以下两种观点：即先天性脑血管畸形和后天性多病因性疾病。

血管中层平滑肌细胞的破坏、增生与再破坏、再增生，反复进行可能是烟雾病发病的形态学基础。当血管狭窄或闭塞形成时，侧支循环逐渐建立，形成异常血管网，多数异常血管网是一些原始血管的增多与扩张形成的。当血管闭塞较快以至于未形成足够的侧支循环进行代偿供血时，那么，临床上就表现为脑缺血的症状。若血管闭塞形成后，其近端压力增高，造成异常脆弱的、菲薄的血管网或其他异常血管破裂，临床上就出现颅内出血的症状。当颅内大动脉完全闭塞时，侧支循环已建立，病变就停止发展。由于病变的血管性质不同，病变的程度不一，侧支循环形成后在长期血流障碍的作用下，新形成的血管又可发生病变，故其临床症状可表现为反复发作或交替出现。

本病没有特征性的临床症状与体征，大致可分为缺血性与出血性两组表现，而缺血性表现与一般颅内动脉性缺血表现相似，出血组也无异于一般的颅内出血。

烟雾病是指包括病变部位相同、病因及临床表现各异的一组综合征。烟雾病这一诊断仅是神经放射学诊断，不是病因诊断，凡病因明确者，应单独将病因排在此综合征之前。仅根据临床表现是难以确诊此病的，确诊有赖于脑血管造影，有些患者是在脑血管造影中无意发现而确诊的。凡无明确病因，出现反复发作性肢体瘫痪或交替性双侧偏瘫的患儿，以及自发性脑出血或脑梗死的青壮年，不论其病变部位位于幕上还是幕下，均应首先考虑到此病的可能，并且均应行脑血管造影。至于病因诊断，除详细询问病史外，尚需要其他辅助检查如血常规、脑脊液血清钩端螺旋体凝溶试验、结核菌素皮试等。由于脑电图及 CT 检查均没有特异性，故早期诊断比较困难。

(二)临床影像

1.脑血管造影术

脑血管造影是确诊此病的主要手段，其脑血管造影表现的特点如下。

(1)双侧颈内动脉床突上段和大脑前、中动脉近端有严重的狭窄或闭塞：以颈内动脉虹吸部 C_1 段的狭窄或闭塞最常见，几乎达 100%，延及 C_2 段者占 50%，少数患者可延及 C_3、C_4 段。而闭塞段的远端血管形态正常。双侧脑血管造影表现基本相同，但两侧并非完全对称。少数病例仅一侧出现上述血管的异常表现。一般先始于一侧，以后发展成双侧，先累及 Willis 环的前半部，以后发展到其后半部，直至整个动脉环闭塞，造成基底核、丘脑、下丘脑和脑干等多数脑底穿通动脉的闭塞，形成脑底部异常的血管代偿性侧支循环。

(2)在基底核处有显著的毛细血管扩张网：即形成以内外纹状体动脉及丘脑动脉、丘脑膝状体动脉、前后脉络膜动脉为中心的侧支循环。

(3)有广泛而丰富的侧支循环形成，包括颅内、外吻合血管的建立：其侧支循环通路有以下三类：①当颈内动脉虹吸部末端闭塞后，通过大脑后动脉与大脑前、中动脉终支间吻合形成侧支循环；②未受损的动脉环及虹吸部的所有动脉分支均参与基底核区的供血，构成侧支循环以供应大脑前、中动脉所属分支，因此，基底核区形成十分丰富的异常血管网是本病的最重要的侧支循环通路；③颈外动脉的分支与大脑表面的软脑膜血管之间吻合成网。

2.CT 扫描

烟雾病在 CT 扫描中主要表现为缺血性和出血性改变，可单独或合并出现以下几种表现。

(1)多发性脑梗死：这是由于不同部位的血管反复闭塞所致，多发性脑梗死可为陈旧性，亦可为新近性，并可有大小不一的脑软化灶，多位于大脑前、中动脉供血区。

(2)继发性脑萎缩：多为局限性的脑萎缩。这种脑萎缩与颈内动脉闭塞的范围有直接关系，并且颈内动脉狭窄越严重，血供越差的部位，脑萎缩则越明显。而侧支循环良好者，CT上可没有脑萎缩。脑萎缩好发于颞叶、额叶和枕叶，2～4周达高峰，以后逐渐好转。其好转的原因可能与侧支循环建立有一定的关系。

(3)脑室扩大：约半数以上的患者出现脑室扩大，扩大的脑室与病变同侧，亦可为双侧，脑室扩大常与脑萎缩并存。脑室扩大与颅内出血有一定的关系，严重脑萎缩伴脑室扩大者，以往没有颅内出血史，而轻度脑萎缩伴明显脑室扩大者，以往均有颅内出血史。这可能是蛛网膜下隙出血后的粘连，影响了脑脊液的循环所致。

(4)颅内出血：有61.6%～77.3%的烟雾病患者可发生颅内出血。以蛛网膜下隙出血最多见，约占60%，脑室内出血亦较常见，占28.6%～60%，多合并蛛网膜下隙出血，其中30%的脑室内出血为原发性脑室内出血。此乃菲薄的异常血管网破裂所致。脑内血肿以额叶多见，形状不规则，大小不一致。邻近脑室内者，可破裂出血，血肿进入脑室。邻近脑池者可破裂后形成蛛网膜下隙出血。

(5)强化CT扫描：可见基底动脉环附近的血管变细，显影不良或不显影。基底核区及脑室周围可见点状或弧线状强化的异常血管团，分布不规则。

3.MRI

磁共振可显示烟雾病以下病理形态变化：①无论陈旧性还是新近性脑梗死均呈长T_1与长T_2，脑软化灶亦呈长T_1与长T_2，在T_1加权像上呈低密度信号，在T_2加权像上则呈高信号；②颅内出血者在所有成像序列中均呈高信号；③局限性脑萎缩以额叶底部及颞叶最明显；④颅底部异常血管网因流空效应而呈蜂窝状或网状低信号血管影像；⑤MRA可以清晰地显示颈内动脉和大脑前、中动脉的狭窄和阻塞的范围和程度，同时可以了解颅底动脉血管网和侧支循环的情况。

(三)治疗

1.急性期

对于出血组患者除脑实质内血肿较大造成脑受压者需要外科手术清除血肿，及伴有意识障碍的脑室内出血可考虑脑室引流外，一般情况下在急性期多采用保守治疗，治疗措施与其他脑血管病类似。但应当指出，此病的基本病理表现为缺血，对临床出现梗死者，因异常血管网的存在，随时有发生出血的可能，故应考虑到缺血与出血并存的特点，决定具体治疗方法。

2.恢复期

(1)超声治疗：发病后，经过脱水等治疗后，意识清楚和精神较好时（发病10天后）可采用超声治疗。若患者无意识障碍应及早采用颅脑超声治疗。

(2)体疗：对于恢复期患者，加强功能锻炼是很重要的，应该注意早锻炼。既要持之以恒又要循序渐进，根据病情选择锻炼方法。

(3)其他疗法：可试用针灸、推拿以及离子透入等方法，促进功能恢复。

3.手术治疗

一般认为病程相对较短,病变范围小,尚未出现不可逆神经症状者可考虑手术治疗或经内科治疗后仍反复发作或疗效不佳者,亦可考虑手术治疗,但是以缺血发作为主的小儿病例最适于外科治疗,成人病例术后常再出血,因此,是否手术尚无定论。

五、蛛网膜下隙出血

(一)概述

蛛网膜下隙出血(SAH)是由于多种原因使血液进入颅内或椎管内的蛛网膜下隙所引起的综合征,分原发性和继发性两种。原发性蛛网膜下隙出血是由于脑表面和脑底的血管破裂出血,血液直接流入蛛网膜下隙所致。继发性蛛网膜下隙出血是因脑实质出血,血液穿破脑组织进入到蛛网膜下隙或脑室引起。

引起蛛网膜下隙出血的原因很多,主要原因有动脉瘤破裂出血,约占52%;脑血管畸形破裂出血约占10%;高血压动脉硬化、烟雾病和肿瘤等出血;不明原因出血占9%~20%;血液病、颅内感染、药物中毒等造成蛛网膜下隙出血者也偶见。临床上主要有以下表现。

1.出血症状

发病前多数患者有情绪激动、用力排便和咳嗽等诱因。发病突然,剧烈头痛、恶心呕吐、面色苍白、全身冷汗。半数患者可出现精神症状,如烦躁不安、意识模糊和定向力障碍等。以一过性意识障碍多见,严重者呈昏迷状态,甚至出现脑疝而死亡。20%出血后有抽搐发作。有的还可出现眩晕、项背痛或下肢疼痛。脑膜刺激征明显,常在蛛网膜下隙出血后1~2天出现。多数患者出血后经对症治疗,病情逐渐稳定,意识情况和生命体征好转,脑膜刺激症状减轻。

2.脑神经损害

以一侧动眼神经麻痹常见,占6%~20%,提示存在同侧颈内动脉后交通动脉动脉瘤或大脑后动脉动脉瘤。

3.偏瘫

在出血前后出现偏瘫和轻偏瘫者约占20%,是因为病变或出血累及运动区皮质或其传导束所致。

4.视力视野障碍

蛛网膜下隙出血可沿视神经鞘延伸,眼底检查可见玻璃体膜下片状出血,发病后1小时内即可出现,引起视力障碍。10%~20%可见视盘水肿。当视交叉、视束或视放射受累时产生双颞偏盲或同向偏盲。

5.其他

约1%的颅内动静脉畸形和颅内动脉瘤可出现颅内杂音。部分蛛网膜下隙出血发病后数日可有低热。

(二)临床影像

1.影像学检查目的与方案

(1)影像学检查目的:发现并诊断是否存在蛛网膜下隙出血,寻找出血的病因。

(2)影像学检查方案:急性蛛网膜下隙出血需要行头颅CT检查。某些部位的病灶因CT伪影等影响,可行MRI检查,但发病1周的蛛网膜下隙出血在MRI很难查出,MRI结合

MRA 可作为了解出血原因的筛选手段。DSA 是确定自发性蛛网膜下隙出血病因的必须的重要手段,对自发性蛛网膜下隙出血应该作为常规检查。

对 CT 已确诊的蛛网膜下隙出血不需要做腰穿,不能确诊时,在颅内压不高的情况下,行腰穿确诊。

2.影像诊断

(1)一般特点:出血常位于基底池、侧裂池和脑沟。

(2)脑血管造影:一般在出血 1～2 周后进行,可以明确出血的原因,如动脉瘤、动静脉畸形等,多不能发现造影剂向血管外溢的表现。

(3)CT 表现:CT 平扫表现为蛛网膜下隙呈高密度影,可位于基底池、外侧裂池、脑沟、四叠体池和半球纵裂处。出血量多时可充填上述蛛网膜下隙形成类似脑池造影。出血密度的高低和出血量、红细胞比容和被脑脊液稀释的程度有关。随着时间的推移,出血的密度逐渐变为正常。CT 在明确蛛网膜下隙出血的同时,还有助于确定出血的来源。

(4)MRI 表现:MRI 对于急性蛛网膜下隙出血的现实存在争议,在急性期 MRI 对于蛛网膜下隙出血不太敏感,在亚急性期和慢性期显示较好,在 T_1 和 T_2 加权图像表现为高信号。反复的慢性蛛网膜下隙出血和脑室内出血可引起含铁血黄素和铁蛋白在大脑、小脑、脑干、颅神经和脊髓表面的软脑膜上沉着,在 T_2WI 上表现为这些结构的表现上形成线状低信号。

(三)治疗

1.治疗重点

(1)蛛网膜下隙出血一旦发生,如系动脉瘤所致,易在两周内再出血,第一次出血后的死亡率约 12%。

(2)首次出血后的生存者中 69% 发生再出血,死亡率为 72%。

(3)需解决问题:颅内容量增加、梗阻性脑积水、化学性炎性反应、脑血管痉挛、丘脑下部功能紊乱、自主神经功能紊乱、后期交通性脑积水。

(4)核心治疗:及早明确出血来源,消除病因是治疗的关键所在。

2.外科治疗原则

蛛网膜下隙出血大多需外科治疗,但并不都适宜手术治疗,不同病因有不同的治疗原则。

(1)有条件的医疗单位,SAH 患者应由神经外科医师首诊,并收住院诊治;如为神经内科首诊者,亦应请神经外科会诊,尽早查明病因,进行治疗。

(2)SAH 的诊断检查首选颅脑 CT,动态观察有助了解出血吸收、再出血、继发损害等。

(3)临床表现典型,而 CT 无出血征象,可谨慎腰穿脑脊液常规(CSF)检查,以获得确诊。

(4)条件具备的医院应争取做脑血管影像学检查,怀疑动脉瘤时须尽早行 DSA 检查,如患者不愿做 DSA 时也可先行 MRA 或 CTA。

(5)积极的非手术治疗有助于稳定病情和功能恢复。为防再出血、继发出血等,可考虑抗纤溶药与钙通道阻滞剂合用。

(6)依据脑血管异常病变、病情及医疗条件等,来考虑选用血管内介入治疗、开颅手术或放射外科等治疗。

第二节 颅脑外伤

一、颅骨损伤

(一)概述

颅骨骨折在闭合性颅脑损伤中占 15%～40%,在重度颅脑损伤中约占 70%。其临床意义主要在于同时发生的脑膜、血管、脑及脑神经损伤。颅骨骨折的部位和类型有利于受伤机制及病情的判断。

颅骨骨折的发生机制主要有两种形式:①局部弯曲变形引起骨折:当外力打击颅骨时,先是着力点局部内陷,而作用力停止时颅骨又迅速弹回而复位,当外力较大使颅骨变形超过其弹性限度,则首先在作用点的中央发生内板断裂继而周边外板折断,最后中央部的外板及周边部的内板亦发生断裂。②普遍弯曲变形引起的骨折:头颅的骨质结构及形状近似一个具有弹性的球体,颅骨被挤压在两个以上的力量之间,可引起头颅的整个变形。当颅骨的变形超过其弹性限度则发生骨折。当暴力为左右方向时,骨折线往往垂直于矢状线,常通过颞部及颅底。当暴力是前后方向时,骨折线是纵向,与矢状线平行,并往往伸延到枕骨鳞部。当暴力为上下方向时,可由脊柱之对抗力而造成颅底的环形骨折。

1.颅盖骨折

有多种形式,除开放性及某些凹陷性颅盖骨折,在临床上可能显示骨折的直接征象外,闭合性骨折往往只显示骨折的间接征象,其确诊常有赖于 X 线或 CT 检查。

(1)闭合性颅盖骨折的临床表现:骨折处头皮肿胀,自觉疼痛,并有压痛。线形骨折的表面,常出现头皮挫伤和头皮血肿。

凹陷骨折多发生于额部及顶部,受伤部位多伴有头皮挫伤和血肿。触诊时常可摸及骨质下陷,可出现骨片浮动感或骨擦音。但切忌反复、粗暴操作,不应为获得此项体征而增加脑组织损伤甚至出血的危险。在单纯头皮血肿触诊时,常有中央凹入感,易误诊为凹陷骨折,此时需拍颅骨切线位片加以鉴别。

(2)开放性颅盖骨折:多发生于锐器直接损伤,少数为火器伤。受伤局部之头皮呈全层裂开,其下可有各种类型的颅骨骨折。伤口内可有各种异物如头发、碎骨片、泥土及布屑等。此种骨折硬脑膜如完整称为开放性颅骨骨折;当硬脑膜也有破裂时则称为开放性颅脑损伤。累及大静脉窦的粉碎骨折,可引起致命性大出血。

2.颅底骨折

以线形骨折为主,因骨折线常通向鼻窦或岩骨乳突气房,由此分别与鼻腔或外耳道连通,亦称为内开放性骨折。其临床表现虽然都是骨折的间接征象,却是临床确诊的重要依据。颅底骨折依其发生部位不同,分为颅前窝骨折、颅中窝骨折和颅后窝骨折,临床表现各有特征,兹分述如下。

(1)颅前窝骨折的临床征象:前额部皮肤有挫伤和肿胀,伤后常有不同程度的口鼻出血。如颅前窝底部骨折撕裂颅底部脑膜及鼻腔黏膜时,即出现脑脊液鼻漏,脑脊液常与血液相混,而呈淡红色,滴在吸水纸上有浸渍圈,因含糖可用尿糖试纸测试。偶尔气体由鼻窦经骨折线进入颅腔内,气体分布于蛛网膜下隙、脑内或脑室内,称为外伤性颅内积气。

伤后逐渐出现眼睑的迟发性皮下淤斑,俗称"熊猫眼"征。出血因受眶筋膜限制,而较少扩展至眶缘以外,且常为双侧性,应与眼眶部直接软组织挫伤鉴别。眶顶骨折后,眶内出血,还可使眼球突出,如出血在球结膜之下由后向前延伸,血斑常呈扇形分布,其基底位于内外眦,后界不明,而尖端指向角膜及瞳孔,亦常为双侧性,检查时,淤斑不随之移动。这一特征可与直接眼部挫伤所致球结合膜触动球结合膜内片状出血相区别。

骨折线累及筛板,撕裂嗅神经导致嗅觉丧失,当骨折线经过视神经孔时,可因损伤或压迫视神经而导致视力减退或丧失。颅前窝骨折也常伴有额极及额叶底面的脑挫裂伤,以及各种类型的颅内血肿。

(2)颅中窝骨折的临床征象:临床上常见到颞部软组织肿胀,骨折线多限于一侧颅中窝底,亦有时经蝶骨体达到对侧颅中窝底。当骨折线累及颞骨岩部时,往往损伤面神经和听神经,出现周围性面瘫、听力丧失、眩晕或平衡障碍等。如骨折线经过中耳和伴有鼓膜破裂时,多产生耳出血和脑脊液耳漏,偶尔骨折线宽大,外耳道可见有液化脑组织溢出。临床上应仔细检查,以除外外耳道壁裂伤出血或因面颌部出血流入外耳道所造成的假象。如岩部骨折鼓膜尚保持完整时,耳部检查可发现鼓膜呈蓝紫色,血液或脑脊液可经耳咽管流向鼻腔或口腔,需注意与筛窦或蝶窦骨折伴发的脑脊液漏相鉴别。

骨折线经过蝶骨,可损伤颈内动脉产生颈内动脉海绵窦瘘,表现为头部或眶部连续性杂音、搏动性眼球突出、眼球运动受限和视力进行性减退等。颈内动脉损伤亦可形成海绵窦段颈内动脉瘤,动脉瘤破裂后又形成颈内动脉海绵窦瘘。有时颈内动脉损伤或外伤性颈内动脉瘤突然破裂,大量出血经骨折缝隙和蝶窦涌向鼻腔,发生致死性鼻腔大出血,如不能果断、迅速地控制和结扎颈总动脉,患者将死于出血性休克。

当眶上裂骨折时,可损伤动眼、滑车、展神经以及三叉神经第一支,出现眼球运动障碍和前额部感觉障碍,即为眶上裂综合征。

颅中窝骨折,如损伤下丘脑的视上核和垂体柄时,可产生外伤性尿崩症,患者表现为长期的多饮、多尿。

(3)颅后窝骨折的临床征象:常有枕部直接承受暴力的外伤史,除着力点的头皮挫伤外,数小时后可在枕下或乳突部出现皮下淤血(Battle征),骨折线经过枕骨鳞部和基底部,亦可经过颞骨岩部向前达颅中窝底。骨折线累及斜坡时,可于咽后壁见到黏膜下淤血,如骨折经过颈内静脉孔或舌下神经孔,可分别出现吞咽困难、声音嘶哑或舌肌瘫痪。骨折累及枕骨大孔,可出现延髓损伤的症状,严重时,伤后立即出现深昏迷、四肢弛缓、呼吸困难,甚至死亡。

(二)影像学检查

1.X 线片

颅骨 X 线检查可以确定有无骨折和其类型,亦可根据骨折线的走行来判断颅内结构的损伤情况,以及合并颅内血肿的可能性,便于进一步检查和治疗。

颅骨摄片时,一般应摄常规的前后位和侧位片,有凹陷骨折时,为了解其凹陷的深度应摄以骨折部位为中心的切线位片。当怀疑枕骨骨折和人字缝分离时,需摄额枕半轴位或汤氏

(Towne)位;如前额部着力,伤后一侧视力障碍时,应摄视神经孔位;眼眶部骨折摄柯氏位,疑诊颅底骨折时,如病情许可,应摄颏顶位。

颅盖骨折经颅骨 X 线检查确诊率为 95%～100%,骨折线的部位和分支不规则,边缘比较锐利,借此可与颅骨的血管沟纹鉴别。当骨折线经过脑膜中动脉主干及其分支、横窦沟或矢状中线时,应警惕合并硬膜外血肿。线形骨折也要与颅缝区别,颅缝有特定部位,呈锯齿状,内板缝的投影亦不如骨折线清晰锐利。颅缝分离较骨折少见,常见于儿童及青少年,多发生于人字缝、矢状窦和冠状缝,表现为颅缝明显增宽,或有颅缝错位或重叠,两侧颅缝宽度相差 1mm 以上或宽度超过 1.5mm 即可诊颅缝分离。颅盖部凹陷骨折可为全层或仅为内板向颅内凹陷,呈环形或星形,借切线位片了解其深度,结合临床症状分析伴发的脑损伤。

颅底骨折经 X 线检查确诊率仅为 50%左右。诊断时必须结合临床表现,即使颅骨 X 线片未发现骨折线,如临床表现符合,亦应确定为颅底骨折。当骨折线经过额窦、筛窦、蝶窦和岩骨时,应注意是否伴发脑脊液漏,并警惕这类内开放性颅骨骨折有并发颅内感染的可能。另外,阅片时还要注意颅底骨折的间接征象,如颅底骨折脑脊液漏可出现鼻窦和(或)乳突积液表现,窦腔混浊,密度增高。鼻窦或乳突损伤,可于颅骨周围或颅内出现气体。颅内积气如果不是穿入骨折所致,则属内开放性骨折。

2.颅脑 CT 扫描

CT 扫描采用观察软组织和骨质的两种窗位,有利于发现颅骨 X 线片所不能发现的骨折,尤其是颅底骨折。CT 扫描可显示骨折缝隙的大小、走行方向,同时可显示与骨折有关的血肿,受累肿胀的肌肉。粉碎性骨折进入脑内的骨片也可通过 CT 扫描三维定位而利于手术治疗。CT 扫描还是目前唯一能显示出脑脊液漏出部位的方法。如采用碘剂脑池造影 CT 扫描则可更清晰地显示。扫描时应注意不同部位采用不同方法。额窦最好应用轴位,筛窦、蝶窦及中耳鼓室盖部的骨折观察一般采用冠状扫描。

(三)治疗

1.颅盖部线形骨折

闭合性颅盖部单纯线形骨折,如无颅内血肿等情况,不需手术治疗,但应注意观察颅内迟发性血肿的发生。开放性线形骨折,如骨折线宽且有异物者可钻孔后清除污物,清除污染的颅骨以防并发感染,如有颅内血肿按血肿处理。

2.凹陷骨折

凹陷骨折的手术指征:①骨折片下陷压迫脑中央区附近或其他重要功能区,或有相应的神经功能障碍者;②骨折片下陷超过 1cm(小儿 0.5cm)或因大块骨片下陷引起颅内压增高者;③骨折片尖锐刺入脑内或有颅内血肿者;④开放性凹陷粉碎骨折,不论是否伴有硬脑膜与脑的损伤均应早期手术。位于静脉窦区的凹陷骨折,对于无明显受压症状的轻度凹陷骨折,不必进行复位手术。对于骨折凹陷深,患者出现下肢单瘫、截瘫或四肢瘫,需要解除骨折片的压迫时,才是手术适应证。但术前必须周密考虑,充分准备,以免术中大出血招致死亡的不幸后果。

3.颅底骨折

原则上采用非手术对症治疗,颅骨骨折本身无特殊处理,为防治感染,需应用抗生素。伴有脑脊液耳鼻漏者,应保持局部清洁,头高位卧床休息,禁止堵塞鼻孔、外耳道,禁行腰穿及用力擤鼻,并应用大剂量抗生素预防感染,大多数瘘口在伤后 1～2 周愈合,1 个月以上不愈者,需开颅修补硬脑膜裂孔。伴有脑神经损伤者,可注射维生素 B_1、维生素 B_6、维生素 B_{12} 及激素、血管扩张剂,也可行理疗针灸。视神经受骨片或血肿压迫者,应及时行视神经减压术,但对外伤后即刻失明,检查无光感的患者多无效果。对伤后出现致命性大量鼻出血患者,需立即气管插管,排除气道内积血,使呼吸通畅,随即填塞鼻腔,压迫伤侧颈总动脉并迅速输液、输血,必要时手术以抢救患者生命。颅后窝骨折伴延髓受压损伤患者,应尽早气管切开,呼吸机辅助呼吸,颅骨牵引,必要时进行枕肌下减压术。

二、脑内血肿

(一)疾病概述

外伤后在脑实质内形成血肿为脑内血肿,可发生于脑组织的任何部位,常见于对冲性闭合性颅脑损伤患者,少数见于凹陷骨折及颅脑火器伤患者。

1.急性脑内血肿

(1)概述:急性脑内血肿即伤后 3 天内血肿形成并产生临床症状及体征,以额叶及颞叶前部和底侧最为常见,约占脑内血肿总数的 80%,多与脑挫裂伤及硬脑膜下血肿并存。

(2)病因:急性脑内血肿是因顶后及枕部着力外伤致额极、颞极和额颞叶底面严重脑挫裂伤,皮层下动静脉撕裂出血所致。

(3)病理:急性脑内血肿在血肿形成初期为血凝块,形状多不规则,或与挫伤、坏死脑组织混杂。位于脑深部、脑干、小脑的血肿形状多相对规则,周围为受压水肿、坏死脑组织包绕。脑深部血肿可破入脑室使临床症状加重。

(4)临床表现:急性外伤性脑内血肿的临床表现,与血肿的部位及合并脑损伤的程度有关。额叶、颞叶血肿多因合并严重脑挫伤或硬脑膜下血肿,表现为颅内压增高症状及意识障碍,而缺少定位症状与体征。岛叶血肿及挫伤累及主要功能区,或基底节区血肿可表现偏瘫、偏身感觉障碍和失语等。小脑血肿表现同侧肢体共济及平衡功能障碍。脑干血肿表现严重意识障碍及中枢性瘫痪。顶枕及颞后着力的对冲性颅脑损伤所致脑内血肿患者,伤后意识障碍较重且进行性加重,部分有中间意识好转期或清醒期,病情恶化迅速,易形成小脑幕切迹疝。颅骨凹陷骨折及冲击伤所致脑内血肿,脑挫伤相对局限,意识障碍少见且多较轻。

(5)治疗:急性脑内血肿以手术为主,多采用骨瓣或骨窗开颅,合并硬膜下血肿时先予清除,之后探查清除脑内血肿和坏死脑组织,保护主要功能区脑组织,血肿腔止血要彻底,内减压充分者骨瓣保留,脑组织肿胀明显者去骨瓣减压。血肿破入脑室者,术后保留脑室引流。急性脑内血肿经 CT 确诊,患者表现颅内压增高症状,神志清楚,无早期脑疝表现,可采用 CT 定位血肿穿刺引流治疗或立体定向血肿穿刺排空术。穿刺治疗脑内血肿,应密切观察病情变化并动态 CT 检查,个别患者若症状体征加重或 CT 显示局部占位效应加重,应及时改行开颅血肿清除术。脑内血肿量大或合并损伤严重者,病情恶化迅速,死亡率高达 50%;单纯性血肿、病情进展较慢者,及时手术或穿刺治疗,预后多较好。血肿量低于 30ml,临床症状轻,位于非主要功能区,无神经系统体征,意识清楚,颅内压监测低于 25mmHg 者可采用非手术治疗。

2.亚急性脑内血肿

(1)概述:亚急性脑内血肿指外伤后 3 天至 3 周出现临床症状及体征的脑内血肿。多位于额叶、基底节区、脑深部和颞叶等处,其原发伤多较轻且不合并硬脑膜下血肿。位于脑叶者预后好,位于基底节者因与内囊关系密切,偏瘫、失语等后遗症可能较重。

(2)病因与病理:造成亚急性脑内血肿的外伤暴力相对较轻,对冲性及冲击性损伤,外伤时脑组织各部分相对运动产生的剪力作用损伤脑深部小血管,致其撕裂,出血缓慢,形成血肿并逐渐增大,于亚急性期内出现临床症状。脑内血肿形成4～5天,开始出现液化,血肿逐渐变为酱油样或棕褐色陈旧液体,周围为胶质增生带;2～3周后血肿变为黄褐色囊性病变,表面有包膜形成,周围脑组织内有含铁血黄素沉着,皮层下血肿局部脑回增宽、平软。老年人血管脆性增加,易破裂出血形成血肿。

(3)临床表现:亚急性脑内血肿多见于老年人,伤后多有短暂意识障碍,伤后立刻CT扫描多为正常,后逐渐表现头痛、头晕、恶心、呕吐、视盘水肿、血压升高、脉搏与呼吸缓慢等颅内压增高表现;基底节区血肿早期出现偏瘫、失语,额颞叶皮层下血肿可出现癫痫大发作。

(4)治疗:亚急性脑内血肿确诊后,因其多不并发严重脑挫伤,脑内血肿单独存在,且已有程度不同的液化,穿刺抽吸或立体定向穿刺血肿排空治疗,临床疗效极佳。前者依据CT简易定位,局麻下进行,穿刺血肿中心抽出大部分血肿后注入尿激酶液化引流,3天内可清除全部血肿,本方法迅速有效;立体定向穿刺血肿排空术,定位精确,但操作过程复杂。CT显示血肿量低于30ml,临床症状轻微,可采用非手术治疗。极少数慢性脑内血肿,已完全囊变,无占位效应,颅内压正常,除合并难治性癫痫外,一般不做特殊处理。

3.迟发性外伤性脑内血肿

在文献中虽早有报道,但CT扫描应用以后,才较多地被发现,并引起人们重视。

目前认为外伤后迟发性血肿的形成与以下几种因素有关:①脑损伤局部二氧化碳蓄积,引起局部脑血管扩张,进一步产生血管周围出血;②血管痉挛引起脑局部缺血,脑组织坏死,血管破裂多次出血;③脑损伤区释放酶的代谢产物,损伤脑血管壁引起出血;④与外伤后弥散性血管内凝血和纤维蛋白溶解有关。此外,治疗过程中控制性过度换气、过度脱水致颅内压过低,均可加重而出血。

大部分迟发性外伤性脑内血肿患者的原发伤不重,患者在经过一阶段好转或稳定期,数日或数周后又逐渐或突然出现意识障碍、局灶性神经体征或原有症状体征加重,部分患者的原发伤可以很重,伤后意识障碍亦可一直无改善或加重。复查CT才证实为迟发性脑内血肿。

(二)影像学检查

1.急性脑内血肿

(1)脑超声波检查:较其他类型的血肿更有意义,多有明显的中线波向对侧移位,有时可见血肿波。

(2)脑血管造影:根据脑内血肿所处部位不同,显示相应病变血管位置的改变。颅内看到无血管区的改变。出现局部占位表现者,有的患者手术所见仅为较重的挫裂伤,有出血而无明显血肿。

(3)CT扫描:对于急性脑内出血性病变首选CT检查,表现为局灶性圆形或不规则形均一高密度肿块,CT值为50～90HU,周围有低密度水肿带,伴有脑室、脑池形态改变,中线结构移位等占位效应。常伴有脑挫裂伤及蛛网膜下隙出血的表现。

（4）MRI：多不用于急性期脑内血肿的检查。表现为 T_1 等信号，T_2 低信号，以 T_2 低信号更易显示病变。

2.亚急性脑内血肿

（1）CT 扫描：初为高密度，随血肿内血红蛋白分解，血肿密度逐渐降低，边界欠清，3 周左右为等密度，2～3 个月后为低密度。亚急性和慢性血肿可有包膜形成，注射造影剂后显示为环状强化。

（2）MRI：T_1、T_2 加权像多均为高信号，周围有 T_1 加权像低信号水肿带相衬，显示清楚。

3.迟发性外伤性脑内血肿

（1）CT 检查：迟发性脑内血肿首次主要 CT 表现为：①脑内出现灰白质分界不清的低密度影；②蛛网膜下隙出血；③局部轻度脑占位效应；④硬膜下血肿。脑外伤后 CT 检查时，如出现局部脑实质密度减低；蛛网膜下隙出血；脑占位效应及硬膜下血肿，应做 CT 复查。

（2）MRI 检查：由于本病发病的相对迟缓性及 MRI 的特点：随着血红蛋白的吸收，72 小时后 T_2WI 呈加长态势。这一点是 CT 所不能替代的，并且 MRI 在显示挫伤及水肿的真实性方面，明显优于 CT，并且随着伤后时间的延长，这种优势越明显。出血 1～6 天血浆吸收，水分减少，血肿由完整红细胞内的 HBO_2 组成，氢质子密度可接近正常脑白质，故在 SE 序列中呈等信号。在 MRI 序列中血肿也呈等信号或略低信号。周围脑水肿呈长 T_1 与长 T_2 信号。它不仅尽可能早的提供了手术指征，更重要的是为手术提供了彻底切除的范围。

三、硬脑膜外血肿

（一）概述

硬脑膜外血肿位于颅骨内板与硬脑膜之间，占外伤性颅内血肿的 30% 左右，在闭合性颅脑损伤中其发生率为 2%～3%。临床统计资料显示外伤性硬脑膜外血肿以急性多见，约占 86.2%，亚急性血肿占 10.3%，慢性者少见，占 3.5%。

1.意识障碍

其特点是伤后原发性昏迷时间较短，多数出现中间清醒或中间好转期，伤后持续性昏迷者仅占少数。这一特点是因为脑原发性损伤比较轻，多数患者伤后在短时间内即可清醒，以后由于血肿形成，大脑受压，颅内压增高或脑疝形成，患者出现再次昏迷。这种意识变化过程可归纳为："昏迷→清醒→再昏迷"。这一过程中的清醒阶段称为"中间清醒期"；如昏迷中间仅出现意识好转，称为"中间好转期"。中间清醒或中间好转时间的长短，与受损血管的种类及血管直径的大小有密切关系。直径大的动脉出血急剧，可在短时间内形成血肿，其中间清醒期较短，再次昏迷出现较早，多数在数小时内出现。个别严重者或合并严重脑挫裂伤，以致原发性昏迷未恢复，继发性昏迷又出现，中间清醒期不明显，酷似持续性昏迷。

2.颅内压增高

由于血肿形成造成颅内压增高，在患者中间清醒期内，颅内压增高更为明显，常有剧烈头痛、恶心、呕吐、血压升高、呼吸和脉搏缓慢等表现，并在再次昏迷前出现躁动不安。

3.神经定位体征

硬脑膜外血肿多发生在运动区及其附近，可出现中枢性面瘫、轻偏瘫、运动性失语等；位于矢状窦旁的血肿可出现下肢单瘫；颅后窝硬脑膜外血肿出现眼球震颤和共济失调等。

4.脑疝症状

当血肿发展很大,引起脑移位发生小脑幕切迹疝时,则出现 Weber 综合征,即血肿侧瞳孔散大,对光反射消失,对侧肢体瘫痪,肌张力增高,腱反射亢进和病理反射阳性。此阶段伤情多急剧发展,短时间内即可转入脑疝晚期,有双瞳孔散大、病理性呼吸或去大脑强直等表现。

(二)**影像学检查**

1.影像学检查目的与方案

(1)影像学检查目的:明确有无硬脑膜外血肿形成,还可以了解血肿的部位、计算出血量、了解脑室受压及中线结构移位及脑挫伤的并存情况。

(2)影像学检查方案:首选头颅 CT 检查,为了解解剖结构和病情演变情况,可结合 MRI 检查。

2.影像诊断

(1)一般特点

1)血肿位于颅骨内板与脑表面之间。

2)范围比较局限。

3)一般不跨越颅缝,但是有例外,骨折线跨越颅缝或存在骨缝分离时,血肿可以跨越骨缝。

4)多数呈双凸镜形或梭形。

5)出血少者可表现为新月形。

(2)CT 表现:平扫呈双凸形或梭形均匀高密度区,CT 值多位于 40～80HU;内缘清楚锐利。如果出血位于大脑镰两侧内层或脑膜硬脑膜之间,可显示为位于中线的双凸形高密度区,前者即为大脑镰内硬膜下血肿,后者即为大脑镰旁硬膜下血肿。血肿进入亚急性期时常伴有血肿 CT 值的降低,这种降低常从血肿周边开始。

(3)MRI 表现

1)信号随血肿期龄变化。

2)急性期血肿的内缘可见低信号的硬膜,T_1 加权像呈等信号,T_2 加权像呈低信号。

3)亚急性期和慢性期 T_1 和 T_2 加权像均呈高信号。

(4)鉴别诊断

1)硬脑膜外出血较多者很容易诊断,少量硬脑膜外血肿需要仔细观察。

2)根据血肿比较局限,呈双凸形,一般不跨越颅缝,可与硬脑膜下血肿区别。

(三)**治疗**

1.保守治疗

保守治疗指征:意识清醒或轻度嗜睡,瞳孔无变化,血肿量幕上<30ml,幕下<10ml,层厚<10mm,中线结构移位<10mm。保守治疗包括病情观察、特殊监测、脑损伤分级。昏迷患者需要特殊护理及治疗脑水肿。

2.手术治疗

达到手术指征者行:①骨窗开颅硬脑膜外血肿清除术,适用于病情危急,已有脑疝者;②骨瓣开颅硬脑膜外血肿清除术,适用于血肿定位明确的病例;③微创直切口小骨窗开颅硬脑膜外血肿清除术,适用于血肿量 30～50ml,意识障碍轻,瞳孔无变化者;④钻孔引流术,适用于经保守治疗数日后症状未见改善或 CT 扫描血肿密度偏低者,一般适用于亚急性硬脑膜外血肿,血肿量 20～40ml。

四、硬脑膜下血肿

(一)疾病概述

硬脑膜下血肿为颅内出血积聚于硬脑膜下腔,占外伤性颅内血肿的 40％左右,是最常见的继发性颅脑损伤。

临床上多分为复合型硬脑膜下血肿和单纯型硬脑膜下血肿。临床上根据血肿出现症状的时间将硬脑膜下血肿分为如下三种类型:①急性硬脑膜下血肿;②亚急性硬脑膜下血肿;③慢性硬脑膜下血肿。

1.急性硬脑膜下血肿

(1)概述:急性硬脑膜下血肿是指伤后 3 天内出现血肿症状的硬脑膜下腔的血肿。

(2)病因与血肿部位:减速性损伤所引起的对冲性脑挫裂伤,血肿常在受伤的对侧,为临床最常见者;加速性损伤所致的脑挫裂伤,血肿多在同侧。

(3)临床表现

1)头部局部伤痕:头部受伤着力部位的伤痕具有特殊意义。由于发病机制的关系,枕部减速伤所致之对冲性急性硬膜下血肿最为多见。

2)意识障碍:因为脑挫裂伤重,原发性昏迷一般比较深,以后又因血肿出现,在原发性昏迷基础上又加上继发性昏迷。所以,意识障碍比较重,昏迷程度呈进行性加重。但单纯性硬脑膜下血肿或亚急性硬脑膜下血肿则多有中间清醒期,临床症状类似硬膜外血肿。

3)颅内压增高症状:急性硬脑膜下血肿多为复合性损伤,颅内压增高症状比较明显。由于患者处于昏迷之中,所以喷射性呕吐和躁动比较多见。生命体征变化明显,多有"两慢一高"的表现。

4)神经损害体征:脑挫裂伤和血肿压迫均可造成中枢性面瘫和偏瘫,有的发生局灶性癫痫等。神经损害体征也呈进行性加重。但由于血肿弥散以及不同程度的脑挫裂伤或双侧血肿的存在,患者亦可表现为无定位体征或双侧体征。

5)脑疝症状出现较快:急性硬脑膜下血肿,尤其是特急性血肿,病情常急剧恶化,伤后很快出现双侧瞳孔散大,在 1～2 小时即出现去大脑强直或病理性呼吸,患者处于濒危状态。

(4)诊断:依据头部外伤史,受伤原因及受伤机制,原发昏迷时间较长或意识障碍不断加深,并出现颅内压增高的征象,特别是早期出现神经系统局灶体征者,应高度怀疑有急性硬脑膜下血肿的可能,应及时行 CT 检查确诊。

(5)鉴别诊断

1)急性硬脑膜外血肿:典型的硬脑膜外血肿的特点是原发性脑损伤较轻,有短暂的意识障碍,中间清醒期比较明显,继发性昏迷出现时间的早晚与血管损伤的程度和损伤血管的直径有关。

2)脑内血肿:急性硬脑膜下血肿与脑内血肿受伤机制、表现均极为相似,脑内血肿相对少见,病情进展较缓慢,脑血管造影、CT、MRI 均可对两者鉴别、确诊。

3)弥散性脑肿胀:伤后短暂昏迷,数小时后再昏迷并迅速加重,且多见于顶枕部着力减速性对冲伤,单纯依据受伤机制和临床表现难以进行鉴别,CT 扫描显示一个或多个脑叶水肿、散在点、片状出血灶,发展迅速或治疗不及时预后均极差。

2.亚急性硬脑膜下血肿

(1)概述:亚急性硬脑膜下血肿为伤后第 4 天至 3 周出现症状者,在硬脑膜下血肿中约占 5%。

(2)临床表现:出血来源与急性硬脑膜下血肿相似,所不同的是损伤的血管较小,多为静脉性出血,原发性脑损伤也较轻,伤后很快清醒,主诉头痛,伴有恶心、呕吐,第 4 天后上述症状加重,可出现偏瘫、失语等局灶性神经受损的症状体征,眼底检查可见视盘水肿。若病情发展较缓,曾有中间意识好转期,3 天后症状加重,并出现眼底水肿及颅内压增高症状,应考虑伴有亚急性硬脑膜下血肿。

3.慢性硬脑膜下血肿

(1)概述:慢性硬脑膜下血肿,头部外伤 3 周以后出现血肿症状者,位于硬脑膜与蛛网膜之间,具有包膜。常见于老年人及小儿,以老年男性多见。发病率较高,约占各种颅内血肿的 10%,在硬脑膜下血肿中占 25%,双侧血肿发生率 10%左右。

(2)病因与病理:慢性硬脑膜下血肿的出血来源,许多学者认为,绝大多数都有轻微的头部外伤史,老年人由于脑萎缩,脑组织在颅腔内的移动度较大,容易撕破汇入上矢状窦的桥静脉,导致慢性硬脑膜下血肿,血肿大部分位于额颞顶部的表面,位于硬脑膜与蛛网膜之间,血肿的包膜多在发病后 5~7 天开始出现,到 2~3 周基本形成,为黄褐色或灰色的结缔组织包膜。慢性硬膜下血肿的发病机制尚不十分明了,存在争议。但 1932 年 Gardne 所提出的渗透理论,现已被否定。目前学者倾向于 Putaman 和 Gushing 提出的血肿外膜缓慢持续出血致血肿扩大和发病的理论。即血肿包膜与硬脑膜粘连部分为外膜,含有丰富的窦状毛细血管,血管内皮细胞过度产生和分泌纤维蛋白溶酶原激活因子,纤维蛋白溶酶原被激活转化为纤维蛋白溶解酶而溶解纤维蛋白,纤维蛋白溶解导致血管壁削弱易于出血,从而使血肿腔不断有新鲜血液,血肿腔呈高纤溶状态,如此形成恶性循环。

小儿慢性硬脑膜下血肿较为常见,多因产伤引起,其次为摔伤,小儿出生时头部变形,导致大脑表面汇入矢状窦的桥静脉破裂;小儿平衡功能发育不完善,头部摔伤常见。小儿以双侧慢性硬脑膜下血肿居多,6 个月以内的小儿发生率高,之后逐渐减少。除外伤以外,出血性疾病、营养不良、颅内炎症、脑积水分流术后等亦是产生小儿硬脑膜下血肿的原因。

(3)临床表现

1)慢性颅内压增高的症状:如头痛、恶心呕吐和复视等,查体眼底视盘水肿。

2)智力障碍及精神症状:记忆力减退,理解力差,反应迟钝,失眠多梦,易疲劳,烦躁不安,精神失常等。

3)神经系统局灶性体征:偏瘫、失语、同向偏盲,一侧肢体麻木,局灶性癫痫等。

4)幼儿常有嗜睡、头颅增大、囟门突出、抽搐、视网膜出血等。

5)病情发展到晚期出现嗜睡或昏迷,四肢瘫痪,去大脑强直发作,癫痫大发作,查体一侧或双侧 Babinski 阳性。

(4)诊断:多数患者有头部轻微受伤史,部分患者因外伤轻微,至数月后出现颅压高症状时外伤已难回忆。在伤后较长时间内无症状或仅有轻微头痛、头晕等症状,3 周以后出现头痛、呕吐、复视、偏瘫、精神失常等应考虑慢性硬脑膜下血肿。确诊可行 CT、MRI 检查。

（二）影像学检查

1.影像学检查目的与方案

（1）影像学检查目的：主要是明确硬脑膜下血肿形成的部位、计算出血量、了解脑室受压及中线结构移位及脑挫伤的并存情况。

（2）影像学检查方案：首选颅脑 CT 平扫，为了解解剖结构和病情演变情况，可结合 MRI 检查。

2.影像诊断

（1）一般特点

1）典型的硬膜下血肿位于颅骨内板与脑表面之间。

2）范围比较广泛。

3）不受颅缝限制。

4）多数呈新月形。

（2）CT 表现：急性期平扫呈新月形均匀一致的高密度病灶；少数密度不均匀，高密度内有低密度区。亚急性期硬膜下血肿的 CT 值降低，血肿的内缘向脑组织方向膨出，最终可形成类似急性硬膜外血肿的形态，当亚急性硬膜下血肿的 CT 值低到与脑组织密度相仿时（等密度血肿），需要根据脑外占位的征象来判断。慢性硬脑膜下血肿呈等密度或低密度，可以接近脑脊液密度，形态有时呈梭形。

（3）MRI 表现

1）信号随血肿期龄变化。

2）急性期 T_1 加权像呈等信号，T_2 加权像呈低信号。

3）亚急性期和慢性期 T_1 和 T_2 加权像均呈高信号。

（4）鉴别诊断：较多出血者影像学很容易诊断，对于小范围的硬脑膜下血肿要仔细观察受伤部位和对冲部位。根据血肿比较广泛呈新月状，不受颅缝限制，可与硬膜外血肿区别。

3.三种类型硬脑膜下血肿的影像检查

（1）急性硬脑膜下血肿

1）颅骨 X 线片：颅骨骨折的发生率较硬膜外血肿低，约为 50%。血肿的位置与骨折线常不一致。

2）脑血管造影：硬膜下血肿表现为同侧脑表面新月形无血管区，同侧大脑前动脉向对侧移位；两侧硬脑膜下血肿脑血管造影显示为双侧脑表面的新月形无血管区，而大脑前动脉仅轻度移位或无移位。额底和颞底的硬膜下血肿，脑血管造影可无明显变化。

3）CT 扫描：表现为脑表面的新月形高密度影，内侧皮层内可见点、片状出血灶，脑水肿明显，同侧侧脑室受压变形，中线向对侧移位，是目前颅脑损伤、颅内血肿首选且最常用的确诊依据。

4）MRI：可清晰显示血肿及合并损伤的范围和程度，但耗时较长，有意识障碍者不能配合检查，多不应用于急性期颅脑损伤患者。

（2）亚急性硬脑膜下血肿

1)颅脑 CT 扫描:显示脑表面的月牙形高密度影或等密度区,同侧脑室系统和(或)脑池受压变形、移位,脑沟闭塞,中线结构向健侧偏移。

2)磁共振成像(MRI):能直接显示血肿的大小、有无合并损伤及其范围和程度,尤其是对 CT 等密度期的血肿,由于红细胞溶解后高铁血红蛋白释放,T_1、T_2 均显示高信号,有特殊意义。

3)脑超声波检查或脑血管造影检查亦有定位的价值。

(3)慢性硬脑膜下血肿

1)颅骨 X 线片:可显示脑回压迹,蝶鞍扩大和骨质吸收,局部骨板变薄甚至外突。患病多年的患者,血肿壁可有圆弧形的条状钙化,婴幼儿患者可有前囟扩大,颅缝分离和头颅增大等。

2)脑血管造影:可见颅骨内板下月牙或梭形无血管区。

3)CT 扫描:多表现为颅骨内板下方新月形、半月形或双凸透镜形低密度区,也可为高密度、等密度或混杂密度。单侧等密度血肿应注意侧脑室的受压变形及移位,同侧脑沟消失以及蛛网膜下隙内移或消失等间接征象。增强扫描可显示出血肿包膜。

4)MRI 对于慢性硬膜下血肿的诊断:MRI 比 CT 扫描具有优势。MRI 的 T_1 加权像呈短于脑脊液的高信号。由于反复出血,血肿信号可不一致。形态方面同 CT 扫描。其冠状面在显示占位效应方面更明显优于 CT。

五、脑挫裂伤

(一)概述

脑挫裂伤是指头颅受到暴力打击而致脑组织发生的器质性损伤,脑组织挫伤或结构断裂,是一种常见的原发性脑损伤。

暴力作用于头部,在冲击点和对冲部位均可引起脑挫裂伤。脑挫裂伤多发生在脑表面的皮质,呈点、片状出血,如脑皮质和软脑膜仍保持完整,即为脑挫伤,如脑实质破损、断裂,软脑膜亦撕裂,即为脑挫裂伤。严重时合并脑深部结构的损伤。

脑挫裂伤灶周围常伴局限性脑水肿,包括细胞毒性水肿和血管源性水肿,前者神经元胞体增大,主要发生在灰质,伤后多立即出现;后者为血-脑屏障的破坏,血管通透性增加,细胞外液增加,主要发生在白质,伤后 2~3 天最明显。

其病理形态变化可分三期:①早期:伤后数日,显微镜下以脑实质内点状出血、水肿和坏死为主要变化,脑皮质分层结构不清或消失,灰质和白质分界不清,神经细胞大片消失或缺血变性,神经轴索肿胀、断裂、崩解。星形细胞变性,少突胶质细胞肿胀,血管充血水肿,血管周围间隙扩大。②中期:大致在损伤数日至数周,损伤部位出现修复性病理改变。皮层内出现大小不等的出血,损伤区皮层结构消失,病灶逐渐出现小胶质细胞增生,形成格子细胞,吞噬崩解的髓鞘及细胞碎片,星形细胞及少突胶质细胞增生肥大,白细胞浸润,从而进入修复过程。③晚期:挫伤后数月或数年,病变为胶质瘢痕所代替,陈旧病灶区脑膜与脑实质瘢痕粘连,神经细胞消失或减少。

(二)影像学检查

1.影像学检查目的与方案

(1)影像学检查目的:了解脑挫裂伤的具体部位、范围以及周围脑水肿的程度,还可以了解脑室受压及中线结构移位情况,发现迟发性外伤性颅内血肿。

(2)影像学检查方案:主要行头颅 CT 平扫。MRI 检查敏感度更高,能发现比 CT 更多的病灶。

2.影像诊断

(1)一般特点

1)脑挫伤为损伤部位脑组织水肿和少量出血,而软脑膜和蛛网膜完整;脑裂伤常有较多出血,软脑膜、蛛网膜和脑组织裂开。因实际工作中不能完全分开,故统称为脑挫裂伤。

2)脑挫裂伤可位于着力部位下方脑组织,也可位于对侧脑组织,后者称为对冲性脑挫裂伤。少数也可发生在基底核、小脑等部位。

(2)CT 表现

1)脑挫裂伤部位及其附近或深部白质内可以见到圆形或不规则高密度出血灶伴或不伴血肿形成。

2)病灶周边可见低密度水肿区。

3)如有脑室内出血可以看见脑室扩大,脑室内有高密度血块或与脑脊液混合的中等密度影,还可以有分层现象。

(3)MRI 表现

1)挫裂伤水肿区 T_1 加权像呈低信号,T_2 加权像呈高信号。

2)出血区亚急性期 T_1 加权像呈高信号。

(4)鉴别诊断:结合颅脑外伤病史诊断一般不难。主要应与脑内血管畸形合并出血鉴别。后者也常发生于轻微外伤后,鉴别的要点是注意寻找脑血管畸形出血的影像学表现特点。包括:①仔细测量血肿内每一部位的 CT 值,如果发现有 CT 值高于 100HU 的部分,是畸形血管钙化的有力证据;②仔细观察血肿内的密度,如果有条样低密度区存在,可能为畸形的血管,增强扫描该低密度区消失,提示为畸形血管;③MRI 扫描有可能显示血肿内的畸形血管,呈流空低信号。

(三)治疗

1.非手术治疗

同颅脑损伤的一般处理。

(1)严密观察病情变化:伤后 72 小时以内每 1～2 小时观察一次生命体征、意识、瞳孔改变。重症患者应送到 ICU 观察,监测包括颅内压在内的各项指标。对颅内压增高、生命体征改变者及时复查 CT,排除颅内继发性改变。轻症患者通过急性期观察后,治疗与脑震荡相同。

(2)保持呼吸道通畅:及时清理呼吸道内的分泌物。昏迷时间长,合并颌面骨折、胸部外伤、呼吸不畅者,应尽早行气管切开,必要时行辅助呼吸,防治缺氧。

(3)对症处理:高热、躁动、癫痫发作、尿潴留等,防治肺部、泌尿系统感染,治疗上消化道溃疡等。

(4)改善微循环:严重脑挫裂伤后,患者微循环有明显变化,表现为血液黏度增加,红细胞、血小板易聚积,因此,引起微循环淤滞、微血栓形成,导致脑缺血缺氧,加重脑损害程度,可采取血液稀释疗法、低分子右旋糖酐静脉滴注。

(5)外伤性 SAH 患者,伤后数日内脑膜刺激症状明显者,可反复腰椎穿刺,将有助于改善脑脊液循环,促进脑脊液吸收,减轻症状,另可应用尼莫地平,防治脑血管痉挛,改善微循环,减轻脑组织缺血、缺氧程度,从而减轻继发性脑损害。

2.手术治疗

原发性脑挫裂伤多无需手术,但继发性脑损害引起颅内压增高乃至脑疝时需手术治疗。重度脑挫裂伤合并脑水肿患者当出现:①在脱水等降颅内压措施治疗过程中,患者意识障碍仍逐渐加深,保守疗法无效;②一侧瞳孔散大,有脑疝征象者;③CT 示成片的脑挫裂伤呈混合密度影,周围广泛脑水肿,脑室明显受压,中线结构明显移位;④合并颅内血肿,骨折片插入脑内,开放性颅脑损伤患者常需手术治疗。手术采取骨瓣开颅,清除失活脑组织,若脑压仍高,可行颞极和(或)额极切除的内减压手术。若局部无肿胀,可考虑缝合硬膜。但常常需敞开硬脑膜行去骨瓣减压术。广泛脑挫裂伤、脑水肿严重时可考虑两侧去骨瓣减压。脑挫裂伤后期并发脑积水者可行脑室引流、分流术。术后颅骨缺损者 3 个月后行颅骨修补。

3.康复治疗

可行理疗、针灸、高压氧疗法,另可给予促神经功能恢复药物如胞二磷胆碱、脑活素等。

六、弥散性轴索损伤

1.概述

弥散性轴索损伤(DAI)是在特殊的生物力学机制作用下,脑内发生以神经轴索肿胀、断裂、皱缩球形成为特征的一系列病理生理变化,临床以意识障碍为主要特点的综合征。占重型颅脑损伤的 28%～42%,死亡率高达 50%,恢复良好者不及 25%。常见于交通事故,另见于坠落、打击等,诊断与治疗都较为困难。

弥散性轴索损伤的致伤机制不甚明确,通过对动物 DAI 模型的力学分析,认为瞬间旋转作用及弥散施力所产生的脑内剪应力是形成 DAI 的关键因素。DAI 好发于胼胝体、脑干上端背外侧、脑白质、基底节、内囊和小脑等神经轴索集聚区。临床表现如下。

(1)意识障碍:弥散性轴索损伤患者多伤后即刻昏迷,昏迷程度深,持续时间较长,极少有清醒期,此为 DAI 的典型临床特点。

(2)体征:部分 DAI 患者出现瞳孔征象,单侧或双侧瞳孔扩大,广泛 DAI 患者双眼向病变对侧偏斜和强迫下视。

(3)余临床表现似脑干损伤及重型脑挫裂伤。

2.影像学检查

CT 扫描:大脑皮质与白质之间、灰质核团与白质交界区、脑室周围、胼胝体、脑干背外侧及脑内散在的小出血灶,不伴水肿,无占位效应,有时伴蛛网膜下隙出血、脑室内出血及弥散性肿胀。MRI 对脑实质内小出血灶与挫裂伤显示更为清楚。

3.治疗

患者需重症监护,一般可采用过度换气、吸氧、脱水、巴比妥类药物治疗,冬眠、亚低温治疗措施亦可应用。还可应用脑细胞功能恢复药物系统治疗,但应早期应用。现临床中已开始应用尼莫地平、自由基清除剂、兴奋性氨基酸阻滞剂等,目前疗效仍难以确定。此外需加强并症治疗,防治感染。

七、开放性颅脑损伤

(一)疾病概述

开放性颅脑损伤是颅脑各层组织开放伤的总称,它包括头皮裂伤、开放性颅骨骨折及开放性脑损伤,而不是开放性脑损伤的同义词。硬脑膜是保护脑组织的一层坚韧纤维膜屏障,此层破裂与否,是区分脑损伤为闭合性或开放性的分界线。

开放性颅脑损伤的原因很多,大致划为两大类:即非火器伤与火器伤。

1.非火器性颅脑损伤

(1)概述:各种造成闭合性颅脑损伤的原因都可造成头皮、颅骨及硬脑膜的破裂,造成开放性颅脑损伤。

(2)临床表现

1)创伤的局部表现:开放性颅脑伤的伤因、暴力大小不一,产生损伤的程度与范围差别悬殊。创伤多位于前额、额眶部。头皮血运丰富,出血较多,当大量出血时,需考虑是否存在静脉窦破裂。

2)脑损伤症状:患者常有不同程度的意识障碍与脑损害表现,脑部症状取决于损伤的部位、范围与程度,其临床表现同闭合性颅脑损伤部分。

3)颅内压改变:开放性脑损伤时,因颅骨缺损,血液、脑脊液及破碎液化坏死的脑组织可经伤口流出或脑组织于颅骨缺损处向外膨出,颅内压力在一定程度上可得到缓冲。如伴脑脊液大量流失,可出现低颅压状态。创口小时可与闭合性脑损伤一样,出现脑受压征象。

(3)诊断:开放性颅脑损伤一般易于诊断,根据病史、检查伤口内有无脑脊液或脑组织,即可确定开放性损伤的情况。X线片及CT扫描更有利于伤情的诊断。

(4)救治原则与措施

1)首先做创口止血、包扎、纠正休克,患者入院后有外出血时,应采取临时性止血措施,同时检查患者的周身情况,有无其他部位严重合并伤,是否存在休克或处于潜在休克。当患者出现休克或处于休克前期时,最重要的是先采取恢复血压的有力措施,加快输液、输血,不必顾虑因此加重脑水肿的问题,当生命体征趋于平稳时,才适于进行脑部清创。

2)手术原则:①早期清创:按一般创伤处理的要求,尽早在伤后6小时内进行手术。在目前有力的抗生素防治感染的条件下,可延长时限至伤后48小时。②并存脏器伤时,应在输血保证下,迅速处理内脏伤,第二步行脑清创术。这时如有颅内血肿,脑受压危险,伤情特别急,需有良好的麻醉处理,输血、输液稳定血压,迅速应用简捷的方法,制止内出血,解除脑受压。③颅骨缺损一般在伤口愈合后3~4个月进行修补为宜,感染伤口修补颅骨至少在愈合半年后进行。

2.火器性颅脑损伤

(1)概述:火器性颅脑损伤是一种严重战伤,尤其是火器性颅脑穿通伤,处理复杂,死亡率高。

(2)损伤机制与病理:火器性颅脑损伤的病理改变与非火器伤有所不同,伤道脑的病理改变分为三个区域。

1)原发伤道区:是反映伤道的中心部位,内含经毁损液化的脑组织,与出血和血块交融,杂有颅骨碎片、头发、布片、泥沙,以及弹片或枪弹等。伤道的近侧可由于碎骨片造成支道,间接增加脑组织损伤范围,远侧则形成贯通伤、盲管或反跳伤。脑膜与脑的出血容易在伤道内聚积形成硬膜外、硬膜下、脑内或脑室内血肿。

2)挫裂伤区:在原发伤道的周围,脑组织呈点状出血和脑水肿,神经细胞、少枝胶质细胞及星形细胞肿胀或崩解。致伤机制是由于高速投射物穿入密闭颅腔后的瞬间,在脑内形成暂时性空腔,产生超压现象,冲击波向周围脑组织传递,使脑组织顿时承受高压及相继的负压作用而引起脑挫裂伤。

3)震荡区:位于脑挫裂伤区周围,是空腔作用之间接损害,伤后数小时逐渐出现血循环障碍、充血、淤血、外渗及水肿等,但尚为可逆性。

另外,脑部可能伴有冲击伤,乃因爆炸引起的高压冲击波所致,脑部可发生点状出血、脑挫裂伤和脑水肿。

(3)临床表现

1)意识障碍:伤后意识水平是判断火器性颅脑损伤轻重的最重要指标,是手术指征和预后估计的主要依据。

2)生命体征的变化:重型颅脑患者,伤后多数立即出现呼吸、脉搏、血压的变化。伤及脑干部位重要生命中枢者,可早期发生呼吸紧迫,缓慢或间歇性呼吸,脉搏转为徐缓或细远,脉律不整与血压下降等中枢性衰竭征象。呼吸深而慢,脉搏慢而有力,血压升高的进行变化是颅内压增高、脑受压和脑疝的危象,常指示颅内血肿。开放伤引起外出血,大量脑脊液流失,可引起休克和衰竭。

3)脑损伤症状:患者可因脑挫裂伤、血肿、脑膨出而出现相应的症状和体征。蛛网膜下隙出血可引起脑膜刺激征,下丘脑损伤可引起中枢性高热。

4)颅内压增高:火器伤急性期并发颅内血肿的机会较多,但弥散性脑水肿更使人担忧,主要表现为头痛、恶心、呕吐及脑膨出。慢性期常是由于颅内感染、脑水肿,表现为脑突出、意识障碍和视盘水肿,到一定阶段,反映到生命体征变化,并最终出现脑疝体征。

5)颅内感染:穿通伤的初期处理不彻底或过迟,易引起颅内感染,主要表现为:高热、颈强直、脑膜刺激征。

6)颅脑创口的检查:这在颅脑火器伤是一项特别重要的检查。出入口的部位、数目、形态、出血、污染情况均很重要,出入口的连线有助于判断穿通伤是否横过重要结构。

(4)诊断:检查要求简明扼要,迅速明确颅脑损伤性质和有无其他部位合并伤。早期强调头颅X线片或CT检查,对明确诊断及指导手术有重要意义。晚期存在的并发症、后遗症可根据具体情况选择诊断检查方法:包括脑超声波、脑血管造影及CT扫描等。

(5)救治原则与措施

1)急救:①保持呼吸道通畅;②抢救休克;③严重脑受压的急救:患者在较短时间内出现单侧瞳孔散大或很快双瞳变化,呼吸转慢,估计不可能转送至手术医院时,则应迅速扩大穿通伤入口,创道浅层血肿常可涌出而使部分患者获救,然后再考虑转送;④创伤包扎:现场抢救只做伤口简单包扎,以减少出血,有脑膨出时,用敷料绕其周围,保护脑组织以免污染和增加损伤。强调直接送专科处理,但已出现休克或已有中枢衰竭征象者,应就地急救,不宜转送。尽早开始大剂量抗生素治疗,应用 TAT。

2)优先手术次序:大量患者到达时,患者手术的顺序大致如下:①有颅内血肿等脑受压征象者或伤道有活动性出血者,优先手术;②颅脑穿通伤优先于非穿通伤手术,其中脑室伤有大量脑脊液漏及颅后窝伤也应尽早处理;③同类型伤,先到达者,先做处理;④危及生命的胸、腹伤优先处理,然后再处理颅脑伤;如同时已有脑疝征象,伤情极重,在良好的麻醉与输血保证下,两方面手术可同时进行。

(6)术后处理:脑穿通伤清创术后,需定时观察生命体征、意识、瞳孔的变化,观察有无颅内继发出血、脑脊液漏等。加强抗脑水肿、抗感染、抗休克治疗。保持呼吸道通畅,吸氧。躁动、癫痫高热时,酌情使用镇静药、冬眠药和采用物理方法降温。昏迷瘫痪患者,定时翻身,预防肺炎、压疮和泌尿系统感染。

(7)颅内异物存留:开放性颅脑损伤,特别是火器伤常有金属弹片及碎骨片等异物进入颅内。早期清创不彻底或因异物所处部位较深难以取出时,异物则存留于颅内。异物存留有可能导致颅内感染,其中碎骨片易伴发脑脓肿,而且可促使局部脑组织退行性改变,极少数金属异物尚可有位置的变动,从而加重脑损伤。摘除金属异物的手术指征为:①直径大于 1cm 的金属异物;②位于非功能区、易于取出且手术创伤及危险性小;③出现颅内感染征象或顽固性癫痫及其他较严重的临床症状者;④合并有外伤性动脉瘤者;⑤脑室穿通伤,异物进入脑室时。由于立体定向技术的发展,在 X 线颅骨正侧位片及头部 CT 扫描准确定位及监控下,颅骨钻孔后,精确地将磁导针插入脑内而吸出弹片;或利用异物钳夹出颅内存留的异物。此种方法具有手术简便、易于接受、附加损伤少等优点。

(二)影像学检查

1.非火器性颅脑损伤

(1)X 线片:颅骨的 X 线片检查有助于骨折的范围、骨碎片与异物在颅内的存留情况的了解。

(2)颅脑 CT 扫描:可显示颅骨、脑组织的损伤情况,能够对碎骨片及异物定位,发现颅内或脑内血肿等继发性改变。CT 较 X 线片更能清楚地显示 X 线吸收系数低的非金属异物。

2.火器性颅脑损伤

(1)颅骨 X 线片:对颅脑火器伤应争取在清除表面砂质等污染后常规拍摄颅骨 X 线片。拍片不仅可以明确是盲管伤还是贯通伤,颅内是否留有异物,并了解确切位置,对指导清创手术有重要作用。

(2)脑超声波检查:观察中线波有无移位以作参考。二维及三维超声有助于颅内血肿、脓肿和脑水肿等继发性改变的判断。

(3)脑血管造影:在无 CT 设备的情况下,脑血管造影有很大价值,可以提供血肿的部位和大小的信息。脑血管造影还有助于外伤性颅内动脉瘤的诊断。

(4)CT 扫描:颅脑 CT 扫描对颅骨碎片、弹片、创道、颅内积气、颅内血肿、弥散性脑水肿和脑室扩大等情况的诊断,既正确又迅速,对内科疗效的监护也有特殊价值。

第三节　颅脑先天性疾病

一、颅内先天性蛛网膜囊肿

(一)概述

颅内先天性蛛网膜囊肿是指颅内先天存在的一类由透明菲薄的膜包裹无色透亮脑脊液的囊肿,属于非肿瘤性良性囊肿。

颅内先天性蛛网膜囊肿临床上比较少见,随着 CT 的普及应用,无症状的颅内先天性蛛网膜囊肿发现增多,其发生率为颅内占位性病变的 0.1%～1.0%。

颅内先天性蛛网膜囊肿是先天胚胎发育异常或组织异位发育所致,故也称之为"真性蛛网膜囊肿"或"特发性蛛网膜囊肿"。临床上有如下表现。

1.年龄、性别

本病可见于任何年龄,但以儿童最为多见,青少年及成人亦不少见。

2.病程

多数患者的病程在数月至数年,有的长达数十年,有的可因囊内出血而突然发病。

3.症状与体征

绝大多数为慢性起病,个别因囊内出血突然起病。其临床症状和体征与蛛网膜囊肿的大小和位置有关,有的患者可终生无症状。蛛网膜囊肿常见的症状和体征如下。

(1)颅内压增高征:主要是因囊肿逐渐增大引起占位效应或梗阻脑脊液循环通路导致脑积水所致,以后颅窝蛛网膜囊肿发生率最高。颅内压增高征表现为头痛、呕吐、视盘水肿等,婴幼儿常有颅缝裂开、前囟隆起等表现。

(2)脑积水:因囊肿压迫造成脑室系统阻塞发生梗阻性脑积水,尤其是颅后窝蛛网膜囊肿及脑内蛛网膜囊肿。

(3)局灶性神经功能障碍:囊肿压迫可产生癫痫、轻度运动或感觉障碍等。幕上小型蛛网膜囊肿可无明显局灶性体征,幕下者可因局部脑神经被挤压和粘连而引起一系列脑占位性病变的症状和体征。其局灶性神经功能障碍的发现与蛛网膜囊肿的部位关系密切,不同部位的蛛网膜囊肿可引起各异的症状、体征。

(4)头围增大或颅骨不对称畸形。

(5)其他:小儿病例可出现癫痫及发育迟缓;鞍上蛛网膜囊肿可累及下丘脑或压迫第三脑室底部而出现性早熟,有时亦可出现共济失调、肢体震颤、舞蹈症及手足徐动症。个别病例发生"摆头洋娃娃征象"、发作性睡眠。先天性蛛网膜囊肿一般不引起智力障碍,仅在巨大型病例中,当囊肿占据多个脑叶时才有可能智力下降。

(二)影像学检查

影像学诊断主要依靠密度或信号、形态、部位等进行诊断。

1.颅骨 X 线片

可出现颅内压增高和脑积水征象,尚可见局部颅骨隆起变薄,多呈圆形透光区。颅中窝蛛网膜囊肿,颅骨 X 线片出现颞骨变薄隆起、蝶骨小翼抬高、颅中窝扩大等;鞍区者表现为蝶鞍扩大(可不对称)、鞍背脱钙、颅穹窿部膨隆、内板变薄等;大脑凸面蛛网膜囊肿主要表现为颅骨内板局限性变薄。颅骨 X 线片目前已很少用于蛛网膜囊肿的诊断。

2.脑血管造影

有较高的诊断价值。除脑积水的表现外,尚表现为无血管性的占位性病变,不同部位的蛛网膜囊肿各有其特点。鞍上蛛网膜囊肿可见到鞍上无血管区、双侧大脑前动脉水平段和基底动脉抬高、丘脑前穿支弯曲等脑室扩大的表现。大脑凸面者可见浅静脉在囊肿的外侧,而动脉与皮层一起移向囊肿的内侧,这是大脑凸面蛛网膜囊肿的特征性脑血管造影表现。位于小脑后的蛛网膜囊肿椎动脉造影示小脑后有一无血管区,小脑后下动脉及其分支前移,小脑染色正常,下蚓静脉向上前移位。四叠体池蛛网膜囊肿可见大脑后动脉抬高,小脑上动脉下移,丘脑后穿支伸直,脉络膜后动脉下移,小脑内静脉、Galen 静脉和直窦近侧段上移,小脑前中央静脉后移,基底动脉紧靠斜坡。

3.CT 检查

CT 扫描是目前诊断颅内蛛网膜囊肿最可靠的方法,既能定位,又可定性诊断。先天性蛛网膜囊肿好发于侧裂池、大脑半球凸面、鞍上池及枕大池,极少发生于脑室内。表现为边界清楚的脑外低密度区,多呈圆形或卵圆形,与脑脊液密度一致,因其有一定的膨胀性,会造成局部脑组织推压移位或邻近脑组织发育不良。

当发生囊内出血时,可呈高密度或等密度改变。CT 同时可显示是否有脑积水及其程度。强化 CT 扫描一般无强化。在脑池造影的 CT 扫描中,与蛛网膜下隙相通的蛛网膜囊肿,CT 上的低密度区常被造影剂填充,廓清比邻近脑池要慢。有时在扫描晚期可见囊肿内密度稍有增高,这可能是由于造影剂经囊壁弥散入囊内或囊壁有间歇性交通的关系。

有人将颅中窝蛛网膜囊肿分为三型:Ⅰ型:最轻,囊肿很小呈纺锤状,无中线结构移位;Ⅱ型:囊肿中等大小,呈三角形或方形,一般有脑室系统中度受压变形改变;Ⅲ型:囊肿最严重,较大,呈卵圆形或圆形,对大脑和脑室有明显压迫作用。CT 脑池造影时,对比剂可充盈Ⅰ、Ⅱ型,Ⅲ型无充盈,说明Ⅲ型为真正的非交通性囊肿,而Ⅰ、Ⅱ型则为蛛网膜憩室。术后复查CT,Ⅰ、Ⅱ型囊肿完全消失和大脑再膨胀,但Ⅲ型囊肿未见完全消失,即使囊肿变小,占位效应完全消失,脑实质也不可能完全再膨胀。鞍上蛛网膜囊肿可与双侧侧脑室额角一起重叠,而出现特征性的小兔头阴影。

当颅后窝蛛网膜囊肿发生在胚胎 9 周之前时,可导致窦汇前移,在造影和强化 CT 扫描时可见窦汇、横窦上移,呈倒"Y"形,即所谓的等角征。

4.MRI 检查

先天性蛛网膜囊肿典型的 MRI 表现为边界清晰的均一病灶,各序列图像上囊肿内均与脑脊液等信号,DWI 为低信号,囊壁很薄,不易显影。

(三)治疗

颅内先天性蛛网膜囊肿的治疗存在争议。有人认为对于无症状者不必手术,但须密切观察。近年来随着显微神经外科技术的应用,囊肿可以完全切除而治愈。不少学者反对保守治疗,因为蛛网膜囊肿是一种难以预测的潜在的致死性疾病,随时有出血的危险。先天性蛛网膜囊肿有时可以自行消失,但极为罕见。

1.手术指征

绝对手术指征:①颅内出血;②有颅内压增高征;③有局灶性神经体征;④对于无上述情况,仅有头围增大或颅骨局部变形、占位效应、癫痫的儿童亦应考虑手术。

2.手术方法

手术原则:①儿童一旦发现有蛛网膜囊肿应即行囊肿全切除或次全切除术;②幼儿仅在开颅术效果不佳时才考虑分流术;③成人,尤其是老年人应首先行囊肿-腹腔分流术;④术后CT随访1~2年,如囊肿未缩小,应做囊肿-腹腔分流术,如CT发现脑室进行性扩大,则应做脑室-腹腔分流术。其手术方法大致可分为两类,即囊肿直接手术和分流术。

(1)囊肿直接手术:手术方式大致包括以下几种:①囊肿穿刺抽吸引流术:适用于位置深在的蛛网膜囊肿,如四叠体蛛网膜囊肿;②脑室囊肿袋形缝合术;③囊肿切除术:这是目前常用的手术方式之一,常与分流术联合应用,分为囊肿部分切除术、大部切除术与完全切除术,部分囊肿切除术因囊肿壁切除不全,术后易复发;④囊壁大部切除加囊肿-脑室或脑池分流术;⑤囊壁大部切除加带蒂大网膜颅内移植术:适用于巨大型难治性蛛网膜囊肿,尤其是术后复发者。

(2)分流术:为防止蛛网膜囊肿复发或减少症状,人们常单用或与囊壁切除术联合应用囊肿脑室/腹腔或心房分流术。如有脑积水,可同时采用脑室-腹腔分流术。

二、狭颅症

(一)概述

狭颅症又称为颅缝骨化症或颅骨闭锁症、颅缝早闭、颅骨狭窄症等,是一种颅骨先天发育障碍疾病,由于骨缝早期闭合导致颅骨变形和脑功能障碍。其发病率为1/10000~1/1000,占头颅畸形的38%。男女之比为2:1。

本病是一种先天性发育畸形,病因不明,可能与胚胎期中胚叶发育障碍有关,也可能是骨缝膜性组织出现异位骨化中心所致,或与胚胎某些基质缺乏有关。少数病例具有家族遗传性。个别病例可因佝偻病和甲状腺功能亢进所致。

随着脑组织的发育生长,颅骨亦相应增长,大脑由附着在颅底的各脑镰的硬膜包裹着。在发育过程中,对可塑性婴儿头颅起着一个由内向外的强大推力,支配着颅骨的发育。在婴幼儿发育过程中,如出现一条或几条颅缝过早闭合,就会影响颅骨的生长与扩张,而大脑却继续生长,颅骨薄弱处代偿性扩大有限,即会出现颅内压增高,从而严重影响脑组织的正常发育,引起各种脑功能障碍。

临床表现主要为各种不同形状的头颅畸形。颅缝过早闭合,使颅骨生长受到限制,阻碍了脑的发育,从而产生了颅内压增高。患者可有两眼突出、下视、眼球运动障碍、视神经水肿或继发萎缩、视力障碍或失明等。有的患者可有智力低下,晚期可出现头痛、恶心、呕吐等症状。部分患者可因大脑皮质萎缩而出现癫痫发作。本病常合并身体其他部位的畸形,最常见者为对称性并指/趾畸形。总之,狭颅症的临床表现可分头颅畸形及继发症状两大类。

(二)影像学检查

1.X线表现

(1)尖头畸形:X线表现为头颅前后径及横径较短,垂直径增大,颅底下陷,脑回压迹呈显著鳞片状，颅壁薄而密度低、眼眶低、眶窝浅、眶上裂短，眼眶内侧壁变斜，蝶骨大翼大且前移，颅前窝变狭窄，沿冠状缝骨质密度增高，钙质沉着，常常有颅骨指压切迹，额骨后旋，额骨后方的骨突无 X 线突起阴影表现，后方颅穹窿正常。

（2）舟状头畸形：头颅长而窄呈舟状畸形，矢状缝前后抬高，颅底下陷，上颌骨窄小，沿矢状缝骨质密度增高，钙质沉着，严重者看不到骨缝；而冠状缝、人字缝、鳞状缝增宽，甚至分离，如有颅内压增高，可见脑回压迹增多。

（3）三角头畸形：X 线表现为额骨短而高度凸出，正位片可见典型的眼眶过短及眶内壁垂直。

（4）斜头畸形：一侧颅骨显著扩大而另一侧较小，头颅两侧不对称。颅骨像可见该侧冠状缝处，骨质密度增高，近翼点处更高，患侧颅前窝也变小，颅前窝底变陡峭。鼻锥体歪斜，鼻嵴偏向病变侧。

（5）短头畸形：可见两侧冠状缝处骨质密度增高，头颅前后径小，颅底下陷尤其是颅中窝，两侧脑回压迹加深，颅骨变薄，蝶骨大翼前移，蝶骨小翼抬起往上往后偏斜，翼穴抬高而使颞窝加深。眼眶容积变小，视神经孔变短。

2.CT

可以明确显示头颅畸形改变、颅缝过早骨化闭合、颅底下陷、脑回压迹增多、眶窝变浅等，并且还可以测量颅腔内的径线以及观察有无并发脑质畸形。CT 扫描后的三维重组更能清晰显示颅骨的畸形形态，为手术提供更为直观的证据。

（三）治疗

手术治疗是唯一有效的方法。手术治疗的目的主要针对大脑功能性障碍。传统的手术方法是做不同范围的颅骨切除，方法繁多，大致可归纳为两类：一类是切除骨化的骨缝，旨在再造正常的颅缝，即颅缝再造术；另一类是将颅穹窿切割为许多游离的或带蒂的颅骨骨瓣后，再原位复位，即颅骨切除术。

三、枕骨大孔区畸形

（一）疾病概述

枕骨大孔区畸形又称寰枕部畸形，系一组颅底及枕骨大孔区及上段颈椎的畸形。由于在胚胎发生学上，神经管在此处闭合最晚，所以先天性畸形容易发生在此区。枕骨大孔区畸形包括颅底凹陷症、寰枕融合、扁平颅底、颈椎分节不全、寰枢椎脱位、小脑扁桃体下疝畸形等。此处主要介绍颅底凹陷症、寰枢椎脱位。

1.颅底凹陷症

（1）概述：颅底凹陷症又称基底凹陷症、颅底陷入症、颅底内翻或颅底压迹等，它是枕骨大孔区最常见的畸形，占 90％以上。

（2）病因：颅底凹陷症的主要发病原因为先天性骨质发育不良所致，少数可继发于其他疾病。

（3）分型：Hadley 将本病分为两型：①先天型为原发性颅底凹陷症，是在胚胎 2～3 周时由于胚胎分节的局部缺陷导致寰椎进入枕骨内或与之融合，遗传因素与本病无关；②获得型较少见，因颅底变软所造成，常继发于畸形型骨炎、成骨不全、佝偻病、软骨病、类风湿关节炎或甲状旁腺功能亢进等。

（4）临床表现

1）年龄与性别:本病多见于 10 岁以上的青少年,以 10～30 岁最多见,有时亦可在 40～50 岁才发病,少数发生在老年人。本病男性多见,男女之比为 3:2。

2）病程:本病多数进展缓慢,偶有缓解。

3）症状与体征:患者可因畸形的类型、程度及并发症的不同,症状与体征差异较大。一般症状可有头痛、眩晕、耳鸣、复视和呕吐等。患者可有头颈部偏斜、面颊不对称、颈项粗短、后发际线低、颈部活动受限且固定于特殊的角度位置。正常的颈椎前突消失及外貌异常。患者常诉颈部强直,多以进行性下肢无力和行走困难为首发症状。起病一般较为隐匿,逐渐加重,亦可在头部外伤后突然发病或加重,即在头部轻微外伤或仰头或屈颈过猛后出现肢体麻木无力,甚至发生四肢瘫痪和呼吸困难等。症状可反复多次发作,整个病情呈进行性加重。神经系统症状及体征主要表现为枕骨大孔区综合征。

（5）诊断:根据发病年龄、病程进展缓慢,临床表现为枕骨大孔区综合征及特有的头部外貌,借助 X 线检查多可诊断。CT 扫描和 MRI 的临床应用,对诊断本病有了突破性进展,尤其是 MRI 对于下垂的脑结构和合并的其他畸形,可以将其清晰地显示出来,有助于本病的早期诊断,其中对下疝的小脑扁桃体和合并脊髓空洞症显示清晰,是常规 X 线检查所不能做到的。

（6）鉴别诊断:本病需要与下列疾病鉴别。

1）脊髓空洞症:常与颅底凹陷症并存,其临床特征为颈胸段脊髓分布区呈分离性感觉障碍,手部小肌肉多有萎缩,甚至畸形。如症状持续加重,并有颅内结构受损表现,应考虑有颅底凹陷症的可能,CT 及 MRI 有助于诊断。

2）上颈髓肿瘤:本病可表现为颈部及枕部疼痛、膈肌和肋间肌麻痹、四肢硬瘫,症状进行性加重。早期症状类似颅底凹陷症,但缺乏颅底凹陷症的特征外貌及颅内结构受累的症状。X 线检查或脊髓造影有助于鉴别诊断。

3）原发性侧索硬化:主要表现为两侧锥体束征阳性,即四肢硬瘫。如病变波及皮质延髓束,尚可出现吞咽困难及声音嘶哑,但无感觉障碍。颅颈 X 线检查多正常。

4）进行性脊髓性肌萎缩:由于病变常从下颈段及上胸段脊髓前角细胞开始,一般最早表现为双手指无力,持物不稳,手部小肌肉萎缩及肌纤维震颤,并逐渐发展至前臂、上臂和肩部,一般无感觉障碍。颅底 X 线检查正常。

5）颈椎病:主要表现为上肢肌肉萎缩以及长束征,常有神经根性疼痛,在病变水平明显的节段性感觉障碍少见,可有椎动脉供血不足的症状,但缺乏脑神经受累及小脑症状,一般无颅内压增高表现。颈椎 X 线检查可以确诊。

6）脊髓梅毒:在出现增生性颈硬脊膜炎时,可出现上肢感觉障碍、萎缩以及无力和下肢锥体束征。缺乏颅内结构损害的表现。脊髓造影显示蛛网膜下隙阻塞。患者多有梅毒病史,病史短,血及脑脊液华氏及康氏反应阳性。颅颈 X 线检查可明确诊断。

7）其他:本病尚需与颅后窝肿瘤、颈椎间盘突出和肌萎缩性侧束硬化症等相鉴别。

（7）治疗:对于偶然拍片查体发现的无症状者,一般不需要治疗,应嘱患者防止头颈部外伤及过度剧烈头部屈伸。对症状轻微而病情稳定者,可以随访观察,一旦出现进行性症状加重,应手术治疗。

目前手术指征为：①有延髓和上颈髓受压表现者；②有小脑症状及颈神经症状，并呈进行性加重者；③有颈神经根受累和伴有脊髓空洞症者；④有脑脊液循环障碍或颅内压增高者；⑤伴有颅后窝肿瘤或蛛网膜囊肿者。手术方式主要为枕肌下减压术。术中切除枕骨大孔后缘及邻近的枕骨鳞部、寰椎后弓、第2颈椎、第3颈椎的棘突及椎板。

2.寰枢椎脱位

(1)概述：寰枢椎脱位是一种严重疾病，由于寰椎向前或向后脱位，压迫上颈髓，患者可因头颈部轻微伤或颈椎过度屈伸而突然出现硬瘫，甚至呼吸肌瘫痪而死亡。

(2)病因及分类：寰枢椎脱位的原因可分为先天性、外伤性及充血性三类。

(3)临床表现：寰枢椎脱位的临床症状可分为以下四类。

1)脱位本身的症状：寰枢椎脱位的本身症状有颈项部疼痛，有时放射到肩部，颈部肌肉痉挛，头部活动障碍。

2)周围组织器官受累症状：在寰枢椎前脱位时，寰椎前弓向咽后壁突出，发生吞咽困难，枢椎棘突后突明显并常有压痛。若为单侧前脱位则出现头部姿势异常，头颈偏向脱位侧，而下颌则转向对侧。

3)脊髓压迫症状：在寰枢椎脱位时，椎管前后径狭窄到一定程度，即可压迫脊髓，出现脊髓受压表现，尤以齿状突在原位而寰椎移位者压迫脊髓更为严重。患者可在头颈部轻微外伤后出现上颈髓受压症状，如一过性四肢疼痛或麻木。当脱位加重时，即可出现不同程度的四肢硬瘫，伴大小便功能障碍。

4)椎动脉压迫症状：单纯寰枢椎脱位一般不产生脑部症状，但是寰椎脱位可使椎动脉行程更加弯曲或颈椎伸屈活动受影响，甚至发生部分或完全椎动脉闭塞，而使椎－基底动脉供血不足，出现延髓和脊髓供血障碍。

(4)诊断：寰枢椎脱位根据其临床表现及颈椎X线检查诊断并不困难，但应注意发现其他合并畸形。

(5)治疗：寰枢椎脱位的治疗目的是解除脊髓压迫，稳定颈椎关节，防止再脱位。

1)保守治疗：对于自发性寰枢椎脱位，可行颌枕牵引，一般需牵引3周，到复位稳定后，做一包括头颈胸的石膏，固定6～8周。如单侧脱位可手术复位，石膏固定。对于先天性齿状突分离、齿状突发育不全及寰椎横韧带发育不全等所致的寰椎前脱位，可行颅骨牵引，直到复位和症状改善时，在局麻下行自体髂骨片枕骨和第1～3颈椎融合术，或钢丝将枕骨和第1～3颈椎固定，不必行椎板切除术。

2)手术治疗：对于脱位时间久，齿状突在移位处愈合固定，经牵引不能复位，脊髓腹侧和背侧均受压者可采取手术治疗。若因寰椎后弓和枕骨大孔后缘压迫，可采取后方入路，切除寰椎后弓及枕大孔后缘，然后行自体骨片枕骨和颈椎融合术或钢丝固定术，亦有人采取化学材料固定枕骨及颈椎。若脊髓受压以前方为主，可经颈前或经口腔入路行减压术。切除齿状突同时行枕骨与颈椎融合术，此类入路，应做气管切开术。

(二)影像学检查

1.颅底凹陷症

一般头颅X线片即可确诊，是诊断颅底凹陷症最简单的手段。必要时可行CT和MRI扫描,则对枕骨大孔区的畸形观察更为清楚。

X线侧位片表现为枕大孔前后径缩短、变形,寰枢椎畸形并抬高,斜坡扁平抬高、岩锥抬高,由于枕骨大孔区局部正常解剖变异较大,尽管测量方法较多,但还没有一种理想的方法对诊断本病十分可靠。因此,至少需要根据以下方法的两种明显异常的测量结果,才能做出诊断。

(1)Chamberlain线:亦称腭枕线。头颅侧位片上,由硬腭后缘向枕大孔后上缘做一连线,即为 Chamberlain's 线,若齿状突超过此线 3mm,即为颅底凹陷症。有时齿状突超过此线最高可达 20mm 以上。

(2)Me Gregor 线:即基底线。由硬腭后缘至枕骨鳞部最低点连线,正常齿状突不应高出此线 3mm,若超过 6mm 即为颅底凹陷症。

(3)Bull 角:硬腭平面与寰椎平面所成的角度,正常小于 13°,大于 13°即为颅底凹陷症。

(4)基底角:由鼻点(鼻额缝)、蝶鞍中心和枕大孔前缘三点之连线所形成的角度,正常为 109°～148°,平均 132.3°,颅底凹陷症时此角增大。

(5)Klaus 高度指数:为齿状突到鞍结节与窦汇(枕内隆凸)间连线的垂直距离。正常为 40～41mm,若小于 30mm 即为颅底凹陷症。

(6)Fishgold 线:在颅骨前后位断层上,做两侧二腹肌沟的连线,从齿状突尖到此线的距离,正常为 10mm,小于此数即为颅底凹陷症。

(7)Metzger 双乳突间线:正位片上,两乳突之间的连线,正常时此线正通过寰枕关节,齿状突可达此线或高出此线 1～2mm,颅底凹陷症时,超过此值。

(8)MeRae 线:枕大孔前后缘的连线。如枕鳞线上凸或超过此线以上,即表示有颅底凹陷。正常齿状突正对此线之前 1/4 处,如后移也为病理情况,且可表示颈髓受压程度。

(9)Boogard 角:为枕大孔前后缘连线和枕骨斜坡所形成的角度,正常为 119.5°～136°,颅底凹陷症时此角增大。

(10)外耳孔高度指数:头颅侧位片上,外耳孔中心点或两侧外耳孔连线中点至枕骨大孔前后缘连线向前延长线的距离,即为外耳孔高度指数。正常为 13～25mm,平均 17.64mm,小于 13mm 即为颅底凹陷症。

CT 通过多平面重组可以清晰地显示颅底向上陷入,寰枢椎上升,枕寰骨性融合,枕大孔变窄,枢椎齿状突尖向上后方移位,突入枕骨大孔,并压迫颈延髓,使其后移变形,枕大孔狭窄,小脑扁桃体突入颈椎管,脑积水或脊髓空洞症。

MRI 矢状位上可以清晰显示寰枕、寰枢椎及颅底凹陷畸形,特别对下垂的脑结构及合并的脑内畸形有更好的显示效果。

2.寰枢椎脱位

(1)颈椎 X 线片:是诊断本病的主要手段。寰枢椎脱位在颈椎 X 线片上的表现为:①正位张口片:齿状突与寰椎两侧块之间的距离不对称,两侧块与枢椎体关节不对称或一侧关节间隙消失或重叠是脱位的征象;②侧位片:寰椎前弓与齿状突前面的距离正常时不超过 2.5mm,在儿童最大不超过 4.5mm,若超过此范围即为前脱位。齿状突未融合或骨折时,游离的齿状突尖常随寰椎前弓向前移位,有时可在寰椎前弓上缘处,在侧位断层摄片更为清楚。

(2)在颈髓受压症状不明显,欲检查寰枢椎关节有无不稳定时,可在患者坐位头前屈及后仰时各摄一侧位片,观察有无半脱位。必要时可行颈椎 CT 扫描矢状位重建,观察更为清晰。

四、颅骨纤维结构不良

(一)概述

骨纤维结构不良又称骨纤维异常增生症、骨纤维性变,是一种由纤维组织替代骨质而引起颅骨增厚、变形的疾病。颅面骨好发,单骨受累约占 40%,多骨受累约占 90%,以同侧为多。本病在临床上并不少见,占颅骨疾病的 11.5%～17%。合并皮肤色素沉着和女性性早熟称为 Albright 综合征。

本病的病因不明,多数人认为骨纤维结构不良是一种发生学上的障碍,但也有人认为与炎症或血管、营养神经、内分泌等的功能障碍有关,也有人认为与骨间质异常生长有关。

本病的主要病理改变为骨髓腔内纤维组织增生,髓腔扩大使骨皮质变薄而无骨膜反应。病变好发于额骨、顶骨、颞骨及蝶骨。

绝大多数患者可无任何临床症状,个别患者可出现轻微的头痛。最常见的临床表现为头面部外形的改变和颅骨局部的非对称性突起。隆起骨质较软,呈硬橡皮状,内含砂粒样骨化小岛。由于变性增厚的颅骨绝大多数向颅外发展,而不向颅内生长,因此很少出现脑受压及颅内压增高的临床表现。临床上以单发病变或病变局限在一个部位,同时侵犯相邻的几块颅骨多见。近几年来有关多发性病变同时侵犯身体其他部位骨骼的报道也不少见。

病变可只侵犯颅盖骨,造成颅骨局部的外突畸形,也可侵犯颅底骨,出现相应的临床表现。例如①病变侵及颅前窝眼眶周围骨质,可导致眼眶缩小,眼球外突,眼球活动受限;②病变侵及上颌骨,使上颌骨增生硬化,造成面部膨出,可出现"骨性狮面";③病变侵及鞍区和蝶窦时,可致视神经孔狭窄,视神经受压萎缩,患者可出现进行性视力下降,甚至失明;④病变侵犯了垂体,可出现一些内分泌的症状,如性早熟现象等;⑤发生在颞骨的病变,可造成外耳道的狭窄,导致传导性的耳聋;⑥发生在颅骨以外部位的病变,常见于脊椎骨及下肢的骨骼,可因类似的病理改变而发生骨折。

(二)影像学检查

1.X 线表现

显示早期颅板上出现小的孤立性囊状透亮区,颅板变薄,尤以外板明显,板障增宽。囊状透亮区表现为圆形或卵圆形,边缘光滑且无硬化。囊状透亮区中间可有点状钙化斑。晚期病变蔓延,常有畸形。骨质内见广泛透亮区,其中有致密骨硬化。最后颅板增厚,密度呈"象牙"改变。鼻旁窦和鼻腔均可被高密度骨质所充填,形成骨性狮面。

X 线检查对骨纤维结构不良具有诊断性价值。由于正常的骨质被纤维组织所代替以及骨的增生和软骨残留,所以表现多种多样。大致可分为三种类型:①囊肿型:多见于发病早期或颅盖部位的病变,在颅骨的板障之间可见大小不等的囊肿样骨密度减低区,有的表现为多房性,板障增宽外板隆起变薄,而内板常不受影响;②硬化型:多见于病变晚期或位于颅底部位的病变,阴影密度增大呈"象牙质"硬化改变,多见于额骨的眶板及蝶骨的小翼部位;③混合型:为囊肿型和硬化型同时存在,多见于颅骨穹窿部,范围较小者需要与脑膜瘤引起的颅骨改变相鉴别。若为多发性者,在身体的其他部位骨骼也能见到上述的类似表现。有软骨组织存在时,呈云絮状或棉团样阴影。骨组织较多时可呈磨玻璃状。

2.CT 表现

CT 可以清晰地显示颅骨局限性增厚、膨出,以外板及板障明显,其内存在粗细不均、骨质增生硬化及囊状影,头皮受压移位,脑回受压,但无骨膜增生及软组织肿块。

3.MRI 表现

MRI 可以清晰地显示病变区域正常板障结构消失,被混杂信号替代,病变边界清晰,对颅内结构无侵犯。无增强表现。

(三)治疗

颅骨纤维结构不良是一自限性疾病,青春期以前发病较快。成年以后绝大多数即自行停止发展。如果患者无特殊神经系统功能障碍、病变范围不是很大、不影响面容,一般不需要手术治疗。对诊断不明确的病例可考虑做局部活检。如果侵及眶内容物或视神经孔等,患者出现了进行性的视力下降,这时则需要行眶板切除或视神经孔减压术,以解除视神经受压。对颅盖部位的病变,如果范围较大,局部颅骨变形较明显,也可考虑行手术治疗,切除外突的骨质部分。如果病变范围较小,呈局限性病变,则可考虑将病变的颅骨整块切除,并同时行广泛颅骨成形术。关于骨纤维结构不良的药物治疗,目前认为激素、钙剂、维生素等的药物治疗,多无明显的效果。放射治疗能减轻局部的疼痛。

五、无脑畸形

(一)概述

无脑畸形是胚胎期各胚层之间相互诱导异常而出现的一种发育障碍。诱导是各胚层的相互影响,是胚组织发育的正常现象。在胚脑发育的特定时期,各胚层之间如果不能发生正常的诱导,就会发生神经组织和中轴骨骼的畸形。本病自 1835 年 Cruveilhier 详细记载以来,截止到 1961 年文献中报道约 60 余例,其发生率在新生儿中约占 0.2%。

上述各胚层之间的相互诱导使发育趋向成熟,而如果受到有害因素的作用,则可导致中枢神经系统发育畸形。无脑畸形是胚 0～4 周的一种诱导异常,发生于特定时期,即神经褶生成以后(胚第 16 天)和神经管前孔闭合之前(胚第 24～26 天)。女性多于男性。畸形的发病机制可能是遗传和环境因素的相互作用或多基因遗传。家族的无脑畸形再显率为 3%～5%,其他神经管畸形(如脊柱裂等)的再显率为 10%。畸形的发生与有害因素的类型无关,孕母服药、感染、叶酸缺乏、糖尿病、接受放射等均可引起。有害因素导致脊索缺陷,不能诱导神经褶融合为封闭的神经管,致使已分化的神经组织暴露于羊水中,随之前脑的生发细胞全部退化;由于中胚层得不到神经外胚层的正常诱导,乃不能分化为体节,不能形成颅骨和脊椎的原基。这样,无脑畸形的表现就是大脑缺如,小脑、脑干、脊髓很小,其下行神经束缺如,没有头盖骨(眉以上颅骨缺如),额、枕、顶骨呈部分性缺损,常有颈畸形,颈部缺如,下颌与胸相连,眼眶浅而眼球突出。

无脑畸形胎儿可发育到足月,但出生后存活短暂。数周内可见缓慢、刻板的运动及去大脑体位,脑干功能存在。有的有惊厥发作。无脑畸形及其他开放性神经管缺陷的产前诊断可根据羊水和母血中 α 胎儿球蛋白(AFP)增高而做出。胚期血清球蛋白中,90% 为 AFP。正常时,羊水中和母血的 AFP 为 15～500ng/ml,孕 12～15 周达高峰。如果胎儿 15～20 周时 AFP 在 1000ng/ml 以上,应考虑有开放性神经管畸形,包括无脑畸形。

(二)影像学检查

1.影像学检查目的与方案

(1)影像学检查目的:确定是否为无脑畸形。

(2)影像学检查方案:CT 和 MRI 均可确定诊断,但 MRI 对合并的颅内畸形的观察优于 CT 检查。

2.影像诊断

CT 可以清晰显示颅内没有正常的脑质结构,大部分呈脑脊液密度。MRI 能更清楚的显示颅内的畸形结构,但一般经 CT 检查即可确诊无脑畸形。

(三)治疗

本病无有效疗法,其预后不良。重型者常为死产,活产者亦很少存活超过 3 个月;轻型者,可存活数月至 1 年。文献中报道有存活到 3 岁者。

六、脑裂畸形

(一)概述

脑裂畸形是一种少见的最严重的神经元移行失调畸形,导致大脑皮质内裂隙。特点是以灰质为侧壁的线样裂隙从侧脑室表面(室管膜)横贯大脑半球直达大脑表面。可发生于大脑半球的任何部位,以中央前回和中央后回区附近多见,可单侧,也可为双侧对称受累。根据是否与侧脑室相通分为闭合型和开放型两种。闭合型脑裂畸形裂隙的两侧皮质靠近,裂隙呈闭合状,其内不含脑脊液,与侧脑室不相通,邻近脑组织多成微脑回改变;开放型脑裂畸形裂隙间形成腔,其大小不一,与侧脑室相通。大多数学者认为,本病同无脑回畸形、巨脑回畸形、多发小脑回畸形及灰质异位等同属神经元移行异常。

脑裂常合并脑室扩大,灰质异位,多微脑回(异位的灰质和多微脑回特征性地沿裂隙排列),蛛网膜囊肿,小头畸形,胼胝体发育不良,80%～90% 的病例合并透明隔缺如,脑裂可以和透明隔发育不良共存。

虽然没有一种关于脑裂病因学的理论被广泛接受,但是主要的理论是:在大脑半球完全形成之前,大脑周围的生发基质受到局部破坏。脑裂可能是大脑发育中关键时刻,关键区域受到多种创伤的最终结果。推测约在妊娠的第 7 周由胚胎基质的损害引起,导致正常向脑皮质移行的细胞丧失。

(二)影像学检查

1.影像学检查目的与方案

(1)影像学检查目的:确定有无脑裂畸形及其程度。

(2)影像学检查方案:CT 和 MRI 均可清楚地显示本病,可首选 CT 检查。

2.影像诊断

(1)一般特点

1)脑裂畸形是由于部分脑组织完全性不发育,形成贯穿整个灰质的线样裂隙。

2)可累及一侧或双侧大脑半球。

3）多位于侧面,常累及中央前、后回区。

4）与侧脑室不相通者称为闭合型,与侧脑室相通者称为开放型。

5）脑裂畸形常合并透明隔缺如。

6）侧脑室常有扩大。

7）脑裂畸形处脑室边缘不规则,常可见指向裂隙的裂或三角形憩室存在。

（2）CT 表现

1）闭合型:表现为单侧或双侧有横跨大脑半球的裂隙,畸形的两侧或一侧融合,裂隙仅达脑白质,可与或不与同侧的侧脑室相通。裂隙的两端紧密相贴,衬有厚薄不等的带状致密度影,中间不含低密度的脑脊液。侧脑室体部外侧可见小的尖角样突起。

2）开放型:裂隙较宽,裂隙两边分开,可从脑表面横贯大脑半球,直达一侧脑室的室管膜下区,侧脑室的局部呈尖角状突起,并与异常的裂隙相通,同时可见脑皮质沿裂隙内折,裂隙内为低密度脑脊液。

3）裂隙两侧为脑灰质结构和密度。

（3）MRI 表现:闭合型和开放型脑裂畸形除上述 CT 表现外,MRIT$_1$WI、T$_2$WI 均可见裂隙周围有不规则的带状增厚的灰质团包绕,与皮质结构相连,尤以 T$_2$WI 明显,其中开放型裂隙内可见脑脊液信号。在裂隙的边缘或者附近常合并巨脑回及微脑回畸形。脑皮质沿裂隙内褶是脑裂畸形的特征表现,这可以与脑室穿通畸形相区别。

（4）鉴别诊断:分离型脑裂畸形需要与脑穿通畸形囊肿鉴别,脑裂畸形的裂隙两旁一定为灰质结构,而脑穿通畸形囊肿周围无脑灰质包绕。裂隙两旁是否为灰质结构是区别脑裂畸形与脑穿通畸形囊肿的可靠征象。

七、脑灰质异位

（一）概述

在胚胎发育过程中,成神经细胞没有及时地移动到皮质表面,而聚集在非灰质部位,即称为灰质异位症（GMH）。

成熟脑组织的所有神经元和胶质细胞都起源于胚胎脑室系统管腔周围的生发层,而且必须向外移行才能到达它们最终所在部位。细胞移行主要按两条途径进行,即辐射方向的移行和切线方向的移行。若神经元在移行期间由于受到异常射线、中毒、缺氧、缺血和感染等不良因素的影响,移行异常或者室周基质内的成神经细胞凋亡失败,导致皮质下神经元不能通过已经定位于较深层的神经元,而在白质中异常积聚,即发生灰质异位症。

目前,国际上根据 MRI 特点、临床表现将灰质异位症分为三型:①结节型异位（PH）:也叫室管膜型异位（SEH）,灰质结节紧贴脑室壁或者突入脑室,可单发也可多发,分布于一侧或者双侧;②皮层下型异位（SCH）:表现为异位灰质与皮层相连并向白质内过度延伸,少数孤立结节位于白质内;③带型异位（BH）:亦称为双皮质综合征,带状异位灰质位于侧脑室和皮质之间,与皮质之间被一层薄的白质相隔。

本病常在青少年发病,小灶性灰质异位一般无症状,但可诱发药物难以控制的癫痫发作。大块的灰质异位常有精神异常、癫痫发作及脑血管异常。GMH 主要临床表现包括:①反复频繁的癫痫发作,往往呈迟发性难治性癫痫,抗癫痫药物治疗效果差;②精神智力发育障碍;③神经系统功能缺失:如运动系统功能障碍导致的偏瘫,枕叶 GMH 导致的偏盲等。其中以癫痫发作为灰质异位症最常见的症状,往往呈迟发性顽固性癫痫,药物难以控制。

灰质异位症往往合并其他脑部发育畸形,包括小头畸形、透明隔缺损、巨脑回畸形、无脑回畸形、胼胝体发育不良或缺失、小脑发育异常和大脑导水管狭窄等。先天性心脏病及骨骼畸形也有发生。

(二)影像学检查

1.影像学检查目的与方案

(1)影像学检查目的:确定是否有脑灰质异位存在。

(2)影像学检查方案:CT 和 MRI 均可确定诊断,但 MRI 对合并的颅内畸形的观察优于 CT 检查。

2.影像检查

(1)一般特点:脑灰质异位症分为室管膜下结节型、局灶型和弥散型 3 种类型。

1)室管膜下结节型灰质异位症:常见,异位的灰质常呈结节状,分布于室管膜下、中央半卵圆区或脑室周围白质内,单发或多发散在,结节可似岛样完全位于白质内,也可与正常脑灰质相连,偶尔也可呈带状弥散性分布于双侧侧脑室周围。

2)局灶型灰质异位症:少见,异位的灰质常呈板层状或块状,体积较大,位于脑室周围白质内,其一侧往往和正常的脑灰质相连,但也可四周为脑白质包绕。

3)弥散型灰质异位症:为皮质下白质内形成一层灰质带,与皮质平行,该灰质带外有一层白质将其与皮质分开,内侧也有一层白质将其与脑室分开,从软脑膜到室管膜分为皮质、白质、灰质、白质 4 层,即有两层皮质存在,故带状灰质异位症又称双皮质综合征。

(2)CT 表现:典型的灰质小岛位于脑室周围,呈结节状。可为局限性或弥散性,也可位于脑深部或皮层下白质区,呈板层状。异位灰质的 CT 值与正常灰质或脑皮质相似,病变周围无水肿,无明显占位效应,部分可以表现脑室变形,增强扫描与正常脑皮质的强化一致,有时无法分辨肿瘤与灰质异位症。

(3)MRI 表现:具有高分辨和区别灰质及白质的特点,是皮质异位症的首选检查方法。异位的灰质在 MRI 图像上比 CT 更明显,其 MRI 表现为脑室周围或者脑白质内出现灰质信号,各序列各回波 MRI 图像上异位灰质病灶均与正常灰质信号相同,周围没有水肿信号,Gd-DTPA 增强后无强化,部分室管膜下较大者可有占位效应,脑室壁局限性或者弥散性变形,甚至突入脑室内,似脑室内占位。影像学检查常发现 GMH 合并脑的其他畸形,例如脑裂畸形、巨脑回畸形和多小脑回畸形等。异位灰质与皮层灰质的 T_1 和 T_2 像类似,在所有的脉冲序列中均为与皮层灰质等信号,因此与其他疾病较容易鉴别。无症状的灰质异位症,CT 常诊为脑瘤,而 MRI 可明确其诊断与鉴别诊断。

(三)治疗

灰质异位症主要表现为癫痫发作,因此治疗的关键是控制癫痫发作。控制癫痫发作的手段主要为药物治疗及手术治疗。

1.药物治疗

在发病初期,通过药物治疗可使大部分患者癫痫发作得到部分或完全控制。其抗癫痫药物的选择与其他原因所致癫痫患者并无明显不同,仍然是根据发作类型选择相应的药物,但多数效果不佳。灰质异位症所致癫痫为局灶性癫痫,卡马西平通常为首选,但对于新诊断的患者,各个药物治疗的效果并没有很明显区别。

2.手术治疗

灰质异位症所致癫痫成为难治性癫痫常见的原因之一,各种类型的异位症引起的癫痫最终均发展为难治性癫痫,手术成为治疗该类患者难治性癫痫的主要手段,但研究表明,结节型异位患者手术治疗效果比较好,而其他类型效果比较差。

3.其他方法

药物结合 γ-刀治疗可能有一定的疗效。随着遗传分子生物学的发展,致病基因进一步明确,基因治疗给我们带来美好的期待。

八、胼胝体发育不良

(一)概述

胼胝体是大脑两半球间最主要的一大块有髓纤维的集合体,连接着两侧大脑半球,并形成侧脑室的顶。它是从原始终板发生的前脑连合之一。在胚胎的发育过程中,早期宫内感染、缺血等原因可使大脑前部发育失常而发生胼胝体缺失,晚期病变可使胼胝体发育不良。

胼胝体发育不良可为完全或部分缺如。最常见的是胼胝体和海马连合完全性发育不良,而前连合得以保留。在胼胝体所保留的纤维束中,只有 Probst 束,这是向前后方向投射,不越过中线的纤维束。由于没有胼胝体纤维的约束力,第三脑室顶向背侧抬高,室间孔明显扩大,使第三脑室和侧脑室形成一个蝙蝠形囊腔。侧脑室后面向中间方向扩大。在胼胝体部分发育不全中,最常见的是压部缺失,但体部和嘴部的任何一部分均可受累。胼胝体发育不全或缺失可合并其他脑发育畸形。

胼胝体发育不良大多数为散发性,原因不明。但也有在姐妹兄弟中发病者,家族发病者呈X-性染色体连锁隐性发病。其临床表现与其合并的其他脑畸形有关,因为先天性胼胝体发育不全或缺如的本身一般不产生症状。在成人患者中,用复杂的心理测定检查方法,可发现两半球间的信息传递有轻微障碍。新生儿或婴幼儿可表现为球形头、眼距过宽或巨脑畸形。多在怀疑脑积水行 CT 扫描检查时,才发现有胼胝体发育不良或阙如的特征性图像。可出现智力轻度低下,或轻度视觉障碍,或交叉触觉定位障碍。严重者可出现精神发育迟缓和癫痫。因脑积水可发生颅内压增高,婴儿常呈痉挛状态及锥体束征。X-性连锁遗传者的特点为出生后数小时有癫痫发作,并出现严重的发育迟缓。

(二)影像学检查

1.影像学检查目的与方案

(1)影像学检查目的:确定有无胼胝体发育不良,并显示胼胝体发育不良的程度、范围和合并畸形。

(2)影像学检查方案:首选 MRI 检查,矢状位 T_1 加权像可直接显示胼胝体发育不良的程度和范围。颅脑 CT 平扫也可根据侧脑室特殊改变提示诊断。

2.影像检查

(1)颅骨 X 线片:颅骨无变化或增大,前囟膨出或呈舟状颅畸形,X 线片不能诊断。

（2）气脑或脑室造影：可以确诊，表现为特异性两侧侧脑室明显分离，侧脑室后角扩大，第三脑室背部延长，小脑延髓池扩大，并有其他脑畸形的表现。

（3）脑血管造影：表现为①大脑前动脉正常曲度消失、下移，然后屈曲迂回或呈放射状分支；②大脑中动脉正常或稍有上抬；③大脑内静脉及大脑大静脉变直或向上向后移位；④丘纹静脉和大脑内静脉分别重叠；⑤两侧大脑内静脉侧移位，离开中线；⑥大脑内静脉和下矢状窦之间距离变短；⑦胼周静脉和大脑内静脉距离变短。

3.影像诊断

（1）一般特点

1）双侧侧脑室体部分离，呈垂直状平行走行。

2）侧脑室体后部和三角区呈不对称性扩大，侧脑室前角狭窄。

3）第三脑室升高，位于双侧侧脑室体部之间。

（2）CT 表现

1）侧脑室扩大，体部互相分离平行，或侧脑室体部脉络丛夹角变小。

2）大脑半球间裂靠近第三脑室前部，侧脑室体后角和三角区呈不对称性扩大，侧脑室额角分离、平直、呈"倒八"字形，两室间孔可扩大分离。

3）第三脑室升高、扩大，位于双侧侧脑室体部之间，有时形成半球间裂囊肿。

4）增强扫描提示大脑内静脉明显分离。

（3）MRI 表现：除上述 CT 的征象外，MRI 可以清晰地显示胼胝体全部或者部分的缺如。部分性胼胝体发育不良可显示胼胝体膝和体部存在，而压部和嘴部消失，表现为压部球茎状结构消失，胼胝体前后径变短，还可见胼胝体体部明显变薄或中断，枕角及三角区扩张，两侧侧脑室走行相互平行。完全性胼胝体发育不全表现为正中矢状位 T_1WI 胼胝体缺如，间接征象为扣带回及扣带沟消失，大脑半球内侧面的脑沟直接伸向第三脑室内壁，呈放射状排列，侧脑室额角狭小而分离，内侧凹陷、外侧角变尖，侧脑室体扩大、间距增宽，若海马旁回、前联合、后联合全部或部分缺如时可致颞角扩大，第三脑室扩大上升，嵌入侧脑室体部之间，纵裂池紧邻第三脑室顶，顶枕沟与距状沟不会汇聚，内侧裂与狭窄的半球下缘垂直。

（4）胼胝体发育不良的最佳影像学检查方法为 MRI，以正中矢状位显示效果最佳，能准确显示胼胝体畸形的部位，可以发现轻度的胼胝体部分缺如。CT 在横断面上难以诊断轻度的胼胝体发育不良，在 CT 诊断不明确时应行 MRI 矢状位观察。

（5）合并畸形：胼胝体发育不良可伴有中枢神经系统的其他畸形，包括胼胝体周围脂肪瘤、脑膨出、交通性脑积水、Chiari 畸形、Dandy-Walker 囊肿及脑裂畸形等。

（三）治疗

有症状者可行对症治疗，有脑积水者可行分流术，目前无特殊治疗方法。

九、神经纤维瘤病

（一）概述

神经纤维瘤病亦称多发性神经纤维瘤，临床主要表现为神经系统多发神经纤维瘤，皮肤有咖啡牛奶斑及其他脏器肿瘤，是一种少见常染色体显性遗传性疾病，外显率不完全，且常为顿挫型，约半数患儿有家族史。

神经纤维瘤分两型:NF1型,占90%,主要表现为皮肤和神经的病变,皮肤上可见牛奶与咖啡斑、虹膜利氏小体等,中枢神经系统表现为胶质瘤,视神经最常受累;NF2型,又称中央型神经纤维瘤病,较1型发病率低,临床上少有皮肤损害和虹膜利氏小体或皮肤神经纤维瘤,病变以双侧听神经瘤最常见,其次为三叉神经瘤、多发脑膜瘤。两型神经纤维瘤病均为常染色体显性遗传,无性别差异。

本病病因尚未明了。一般属常染色体显性遗传性疾病,但外显率不一,有明确家族史者占25%～50%。据报道发病率约为4/100000。家族中有患同病者,即使同一家系的患者也可以有不同的表现度。国内也发现双亲正常而子女患病的隔代遗传现象。此外,散发病例也不少见,可能是由于基因突变引起。近来有学者认为其病理发生亦可能与神经生长因子的影响有关。

本病是一种慢性进行性疾患。在婴儿的早期患者除皮肤有咖啡牛奶斑外,其他症状很少;随着年龄增长症状逐渐增多,主要表现为皮肤色素斑和多发性肿瘤。脑膜和脑实质也可发生神经胶质瘤或脑膜瘤。

1.皮肤表现

皮肤症状往往比神经系统症状出现得早,有以下几种表现形式。

(1)咖啡牛奶斑:为本病的一个重要体征。多于出生时便已存在,典型的病损表现为地图样浅棕色色素斑,可随年龄的增长而逐渐增多,斑点的边缘规则,界限清楚,表面光滑,可见于身体的任何部位,但以非暴露部位多见,以躯干和腋窝最常发生。其形状、大小、数目不一,由0.1～2cm或更大,小如针尖大如手掌。这种斑虽然也可见于正常人,但若有6个或6个以上直径超过1.5cm的牛奶咖啡斑,或面部有雀斑者应考虑神经纤维瘤病。此外,腋窝或广泛的雀斑也为本病皮肤病变的特征之一。

(2)皮肤肿瘤:即发生于皮肤及皮下的多发性神经纤维瘤或软纤维瘤。在儿童期即可出现,到青春期后明显发展。好发于躯干、四肢及头部。肉眼观察为一些柔软淡红或正常皮色的无痛性肿物,有蒂或无蒂;大小不一,常为数毫米至1cm,也可更大;数目一般较多,多者甚至可达数百个。

2.神经系统表现

50%的患者有神经系统的症状。由于肿瘤生长的部位不同,症状也多种多样。

(1)中枢神经系统:以双侧听神经瘤最为常见,可出现耳鸣、耳聋、眩晕等症状。其他脑神经如视神经、三叉神经、舌咽神经、迷走神经、副神经及舌下神经均可受累。

(2)周围神经:其中以听神经受累最多见,表现为单或双侧听神经瘤。临床上出现耳鸣、进行性耳聋和小脑症状,其次为三叉神经纤维瘤、视神经胶质瘤或其他颅神经肿瘤。视神经胶质瘤出现进行性视力减退,最后导致失明。脊神经发生肿瘤者也不少见,特别是马尾神经的肿瘤常是本病的重要体征。

(3)其他表现:骨、肾上腺、生殖系统及血管也可发生肿瘤而引起相应的症状,如骨质破坏、高血压等。

(二)影像学检查

1.CT表现

(1)NF1型:CT可以发现神经系统的广泛病变,包括视神经胶质瘤、多发脑膜瘤、脑干与幕下胶质瘤、脑血管发育不良所致的多发性脑梗死，甚至烟雾病、蛛网膜囊肿、脊髓肿瘤等。蝶骨大翼发育不良，眶上裂扩大致颞叶突入眶内，人字缝处颅骨溶骨性缺损，尤其是左侧。头大、颞角脉络丛非肿瘤性孤立的钙化或沿整个脉络丛的钙化。

（2）NF2 型：以前庭窝神经瘤常见，多位于双侧，通常一侧瘤体体积较大，另一侧较小，边界清晰，形态不规则，多无明显占位效应。一般听神经瘤平扫可见桥小脑角区等低密度肿瘤，增强肿瘤呈明显均一强化，双侧听神经增粗强化明显，部分患者可伴有内耳道的扩大，可伴有第Ⅲ～Ⅶ神经鞘瘤，单发或多发脑脊膜瘤，多发脊神经瘤。

2.MRI 表现

（1）NF1 型：①中枢神经系统非肿瘤性"错构"病变，主要发生于苍白球、丘脑、脑干、胼胝体后部和小脑白质，边界清晰，为类圆形或片状低、等或高 T_1 信号，高 T_2 信号，多无占位效应，增强扫描无强化；②颅内多发的胶质瘤，多发生于视神经，单侧或双侧，常使视路广泛受累；③丛状神经纤维瘤，常原发于颅外，表现为低 T_1 或高 T_2 信号，边界欠清晰，肿瘤易发生囊变，增强扫描呈明显强化；④Willis 环附近血管发育不全或狭窄，颅内外多发动脉瘤；⑤$T_{3\sim7}$ 脊椎侧弯，椎管及椎间孔扩大，椎体后部呈扇贝状缺损，常累及多阶段；⑥侧方脊膜膨出呈憩室样突出，以胸椎多见，多位于右侧；⑦经扩大的椎间孔外突的哑铃型囊性病变与脑脊液信号一致。

（2）NF2 型：①颅内神经肿瘤，最常发生于听神经，其次为三叉神经；②单发或多发的脑膜瘤、脊膜瘤；③脊神经多发神经鞘瘤，在 T_1WI 与 T_2WI 上与脊髓呈等信号，增强扫描呈均匀强化；④多发非肿瘤性颅内钙化。

（三）治疗

广泛的皮肤色斑及皮下结节无须处理。孤立而疼痛的皮肤病灶、多个大而悬垂的肿块合并丛状神经纤维瘤、颅内及椎管内单发的肿瘤以及周围神经肿瘤短期内迅速长大，或压迫神经者均应手术切除以缩小肿块体积、解除压迫，恢复神经功能，预防恶变。一旦发生恶变，术后复发率很高。但行局部根治性切除，则疗效较好。椎管内多发肿瘤的手术应视病情而定，必须选择切除主要影响病情的肿瘤，若粘连严重，为了保护神经功能可行囊内切除，尽可能切除肿瘤包膜，必要时做脊膜敞开减压术。肿瘤对放射治疗不敏感。Ketotifen 抑制肥大细胞释放组胺，每天 2～4mg，治疗 30～40 个月部分患者瘙痒和局部压痛症状可缓解。此外，还可给予对症治疗，如有癫痫发作者可应用抗癫痫发作药物。中药亦可试用，以缓解症状。

第十二章 泌尿系统疾病的影像诊断

第一节 肾脏疾病

一、肾脏创伤

(一)概述

肾脏隐蔽于腹膜后,位置隐蔽,受伤的机会相对少些,一旦受伤,常常合并其他脏器的损伤。就年龄或性别而言,肾损伤多见于 20～30 岁男子,左侧稍多于右侧,双侧同时受伤者少见。

肾脏损伤的病因包括:①开放性损伤:如刀伤、锐器伤等;②闭合性损伤:如直接暴力、间接暴力、肌肉强烈收缩等。如果肾脏本身已患某种疾病,如肾积水、肾肿瘤、肾错构瘤、肾囊肿、肾结核等,即使受到轻微的外力,亦可发生闭合性的肾损伤称"自发性"肾破裂。也可合并于其他部位损伤,如胸部损伤、十二肋骨折可导致肾脏损伤;③医源性肾损伤:如输尿管插管过高,逆行肾盂造影时注射造影剂压力过大,肾囊肿穿刺和肾脏活组织检查以及手术过程中对肾脏的不应有的损伤。

1.外伤史

对肾损伤患者的诊断十分重要,即使病情严重,采集病史受到限制,也应尽可能详细地收集病史,这是实现肾脏损伤正确诊治的基础。肾脏损伤受伤史的采集应如下方面。

(1)受伤时间:即受伤的准确发生时间及受伤至就诊之间的时间间隔。即使是同一患者,在伤后的不同时间其临床表现也是不同的。

(2)致伤因素:包括投射体或锐器损伤;减速伤、腰腹部的钝器损伤、挤压伤;以及是否有碎石及腹部手术史,并了解所受外力的程度。这对于判断伤情极有帮助。

(3)受伤的部位:受伤部位对于判断是否存在肾脏损伤,是否并发其他脏器的损伤非常重要。尤其是开放伤时,准确地了解创口的部位、伤道的走行方向、伤道的深度、穿透伤时的入口及出口部位对于伤情的判断极有帮助。

2.症状

(1)休克:是肾损伤的重要临床表现,其发生和程度,取决于创伤程度和失血量。肾挫伤,无休克表现,严重肾损伤或合并其他脏器损伤时,可出现休克并进行性加重。

(2)出血:大量出血可致伤侧腰部饱满和胀痛及皮下淤血。伤后数周还可因感染出现继发性出血。

(3)血尿:可为肉眼血尿或镜下血尿。若输尿管被血块、肾碎片堵塞或完全断裂,则血尿较轻或不表现血尿。

(4)疼痛:局限于上腹部及腰部,可向肩、背部放射,脊肋角有压痛和肌肉强直,系出血及尿外渗对周围组织刺激所致。

(5)肿块:腰部可触及不规则的弥散性胀大的肿块,边界不清楚,若出血和尿外渗没有得到控制,包块可逐渐增大,故应注意观察肿块的变化。

(6)腹部刺激征:尿液或血液进入腹腔或同时伴有腹部器官外伤,可出现腹部压痛、反跳痛及腹肌紧张。

(7)发热:由于血肿,尿外渗易继发感染,甚至导致肾周脓肿或化脓性腹膜炎,伴有全身中毒症状,多在肾损伤发生数日后出现。

(二)影像学检查

1.B 超

肾外伤患者的 B 超检查可发现肾的形态改变,肾包膜下低回声血肿,严重时可见肾的全层裂伤,超声上可见肾脏裂口,肾碎裂时超声无法观察到正常肾结构,可见广泛肾周血肿,血肿可延续至腹膜后。

2.CT

肾挫伤 CT 扫描可见肾实质内不定形的淡片状高密度区,增强后显示更清晰,代表组织内出血,出血严重时 CT 显示为肾实质内不规则高密度区或较均一的异常密度血肿;肾撕裂伤为肾实质完整性破坏,浅表撕裂伤多限于皮质,深在撕裂伤可累及髓质及集合系统,严重者可导致肾脏横断,需要注意的是,肾撕裂伤严重程度与撕裂程度的表浅或深在无必然联系。增强CT 扫描可见伤肾线样或裂隙样无强化区,肾实质内周边无强化,稍高密度占位常提示肾内血肿。CT 平扫显示造影剂外溢则提示尿液外渗,具有较高的敏感性和特异性。肾血管的撕裂伤必须进行增强 CT 检查方能确诊;外伤引起的肾梗死,CT 表现为局灶性或弥散性的不强化低密度区,常按肾动脉分支供血区域分布,典型表现为尖端指向肾门、基底朝向肾包膜的楔形低密度改变。肾集合系统损伤的确诊有赖于增强 CT,延迟期扫描可见对比剂外溢。

肾脏损伤程度的 CT 分型如下。

(1)轻型肾损伤:临床诊断肾损伤,但 CT 检查阴性,或肾包膜下血肿伴或不伴有肾周血肿,肾实质血肿未达肾盂。

(2)中型肾损伤:肾周血肿较大且密度不均,有尿液外渗,或肾实质裂伤较重,破裂口和血肿侵及肾盂。中型损伤 CT 平扫可为阴性或表现为肾实质内局灶性稍高密度灶伴肾外弧形高密度血肿,增强后见肾实质内局灶性、裂隙样无强化区及肾外血肿无强化,相对于肾脏低密度,与平扫所见相反。若增强后见平扫时肾实质内稍高密度的血肿内有强化,常提示有活动性出血。

(3)重型肾损伤:为粉碎性肾撕裂伤,CT 显示伤肾增大明显,正常形态完全消失,密度欠均,肾周脂肪间隙消失,与周围毗邻器官分界不清,若肾门显示不清,常提示肾门撕裂损伤,肾蒂受累可能性大,常为急诊手术指征,预后差,死亡率高。

3.肾动脉造影

可以直接准确地显示肾脏创伤处形态与性质,其主要征象包括血管形态或走行方式的改变、假性动脉瘤形成、造影剂外溢、动静脉瘘形成以及肾断裂血肿等,造影过程中可行动脉出血栓塞治疗,对于小动脉出血常可治愈,对于较严重的肾脏创伤可起到减少出血的效果,争取赢得手术治疗的机会。

（三）治疗

治疗方法取决于损伤的程度和范围,治疗及时多数患者可以通过非手术疗法治愈。

1.紧急治疗

对重度肾损伤患者,严密观察病情变化,如有休克应积极治疗,失血严重者及早输血输液,补充血容量,维持血压,并采取止痛、保暖等措施。在休克得到纠正后,再尽快明确肾脏损伤的程度及有无其他脏器的损伤,再做一步处理。

2.非手术治疗

适用于轻度肾损伤患者生命指征稳定者,如肾挫伤、轻微肾裂伤及无胸、腹其他脏器合并伤的患者。

(1)休克的处理:严密观察病情变化,失血严重者及早输血输液,补充血容量,维持血压,并采取止痛、保暖等措施。

(2)密切观察:密切观察生命体征,并予以镇痛止血药物。对持续血尿较重而无尿外渗的患者,可采取肾动脉插管做选择性栓塞或根据需要行肾动脉栓塞术。如患者的血红蛋白持续下降,腰腹部肿块继续增大,脉搏增快,血压持续下降,应积极考虑手术探查。

(3)感染的防止:应用广谱抗生素预防感染。

(4)卧床休息:通常 4～6 周肾挫伤才趋于愈合,故应绝对卧床 2～4 周,避免过早活动而再度出血。恢复后 2～3 周不宜参加体力劳动或竞技运动。

3.手术治疗

(1)适应证

1)开放性肾损伤。

2)闭合性肾损伤:①经积极抗休克治疗后生命指征不稳定,提示有内出血;②血尿逐渐加重,血红蛋白和血细胞比容继续下降;③腰腹部肿块明显增大;④有腹腔脏器损伤可能。

3)经检查证实为肾粉碎伤。

4)经检查证实为肾盂破裂。

5)IVP 检查,损伤肾不显影,经动脉造影证实为肾蒂损伤。

6)尿外渗视其程度、发展情况及损伤性质而定。

(2)手术方法:根据损伤的程度实施包括肾修补、肾部分切除、肾切除等手术。

1)肾周引流术:适用于尿、血外渗,形成感染,或因贯通伤并有异物和感染。

2)肾修补术和肾部分切除术:适用于肾裂伤。

3)肾切除术:适用于严重的肾粉碎伤或严重的肾蒂损伤。肾切除前一定要了解对侧肾功能是否正常。须经腹部切口探查腹腔。

4)肾损伤或粉碎的肾脏需要保留时,可用大网膜或羊肠线织袋包裹损伤的肾脏。

5)闭合性腹内脏器损伤合并肾脏损伤行开腹探查时,要根据伤肾情况决定是否同时切开后腹膜探查伤肾。如血尿轻微,肾周血肿不明显,则不需要切开后腹膜探查伤肾。

二、肾癌

（一）概述

肾癌是起源于肾实质泌尿小管上皮系统的恶性肿瘤,又称肾细胞癌,占肾脏恶性肿瘤的

80%～90%。其包括起源于肾小管不同部位的各种肾细胞癌亚型,但不包括来源于肾间质以及肾盂上皮系统的各种肿瘤。肾癌占成人恶性肿瘤的2%～3%,占成人肾肿瘤的90%,各国或各地区的发病率不同,发达国家发病率高于发展中国家。其典型表现为血尿、腰痛、腹部肿块"肾癌三联征",出现这些症状的患者往往已为晚期,在临床上出现率不足15%。近10余年来,无症状肾癌的检出率逐年增高,国内文献报道在13.8%～48.9%,平均33%,亦有高达62.7%的报道。

肾癌的病因未明。其发病与吸烟、肥胖、长期血液透析、长期服用解热镇痛药物等有关;某些职业如石油、皮革、石棉等产业工人患病率高;少数肾癌与遗传因素有关,称为遗传性肾癌或家族性肾癌,占肾癌总数的4%。非遗传因素引起的肾癌称为散发性肾癌。

肾癌早期可无任何症状,其临床诊断主要依靠影像学检查。实验室检查作为对患者术前一般状况、肝肾功能以及预后判定的评价指标,确诊则需依靠病理学检查。

1.血尿

发生率为40%～80%。为反复发作的无痛性全程血尿,表示肿瘤已侵及肾盂、肾盏。

2.腰痛

发生率为20%～50%,为持续性钝痛,系肿瘤增大致肾包膜膨胀或侵及肾周围脏器、腹后壁肌肉和腰神经引起。若血块堵塞输尿管,可出现肾绞痛。

3.肿块

发生率为20%～30%。在上腹部或腰部可触及肿块,质地硬韧,表面光滑或结节状,可随呼吸而活动。若肿瘤侵及肾周围和邻近脏器则固定不动。亦可因肿瘤压迫肾盂输尿管连接部致肾积水而形成囊性肿块。

4.高血压

发生率为20%～40%,一般在140/90mmHg以上,发生原因可能由于:①肿瘤压迫肾动脉致肾缺血;②肿瘤分泌肾素;③肾包膜内压增高;④肾内动静脉分流。这种高血压服用降压药无效。

5.发热

发生率约为20%,表现为低热或间歇性高热,系由肿瘤产生致热源或瘤组织坏死、出血、继发感染所致,或与肿瘤异位分泌白介素-6有关。

6.胃肠功能紊乱

可出现食欲缺乏、腹泻、便秘等症状。

7.精索静脉曲张

多见于左侧,平卧时曲张的静脉不见消退,提示瘤栓已侵入肾静脉或下腔静脉。

8.左锁骨上淋巴结增大

说明肿瘤已发生远处淋巴结转移。

(二)影像学检查

1.超声

肾癌声像图的特点是肾内出现占位病灶,有良好的球体感。病灶部的肾结构不清,内部回声有较多变化,2～3cm直径的小肿瘤,有时呈中等或高回声,4～5cm的中等肿瘤多呈低回声;

巨大肿瘤内部出血、液化、坏死、钙化,呈不均匀回声。肾癌侵及肾静脉,受累的静脉增宽,内为实质性低回声。累及下腔静脉时,在下腔静脉内可见癌栓的回声随呼吸和心搏飘动。肾癌的淋巴结转移,在肾门旁见到低回声肿块。肾癌直接浸润肾周围组织时,可见到肾周围脂肪回声有局部缺损或中断现象,进而与周围组织融合为一体,使患肾活动受限。

2.CT

80%以上的肾细胞癌为透明细胞癌,CT平扫多表现为相对低密度肿块,常常部分凸于肾外。小肿瘤外缘多规则,大肿瘤可呈分叶状。由于肿瘤来源于近曲小管上皮,小肿瘤好发于肾皮质。90%以上肾透明细胞癌血供丰富,增强扫描肾皮质期肿瘤增强明显,非坏死部分强化与肾皮质相近,呈不均匀明显增强,肾实质期则相对低密度。

CT可根据肾细胞癌的影像表现进行TNVM分期。测量肿瘤的径线,观察肿瘤有否侵犯腰大肌,肾上腺等相邻结构可行肿瘤的T分期。肿瘤与这些结构间的间隙消失,相邻结构的外形改变均提示有肿瘤侵犯。发生于肾上极的肿瘤可压迫相邻肾上腺,肾上腺萎缩变薄。转移肿大的淋巴结在CT影像上呈软组织密度结节,增强不明显或呈均匀轻度增强。常常发生于患肾肾门、肾静脉、腹主动脉旁,短径大于10mm为可疑转移,大于15mm则诊断转移。根据肿大淋巴结的数量与分布可进行N分期。肿瘤引起的患静脉瘤栓表现为病变静脉增粗,腔内增强充盈缺损。可根据静脉内瘤栓的范围进行V分期:V_0没有静脉瘤栓;V_1瘤栓限于肾静脉内;V_2瘤栓侵入下腔静脉,但限于膈下;V_3下腔静脉内瘤栓上端达膈上。

肾癌肾切除的术后随访:CT可见肠襻疝入肾床内。肾床内缘应光滑。如有局部肿瘤复发,CT显示为肾床内软组织密度团块,可呈分叶状,中度增强。

(三)治疗

肾细胞癌治疗的方式有外科手术治疗、化疗、放疗和免疫基因治疗四大治疗方法。目前外科手术治疗是肾细胞癌的主要有效治疗手段,其他方法作为肾细胞癌的辅助、姑息治疗手段,免疫基因治疗在肾细胞癌的治疗中是一种有前途的治疗方法。

在决定肾癌外科手术时,必须参考肾癌的分期与病理分级,结合患者的年龄、家庭状况、对侧肾功能情况等综合考虑治疗方案。

1.根治性肾癌肾切除术

是标准的肾癌外科治疗方法,疗效肯定。手术的范围包括肾癌肾及肾周脂肪和Gerota筋膜。有时包括受累侧肾上腺、区域性淋巴结切除。后两者目前还有争议。腹腔镜肾癌切除术是近年来新开展的方法,适用于小体积肾癌。具有创伤小、恢复快、住院时间短的优点。经脐单孔腹腔镜切除癌肾,还具有外形美观等特点。

2.保留肾单位手术治疗肾癌(NSS)

由于近年来,小体积肾癌的诊断率提高,保留肾单位手术治疗肾癌的方式有逐渐增多趋势,并取得良好的疗效。常用的方法有部分肾切除术、肾肿瘤剜除术。适应证包括双肾癌、孤立肾肾癌、一侧肾癌,对侧肾存在其他病变或因其他原因已经切除。对于一侧肾癌,另一侧肾脏正常,但肿瘤体积小于3cm,位于肾脏外周的患者,也可采用保留肾单位手术治疗。但目前学术界有争议。保留肾单位手术治疗肾癌,也可经切口或腹腔镜操作。

3.肾动脉栓塞加化疗

适用于肿瘤体积巨大,血供丰富的或估计难以切除的肾癌患者,作为一种姑息治疗手段。一般在术前 48 小时行肾动脉造影,进一步确诊为肾癌后,对符合上述诊断标准的患者进行肾动脉栓塞,栓塞后患者常有疼痛、发热、腹胀、股动脉穿刺点出血、血肿等并发症。

4.化疗和放疗

肾癌对化疗和放疗均不敏感,一般临床仅作为晚期肾癌的辅助治疗手段。

5.免疫基因治疗

目前免疫基因治疗尚处于早期发展阶段,还不够成熟有效。现临床上常用大剂量 IL-2 和 IFN-α 治疗晚期转移性肾癌,总的缓解率仅 20% 左右,不良反应也较明显。也有人将 IL-2 和 IFN-α 联合应用并配合 5-Fu 化疗药,可使缓解率增高到 40% 左右。近年来,对转移性肾癌应用一种新型多种激酶抑制剂治疗,可明显延长晚期肾癌患者的生存期,临床疾病控制率可达 84%。

三、肾血管平滑肌脂肪瘤

(一)概述

肾血管平滑肌脂肪瘤(AML)又称肾错构瘤,起源于肾间质细胞,肿瘤组织由血管、平滑肌和脂肪组成,是一种少见的良性肿瘤,但有恶变的可能。近年来,由于影像技术的发展,该肿瘤检出率逐年增多。目前认为,并非少见,在临床上约占肾脏肿瘤的 10%。肾血管平滑肌脂肪瘤 80% 见于中年女性,可能与女性激素有关。

本病分为两类:一种是全身结节性硬化症的一部分,此型国外多见;另一类不伴结节性硬化症,我国大多数为此型。结节性硬化症是常染色体显性基因,是遗传的家族性疾病。不伴发结节性硬化症:无家族史,发病年龄在 30～60 岁,女性多见,病因不明。

1.肿块

多数因肿块而就诊。肿块位于上腹部,边界清楚,表面光滑,中等硬度,有一定弹性,可随呼吸而活动。近年来,多数无任何症状,为查体时 B 超偶然发现。

2.疼痛

肿瘤较大时可出现腰部或上腹部间歇性疼痛,多为胀痛、隐痛,也可呈发作性疼痛。若肿瘤破裂出血,则引起突发性剧痛。

3.出血

表现为腰、腹部疼痛加重,伴有压痛及反跳痛。可触及迅速增大的肿块。若破入集合系统,则出现严重血尿,出血严重时可导致休克。

4.血尿

一般很少发生或仅为镜下血尿,但肿瘤破裂入肾盂时,则出现大量肉眼血尿。

5.其他

可表现发热、高血压及消化不良。如系双肾病变,可能有神经系统改变及面部皮脂腺瘤、四肢结节性硬化症的表现。

(二)影像学检查

1.超声

声像图上,肿瘤的回声特点与肿瘤内脂肪成分的多少相关。脂肪成分较多时,病变呈典型的高回声结节,此种肿瘤多较小;肿瘤内脂肪成分少时,病变呈低回声,与肾癌影像鉴别困难。肿瘤内有出血时,病变内为不均匀回声。内部反复出血的肿瘤声像图上可见特征性的"洋葱切面"样改变,有一定的特征性。

2.CT

肾平滑肌脂肪瘤的典型表现为内部含有脂肪密度成分的肾肿瘤。脂肪部分占据比例可有不同,非脂肪部分可见中等程度强化。肿瘤可巨大,也可大部分位于肾外,只有蒂样结构位于肾内。肿瘤合并瘤内出血时,CT平扫可见肿瘤内的高密度血肿,血肿较大,可湮没少量低密度的脂肪,CT定性诊断困难。肿瘤内脂肪成分很少,CT不能显示时,CT定性诊断困难。如一侧或双侧多发肿瘤,肿瘤外缘光整,最大径线位于肾轮廓外,提示有少脂肪型血管平滑肌脂肪瘤的可能,但应注意与 vonHipple-Lindau 病(双侧多发肾癌)及少见亚型的肾癌,如肾乳头状瘤鉴别。

3.MRI

肾肿瘤内可见 T_1WI 高信号,T_2WI 中等信号强度的脂肪成分。脂肪抑制序列扫描可见脂肪成分的信号被饱和,呈低信号。CT显示困难的少量脂肪成分,在 MRI 梯度双回波正、反相位扫描时,反相位图像可见不同程度的信号衰减。

(三)治疗

1.治疗措施

因肾脏血管平滑肌脂肪瘤极少恶变,故多数学者认为肿瘤小于 4cm 直径者不需治疗,密切观察,每半年复查一次,如肿瘤有增大,再行手术治疗。肿瘤症状重,有出血或破裂应考虑手术或介入性动脉栓塞。手术治疗时,提倡尽可能的保留肾单位手术。

(1)肿瘤位于肾两极的较小肿瘤可行肾部分切除术。

(2)选择性动脉栓塞,动脉造影时对供肿瘤血管给予栓塞,使肿瘤缺血、萎缩,防止破裂出血,能保留肾脏。

(3)单侧较大肿瘤并累及整个肾脏或累及肾脏绝大部分,可行患肾切除术。

(4)两侧肿瘤则尽可能地保留肾组织而施行肿瘤切除术。

2.治愈标准

(1)治愈:手术切除肿瘤,临床症状消失,伤口愈合。

(2)好转:①双肾肿瘤做手术切除一部分,肿瘤残存;②肾功能欠佳。

(3)未愈:肾肿瘤未切除,症状和体征无改善。

四、肾结石

(一)概述

肾结石是泌尿外科常见病。肾结石的成分主要是尿中难溶的无机盐、有机盐和酸以及基质构成。肾结石按其化学成分可分为草酸钙或草酸钙和磷酸钙混合结石(占 $80\%\sim84\%$);磷酸钙、磷酸镁混合结石(占 $6\%\sim9\%$);尿酸结石(占 $6\%\sim10\%$);胱氨酸结石(占 $1\%\sim2\%$);其他如黄嘌呤石、黏蛋白石、磺胺石、纤维素石等(占 1% 以下)。本病男性比女性多见,多发生于中壮年。根据最近 10 年的统计,发生在 $20\sim50$ 岁最多,约占 83.2%,左右两侧发病相似,双侧同时发病占 10%。

详细的病史可获得很有价值的资料,如疼痛的性质、部位和放射的位置,腹痛后有无血尿,是否伴有恶心、呕吐消化道症状。是否有代谢性疾病、长期泌尿系感染、饮食异常、大量体液丢失等相关病史,以及尿石症的家族史。

1.腰痛

多为腰部钝痛,持续存在或阵发性加剧。活动后可使疼痛发作或加重。若结石较小,嵌顿于肾盂输尿管交界处或降至输尿管,引发肾绞痛,疼痛突然发作,起自一侧脊肋角或上腹部,放射至下腹部、腹股沟、大腿内侧,阴囊或阴唇,伴有面色苍白、出冷汗,甚至虚脱,还有恶心、呕吐、腹胀等症状。持续数分钟至数小时不等,可间歇性发作。

2.血尿

肾结石显著的特点是活动后发生剧痛或绞痛,继而出现血尿。可为镜下血尿或肉眼血尿。

3.排出砂石

部分肾结石患者尿中可排除砂石,特别是在疼痛和血尿发作后有小砂粒排出,通过尿道时发生阻塞和刺痛,可出现排尿阻挡感或突破感。

4.肿块

若合并严重肾积水,腰部或上腹部可触及囊性肿块。

5.发热、脓尿及膀胱刺激征

见于并发感染者。

6.急性无尿

见于孤立肾结石梗阻,双侧肾结石同时引起两侧尿路梗阻或一侧肾结石梗阻而对侧发生反射性无尿的患者。

7.体检

一般情况良好,无尿路感染时一般无发热。肾区叩击痛,脊肋角压痛。肾积水时,可扪及肾区或上腹部包块。

(二)影像学检查

1.腹部 X 线片检查

前一天服用缓泻药,肠道准备较好的腹部 X 线片,可见患侧肾影内相当于肾窦内的致密结节影,结石巨大,充满肾盂时,表现类似肾盂造影时的高密度改变,即铸型结石或鹿角状结石。

2.超声

显示肾窦内强回声光团,后伴声影。合并有肾盂积水时,声像图显示结石周围无回声区。

3.CT 平扫

即可显示肾盂内 X 线阳性结石,表现为肾盂内致密结节,可以是各种形状,单发或多发,铸形结石或鹿角状结石,外形与肾盂肾盏形态一致。合并有肾盂鳞癌时,CT 可见结石旁软组织密度结节,分泌期扫描呈充盈缺损。肾盏内小结石,多排探测器螺旋 CT 薄层扫描可清楚显示结石的解剖位置。

4.MRI

偶尔 X 线阴性结石诊断不明确时,可行 MRI 检查。结石在 T_1WI 与 T_2WI 均呈无信号的结节。MRI水成像可见高信号的尿路内无信号的充盈缺损。

(三)治疗

1.一般疗法

(1)大量饮水和解痉止痛:尽可能维持每天尿量在2000～3000ml。大量饮水配合利尿解痉药物,可促使直径小于0.6cm的结石排出。在感染时,大量饮水及利尿可促进引流,有利于感染的控制。

(2)针灸及应用排石药:针灸有解痉止痛作用。排石药有利尿解痉,促进输尿管蠕动,有利于直径小于0.6cm的结石排出。

2.体外冲击波碎石(ESWL)

(1)适用于直径大于0.6cm不能自行排出的肾结石,但是对于直径大于3cm的单个结石或肾盂肾盏多发结石不宜首选ESWL。ESWL目前多用于经皮肾镜术后残留结石的处理。

(2)双侧上尿路结石应先治疗肾功能好的一侧结石。

(3)肾脏铸状结石如不合并同侧肾积水,应先处理靠近肾盂出口部位的结石。如合并同侧肾积水应先从积水部位的结石开始碎石,结石易于粉碎。

(4)较大肾结石,应分次进行ESWL。应先处理靠近肾盂出口部位的结石,集中精力将之粉碎,之后再处理剩余部分。

(5)治疗时冲击次数及工作电压应根据结石的大小、位置、成分和结构、停留时间而定,一般肾结石每次冲击次数不超过3500次,工作电压不大于9kV。

(6)治疗间隔时间:两次治疗间隔时间至少7天,以2周为宜。

(7)并发症及处理

1)血尿:一般都较轻,1～2天可自行消失,无须特殊处理。

2)肾绞痛:发生率较低,如肾绞痛严重可予以镇痛解痉。术后嘱患者多饮水可减少其发生率。

3)发热:多见于有感染的结石,应予以抗生素控制感染。

4)石街形成:对出现高热、腰部剧痛等有症状的石街,应立刻行肾造瘘引流。对一周内无排石的石街而症状不严重的可再行ESWL,将较大的石街前端的碎石颗粒进一步击碎,以利于结石排出。ESWL处理后仍无排石的患者应行经皮肾穿刺造瘘。

5)肾周血肿:发生率较低,如果发生应嘱患者绝对卧床休息,采取保守疗法对症处理。如伴高血压应服用降压药,并密切观察病情变化及时采取有效的措施。

3.经皮肾镜碎石清石术

(1)适用于直径大于3cm的肾盂结石或肾盂肾盏多发结石以及ESWL治疗失败的肾结石。

(2)对于肾内肾盂同时合并肾盂输尿管连接部狭窄者可以一并行内切开治疗。

(3)在超声或X线引导下建立理想的工作通道、气压弹道或钬激光碎石以及清除结石碎屑是该手术的三个关键步骤,必要时可以采用双通道或多通道碎石清石。

(4)术前对糖尿病、高血压、泌尿系统感染及心肺疾患需要达到较好控制,术中术后出血、结石残留和感染扩散等是其主要并发症。

4.开放性手术治疗

目前常用治疗方法以经皮肾镜和 ESWL 为主,只有少数病例行开放性手术治疗。

(1)肾盂或经肾窦肾切开取石术:肾外型肾盂较肾内型肾盂更适宜行此手术。

(2)肾实质切开取石术:多用于不能通过肾窦切开取出的多发性或铸状结石。

(3)肾部分切除术:对局限于一极的尤其是肾下盏的多发结石或有肾盏颈部狭窄的多发结石与肾盏黏膜严重粘连的结石,可采用此术式。

(4)肾切除术:对一侧肾结石合并肾积脓或肾功能丧失而对侧肾功能正常时,可考虑行此手术。

(5)肾造瘘术:适用于双肾结石并发急性梗阻引起无尿、少尿,试插 D-J 管失败者,采用经皮肾穿刺造瘘或开放手术造瘘,尽早解除肾功能较好一侧的梗阻。

第二节　膀胱疾病

一、膀胱畸形
(一)概述

膀胱畸形少见,包括膀胱、脐尿管与泄殖腔畸形:①重复膀胱,多合并上尿路和其他器官畸形;②膀胱憩室,多见于男性,多数单发,多位于输尿管开口附近;③脐尿管畸形,分为脐尿管瘘、脐尿管囊肿、脐窦或膀胱顶部憩室;④泄殖腔外翻:在外翻组织中,中间为肠黏膜,膀胱黏膜位于两侧;⑤一穴肛,尿道、阴道、直肠共用一个开口。

(二)影像学检查

1.重复性膀胱

(1)超声:膀胱显示为完全性或不完全性的双侧囊样结构,不完全的重复畸形两囊状膀胱间可见大小不等的无回声交通。不合并有输尿管积水时超声不易显示输尿管开口的位置。

(2)膀胱造影:膀胱内分隔,两侧膀胱可交通(不全性重复性膀胱)也可无交通(完全性重复性膀胱)。两膀胱大小可相似也可大小不一。双侧输尿管分别开口于两重复的膀胱。

(3)CT:显示膀胱为完全或不完全的两个囊腔,增强分泌期扫描可见双侧输尿管分别开口于分隔两侧的膀胱后下壁。完全性重复性膀胱合并有生殖系统重复畸形时,CT 也可显示相应解剖的异常。

(4)鉴别诊断:膀胱巨大憩室有时与不完全性重复重复性膀胱相似,但双侧输尿管均开口于膀胱而不开口于憩室为鉴别的主要依据。

2.脐尿管畸形

(1)脐尿管瘘:增强 CT 扫描分泌期可见膀胱顶到脐的条索状软组织密度的脐尿管韧带,条索内腔与膀胱相连通,有对比剂进入,直达脐;MRI 水成像也可观察到脐尿管瘘腔内的液体。

(2)脐尿管囊肿:影像显示囊肿位于中线,膀胱顶与脐之间,囊内为液体,囊与膀胱顶间可见较低回声或软组织密度条索。

（3）膀胱顶憩室：CT 显示膀胱顶中线部位憩室样凸起，与脐间可见软组织密度的脐尿管韧带。增强扫描分泌期可见对比剂进入。

（三）治疗

1.重复膀胱

常合并其他畸形致死产或生后不久死亡。

2.膀胱憩室

解除下尿路梗阻，控制感染。较大憩室需切除。

3.脐尿管畸形

脐尿管瘘可行手术闭合瘘管；脐尿管囊肿需行手术切除。

4.泄殖腔外翻

首次整形手术成功与否相当重要。

5.一穴肛

应在半岁至 1 岁时进行手术修复。

二、膀胱炎症

（一）急性膀胱炎

1.概述

非特异性膀胱炎是泌尿系统常见疾病，常为泌尿系统感染的一部分或泌尿系统其他疾病的继发感染。泌尿系统外的疾病，如生殖器官的炎症等，亦可致膀胱感染。膀胱炎常伴有尿道炎，统称之为下尿路感染。

致病菌以大肠杆菌属为最常见，其次是葡萄球菌。正常膀胱不易被细菌侵袭，膀胱黏膜表面的黏液素黏附细菌后，利于白细胞吞噬。细菌很少能经血液侵入膀胱，同时尿道内、外括约肌亦能阻止细菌经尿道上行至膀胱。尿液持续地经输尿管进入膀胱，再从膀胱排出体外，其冲洗和稀释作用，使膀胱内不易发生感染。

引起膀胱炎的常见因素：①膀胱内在因素，如膀胱内有结石、异物、肿瘤和留置导尿管等，破坏了膀胱黏膜防御能力，易引起继发性膀胱炎；②膀胱颈部以下的尿路梗阻，如前列腺增生症、尿道狭窄等，引起排尿障碍，失去了尿液冲洗作用，残余尿则成为细菌生长良好培养基；③神经系统受损，如神经系统疾病（神经源性膀胱等）或盆腔广泛手术（子宫或直肠切除术等）后，损伤支配膀胱的神经，造成排尿困难而引起感染。

膀胱感染的途径主要是上行性感染，如导尿术或其他尿道内器械操作、性交频数、局部创伤、前列腺炎、女性尿道旁腺炎等均可使细菌经尿道上行侵入膀胱。女性尿道短而宽直，且因邻近阴道和肛门易被污染而发生感染。其次是下行性感染，即继发于肾脏的感染。膀胱感染亦可由邻近的器官感染，如阴道炎、子宫颈炎经淋巴传播或直接蔓延所引起。膀胱与皮肤、阴道或直肠形成瘘管时，细菌经瘘管侵入膀胱引起感染。分娩、难产、全身衰弱以及机体免疫防御功能降低的疾病亦可诱发膀胱炎；也可能因性激素变化，引起阴道和尿道黏膜防御机制障碍而导致膀胱炎。

临床上多突然起病，主要表现为：

（1）尿路刺激症状：①尿频、尿急、排尿次数明显增加，每次尿液排出甚少，严重时类似尿失禁,有尿不尽感;②尿痛,排尿时尿道有烧灼痛或耻骨上区疼痛,而于排尿终末时加重。

(2)脓尿及血尿:尿液混浊,严重时尿液中有臭味;有时出现血尿,多为终末血尿或全程血尿。

(3)体征:耻骨上膀胱区轻度压痛。

(4)单纯性膀胱炎无全身症状,不发热。

2.影像学检查

(1)泌尿系统 X 线片:有助于显示阳性结石、膀胱内异物等可能病因,不能显示急性膀胱炎的直接征象。

(2)尿路造影:无特征性发现,对于病情严重者可显示膀胱容积缩小,表面毛糙,治愈后随访可显示完全正常。逆行尿路造影显示能力较强,但尿路并发感染时慎用。

(3)CT:多数病例显示正常,少数病例可表现为膀胱容积缩小,膀胱壁广泛一致性增厚,增强后强化均匀。

(4)MRI:膀胱壁充血水肿,在 T_1WI 信号介于中等信号的肌肉和低信号的尿液之间,在 T_2WI 上信号较高,增强后可有强化。

3.治疗

(1)急性发作时应注意休息,多饮水,酌情用解痉剂以减轻症状。

(2)抗生素应用原则:应用抗生素前需做新鲜中段尿培养及药敏试验,根据培养结果选用适当的抗生素。若未做细菌培养则选用较广谱的抗生素。抗生素使用的量要足,时间要足够长,第一次发病治疗要彻底,防止细菌产生耐药性或病情转为慢性。

(二)慢性膀胱炎

1.概述

(1)多见于女性,常为继发感染。

(2)病史:多有泌尿系统其他疾病病史,部分患者有急性膀胱炎病史。

(3)症状:病程较缓慢,尿路刺激症状较轻,但常反复发作,时轻时重。膀胱容量减少显著者,尿频加剧;有尿路梗阻者,则排尿困难,此外,尚有膀胱膨胀时疼痛的症状,肉眼血尿较少见。

(4)体格检查:耻骨上区可有压痛。

2.影像学检查

(1)泌尿系统 X 线片:意义同急性膀胱炎,若发现膀胱壁线样钙化,可提示膀胱血吸虫病可能。

(2)尿路造影:单纯型慢性膀胱炎仅可见膀胱壁毛糙不平和膀胱容积缩小。对于下尿路梗阻引发的慢性膀胱炎,尿路造影可见特征性的膀胱底部半球形前列腺压迹、膀胱憩室和膀胱小梁。慢性膀胱炎引起的炎性膀胱憩室数目多,体积小,为表面毛糙的凸出于膀胱轮廓外的囊袋状结构,其内可见结石,膀胱小梁常增粗,尿路造影表现为全膀胱广泛分布的粗大条索状充盈缺损影。当慢性膀胱炎侵犯输尿管括约肌后,造影可见典型的"膀胱-输尿管反流"。

(3)CT:可见膀胱壁增厚,但慢性膀胱炎膀胱壁的增厚以纤维瘢痕为主,故血供不丰富,增强后强化程度较急性膀胱炎差。此外 CT 检查还可发现膀胱壁钙化、结石、膀胱憩室等伴随表现。

3.治疗

(1)除对症处理外,应消除原发病变,如解除尿路梗阻、去除结石等。

(2)选用敏感的抗生素,连续应用 10～14 天。复查尿培养,如为阴性,则剂量减半,维持 1～2 周或更长。再次复查尿培养,如为阴性方可停药。

(3)膀胱灌注也有一定效果,选用药物常为 0.5％～1％新霉素液。1/5000～1/1000 硝酸银液,5％～10％弱蛋白银,或 1/5000 呋喃西林液等。

三、膀胱结石

(一)概述

膀胱结石分为原发性和继发性两种。原发性膀胱结石常见于小儿,多由于营养不良引起。继发性膀胱结石来自肾、输尿管结石降入膀胱。下尿路梗阻,如前列腺增生、尿道狭窄、膀胱憩室、异物和神经源性膀胱等,也可以继发性膀胱结石。膀胱结石的成分多为草酸钙、磷酸盐和尿酸的混合结石。结石对膀胱黏膜的刺激和损伤,引起感染和出血。由于大的结石压迫两侧输尿管口或炎症狭窄,引起两侧输尿管口梗阻;结石阻塞膀胱颈及后尿道等原因,致肾、输尿管积水,肾功能减退。膀胱结石常见于男性老年及幼年,女性极少见。

1.症状

(1)排尿困难:结石在膀胱内随体位活动,所以排尿困难的症状时轻时重,有时排尿过程中位置移动,突然阻塞膀胱颈口及后尿道,引起排尿中断,疼痛加重,必须改变体位,才能继续排尿。

(2)排尿疼痛:在患者排尿时,极为痛苦,哭闹喊叫。疼痛向会阴部及阴茎头放射。患者经常牵拉阴茎、按压会阴部、转动体位以缓解疼痛。

(3)血尿:结石对膀胱黏膜的刺激和损伤可引起膀胱炎,黏膜溃疡,可发生血尿,常为数滴终末血尿。

(4)膀胱刺激症状:因结石对膀胱刺激,引起尿频、尿急;结石继发感染时,症状加重,可有脓尿。长期膀胱刺激可引起膀胱鳞状上皮癌等严重并发症。

2.体征

继发于前列腺增生时,肛门指诊检查前列腺增大,膀胱区呈充盈状态。排空膀胱后,行直肠或阴道和耻骨上双合诊检查可触及结石。

(二)影像学检查

1.腹部 X 线片

膀胱较大阳性结石腹部 X 线片可见致密结节影,多圆形或椭圆形,位于重力方向一侧腔内。由于形成过程中钙盐沉积量的不同,结石可呈不同密度的多层环状。

2.超声

无回声的膀胱腔内强回声光团,后方声影。患者变换体位时,可见结石随体位改变位置。

3.CT

X 线阳性结石表现为膀胱腔内致密结节。伴有膀胱肿瘤或炎症时,可见相应膀胱壁的改变。

（三）治疗

1.经尿道碎石清石术

通过膀胱镜、输尿管镜或肾镜监视下，在其尿道用器械将结石夹碎或击碎并将碎石清除。对结石较大、多发、结石过硬及有膀胱镜检查禁忌证的患者，必要时考虑开放手术治疗。

2.耻骨上膀胱切开取石

术前应考虑有无原发梗阻病因，前列腺肥大合并结石时，可行经尿道前列腺电切术及经尿道碎石清石术；必要时开放手术取石。

3.ESWL 治疗

（1）患者选择：①膀胱单发或多发结石；②膀胱憩室结石而且憩室颈无狭窄者；③前列腺增生影响排尿不宜行 ESWL。

（2）治疗方法：①工作电压：为 $4\sim9kV$；②轰击次数：每次治疗不超过 4500 次。

（3）并发症及处理：①血尿：较上尿路结石稍重，可持续 $2\sim3$ 天；②尿道疼痛：排石过程中可出现尿道疼痛，嘱患者多饮水增加尿量，减轻疼痛；③发热：膀胱结石多与感染有关，碎石后可出现低热。可应用抗生素控制感染。

第十三章　肌骨系统疾病的影像诊断

第一节　骨肿瘤和瘤样病变

骨肿瘤是发生于骨骼或其附属组织(血管、神经、骨髓等)的肿瘤,分良性和恶性。良性骨肿瘤易根治,预后良好;恶性骨肿瘤发展迅速,预后不佳,死亡率高。恶性骨肿瘤可以原发;也可以继发,即由体内其他组织或器官的恶性肿瘤经血液循环、淋巴系统转移至骨骼或直接侵犯骨骼。还有一类称为瘤样病变,其病变组织不具有肿瘤细胞的形态特点,但其生态和行为都具有肿瘤的破坏性,一般较局限,易根治。

过去,对骨肿瘤的命名、分类及组织发生等方面的看法比较混乱。自 1958 年,世界卫生组织(WHO)开始组织新的骨肿瘤分类,并于 1972 年出版了 WHO 第一版骨肿瘤分类。该分类以组织学研究方法,依据肿瘤细胞的形态和来源将骨肿瘤分为九大类型,包括肿瘤与肿瘤样病变。在成骨性、成软骨性和其他结缔组织肿瘤中分出良性和恶性。脉管肿瘤中在良、恶性之间又分出中间型。1993 年 WHO 第二版骨肿瘤分类,在原分类基础上将骨肉瘤和软骨肉瘤细分了亚型;将纤维来源与组织细胞来源的肿瘤统归为其他结缔组织来源肿瘤;并增加了一些新的瘤种,如侵袭性骨母细胞瘤、韧带样纤维瘤、骨髓肿瘤中的原始神经外胚层瘤(PNET)和恶性纤维组织细胞瘤等,同时将肿瘤样病变列于其后。WHO 第三版 2002 版的骨肿瘤分类则引入了遗传性的概念,根据肿瘤的组织学和遗传学进行分型。

一、骨瘤

1.概述

骨瘤较常见,仅次于骨软骨瘤发病。发生于骨膜内层骨母细胞,属良性肿瘤,由成骨性纤维组织、成骨细胞及所产生的新生骨组成,随生长发育成长。

骨瘤质硬,有骨膜覆盖,基底与骨组织相连,可有宽广基底或带蒂。切面为骨组织。根据骨密度不同,分为象牙骨型(即致密骨型)及海绵骨型(即松质骨型),前者多见。镜下显示结构简单,可含有骨板和少许哈氏管,松质骨型者可有骨髓组织。

发病率仅次于骨软骨瘤,多在儿童发病,男性较多。生长慢,症状较轻,无恶变趋向。多发生在颅骨,颜面骨及下颌骨偶有发生,分致密骨瘤及松质骨瘤两类。致密骨瘤发生在颜面骨表面者,局部隆起,发生在颅内板者,肿瘤如突入,可引起颅内压增高,引起晕眩、头痛,甚至癫痫。骨松质瘤则常发生于长骨端骨干与骨骺交界处的软骨部,随管状骨长度的增长,骨瘤亦有变化,呈不同形状。

一般全身骨骼发育成熟后,即停止生长。但在发育过程中,如骨瘤引起骨骼受压迫,仍可引致畸形生长。骨瘤偶可发生在软组织中,但多认为这是一种错构瘤,而非真性骨瘤。

2.影像学检查

骨瘤多为单发,亦有多发,还有少数为内生者。颅骨的致密骨瘤多起于外板,呈宽底圆弧形骨性隆起,密度均匀,边缘光滑整齐或较凸凹不规则,因密度甚高而往往不易看清楚其骨质结构。在切线位片上可见于外板表面呈凸镜形,内板除有轻度变厚外,无骨质破坏表现。长骨端骨干与骨骺交界处的骨松质瘤,有自正常骨质隆起而甚底较宽,呈半圆形骨样密度影,边缘为骨皮质围绕,其中可见有骨松质。

3.治疗

有症状的骨瘤可做手术切除,无症状无须手术。

二、骨样骨瘤

1.概述

骨样骨瘤于 1935 年由 Jaffe 首次报道,是一种良性成骨性疾患,具有界限清晰的局灶性病灶,一般直径小于 1cm,周围可有较大的骨反应区。

本病病因未完全清楚,但 Jaffe 认为是原发性良性肿瘤,依据是:①生长缓慢;②骨样组织代替了正常组织;③周围的骨组织毫无例外地呈现结构均匀的硬化;④大小固定。上述论据被较广泛地公认。另有学者认为是炎症,其可能与病毒感染有关,还有的认为是血管来源或与动静脉发育异常有关,或为代偿过程。

骨样骨瘤最常发生于长骨骨干,亦可发生在短管状骨或不规则骨,根据其发生在骨的部位不同可以分为皮质型、骨膜下型、髓腔型和关节囊内型,以皮质型和骨膜下型最为常见。病变由较小的骨质破坏区即瘤巢和周围明显增生硬化的骨质组成。

10~30 岁最多见,但也可见于幼童和老人。男性比女性多见,发病率约为 2∶1。下肢发病率约为上肢的 3 倍,发生于躯干骨者较少见。胫骨和股骨最多见,约占病例的一半。其次为腓骨、肱骨和脊柱等。

病程有特征性,疼痛出现较早,往往于 X 线片上出现阳性病损前几个月就已存在,病初为间歇性疼痛,夜间加重,服用止痛药可以减轻。后期则疼痛加重,呈持续性,任何药物不能使之缓解。疼痛多局限,软组织可肿胀,但受累区很少。有的患者也可没有疼痛症状。病灶较小时,疼痛可伴有血管运动性反应如皮温增高和多汗。疼痛不一定限于患区也可以放射至附近关节。

2.影像学检查

X 线片上有时因邻近的骨质明显增生硬化而掩盖了瘤巢。瘤巢一般小于 1.5cm,位于髓腔内或骨膜下的病灶,周围骨质增生硬化较轻,甚至无明显骨质硬化。

CT 上几乎可 100%显示瘤巢,为大片高密度的增生硬化中边界清楚的骨质破坏区,多呈类圆形,骨质破坏区中心有点状高密度钙化灶为典型表现。

MRI 上亦能清晰显示瘤巢,表现为边缘清楚的骨质缺损,在 T_1WI 上呈低至中等信号,在 T_2WI 上呈中等至高信号。瘤巢中心点状钙化在 T_1WI 和 T_2WI 上均呈低信号。增强扫描,瘤巢明显强化,钙化部分强化不明显而呈环形外观。骨质增生硬化在 T_1WI 和 T_2WI 上均呈低信号。MRI 还可以显示反应性水肿,包括骨髓水肿和周围软组织水肿,表现为边界不清的 T_1WI 略低、T_2WI 高信号影,增强扫描可见瘤巢、瘤周水肿区强化。

3.治疗

手术切除,需彻底切除瘤巢,否则术后易复发。非负重骨可做病灶的大块切除,负重骨可开槽做囊内切除。预后良好,彻底切除瘤巢后不会复发,迄今尚无恶性变报道。

三、骨巨细胞瘤

1. 概述

骨巨细胞瘤很可能起源于骨髓中未分化的间充质细胞。由单核间质细胞及多核巨细胞组成。大部分为良性,部分生长活跃,也有少数一开始即为恶性,称之为恶性巨细胞瘤。骨巨细胞瘤在我国是较常见的原发性骨肿瘤之一,肿瘤对骨质侵蚀破坏性大,如得不到及时妥善的治疗,可造成严重残废而导致截肢,少数病例尚可转移而致命。

本病好发年龄为 20~40 岁,女性发病率略高于男性。好发部位为股骨下端和胫骨上端。主要的症状为疼痛和肿胀,与病情的发展相关,局部包块压之有乒乓球样感觉,病变的关节活动受限。

2. 影像学检查

(1)X 线表现:骨巨细胞瘤初发时病变在骨端偏侧生长,发展后可占骨端的全部,分单房型及多房型。单房型多表现为溶骨性骨质破坏,病变与正常骨边界欠清。而多房型表现皂泡状外观、骨嵴纤细,是巨细胞瘤的典型表现。骨端处有局限的溶骨膨胀性骨质破坏,破坏区偏心性位于干骺愈合后的骨端,肿瘤可直达关节面下,极度扩张的肿瘤可包绕邻近关节生长。一般不破入关节,少有骨膜反应,肿瘤范围清楚。

(2)CT 上骨质破坏区边界清楚但无硬化,骨性包壳往往不甚完整,可见长短不一的骨嵴凸入瘤腔但无真性骨性间隔。肿瘤组织呈中等密度,无钙化和骨化,增强扫描明显强化,可有少量坏死区。

(3)MRI 上肿瘤组织信号特点一般为 T_1WI 低信号,T_2WI 稍高或高信号,增强扫描中度至明显强化。

3. 治疗

骨巨细胞瘤的治疗以手术治疗为主,一般不行放射治疗,因放疗后可能诱发肿瘤肉瘤变,放疗仅适用于手术不易完全清除病灶的部位,以控制疾病的发展。理想的手术是彻底清除肿瘤的同时,尽量保存正常骨结构和关节功能。肿瘤刮除后局部复发率高,肿瘤术后复发主要与其是否被彻底清除有关。施行边缘性切除或局部广泛切除可治愈肿瘤,这种方法虽降低了局部复发率,但带来了缺损修复和功能重建问题。用弱酚溶液烧灼、酒精或 10% 的高渗盐水浸泡刮除后肿瘤残腔的内表面,可杀灭残存的肿瘤细胞,降低局部复发率。用甲基丙烯酸甲酯(骨水泥)填充肿瘤刮除后遗留的空腔也可预防复发,利用骨水泥聚合中放出热量和在局部产生化学细胞毒性杀灭瘤腔内残存的瘤细胞,简单易行,患者术后可早期进行功能锻炼。无复发者,还可以取出骨水泥再行植骨术。也有人利用大功率激光汽化残存肿瘤、氩气刀等炭化肿瘤刮除后的残腔内壁降低术后肿瘤复发。脊柱细胞瘤因不易切除干净,复发率较高,目前主张全椎体切除术。对已广泛侵袭软组织及神经血管束的极少数病例则需截肢。对肺转移如有可能应争取手术治疗,否则应行放疗,大多数肺转移灶对治疗反应良好。

四、骨软骨瘤

1. 概述

骨软骨瘤又称外生骨疣,骨干连续症,是最常见的良性软骨源性骨肿瘤。可以孤立发生,亦可多发,多发者与遗传有关,常合并骨髓发育异常。原因不明,有人认为骨软骨瘤与遗传有关,也有人认为它是骺板的发育不良所致。当临床表现为多发性时,称为多发性外生骨疣,亦称为遗传性多发性骨软骨瘤,又称为干骺端连续症、遗传性畸形性软骨发育异常症等。

多发生于男性青少年,股骨远端、胫骨近端最多,其次是胫骨远端、股骨近端、尺骨远端、腓骨近端。多发型者肿瘤散发在各骨髓,一般在成年后即可停止生长。病初表现为局部逐渐行增大的、硬性无痛性包块,固定于骨的表面。当肿瘤生长时,刺激周围组织可引起疼痛和关节功能受限等表现,其表面可合并有滑囊,多发性骨软骨瘤常合并明显的畸形如身体矮小,桡骨及下肢弯曲畸形。

2.影像学检查

(1)X线表现:按肿瘤的外形可分为有蒂和宽基底两型:前者有一根细的蒂,由骨松质和薄的皮质构成,与母骨骨质沟通,瘤顶部较扩大,有不规则钙化,形如菜花状;后者则有一个较宽广的基底,其骨质也与母骨沟通。不论哪型的软骨瘤最初都是发生于干骺端,随年龄增长,肿瘤逐渐退向骨干。长骨有蒂,骨软骨瘤的生长方向一般背向关节,少数垂直于骨干。肿瘤较大时,可压迫邻近的骨骼,使之移位、变形或压迫性骨萎缩,但无侵蚀现象。在骺软骨板闭合后,肿瘤生长突然加快,钙化和骨化增多,肿瘤边缘有不规则骨质破坏,界限不清,甚至出现软组织肿块,应考虑恶性变。

(2)CT表现:骨软骨瘤的CT表现为皮质骨和骨松质均于母骨连续的骨性突起,表面有软骨帽覆盖。软骨帽边缘多光整,其内可有点、环状散在或密集钙化。增强扫描无明显强化。扁骨和不规则骨骨软骨瘤,CT可清楚地显示被菜花状钙化软骨帽所掩盖的骨性基底、软骨帽及骨性基底的破坏和软组织肿块,从而判断肿瘤的起源、有无恶变和对周围组织的影响。

(3)MRI表现:骨软骨瘤的骨性基底外周为与正常骨相连的线样皮质骨,T_1、T_2加权像上均为低信号,内为含脂肪髓的骨松质 T_1WI 为高信号,T_2WI 为中等信号并与母骨髓腔相连续。未钙化软骨瘤外观呈分叶状,内含均匀一致的透明软骨,T_1WI 为低信号,T_2WI 为高信号。钙化的软骨帽 T_1、T_2 加权像均为低信号。Gd-DTPA增强扫描多无强化,可能与透明软骨缺乏血管相关。

3.治疗

无症状者可不予手术,但需要密切观察,若患者有疼痛及功能受限则需要手术治疗。当发育成熟后,软骨帽厚度大于1cm,肿块快速增长时,应考虑恶变成软骨肉瘤的可能,要及时手术治疗。手术切除时,应将肿瘤充分暴露,将骨膜、软骨帽、骨皮质及基质周围正常骨质一并切除,以免复发。

五、软骨瘤

1.概述

软骨瘤在良性骨肿瘤中较为常见,内生(髓腔性)软骨瘤是指发生在髓腔内的软骨瘤,最为常见。骨膜下(皮质旁)软骨瘤则较少见。软骨瘤伴发多发性血管瘤者称马弗西(Maffuci)综合征。软骨瘤单发多见;多发较少见,并具有发生于一侧上、下肢或两侧上、下肢对称生长的特点,同时合并肢体发育畸形,又称内生软骨瘤病或欧利(Ollier)病。

软骨瘤多见于青少年,发病缓慢,早期一般无明显症状,待局部逐渐膨胀,特别是指(趾)

部,可发生畸形及伴有酸胀感。

2.影像学检查

发生于指(趾)骨时,一般呈中心性,可见边缘清晰,整齐的囊状透明影,受累骨皮质膨胀变薄,在透明阴影内,可见散在的砂粒样致密点,这是软骨瘤主要的 X 线征象。发生于掌(跖)骨者,有时肿瘤较大,常偏于骨端,骨皮质的膨胀亦较显著,但均无骨膜反应。发生于四肢长骨的病例,病变广泛。当肿瘤恶变时,则可见骨皮质破坏及骨膜反应。

3.治疗

无症状者可不予手术,但需密切观察,若患者有疼痛及功能受限则需进行手术治疗。肿块快速增长时,应考虑恶变成软骨肉瘤的可能,要及时手术治疗。

六、骨肉瘤

1.概述

骨肉瘤在我国原发恶性骨肿瘤中发病率居首位。该瘤恶变率甚高,可于数月内出现肺部转移。股骨下端和胫骨上端是骨肉瘤的最常见部位。可发生在任何年龄,但大多在 $10 \sim 25$ 岁,男性较多。骨肉瘤的组织学特征为恶性肿瘤细胞直接形成骨样组织和不成熟的骨组织。根据瘤骨和骨破坏所占的比例,可分为成骨型(以瘤骨形成为主)、溶骨型(以骨破坏为主)和混合型(两者大致相等)。根据肿瘤在骨骼的发生部位可分为髓内型(中心性)、皮质内型、骨表面型(其中包括骨膜型和骨旁型);根据肿瘤细胞的分化程度分为高度恶性和低度恶性;根据肿瘤的组织成分分为成骨细胞性、成软骨细胞性、成纤维细胞性、纤维组织细胞性、毛细血管扩张型和小细胞性;根据病灶的数目分为单发性和多中心性(多灶性);根据肿瘤是否伴发其他病变分为原发性和继发性。

主要症状为疼痛。开始疼痛较轻,间歇发作。以后逐渐呈持续性剧烈疼痛,尤以夜间为甚。局部肿胀,开始较轻,逐渐加重。局部压痛,由于肿瘤血运增加,皮温也随之增高,有时可扪及搏动感,听时可闻及杂音。肿瘤的硬度在成骨型较硬,在溶骨型呈橡皮样感。可有病理骨折。当出现远隔肺、肝等转移时,可出现咳嗽,咯血,肝区疼痛、黄疸等症状。晚期恶病质明显。

2.影像学检查

(1)X 线检查:骨肉瘤的基本 X 线表现为骨质破坏、软组织肿胀或肿块、骨膜新生骨、瘤骨和瘤软骨钙化。在众多的征象中,确认肿瘤骨的存在,是诊断骨肉瘤的重要依据。肿瘤骨一般表现为云絮状、针状和斑块状致密影,认真观察不难识别。在儿童发育期,骨肉瘤的发展在病理上已证明其可破坏骺板软骨和关节软骨而侵入关节内。成年后,肿瘤可侵及骨端。上述 X 线表现出现的多少与阶段不同,而使骨肉瘤的 X 线表现多种多样。大致可分为成骨型、溶骨型和混合型。以混合型多见。

溶骨型骨肉瘤:以骨质破坏为主,很少或没有骨质生成。破坏多偏于一侧,呈不规则斑片状或大片溶骨性骨质破坏,边界不清。骨皮质受侵较早,呈虫蚀状破坏甚至消失,范围较广。骨膜增生易被肿瘤破坏,而于边缘部分残留,形成骨膜三角。软组织肿块中大多无新骨生成。广泛性溶骨性破坏,易引起病理性骨折。

成骨型骨肉瘤:以瘤骨形成为主,为均匀骨化影,呈斑片状,范围较广,明显时可呈大片致密影称象牙质变。早期骨皮质完整,以后也被破坏。骨膜增生较明显。软组织肿块中多有肿瘤骨生成。肿瘤骨 X 线所见无骨小梁结构。

混合型骨肉瘤:成骨与溶骨的程度大致相同。于溶骨性破坏区和软组织肿块中可见较多的肿瘤骨,密度不均匀,形态不一。肿瘤周围常见程度不等的骨膜增生。

(2)CT 检查:主要用于发现 X 线检查中可疑的骨皮质破坏及瘤骨,明确肿瘤髓腔及周围软组织内的浸润范围,确定无瘤骨部位肿瘤组织的血供情况。骨肉瘤的髓腔内浸润远较 X 线片所示的骨质破坏范围广泛,表现为髓腔内低密度脂肪组织由肿瘤组织所代替,CT 值增至 20~40HU,含瘤骨者高达 100HU 以上。肿瘤组织本身自骨皮质破坏处向外生长,偏于患骨一侧或环绕其周围形成软组织肿块。其内含有瘤骨的肿块密度接近正常骨质,无瘤骨形成的肿瘤密度多不均匀,略低于正常肌肉组织。肿块外形不规则,边缘模糊,与周围正常的肌肉、血管和神经结构分界不清。肿块内或边缘部位可有小的片状或长条状残留骨。增强扫描肿瘤组织不均匀强化,近中央部位可出现不规则圆形、类圆形坏死无强化区。

(3)MRI 检查:也能显示骨质破坏、骨膜新生骨和尚未产生骨膜新生骨的骨膜异常,但 MRI 显示细小,淡薄的骨化或钙化的能力远不及 CT。MRI 的最大优势是能很好地显示软组织肿块的大小范围及其与周围组织器官的关系,还能清楚地显示肿瘤在骨髓腔内的蔓延情况和跳跃病灶,对治疗方案的确立帮助很大。在确定治疗方案前除了解局部病变情况外,还需了解有无远处转移。

多数骨肉瘤在 T_1WI 上呈不均匀低信号,T_2WI 呈不均匀高信号,边缘模糊,外形不规则。髓腔内肿瘤病灶 T_1WI 为低信号或低、等、高混杂信号区。髓内肿瘤的周围水肿和反应性改变 T_1WI 也是低信号,T_2WI 是高信号。肿块外形不规则,边缘多不清楚。MRI 的多种平面成像可以清楚地显示肿瘤与周围正常结构,如肌肉、血管、神经等的关系,也能清楚地显示肿瘤在髓腔内以及向骨髓和关节腔的蔓延。增强扫描肿瘤的实质部分(非骨化的部分)可有较明显的强化,使肿瘤与周围组织的区分变得较为清楚。

3.治疗

在辅助性化疗出现前,根治性截肢的疗效不高,肿瘤多在 24 个月内发生转移,2 年存活率仅为 5%~20%。随着手术前后化疗药物的辅助应用,骨肉瘤的 10 年存活率明显提高,甚至有学者报道高达 48%,近年的研究发现骨肉瘤的截肢治疗并不能改善患者存活率,因而多主张在术前、术后有效化疗的基础上行保肢治疗,可采用半关节移植、大块骨切除、假体置入及局部热疗等方法保留肢体。对于广泛侵及周围组织无条件保肢者仍需行截肢治疗。对于不适宜手术治疗者,可考虑放射治疗。

七、软骨肉瘤

1.概述

软骨肉瘤是常见的恶性骨肿瘤之一,但少于成骨肉瘤。有原发和继发两种,后者可由软骨瘤、骨软骨瘤恶变而来,这也是发病年龄较晚的原因之一。肿瘤多见于成人,30 岁以下少见,35 岁以后发病率逐渐增高。男性多于女性。发生于髓腔者为中心型,发生于骨膜者为骨膜型,另有少数可发生于软组织。肿瘤好发于四肢长骨与骨盆,亦可见于椎骨、骶骨、锁骨、肩胛骨和足骨。

原发性软骨肉瘤以钝性疼痛为主要症状,由间歇性逐渐转为持续性,邻近关节者常可引起关节活动受限。局部可扪及肿块,无明显压痛,周围皮肤伴有红热现象。

继发性软骨肉瘤一般为 30 岁以上成年人,男性多见。好发于骨盆,其次为肩胛骨、股骨及肱骨。出现肿块为主要表现,病程缓慢,疼痛不明显,周围皮肤无红热现象。邻近关节时,可引起关节肿胀、活动受限,如刺激、压迫神经则可引起放射性疼痛、麻木等。位于胸腔和骨盆的肿瘤,一般难以发现,直至肿瘤压迫内脏,产生相应症状后才被发现。

2.影像学检查

(1)中央型:①发生部位:多位于长骨干骺端骨髓腔,但可延伸至骨干及关节面。其次为骨盆及肩胛骨;②影像表现:一般表现为边界较清楚的轻度膨胀性骨质破坏,X 线片、CT 上瘤内可见斑点状、环形或不规则形的高密度钙化影,骨皮质破坏、变薄,病变进一步发展可穿破骨皮质形成软组织肿块。骨膜新生骨相对少见。增强扫描肿瘤不同程度强化。在 MRI 上,肿瘤由于软骨基质含水分较多,故在 T_1WI 上主要呈低信号,在 T_2WI 上呈高信号。肿瘤实质常被纤维隔膜分为数叶,纤维隔膜呈弧形或不规则条状,T_1WI 呈低信号,T_2WI 呈中等偏低信号。部分病例可发生黏液变性或出现小囊,亦可出血、坏死。增强扫描,肿瘤可呈周边及间隔强化,而中心不强化或缓慢强化。MRI 可显示瘤周水肿,在脂肪抑制 T_2WI 或 STIR 序列上最容易显示。

(2)周围型:多数由骨软骨瘤恶变而来。典型表现为原骨软骨瘤的软骨帽增厚,而且厚薄不均匀,或软骨帽破坏、软组织肿块形成,直至破坏其原有的骨性基底甚至母体骨。CT 或 MRI 显示更清楚。

3.治疗

软骨肉瘤应早期手术彻底清除。由于软骨肉瘤的发生部位及倾向于低度恶性的特点,适合行根治性切除大块植骨术及假体置入等保肢手术。辅助化疗对软骨肉瘤无效。

八、骨转移瘤

(一)概述

恶性肿瘤骨转移是临床上较为常见的疾病,随着抗癌治疗方法的不断改进,晚期癌症患者生存时间的不断延长,恶性肿瘤患者出现骨转移及其骨骼并发症的风险也随之明显增加。恶性肿瘤骨转移时常导致出现一些其他临床并发症。例如,骨折、骨疼痛、脊髓压迫及高钙血症等骨相关事件(SRE),当发现以上事件时,不仅影响了肿瘤患者的生活质量,同时也影响了患者的生存。骨转移的患者大部分属于晚期,但经过恰当的诊治后,仍可以明显地提高患者的生活质量和延长患者的生存时间,所以有着非常重要的意义。控制恶性肿瘤的骨转移病变,常常需要多种方法综合治疗。因此,深入认识恶性肿瘤骨转移病变,进行有效的综合治疗,是减少骨转移并发症,减少或避免骨相关事件,改善骨转移患者生活质量的重要策略。

恶性肿瘤的确切发生机制目前还不十分清楚。恶性肿瘤转移到骨骼并非随机发生的时间,也并不是仅由肿瘤大小及局部血流量决定的,骨转移的骨破坏也并非都是转移瘤细胞的直接破坏作用所致。恶性肿瘤细胞与骨髓细胞之间相互影响所致的复杂间接作用,在骨转移的骨破坏过程中起主导作用。目前,大多数学者同意,恶性肿瘤骨转移的形成及骨破坏损害的发生机制是由于癌细胞转移到骨并释放可溶介质,激活破骨细胞合成骨细胞。破骨细胞释放的细胞因子又进一步促进肿瘤细胞分泌骨溶解介质,从而形成恶性循环。

(二)影像学检查

1.放射性核素骨显像

包括全身骨平面及单光子发射计算机断层显像(SPECT),显像剂常用放射性核素^{99m}Tc-MDP。全身骨显像时,放射性示踪剂^{99m}Tc-MDP将吸附于骨的表面,骨骼摄取^{99m}Tc-MDP的量与局部成骨活性及血运有关,骨转移病灶的骨代谢旺盛及血运丰富,引起相应的放射性核素摄取增加,在骨扫描图像上表现为放射性核素浓聚。当直径>2mm,并且有代谢功能改变时,骨扫描即可检出。骨转移时大部分病灶呈放射性浓聚现象,但也有少部分骨质完全破坏时呈放射性稀疏现象。骨扫描对恶性肿瘤骨转移具有早期诊断的价值,一般的认为有5%~15%的局部骨代谢变化时即可以显示出来,骨扫描发现骨转移病灶比普通X线检查提早1~6个月。由于骨扫描检查的灵敏度高,性价比高,可以反映局部骨骼的血供、骨破坏及增生情况,所以,骨扫描作为临床上检查骨转移的首选方法,也曾经被认为是诊断标准。

放射性核素骨扫描敏感性高,但特异性只有66.7%。其他可以引起骨代谢异常的疾病,如创伤、炎症、骨关节炎、关节退行性改变等均可导致放射性核素局部浓聚,产生假阳性结果。所以,通常对全身骨显像阳性的部位再行X线片,CT扫描或MRI检查进一步证实。放射性核素骨扫描主要用于骨转移癌的筛查,该检查不但有助于确定骨转移的性质,而且还有助于确定骨转移的数量和范围,有助于临床治疗。

PET-CT扫描是正电子发射计算机断层显像(PET)与电子计算机体层摄像(CT)相结合的影像学技术。PET-CT是将功能代谢显像和解剖结构显像两个已经相当成熟的技术相融合,实现了PET、CT图像的同机融合。PET-CT图像既可以准确地对病灶进行定性,又能准确定位,其诊断性能及临床实用价值更高,是目前用于全身代谢显像扫描检查的金标准。PET-CT对大部分的恶性肿瘤骨转移有较高的灵敏度和特异性,但也有一些不足之处:①在显示前列腺癌和肾癌骨转移方面效果欠佳;②对单纯成骨型骨转移灵敏度下降,可能是成骨性病变含有的肿瘤细胞成分少,葡萄糖代谢活性较低所致;③对于颅骨的骨转移显像效果较差;④经济费用高。

2.X线检查

骨转移癌的普通X线检查影像特点:恶性肿瘤骨转移大多数表现为溶骨性骨破坏为主的影像,前列腺癌和甲状腺癌等少数骨转移为成骨性病变。骨破坏病灶区域的骨质边缘无明显骨膜反应;病理性骨折后,一般不形成骨痂;骨转移病灶很少超过关节软骨。溶骨性骨破坏早期为骨质疏松,然后在疏松的区域内出现针尖大小如虫蚀状的溶骨区,最后这些小的溶骨区互相融合形成大的骨质缺损,边界模糊不清。

X线片是确诊恶性肿瘤骨转移的主要方法,该方法可诊断溶骨性骨转移和成骨性骨转移。该方法对早期骨转移病变的诊断敏感性差,对于溶骨性病变来说,只有当骨小梁破坏达50%以上,并且直径达1.0~1.5cm时,才可能形成在X线片上可见的骨转移灶。X线片诊断骨转移虽敏感性低,但特异性较高,其所显示的特征有助于与其他病变或原发性骨肿瘤相鉴别。因此,X线片检查一般适用于有明显骨疼痛或病理性骨折等临床症状表现部位的检查,或用于全身骨显像异常的部位,用于进一步证实骨转移诊断评估检查。X线检查还可用于预测骨转移病灶发生病理性骨折的风险,当负重部位的骨皮质破坏长度>2.5cm,骨皮质破坏厚度达30%

以上时,发生病理性骨折的风险明显增高,需给予积极的治疗。

3.CT检查

在诊断的灵敏度、显示病变位置及周围软组织等方面,优于普通X线摄影检查。因此,CT对全身骨显像检查阳性而X线片检查结果阴性,有局部症状,疑有骨转移的患者较有价值。

溶骨型转移表现为松质骨或(和)皮质骨的低密度缺损区,边缘较清楚,无硬化,常伴有不太大的软组织肿块。成骨型转移为松质骨内斑点状、片状、棉团状或结节状边缘模糊的高密度灶,一般无软组织肿块,少有骨膜反应。混合型则兼有上述两型表现。

4.MRI检查

MRI具有以下几个特点:①可三维成像,定位准确;②检查范围比较广,对早期发现和准确诊断四肢、骨盆、脊柱的转移灶有独到的优点,它能显示出纵轴上的侵犯范围、髓腔内原发灶和转移灶,显示跳跃性转移灶;③直接显示受累血管情况,不需注射对比剂;④正常组织与转移瘤组织显示的对比度好;⑤骨髓破坏显示比较清楚;⑥对脊柱骨髓瘤、转移瘤和老年型骨质疏松的鉴别优于X线片、CT和骨扫描。MRI是确诊骨转移的主要方法,其灵敏度高于CT扫描或X线片检查,而且无放射性核素辐射影响,在某些方面可以取代骨扫描成为金标准,如核素扫描对弥散性和局灶性骨髓肿瘤以及高度溶骨性破坏的转移瘤可出现假阴性结果,包括乳腺癌的弥散性溶骨性破坏。因此,对核素骨扫描为阴性结果,但有局部骨肌症状的乳腺癌患者应进行MRI检查。大多数骨转移瘤在T_1WI为等或低信号,T_2WI为高信号。注射GD-DTPA呈中度增强。成骨型骨转移瘤在T_1WI和T_2WI上均为低信号。

(三)治疗

骨转移是恶性肿瘤的晚期病变,目前的抗癌治疗尚难以根治已发生骨转移的晚期癌症。因此,骨转移癌的治疗总的原则是以缓解症状,改善生活质量为主要目标。恶性肿瘤骨转移虽然都是肿瘤疾病的晚期,预后差,但是合理治疗对患者仍然有积极意义。

1.治疗目的

(1)缓解疼痛,恢复功能,改善生活质量:这是骨转移治疗最主要的目的,也是最容易达到的。

(2)预防或延缓骨相关事件的发生:骨相关事件包括骨疼痛加重或骨疼痛再发生;病理性骨折,包括椎体压缩或变形、脊髓压迫,骨转移灶因骨疼痛或防治骨折或防治脊髓压迫接受放射治疗、骨转移病灶进展恶化、高钙血症等。

(3)控制肿瘤进展,延长生存时间:恶性肿瘤病变本身是导致骨转移发生的根本原因,所以积极抗肿瘤治疗可以延长患者的生存时间,但并不是所有的患者都适宜,只有那些内脏没有转移的患者才适合积极的抗肿瘤治疗,否则不能行全身化疗。

2.治疗原则

(1)明确个体化治疗目标:了解每一个患者所患的肿瘤类型、患者自身的情况、其他脏器的情况、既往治疗情况、家庭经济情况等进行全面综合分析,判断与其可能实现的治疗目标。

(2)个体化综合治疗:当恶性肿瘤发生骨转移时,说明疾病已经到了晚期,根据我们的治疗目标不同而制订出综合治疗方案。其中包括:止痛药的应用、双磷酸盐的应用、放射治疗、外科手术、全身化疗、内分泌和分子靶向治疗、中医中药治疗、支持与康复治疗等。选择治疗方法时,应明确各种治疗手段的优势与不足,每种治疗方法可能获得的疗效和不良反应各不相同。在多种治疗方法联合治疗时,要根据病情安排好治疗的顺序,应注意各种治疗方法之间的相关影响及毒副反应相加的可能。在肿瘤的治疗中,应动态监测病情变化,包括原发肿瘤本身和骨转移的变化,以便根据病情随时调整治疗方案。对骨转移病变的疗效评估缺乏可靠的客观指标,它被列为不可测量的靶病灶,骨疼痛程度和骨相关事件发生率是目前评价骨转移治疗疗效的主要指标。

九、骨囊肿

1.概述

单纯性骨囊肿是髓内的、单房的骨囊肿,充盈着血清或血液样液体,房壁覆衬以厚度不同的膜。本病常见于儿童,男女发病比例为 3:1,好发于长骨,90%发生于肱骨近端、股骨近端和颈骨近端,骨盆和跟骨是年龄较大患者的好发部位。

2.影像学检查

骨囊肿 X 线检查常有明确表现。单房性囊肿呈一个圆形或卵圆形界限清晰、密度均匀的透亮区,其中无骨间隔。多房性者可见大的分房状现象,骨间隔大部分与长骨纵轴垂直。病变以沿骨长轴发展为主,常有轻度膨胀,但很少向周围膨胀。膨胀使骨皮质变薄,但不致破裂,亦无骨膜反应。骨囊肿常引起病理骨折。

CT 扫描对病灶部位及囊肿形态的判断有价值。病变一般呈圆形或卵圆形骨质缺损区,边缘清晰,无硬化,皮质缺损轻度膨胀变薄。病变内部为均匀一致的低密度,偶可见到骨间隔,使囊肿呈多房状。增强扫描,囊肿内部无强化。

MRI 表现:病变为圆形或椭圆形,边缘清楚,T_1WI 为中等信号,也可因病变内含的蛋白量而略有不同,T_2WI 为高信号。如合并病理骨折,可以观察到典型的骨膜下出血的 MRI 信号变化,即亚急性期 T_1WI、T_2WI 和 PWI 均呈高信号。

3.治疗

骨囊肿在发生病理性骨折后可被新生骨填塞而自行愈合。对于病变较小者可向骨囊肿内注射类固醇类药物,一般注射 2~3 次后即可达到治愈,恢复正常骨结构。对于较大的囊肿应采取手术方法,彻底刮除囊壁并植骨。对已骨折的病例按骨折处理的原则。

十、动脉瘤样骨囊肿

1.概述

动脉瘤性骨囊肿系骨的囊性良性病变,囊腔内充满血液,并且被结缔组织间隔分隔,间隔中含有纤维母细胞、破骨细胞型巨细胞和反应性编织骨。本病可以原发,也可以继发于囊性变的良性或恶性骨肿瘤。动脉瘤性骨囊肿可累及任何骨,长骨干骺端常见,特别是股骨、胫骨和肱骨,椎体附件也常见。

(1)本病常见于儿童,年龄中位数约为 13 岁,无性别倾向。

(2)最常见的症状是疼痛和肿胀,很少是继发性骨折引起。

(3)椎骨的病变可压迫脊髓和神经,出现相应症状。

2.影像学检查

(1)X 线表现:动脉瘤样骨囊肿在 X 线上分为骨内和骨外两型。骨内型病变又分为偏心性和中心性两种:偏心性病变是常见的类型,发生于长骨干骺端或骨干。病变为溶骨区,偏心性生长,外缘为吹泡状骨壳,骨内的内缘边缘较清晰,可有轻度硬化。在膨胀的边缘和骨皮质之间可出现层状骨膜反应,似 Codman 三角。在溶骨区内常见到间隔和骨嵴,形成蜂房状影像。当骺软骨板闭合后,病变可侵犯骨骺。脊椎的动脉瘤样骨囊肿常发生在椎板和棘突,病变呈吹泡状膨胀,突向椎旁软组织,也侵犯椎体,使椎体压缩,病变并可由一个椎体向另外椎体扩展。中心性病变常起源于长骨的干骺端和骨干,为溶骨性病变,位于干骺端和骨干的中心,呈卵圆形或梭形,使骨皮质膨胀、变薄。溶骨区内有蜂房状间隔或骨嵴。骨外动脉瘤样骨囊肿极少见,骨壳突向骨旁的软组织中,其下方的骨皮质被侵犯。血管造影可见输入动脉较正常粗大,囊肿内可出现斑片状影,后者系造影剂在囊内血管腔的停留,但肿瘤的周围血管并不增多。若发生动静脉瘘,则可较早地看到肿瘤静脉影。囊内斑片状影显示时间较长久,可一直到静脉期的终了。

(2)CT 表现:病变呈囊状膨胀性骨缺损,其内充满液体,密度均匀,无异常钙化,可见骨间隔。骨皮质变薄,骨骼膨大。增强扫描可见有粗大供血血管,囊肿内可显示斑片状明显强化影。动脉瘤样骨囊肿内常显示液—液平面,上方为水样低密度,下方为略高密度的血液。

(3)MRI 表现:病骨呈膨胀性、溶骨性破坏,其内部由许多大小不一、信号强度不等的囊组成,其周围以纤维间隔。从总体上讲,囊腔在 T_1WI 呈低信号,T_2WI 呈高信号,而间隔总是低信号。部分病例的囊腔在 T_2WI 上有液-液平面,液面之上部分呈高信号,液面以下部分呈低信号,分别反映了以液体为主以及含铁血黄素为主要成分的液面上下部。尽管液-液平面以及液面上下部信号相反也见于其他骨肿瘤,但于动脉瘤样骨囊肿有较规则的内部低信号间隔以及较薄的界限清楚的边缘。

3.治疗

本病治疗以手术为主,根据囊肿的部位和大小,肿瘤可采用刮除植骨或病灶刮除后骨水泥充填等方法进行处理。

十一、骨性纤维结构不良

(一)概述

骨性纤维结构不良是髓内良性的纤维性-骨性病变,可累及单骨或多骨。其特点是受累骨内松质骨被增生的纤维组织替代,并有不同程度的骨质化生,故也称骨纤维异常增生症。本病多发于青少年,可发生在单骨,也可是多骨性的,单骨病变为多骨病变的 6 倍。

1.单骨性纤维结构不良

最常见于股骨、胫骨和肋骨,且病灶位于骨的中心,不侵及骨骺。本病常无症状,少数患者有疼痛伴局部症状和畸形,最常见的并发症是病理性骨折。

2.多骨性纤维结构不良

病灶分布在不同的骨骼内,但好发于身体的一侧,常见于骨盆、长骨、颅骨和肋骨,股骨近端是常见的发生部位。一般来说,本病在骨骺成熟以前病灶的数量和大小都在进展,直至骨骺成熟;骨骺成熟后,只有 5% 的病灶继续增大。大部分的病例有症状,主要表现为疼痛、跛行或病理性骨折。

多骨性纤维结构不良伴有内分泌紊乱(如性早熟、肢端肥大症、甲状腺功能亢进症、甲状旁腺功能亢进症、Cushing 综合征)和皮肤色素沉着(牛奶咖啡样斑),称为 Albright－Mccune 综合征。

(二)影像学检查

1.X 线表现

(1)四肢躯干骨的 X 线表现:可分为囊状膨胀、磨玻璃样、丝瓜瓤样及虫蚀样四种主要表现。

囊状膨胀性改变:分单囊及多囊两种。大多表现为单囊膨胀性透亮区,边缘硬化而清晰,骨皮质菲薄,外缘光滑,内缘呈波浪形或稍毛糙。在囊内外常散在有条索状骨纹和斑点状致密影,此为本症的特征表现,常见于管状骨及肋骨。

磨玻璃样改变:正常骨纹消失,髓腔闭塞而形如磨玻璃状,常并发于囊状膨胀性改变之中,有时亦可见有粗大条状骨纹和钙化点贯穿交错。

丝瓜瓤样改变:骨膨胀增粗,皮质变薄甚至消失,骨小梁粗大而扭曲,颇似丝瓜瓤状。严重者病骨结构纤细,与正常骨质有清楚界限,常见于肋骨、股骨和肱骨。在长管状骨,常表现为呈纵轴方向分布的粗大骨纹,横行骨纹较少。

虫蚀样改变:表现为单发或多发的溶骨性破坏,边缘锐利如虫蚀样,有时酷似溶骨性转移瘤样破坏。

(2)颅面骨的表现:主要为外板和板障的骨质膨大、增厚和囊状改变。正常骨结构消失而呈现磨玻璃样或骨质明显硬化,有时可伴有不规则的粗大骨小梁或斑点状钙化影。颅骨内板一般较少受累。

2.CT 表现

主要有两种表现类型,即囊型和硬化型病变。囊型病变主要见于四肢骨,表现为囊状透光区,皮质变薄,骨干可有膨胀、囊内有磨玻璃样钙化。病变发展,囊状透光区可形成多囊,囊内有粗大的骨小梁,囊性病变周围有硬化。股骨和胫骨的病变可因负重而引起病变晚期变形。硬化型病变多见于颅面骨,也可侵犯颅底骨。骨硬化的特点是非一致性密度增高,在硬化区内有散在的颗粒状透亮区。颅骨穹窿的病变侵犯外板和板障,骨质膨大、增厚和囊状改变,呈磨玻璃样或硬化型改变。面骨主要侵犯上颌骨,硬化区波及颧骨及眶下缘,并占据上颌窦窦腔,使上颌窦闭塞,颧骨突出。

3.MRI 表现

病骨膨胀,多数情况下纤维组织较有特征,在 T_1WI、T_2WI 尚均呈中等信号,病灶边缘清楚。如果病灶内有囊性变、出血、软骨岛、残存的骨髓脂肪,则有散在的高信号,当病灶内全部囊变时,则表现为 T_1WI 为低信号,T_2WI 为高信号。

(三)治疗

单发性病变做刮除术加植骨术。多发性病变,应该防止患肢畸形,避免病理性骨折。对于畸形严重伴有功能障碍者可行截骨人工关节置换术。

第二节　骨关节发育畸形

一、先天性肩胛高位症

1.概述

先天性肩胛高位症是一种少见的先天性畸形,亦称肩胛骨高位畸形,又称 Sprengel 畸形。女孩发病率高,女:男为(3~4):1。左侧多见,1/3 的病例发生在两侧。两侧肩部不对称,患侧肩胛骨明显向上向前移位,出生时即可看到,随生长而进展。患侧肩胛骨比健侧高 1~12cm,平均 3~5cm。肩胛骨上角可达第 4 颈椎,下角位第 2 胸椎水平。患侧颈部比较饱满、颈短、肩颈线减少,弧度平坦。在锁骨上方可触及肩胛骨棘上部。患侧锁骨向外上倾斜,与水平线成 25°角。肩胛骨体积小,并沿其矢状面旋转,使上角向外、下角向内接近脊柱,可扪及肩椎骨,臂部上举时,肩胛骨向外和旋转活动受限。患侧肩部外展活动受限。肩肱关节被动活动范围正常。由于肩椎骨或肩胛骨和肋骨间纤维粘连,使肋间活动受限。肩胛骨外缘凹,棘上部分向前倾斜。肩部周围的肌肉,因纤维变性和发育不全,使肌力减弱,应常规检查各组肌肉以确定有无肌肉活动缺陷。

通过各种检查,以明确伴有的畸形。先天性脊柱侧弯和后突畸形;胸锁乳突肌挛缩性斜颈;胸廓畸形和肋骨缺如;Klippel—Feil 综合征。若两侧均有高肩胛,则颈部短而粗,两侧肩部外展受限,颈椎前突增加。

2.影像学检查

X 线片显示肩胛骨位置高和伴有的其他骨骼畸形。应摄两侧肩部前后位和肩部最大主动、被动外展位 X 线片,除显示肩胛骨位置高外,还可能观察到外展活动受限的程度。颈胸椎侧位片,可观察到肩胛骨的斜位和侧位像,证实肩椎骨存在。CT 亦可显示肩椎骨。

3.治疗

治疗高肩胛的目的是矫正畸形和改善肩部功能。新生儿期不需要治疗。婴儿和幼儿时期可采用保守疗法,每天进行主动锻炼和被动伸展,以便维持患侧肩部活动最大范围和增加缺陷肌肉动力的强度,因此,应特别强调主动和被动外展肩部的重要性。向下推压肩胛骨和内收肩部的被动活动、背部过度伸展运动、斜行和向上推压等手法治疗,其效果多不满意。由于肩部畸形和功能障碍严重,近 1/3 的儿童进行早期手术治疗。手术需选择病例行高肩胛矫形术。

二、先天性髋关节脱位

(一)概述

发育性髋关节脱位是 1992 年北美小儿矫形外科学会将先天性髋关节脱位(CDH)改名为发育性髋关节脱位或发育性髋关节发育不良(DDH)。随着研究的不断深入,越来越多的人认为该病除了先天因素之外,后天性因素起着重要的作用,而且是可以预防的。

早年认为原发性髋臼发育不良及关节韧带松弛症是髋关节脱位发病的重要原因,是与本病关系十分密切的两项因素。在临床上曾遇到复位后,创造了头臼同心的条件,大部分病例可在一定的时间内,髋臼发育不良获得恢复,而部分病例仍存在髋臼发育不良,这是否为原发性?

尚无结论。Wynne—Davies 观察 589 例先天性髋关节脱位,证明有严重髋臼发育异常的父母,他们的较多亲属患有先天性髋关节脱位,这是多基因遗传因素在本病发病中的作用。

(二)影像学检查

X 线检查是诊断先天性髋关节脱位的重要方法,典型改变:①髋臼顶发育不良,呈斜坡状,髋臼角增大(新生儿为 $30°$,1 岁后不应超过 $25°$,2 岁为 $20°$,成人为 $10°$);②股骨头向外上方移位;③股骨头骨化中心发育小、不规整和出现延迟。髋关节是否脱位常采用测量法来判断。最常采用的是将髋关节分为四个区(Perkin 方格即伯氏方格),正常股骨头应在内下区,在此分区以外即为脱位;其次为申通(Shenton)线:髋关节正位,闭孔上缘与股骨颈内缘的连线,正常为一光滑的圆曲线,髋脱位时此线不连续。CT 检查可明确显示髋臼发育浅,股骨头骨化中心小以及髋关节囊增大和关节间隙增宽等异常改变。

(三)治疗

根据年龄大小选择不同的治疗方法,年龄越小疗效越好,一般分为保守疗法和手术疗法。

1.保守治疗

特别年龄小,发育速度快,且可在一定的时间内恢复至正常状态。这表明复位后头臼互相刺激,按着生理和生物力学的规律各自生长发育,尤其关节运动更能促进髋关节的发育,其中股骨头较髋臼发育更快。基于这一原理,为取得理想复位,复位后维持髋关节稳定性至关重要。为了实现复位后髋关节稳定性必须具备以下条件:①选择一个维持髋关节稳定的姿势,传统的蛙式位是最理想的姿势,但它不利于股骨头的血液供应;②根据不同年龄选择固定支具、夹板或石膏,要求稳定、舒适、方便、便于尿便管理,最好使髋关节保持适当活动;③选择髋关节发育的最适宜的年龄,年龄越小越好,一般以 3 岁以下为宜,有学者统计失败率 2 岁以下为 8.5％,2～3 岁为 19％,3～4 岁高达 44％;④头臼比例相称,如比例失调则不能维持髋关节稳定性,甚至失败;⑤复位维持一定的时间,使其关节囊回缩至接近正常,去掉固定后可不再脱位,通常需 3～6 个月时间,年龄越小,固定时间相应越短。

2.手术治疗

(1)Salter 骨盆截骨术:Salter 手术除了使股骨复位之外,主要是使异常的髋臼方向变为正常的生理方向,相对增加了髋臼深度,使股骨头与髋臼达到同心。

(2)Pemberton 髋臼成形术:是通过髋臼上缘上 1～1.5cm 平行髋臼顶斜坡进行截骨,将髋臼端撬起向下改变髋臼顶的倾斜度,使髋臼充分包容股骨头,达到髋臼形成正常形态。

(3)股骨旋转截骨术及股骨短缩截骨术:股骨旋转截骨术适应于前倾角在 $45°$～$60°$者,应与上述手术同时进行,一般于小转子下截骨,通常用线锯,截骨后近截骨端内旋或远截骨端外旋,用 4 孔钢板固定,但要注意矫正不要过度。

股骨短缩截骨术,适于年龄偏大,Ⅲ度脱位,特别术前牵引未到位者,亦在小转子下截骨,短缩 2cm 左右也可同时矫正前倾角过大,然后也用 4 孔钢板固定。

三、先天性马蹄内翻足

1.概述

先天性马蹄内翻足是常见的一种先天畸形,其发病率约占 1‰,男孩为女孩的 2 倍,单侧稍多于双侧。马蹄内翻可单独存在,也可伴有其他畸形如多指、并指等。

本病的病因学尚无定论，其学说繁多。如遗传学说，据调查马蹄内翻足家族第一代亲属发病率为 2.9%，较正常人约高 25 倍。有的是常染色体显性遗传，如 6 号，11 号染色体换位，或 18 号中间缺失可能致病；原始骨基质发育异常，主要是距骨，如 Settle 解剖 52 个马蹄内翻足中 44 个有距骨畸形。Shapiro 对 9 例的马蹄足距骨组织学检查发现距骨骨化中心小、偏位，距骨头、颈有明显异常。但近年多有主张神经、肌肉病变的趋势，代表者 Handelsman 研究结果，小腿内后方肌肉中 I 型肌纤维增加、聚集，比例失调造成肌力不平衡，除肌肉分型外，神经纤维及运动终板退变和再生占 42.9%～54.6%，其超微结构出现肌纤维粗细不匀、肌丝缺乏、Z 线破坏等异常，还发现合并隐性骶椎裂者高达 78.3%，而进行肛门直肠测压均有异常，但这些变化是否为原发性尚难定论，骶髓有何变化不得而知。此外尚有足部软组织挛缩学说、血管异常学说、区域性生长紊乱以及宫内发育阻滞学说等，总之病因尚需深入研究。

生后出现单足或双足马蹄内翻畸形，即尖足，足跟小，跟骨内翻，前足内收，即各足趾向内偏斜，此外胫骨均合并内旋。从治疗效果分析分为松软型与僵硬型两类。

松软型表现为畸形较轻，足小，皮肤及肌腱不紧，可容易用手法矫正。也有人称为外因型，是宫内体位异常所致，但目前病因尚难定论。另一型为僵硬型，即表现严重，跖面可见一条深的横行皮肤皱褶，跟骨小，跟腱细而紧，呈现严重马蹄内翻、内收畸形，手法矫正困难，也有人称为内因型。

随年龄增长，畸形日趋严重，尤其在负重后，足背外侧缘常出现滑囊和胼胝。患侧小腿肌肉较健侧明显萎缩。

2.影像学检查

诊断先天性马蹄内翻足一般不需要 X 线检查。但确定内翻、马蹄的程度以及治疗后的客观评价，X 线片是不可缺少的。正常足的正位片上，距骨头经舟骨、楔骨与第一跖骨呈一直线，跟骨经骰骨与第 4 跖骨呈一直线，此两线之交叉角为 30°～35°；侧位摄片距骨与跟骨轴线交角为 30°。而马蹄内翻足正位片两线交角 10°～15°，侧位片跟距两线交角为 5°～10°。但新生儿 X 线片跟、距骨轮廓较圆，划线有一定困难。通常马蹄内翻足的患儿足部诸骨的骨化中心出现较晚，舟骨在 3 岁以后方可出现。

X 线检查应包括足的前后位片和侧位片，单侧畸形对侧也应同样摄片以作为对照。一般马蹄内翻足的跟距骨重叠，均朝向第 5 跖骨，舟骨向内移位与距骨关系失常。正常足 X 线跟骨与距骨分开，距骨头与第 1 跖骨呈一条直线，跟骨则朝向第 4、第 5 跖骨。

3.治疗

先天性马蹄内翻足应早期治疗，原则上松软型以保守治疗为主，一般生后 1 个月开始治疗。而僵硬型以手术治疗为主，通常于生后 6 个月开始治疗。

四、环枕融合

1.概述

寰椎枕骨先天性融合，又称寰椎（第一颈椎）枕骨化，或枕颈融合，均指寰椎与枕骨基底间发生的部分或完全的融合，为少见的先天性骨关节畸形，其预后好坏差异甚大，有的终生毫无症状，有的可因神经受损而致死。影响预后的因素与伴发畸形的危害性以及是否得到良好监护、恰当的治疗有关。

多数病例与 Klippel—Feilsyndrome 有极为相似的外观表现即短颈、低发际、颈部活动受限、斜颈的表现，有的尚伴高肩脚，脊柱后突、侧弯及其他系统的先天性畸形。

神经系统的症状和体征多在成年后出现，童年期出现症状者，常常发生在轻微外伤后。迟发的神经症状以及缓慢加重的临床特点，正说明神经损害不在寰枕融合处。由于寰枕关节的融合，增加了寰枢关节劳损机会，因而造成该关节的不稳定，文献报道其中 50％ 最终产生寰枢椎脱位以及相应的神经症状，如渐进性发生、发展的锥体束受损致四肢痉挛性瘫痪、腱反射亢进、肌力减弱、步态不稳，以及脊髓受压的其他症状。病变进一步发展，脱位的枢椎齿突逐步升高并相对后移，甚至进入枕骨大孔引起脑干受压症状，椎动脉不完全性或完全受压症状如昏厥、眩晕、共济失调、眼球震颤、复视、语言及吞咽困难等。

2.影像学检查

临床表现并无特异性，影像学检查是诊断的主要依据，可见分辨寰椎和枕骨是全部融合或是部分融合，部分融合还可分为前弓、后弓和侧块与枕骨融合。

其中伸屈位的颈枕部侧位可见枕寰关节融合，齿状突升高相对后移，颅底凹陷和寰枕半脱位等从而确定诊断。普通 X 射线颈枕部正侧位照片仅提供诊断参考。CT 或 MRI 检查，特别是多层螺旋 CT 扫描后的二维重组成像对诊断尤为重要。

3.治疗

无任何神经症状者其处理原则与颅底凹陷完全相同，出现神经受压症状者，如确诊为继发性寰枢椎脱位所致，可试行牵引复位，但奏效者往往不多，宜行后路减压及枕颈融合术。

五、颈椎融合

1.概述

先天性颈椎融合是少见的先天畸形，由于缺乏大量正常人颈椎 X 线资料，因此，真正的发病率尚不清楚，近年来国内报道有逐渐增多的趋势，说明本病并非很少见。1912 年由 Klippel 和 Feil 首先介绍。由于多节段颈椎融合，可形成短颈畸形，所以本病又称短颈畸形，但短颈畸形并不见于所有病例，也不能反映本畸形的本质，使用先天性颈椎融合这一诊断名称则更符合实际。

临床表现随融合颈椎的数目、部位、程度及伴发畸形而异，常见表现有以下几种。

(1)颈部外观畸形：颈部短、后发际线低、颈部活动受限为典型三联征，但同时具有以上三种征象者不到 50％。短颈畸形仅见于多颈椎融合患者，少于三节段的融合或下颈椎的融合者多无上述表现，如发生颈部活动受限多表现为旋转、侧弯受限，而伸屈活动较好。此外斜颈、翼状颈蹼、面部不对称也可见于部分病例。

(2)神经症状：除寰枢关节直接受累外，所有神经损害不在颈椎融合段而在紧邻融合区上下的未融合段。产生神经症状的常见原因，对儿童病例而言，是不融合节段颈椎的不稳定性所致，如 $C_2 \sim C_3$ 先天性融合，$C_1 \sim C_2$ 代偿性活动增加，应力集中于此，关节间过度磨损发生 $C_1 \sim C_2$ 不稳定、半脱位、脱位最终导致脊髓受压。文献报道，这种潜在性进行性病理改变，可在轻微外伤后突然出现神经受损甚至死亡。对成人病例而言，未融合段的退变性改变，如颈椎增生或椎管狭窄也是产生神经症状的原因。

所幸的是多数患者在成年后才发生神经症状，约半数患者无神经症状。如出现脊髓受压时,可有不同程度的表现,从轻度肌痉挛、反射亢进、肌萎缩到突然完全性四肢瘫痪。此外,未融合段颈椎退变,可发生神经根受压症状。

(3)伴发畸形:先天性颈椎融合常与其他多种畸形相伴发生,除了许多可见的外观畸形外,还有许多潜在的各器官系统的严重畸形,这些畸形的存在对生命的威胁有时超过颈椎融合病本身。常见的畸形依次为高肩胛、翼状肩、脊柱侧弯后突、腭裂、上下肢发育不全等。

较重要的畸形为:①伴发寰枕融合时更易发生脊髓、脑干受压,椎动脉供血不足症;②进行性发展的颈胸段脊柱侧弯,因胸腔容量减少,肺受压可致严重肺功能损害;③先天性肋骨融合,肋椎关节畸形,腰椎性侏儒,可因呼吸衰竭而致死;④文献报道,超过 1/3 的患者伴发严重泌尿生殖系统畸形,如单侧肾缺乏、输尿管异位、梗阻、扩张、肾盂积水等各种肾脏疾病,有的最终可导致肾衰竭、尿毒症,需接受肾移植以维持生命;⑤心脏异常表现为室间隔缺损、动脉导管未闭、主动脉错位、异位心等;⑥听力受损有报道超过 30%,因此对患儿进行听力检测甚为重要,对早发现早治疗极为有利;⑦联动运动是不随意的手部对称性活动,多见于儿童,随着年龄增加而逐渐减少,至成人即可消失。

2.影像学检查

对颈椎融合病变,通常采用 X 线检查即可发现,但当颈部存在固定畸形使颈椎阴影与枕骨和下颌骨阴影重叠而致影像模糊不清时,可借助伸屈位的颈椎正侧位 X 线片确定诊断。

颈椎融合的部位可局限于两个或两个以上的多个颈椎,融合的范围可局限于椎体间,也可以是椎弓、椎板甚至棘突间的融合。最好发的融合部位是 $C_2 \sim C_3$,最多见的融合节段为两节,椎体及其所有附件的同时融合比单纯椎体融合多见。虽然多个椎体融合在一起,但其总高度不变,与正常一样。对于未融合的颈椎节段 X 线片上,可发现紧邻融合段上下部位椎间关节不稳定,呈半脱位甚至脱位的继发改变,随年龄增长,还可见进行性加重的颈椎退行性变,如椎管狭窄、椎体缘增生。

3.治疗

无颈部外观畸形,无神经受损者一般不需治疗,但应列为长期随访观察对象,注意防止颈部外伤,避免参加颈部活动较多的一切运动,对于 $C_2 \sim C_3$ 融合的病例要特别注意是否发生慢性 $C_1 \sim C_2$ 脱位的征象,一旦发现应尽早治疗。

对颈部外观畸形患者可行胸锁乳突肌、斜方肌、颈部筋膜松解术以及皮肤的"Z"形整形术,改善颈膜、斜颈等外观畸形,增加颈部活动度。

出现神经损害时尤其可能存在的许多潜在器官的严重畸形,应力争早发现,尽早进行相应治疗,以最大限度减少对健康及生命的威胁。

六、脊柱侧弯

(一)先天性脊柱侧弯

1.概述

本病可偶然发现。多数病例是在生后已有较为明显的畸形,且进展较快。患者时常保守疗法无效而需手术治疗。畸形重而年龄过小的每因推迟手术而致侧弯迅速加重。脊柱不仅弯曲而且短缩。在决定手术前是想先做短段植骨融合,争取不影响日后的生长;还是行长段融合,不顾及若干有生长潜力的椎体而争取制止畸形的恶化,经常需要在两者之间选择。为此,主要问题是对不同的患儿分别预测其发展快慢,准确地对畸形进行分类。这不但有助于预测畸形发展急缓而且能找出合理的治疗方案。还应尽早查出并发的其他畸形并给以恰当的治疗。另外,选定合适的手术时间以争取脊柱发挥其生长潜力也是非常重要的。

2.影像学检查

侧突多发生在胸椎上部,其次为胸腰段。侧突一般呈"S"形,有三个弯曲,中间的一个为原发侧突,上下两个为代偿侧弯,原发侧弯部位的椎间隙左右不等宽,凸侧宽凹侧窄。病程较久者可发生椎间盘退行性改变。若有脊柱扭转,凸例椎弓根向内移位,凹侧多显影不清,甚至消失,棘突亦向凹侧移位。

3.治疗

(1)原位融合限制弧度发展:细心显露棘突、椎板至横突,每步均很重要。术中有时需拍 X 线照片以确定部位。一定要完全显露凸侧的椎板和横突,融合后才能发挥限制局部生长作用。但目前还缺少长期观察疗效的病例。视野中的关节小面均应切除。对椎板和横突的骨皮质切除尚有不同的意见。尤其是行椎板下钢丝矫正的患儿去骨皮质可能削弱椎板而影响矫正力量。切除关节小面后的缝隙应同样植骨融合。年龄越小,植骨取材越受限制。冰冻骨、脱钙骨以及复合 BMP 的人工煅烧骨均可考虑与自体骨联合应用,以解决供骨少的问题。3 岁以上的患儿均能顺利地从髂骨取骨。3 岁以下患儿宜在植骨术后半年行二次探查手术,以明确植骨是否完全成功。

(2)Harrington 器械矫正加脊柱融合术:此手术较石膏矫正法平均能多矫正 22°。术前一定要除外椎管内病变。术中要监测脊髓功能。畸形严重的在术前要先用牵引等方法矫正部分弧度。然后行后方器械矫正加后方融术。原则上手术争取躯干平衡较矫正弧度更为重要。在显露阶段要注意有无椎板裂,切勿损伤脊髓。这类手术对 8 岁以上的小儿来说尚属安全。

(3)Luque 法和椎板下钢丝固定:对幼儿,Leatherman 行 Luque 手术而暂不行脊柱融合。Winter 报道用 Luque 法同时融合。因固定的局部可能有椎管狭窄,术前宜先行 CT 检查。为防杠转动,设计"U"形杠,以预防皮肤穿破。

(4)前方椎体楔形切除,二期后方矫正和融合:两期之间用骨牵引双向缓慢矫正。切除弧度顶,数个椎间盘较切除椎体出血少,同样能达到前方松解的效果。二期后方矫正的同时要切除后方残存的骨桥使前方楔形空隙靠拢才能更好地用器械矫正畸形。最后要行脊柱融合术。

(5)对伴脊柱前突的侧弯应行前后方一期融合:前方经肋间入路达弧度的顶部。先切除凸侧的椎间盘和软骨板,植骨融合。脊柱前突严重的宜切除全部椎间盘。最后再做后方切口行脊柱融合术。

(二)先天性脊柱后突

1.概述

先天性脊柱后突是指一个以上的椎体发育畸形造成的脊柱矢状面的角度变形。后突可为单纯骨性异常,也可并发神经组织缺陷(脊髓脊膜膨出)或遗传性和代谢性疾病(软骨发育异常)。先天性脊柱后突的治疗不但要从力学和解剖学角度衡量,也要从临床方面考虑。应强调先天性脊柱后突若不加以治疗,畸形一定会不断加重,有心肺功能受损,甚至发生截瘫和死亡。若及早手术可以避免风险大、难度高的手术。

2.影像学检查

脊柱后突丧失稳定性可分为急性和潜在性两种。诊断急性脊柱不稳定可借伸屈的侧位动态 X 线检查。通过 X 线片确定有无邻近椎体间的异常活动。所谓潜在性的脊柱不稳定，是指晚期而不易查出的，此种不稳定的危险性与急性者相同。动态 X 线片上虽无异常活动，但与先天性脊柱脱位一样，轻微外伤可突然产生神经症状。晚期不稳定的患者的 X 线片上可见局部椎体前方有一间隙——前方缺损的"空白区"，其中为纤维组织填充，后缘多呈阶梯状。同时，后方附件（关节突间关节、棘突、椎弓根等）也有缺陷。

3.治疗

继发于椎体畸形的脊柱后突宜用手术治疗。术前应给患者做全面系统检查，包括心肺功能测定，有无并发畸形（内脏和泌尿系统）以及神经管缺陷（Arnold-Chiari 终丝约束）等。若有上述问题都要在手术时间和方法上加以考虑。对脊柱自身的畸形应拍正、侧位 X 线片。以了解局部变化和力线异常改变的程度。

预先考虑脊柱融合的后果是必要的。融合的长度主要视年龄而定。患者年龄小，生长潜力大，融合范围要短，借助生长代偿求得平衡。大范围的融合最好争取到成年后施行。前方融合包括各畸形的椎体，使融合尽量接近侧面观的负重力线。融合腰椎最好要保留 1～2 个有活动的椎间盘，如此可借腰椎前突平衡上方的后突畸形。

七、椎弓峡部不连及脊椎滑脱

（一）概述

腰椎峡部裂是指腰椎一侧或两侧椎弓上下关节突之间的峡部有骨质缺损，失去连续性，又称椎弓峡部裂或峡部不连。多年来，该词命名较混乱，如腰椎崩裂、脊椎崩裂、椎弓不连、椎弓根裂、椎弓根不连等，近年来，多趋向应用腰椎峡部裂或椎弓峡部裂等名称，能确切表达病变的解剖部位及病理改变，以利进行交流。

脊柱滑脱是指因椎体间连接异常而发生的上位椎体与下位椎体表面部分或全部的滑移，也即某个脊椎在其下位脊椎上向前滑动产生的病理过程，脊椎滑脱可伴有或不伴有峡部裂。腰椎滑脱好发于 L_4、L_5 椎体，约为 95%，其中 L_5 椎体的发生率为 82%～90%。其他腰椎少见，偶尔也发生于颈椎和胸椎。一些外伤性滑脱和退行性滑脱可多节段同时发生，甚至出现后移位滑脱。但椎弓峡部裂并不都伴有滑脱，只有发生患椎向前移位才称脊椎滑脱或真性脊椎滑脱。若无峡部崩裂，而因椎间盘退行性改变或关节突间关系改变所致的滑脱称为假性滑脱，亦称退变性滑脱，多发生在 L_3～L_4。

腰椎峡部不连患者开始时常无症状，多在无意中经 X 线检查被发现。一般患者在 20～30 岁时症状缓慢出现。开始时有下腰痛或同时有腰腿痛，多为间歇性钝痛，有时为持续性的，在正中或偏一侧，较深在。一般症状并不严重，也不影响日常生活，患者能从事一般劳动。站立、行走或弯腰时可引发症状，过度活动或负重时症状加重。严重的腰椎滑脱可出现间歇性跛行和明显的下肢神经根放射痛，卧床休息时疼痛减轻或消失。

患者有显著的腰椎前凸、臀部后凸、躯干前倾和变短、腹部下垂等，因此下腰部凹陷，脊柱后下部的弧形曲线消失。患者跛行或走路时左右摇摆，弯腰活动受限，前屈尤其受限。女性患者因骨盆变得扁平，腰椎至耻骨联合距离缩短，分娩时可造成难产。很多患者同时有坐骨神经痛,最初痛点位于大腿或臀部,向骶骨部及小腿放射,但一般无感觉、运动异常,膝、跟腱反射正常。部分患者可同时存在椎间盘纤维环破裂,有神经根受压表现者,下肢相应的神经根支配区放射痛和皮肤感觉麻木,弯腰活动受限;直腿抬高试验阳性,膝、跟腱反射减弱或消失。

脊椎滑脱患者,如椎体前移较多,可出现马尾神经牵拉和挤压症状。患者鞍区麻木,大小便失禁,下肢某些肌肉软弱或麻痹,甚至发生不全瘫痪。少数患者因马尾神经受刺激,可引起股后肌紧张,患者向前弯腰困难,直腿抬高严重受限。触诊时,特别是当患者极度向前弯腰时,患椎棘突明显向后突出,并有压痛;其上一椎骨的棘突则向前滑移,患椎的棘突向左右移动度增大,后伸受限并有腰痛是此病的特征之一。

(二)影像学检查

1.X线检查

椎弓峡部不连及脊椎滑脱的诊断主要依靠 X 线检查。X 线检查一般应拍腰骶椎的正位片、侧位片及左、右 35°～40°的斜位片。

(1)正位片:一般不易显示病变区,偶尔见椎弓根影下有一密度减低的斜行的或水平的裂隙,多为两侧性,其宽度约 2mm。如有明显滑脱,滑脱的椎体高度减低,倾斜及下滑,其下缘常模糊不清,局部密度加深,与两侧横突及骶椎阴影相重叠,称为 Brailsford 弓形线,犹如倒悬的钢盔。其棘突向上翘起,也可与下位椎体之棘突相抵触,与上部腰椎之棘突不在同一直线。

(2)侧位片:对于腰椎峡部崩裂和腰椎滑脱的诊断有重要意义,是腰椎滑脱测量的主要手段。在多数此类患者的 X 线片上,可见到椎弓根后下方有一个由后上方伸向前下方的透明裂隙,其密度与滑脱程度有关,滑脱越明显,裂隙越清楚。在有些患者的此类 X 线片上看不到裂隙,但其峡部细长。由于滑脱椎体不稳,活动度增大,患椎下方之椎间隙变窄,相邻椎体边缘骨质硬化或有唇状增生。还应注意是否有骶椎的先天性或发育不良改变,如骶骨前上缘钝圆、骶椎小关节发育不全或缺如等。有时滑脱椎体会呈楔形变。

脊椎滑脱程度差别很大,大部分病例较为轻微,只有数毫米,但超过 1cm 者也不少,严重者甚至椎体完全滑脱至下一椎体的前面而非在其顶部。

(3)左、右斜位片:当根据正、侧位 X 线片不能确诊时,采用 35°～40°斜位片可清晰显示裂隙。正常脊椎 X 线斜位片上可看到相邻椎体之间有形似小狗的轮廓,狗脖子处即峡部。狗鼻为同侧横突,狗眼为椎弓根切面图像,狗耳为上关节突,狗颈为上下关节突之间部即峡部,前后腿为同侧和对侧的下关节突,狗身为椎弓。如果发生峡部裂,则 X 线侧位片上表现为狗脖子断裂。犹似犬颈系一项圈,其前下方常位于骶骨上关节突顶点上数毫米,偶尔可位于顶点的稍前方。当然,CT 和 MRI 检查对于峡部裂有更确定的意义。因为普通 X 线是二维结构,而这两者则是三维结构,能进一步反映人体组织的状态。

(4)特殊位 X 线片:除以上投照位置外,特殊情况下,尚可采用下述投照位置。①前后角度位:X 线中心线向头侧偏 35°。在此位置下 L_5 椎体移向上方,并使下关节突伸长,关节面落在椎间隙中,易显示缺损,同时易于区别关节突关节间隙所造成的假缺损现象。②应力位:过度前屈侧位可使缺损间隙分离。对比脊椎过度屈曲和过度伸展姿势下拍摄的侧位 X 线片,可以判断腰骶滑移的活动性。患者仰卧在过伸支架上,纵向牵引下照片,也有利于判断其活动性。③直立侧位:特别是两手持重物时可加重滑脱程度。

(5)移位程度的 X 线测量:正常的 L₅ 与 S₁ 构成一条连续弧线。

Meyeding 将骶骨上关节面分为四等份,根据 L₅ 在骶骨上向前移位程度,将脊椎滑脱分为Ⅳ度,向前滑移 0~25% 为Ⅰ度;滑移 25%~50% 者为Ⅱ度;滑移 50%~75% 者为Ⅲ度;滑移大于 75% 者为Ⅳ度。对正常人体自骶骨上面前缘画一垂线,L₅ 椎体前下缘应在此线之后 1~8mm;如有脊椎滑脱,则 L₅ 椎体前下缘位于此线上或在其前方,此线称为 U11-mann 线或Garland 征。

自椎骨棘突至椎体前缘中点画一直线,即代表椎骨的前后径。在真性脊椎滑脱患者,因其已有椎体前移,患椎棘突与其下部椎骨关系保持不变,故此径增长;在假性脊椎滑脱患者,因椎体与棘突同时前移,故此径不变。借此可以区别真性脊椎滑脱和假性脊椎滑脱。

Mesehan 根据两条连线的相互关系测定腰椎的滑脱程度。第 1 条为自骶骨后上缘与 L₄后下缘之间所做的连线。第 2 条为自 L₅ 后下缘与其后上缘之间所做的连线。正常人体,两条连线相交点应在 L₄ 以下,其相交角度不超过 2°,如两线平行,其距离不超过 3mm。相交角度为 3°~10°,平行距离 4~10mm 为轻度滑脱;相交角度为 11°~20°,平行距离 1.1~20mm 为中度滑脱;相交角度大于 20°,平行距离超过 20mm 为重度滑脱。

2.腰部 CT 扫描

峡部裂在解剖上是一斜行,水平或略向前凸的弧形裂隙。CT 可以良好显示峡部裂的解剖结构特点,表现为椎弓峡部骨质缺损,即位于椎弓关节间部的不规则裂隙,多数左右不等宽,裂隙宽度大小也不一。峡部裂并脊椎滑脱时 CT 表现主要有以下几个表现:①椎管前后径延长,在显示峡部裂的层面,椎管前后径明显延长,且椎管前后径与滑脱程度呈正比,椎管前后径延长的直接原因是椎体前滑脱的结果;②终板的双重轮廓征:滑脱椎体的下终板与下方椎体的上终板显示于同一层面,但两者位置一前一后,椎终板的双轮廓征,是脊柱滑脱的典型征象,其形成机制可归于部分容积效应范畴;③椎间盘于相邻椎体层面以相反方向超出椎体边缘:即椎间盘对称性地超出滑脱椎体后缘和下方椎体前缘,两者形态相似,方向相反,脊柱滑脱时的椎间盘在滑脱椎体层面椎间盘向后方突出,而在下方椎体层面则向椎体前方突出。

3.MRI 检查

磁共振对于检测峡部裂及滑脱水平相邻椎间盘的早期蜕变疾病很有价值;还能显示整个腰骶椎的椎管和神经,并且能显示椎间盘突出、退变性脊柱炎或其他病变引起的椎管中央受压情况。骨性缺损在矢状面呈后上-前下走行,横断面里斜行、水平或略向前凸,其 T₁WI 信号强度低于椎弓髓质骨,高于或等于皮质骨;T₂WI 信号较髓质骨低或高。椎弓断端骨面边缘不规整,多呈锯齿状改变,骨性缺损在矢状面 T₁ 则显示最清楚,在横断面图像应与正常椎小关节鉴别。腰椎下部裂合并脊柱滑脱时,椎体前滑,棘突留在原位不动,因而造成椎管前后径增大,滑脱椎体棘突根部与硬膜囊之间的脂肪间隙增宽等改变。横断面扫描硬膜囊的前后径多明显大于左右径,而矢状面扫描硬膜囊的形态改变多不明显,而这可能与横断面扫描线的方位与硬膜囊不垂直有关。退行性腰椎滑脱好发于 L₄,也可出现与本病类似的某些征象(如脊椎滑脱、椎间盘及椎间孔变形等),但椎弓根完整,不出现骨性缺损,椎管的前后径不会增大,病变椎体棘突根部与硬膜囊之间不会出现增宽的脂肪间隙,且该病发病年龄较高,两者一般不难鉴别。由于 MRI 扫描范围广,可多方位成像。通过对矢状面图像的观察,可直观地显示椎弓上下关节突的形态,除非合并明显的骨质增生,椎弓有无骨性缺损一般易于分辨,MRI 对椎管、椎间孔、侧隐窝等结构亦能良好显示,观察神经受压情况优于 CT。MRI 扫描应采用 4mm 以下的薄层扫描,以避免部分容积效应所带来的假象。

4.椎管、椎间盘造影

某些脊椎滑脱伴有马尾神经压迫症状者,有时还需要进行椎管造影。其指征为:①有明显的神经系统体征,或以坐骨神经痛为最突出症状者;②疼痛严重,但 X 线照片所示椎弓峡部不连不明显及椎体滑脱不明显者。如滑脱部位硬膜管狭窄,则显影剂在前后侧呈齿状,有的还同时显现出椎间盘突出。

椎间盘造影用于显示椎体滑脱的程度及其与上位椎间盘变性的关系。在术前准备中应用多椎间盘造影来了解多节段椎间盘的变性和产生疼痛的可能性,这对于决定融合节段有帮助,显然比 MRI 更具创伤性,且可能有较高的假阳性率,但某些研究中发现椎间盘造影和 MRI 在评价椎间盘变性时有较高的一致性。若采用椎间盘造影,应注射几个椎间隙,包括病变以及正常椎间隙,以显示这些间隙与潜在病变间隙之间的差异。

(三)治疗

腰椎峡部裂和滑脱的治疗方法很多,至今仍存在争论。一般情况下,大多数患者可通过非手术治疗得以缓解,儿童和少年期脊柱滑脱小于 30% 者宜做定期观察,以了解进展情况。只有少数患者需手术治疗。治疗的根本目的是神经根减压解除疼痛,矫正畸形,加强脊柱稳定性。

第三节　骨关节化脓性感染

一、急性化脓性骨髓炎

1.概述

急性骨髓炎以骨质吸收、破坏为主。急性化脓性骨髓炎如脓液早期穿入骨膜下,再穿破皮肤,则骨质破坏较少;但脓肿常在髓腔蔓延,张力大,使骨营养血管闭塞或栓塞。如穿出骨皮质形成骨膜下脓肿后使大片骨膜剥离,使该部骨皮质失去来自骨膜的血液供应,严重影响骨的血液循环,造成骨坏死。其数量和大小,视缺血范围而定,甚至整个骨干坏死。由于骨膜剥离,骨膜深层成骨细胞受炎症刺激而生成大量新骨,包于死骨之外,形成包壳,代替病骨的支持作用,包壳上可有许多孔洞,通向伤口形成窦道,伤口长期不愈,成为慢性骨髓炎。

2.影像学检查

(1)X 线表现:①软组织肿胀:骨髓炎发病 7~10 天骨质改变不明显,主要表现为软组织肿胀、肌间脂肪间隙模糊、消失,皮下脂肪与肌肉间分界不清,皮下脂肪层内出现条纹状及网状阴影;②骨质破坏:发病早期可出现局限骨质疏松,后形成不规则的骨质破坏区,骨小梁模糊、消失,破坏区边缘模糊,以后破坏区可累及骨干大部或全部,骨皮质也可受累。骨破坏的同时可以出现骨质增生,表现为骨质破坏,周围骨质密度增高。骨破坏很少累及骺板或穿过关节软骨侵入关节;③死骨:表现为小片样或条样高密度致密影;④骨膜增生:骨皮质表面形成葱皮状、花边状、放射状致密影,可围绕骨干的大部或全部形成骨包壳。

(2)CT表现:所见基本上与X线一致,但CT更易发现骨内小的侵蚀破坏、小的死骨和骨周围软组织肿胀、脓肿,能早期发现骨膜下脓肿,但常难以发现薄层骨膜反应。

(3)MRI表现:MRI对骨和软组织的炎症高度敏感,超过X线摄影检查、CT及核素。对早期骨髓和软组织的充血水肿敏感,表现为T_2WI压脂像上的高信号;进展期:T_1WI,骨质破坏为低或中等信号,T_2WI,病灶的液体成分如脓液和出血为高信号,死骨为低信号,周围软组织呈高信号为水肿和脓液表现。骨膜反应为与骨皮质平行的线状高信号。增强后可见炎性病灶信号增强,坏死液化不强化,脓肿壁呈环状强化。

3.治疗

关键是早期诊断,早期控制感染防止炎症扩散。一旦形成脓肿,应及时切开减压引流,防止死骨形成,使病变在早期治愈。否则,易演变成慢性骨髓炎。

(1)全身支持疗法:高热期间,补液,注意水、电解质代谢和酸碱平衡。补充营养,必要时多次少量输新鲜血,以增强患者的机体抵抗力。补充维生素C、维生素B_1。

(2)联合应用抗菌药物:应首选针对金黄色葡萄球菌的有效抗生素,待细菌培养和药物敏感试验有结果时,再调整相应的抗生素。

(3)切开减压引流:这是防止病灶扩散和死骨形成的有效措施。如联合应用大剂量抗生素治疗2~3天不能控制炎症,诊断性穿刺抽出脓液或炎性液体,均应做局部钻孔或开窗进行减压引流。

(4)局部固定:用适当夹板或石膏托限制活动,抬高患肢,以防止畸形,减少疼痛和避免病理骨折。

二、慢性化脓性骨髓炎

1.概述

慢性化脓性骨髓炎是急性化脓性骨髓炎的延续,往往全身症状大多消失,只有在局部引流不畅时,才有全身症状表现,一般症状限于局部,往往顽固难治,甚至数年或数十年仍不能痊愈。目前,对大多数病例,通过妥善的计划治疗,短期内可以治愈。

在急性期中,经过及时、积极的治疗,多数病例可获得治愈,但仍有不少患者发生慢性骨髓炎。急性期的症状消失后,一般情况好转,但病变持续,转为慢性期。

由于死骨形成,较大死骨不能被吸收,成为异物及细菌的病灶,引起周围炎性反应及新骨增生,形成包壳,故骨质增厚粗糙。如形成窦道,常年不愈。如引流不畅,可引起全身症状。如细菌毒力较小或机体抵抗力较强,脓肿被包围在骨质内,呈局限性骨内脓肿,称布劳德脓肿(Brodie's abscess)。常发生在胫骨上下端,起病时一般无明显症状,仅于数月或数年后第一次发作时才有局部红肿和疼痛。例如,病变部骨质有较广泛增生,使髓腔消失,血循环较差,称硬化性骨髓炎(加利骨髓炎)。最常发生在股骨和胫骨,以间歇疼痛为主。

临床上进入慢性炎症期时,有局部肿胀,骨质增厚,表面粗糙,有压痛。如有窦道,伤口长期不愈,偶有小块死骨排出。有时伤口暂时愈合,但由于存在感染病灶,炎症扩散,可引起急性发作,有全身发冷发热,局部红肿,经切开引流,或自行穿破,或药物控制后,全身症状消失,局部炎症也逐渐消退,伤口愈合,如此反复发作。全身健康较差时,也易引起发作。

由于炎症反复发作、多处窦道对肢体功能影响较大,可有肌肉萎缩;如发生病理骨折,可有肢体短缩或成角畸形;如发病接近关节,多有关节挛缩或僵硬。

X线照片可显示死骨及大量较致密的新骨形成,有时有空腔,如系战伤,可有弹片存在。布劳德脓肿 X 线照片显示长骨干骺端有圆形稀疏区,脓肿周围骨质致密。加利骨髓炎骨质一般较粗大致密,无明显死骨,骨髓腔消失。

2.影像学检查

(1)X 线及 CT:主要表现为骨干增粗、髓腔变窄、骨质破坏、骨质增生硬化、骨膜增生、骨包壳和死骨、软组织肿胀。与急性期不同的显著特征为,骨外膜下大片死骨的形成、广泛的增生硬化、骨膜增生反应的明显增加、包壳、无效腔、瘘道。骨包壳是大块死骨干周围被剥离的骨膜形成的。慢性骨髓炎急性发作时,在邻近慢性病变部位出现急性骨髓炎的 X 线表现,如溶骨性破坏、新生骨膜反应、软组织弥散肿胀等。无效腔和死骨的消失是慢性骨髓炎愈合的征象。

(2)MRI:受侵骨髓因炎性渗出呈 T_1WI 低信号、T_2WI 高信号,正常骨髓、软组织与病变累及区的界限相当清楚,尤其是在 T_2WI 抑脂序列和 STIR 序列。增强扫描对于鉴别病变累及区及骨缺血、坏死有很大帮助,可鉴别急性和慢性化脓性骨髓炎。明显增厚的骨皮质 T_1WI、T_2WI 均为低信号。感染的肌肉 T_2WI 呈高信号,有强化。对无效腔、窦道的显示相当满意。

3.治疗

(1)全身治疗:手术前患者体质弱者,应增加营养,增强体质,为手术创造条件。手术前后使用有效的抗生素。

(2)手术原则:摘除死骨、异物,切除增生的瘢痕,清除肉芽和坏死组织,消灭无效腔,为愈合创造条件。根据不同的病情可选择不同手术方案,如病灶清除术、碟形手术(Orr 手术)、带蒂肌皮瓣转移术、病骨截除术等。

(3)药物应用:宜根据细菌培养及药物敏感试验,采用有效的抗菌药物。

三、化脓性脊柱炎

1.概述

化脓性脊柱炎较少见,占所有骨髓炎 4%。多发生于青壮年,男性多于女性,儿童与老人也可发病但甚少。发病部位以腰椎为最多,其次为胸椎、颈椎。病变主要侵犯椎体,也可侵犯椎间盘并向上下椎体扩散,少数同时侵犯附件或单发于附件。

一般由细菌经血循环传播引起,最常见的致病菌为金黄色葡萄球菌,其次为链球菌,白色葡萄球菌、绿脓杆菌等也可致病。其原发感染病灶可为疖痈、脓肿和泌尿生殖系统下段的感染,少数为外伤、椎间盘手术或腰椎穿刺等手术后感染所致,亦可由脊椎附近的软组织感染(如肾周围脓肿)蔓延而来。

起病急骤,尤其是儿童,出现持续寒战高热等脓毒败血症症状。往往在身体某些部位有感染病灶或手术后患者突感病变局部疼痛剧烈,脊柱活动困难,惧怕移动身体,不愿坐立和行走,被迫卧床。局部腰背肌痉挛、强直、肿胀、压痛明显,少数患者可在病变处出现畸形。可伴有贫血、食欲缺乏及体重减轻。

如病变累及神经根或交感神经,则可出现反射痛,出现直腿抬高试验阳性。病变严重者可压迫脊髓或马尾神经而引起瘫痪,尤其是颈椎化脓性骨髓炎患者,早期就可出现严重的脊髓损伤症状。瘫痪可在急性症状缓解后出现,甚至患者起床活动后出现。

部分病例可形成脓肿,但较结核少见,其部位及蔓延途径随病变部位而不同。颈腰部的脓肿显示于外表或自行破溃形成窦道,而位于胸椎者则不明显。病变在腰部的患者可有大腿前侧疼痛或有股后肌紧张。

对于部分患者,特别是老年患者,症状常不典型,发病可呈亚急性或慢性,全身或局部症状都较轻微,体温微升或可无发热,直腿抬高试验也常呈阴性。但白细胞总数明显增高,细菌血培养常为阳性。

2.影像学检查

(1)X线检查:根据 Waldvogel 和 Vasey 报道,在感染后的 2 周至 3 个月放射检查可以有所发现,X线显示受累的椎间隙变窄,椎体终板发生不规则的破坏或丧失正常的轮廓,终板软骨下骨的部分有缺损或椎体外形改变,椎体骨质硬化性增生肥大。有的在脊柱受累的部位可见椎旁软组织块。晚后期可发现椎体塌陷、节段性后突畸形以及最终僵直。上述系列改变早期可在感染后 2~8 周出现,晚期则在两年以后出现。

起病于椎体边缘者,早期椎体上下缘出现骨质密度减低区,逐渐发展为边界模糊的骨质破坏区,椎体同时受累,骨质硬化,常有明显骨桥形成,骨桥较宽而致密,呈拱形跨越两椎体之间,颇具特征。例如,椎间盘破坏严重,椎间隙完全消失,邻近的受累椎体在愈合过程中可融合为一体,但椎体高度仍可保持正常。在儿童,经过治疗,椎间隙可部分恢复,相邻椎体因在生长期有炎症,血运旺盛,可较正常增大。起病于椎体中央者,一般只累及一个椎体,最初只有骨质疏松,但逐渐向周围发展,当发展到一定程度时,可出现病理性压缩骨折,椎体被压缩成扁平或楔形。未侵及椎间盘时,椎间隙不狭窄。有时骨质逐渐增生硬化,可见椎体关节缘有骨刺形成。但发于椎弓及其附件者少见,早期 X 线表现为椎弓附件骨质疏松和破坏,晚期表现为边缘锐利的骨质增生和不规则的囊性透亮区,关节突关节亦可发生骨性融合。由于椎间盘手术引起的椎间隙感染,在 X 线上主要表现为早期相邻椎体关节面疏松、模糊、间隙略窄,继而骨质破坏、边缘粗糙、硬化、骨增生,最后间隙消失,发生骨融合。脊柱化脓性骨髓炎形成脓肿后,脓肿穿破骨膜,通过韧带间隙进入邻近软组织,形成椎旁软组织脓肿。在颈椎可见咽后壁软组织向前呈弧形突出;在胸椎表现为一侧或两侧椎旁肿胀,在腰椎则为腰大肌阴影模糊或膨隆。这种脓肿不如脊椎结核的脓肿明显,通常不发生钙化。

(2)CT:CT 增加了 X 线片观察范围。CT 可以比较容易观察到软组织肿胀、椎旁脓肿和椎管大小的变化。CT 所见与 X 线片观察所见相似,可以发现椎体软骨下骨溶解性缺损,终板破坏导致横断面出现不规则变化或多个孔洞,不规则的溶骨区附近出现硬化,椎间盘密度降低,呈扁平状,椎间盘周缘骨质破坏和硬膜及椎旁软组织肿胀的情况。椎管造影后 CT 能够更加清楚地显示脓肿和骨质碎片对神经组织的压迫情况,并有助于确认感染是否累及神经结构本身。

(3)MRI:高分辨率的 MRI 是诊断脊柱感染准确、快速的方法。MRI 可辨认正常的与感染的组织,对确认感染的全貌可能是最好的。但是,MRI 不能完全鉴别化脓性和非化脓性感染,也不能免去诊断性活检的需要。Modic、Masaryk 和 Plaushtek 等人报道了 37 例椎间隙感染的患者中，MRI 的敏感性为 96％，特异性为 92％，准确性为 94％。为检出感染必须做 T_1 与 T_2 两个矢状面加权扫描。T_1 加权像椎体和椎间隙的信号强度降低。但椎间盘与邻近受累椎体的边界不能辨别。在 T_2 加权像中椎间盘呈高信号，但椎体信号明显减低。硬膜囊周围及椎旁的软组织脓肿呈长 T_2 信号，因而能够清楚辨认。常常可辨椎旁组织感染延及硬膜组织的影像，所以不需要再做椎管造影。

（4）放射性核素扫描：放射性核素检查诊断脊柱感染也比较有效。这些技术包括：^{99m}Tc 骨扫描、^{67}Ga 扫描和 ^{111}In 标记的白细胞扫描。^{99m}Tc 骨扫描有三个基本相，即血管像、血池像和延迟静止成像。感染时，血池像可见扩散活性。延迟像可见扩散活性变成局灶性。这种显著反应可能持续数月。感染患者的骨同位素扫描总是阳性的，故对感染无特异性诊断价值。^{67}Ga 扫描是骨扫描检出骨髓炎的一种良好辅助手段。Modic 等人报道，对于感染者以 ^{99m}Tc 和 ^{67}Ga 扫描并用时，其敏感性为 90％，特异性为 100％，准确性为 94％。单独用 ^{67}Ga 扫描不如并用骨扫描和 ^{67}Ga 扫描确认感染更为准确。放射核素也不能确认感染菌种的类型。因为镓同位素在急性感染中衰减很快，用于记录临床进展是有用的。

^{111}In 白细胞扫描在诊断脓肿方面是很有用的，但是不能鉴别急性与慢性感染。曾报道在慢性感染中 ^{111}In 扫描呈假阴性。因为放射性核素可积聚于任何炎性或非感染性损害。放射性核素扫描时肿瘤、非感染性炎症常常发生假阳性结果。^{111}In 白细胞扫描的最大的优点是能与各种非感染病变鉴别。例如对在 MRI 和 CT 扫描图像上看似包块或脓肿腔的血肿和血清囊肿进行鉴别诊断。这种鉴别对术后判断有无潜在感染具有重要意义。

3.治疗

（1）早期联合应用大剂量抗生素，并根据细菌培养和药敏试验结果及时调整。静脉给药 1 个月后改为口服，直至症状消失、血沉恢复正常为止。加强支持疗法（营养、输液、输血、纠正水、电解质紊乱）。

（2）急性期应严格卧床，可根据情况选用石膏床或用石膏腰围固定。固定时间一般不应少于 3 个月或至血沉恢复正常为止。

（3）手术治：仅限于①神经症状进行性加重；②骨质破坏明显，脊柱畸形及不稳定；③有较大脓肿形成；④感染复发；⑤保守治疗无效。

四、化脓性关节炎

1.概述

化脓性关节炎是指关节的滑膜和它周围的组织由于化脓菌引起的炎症。儿童及青少年较多见，最常见于髋、膝关节，其次是踝、肘关节。85％以上的患者是由金黄色葡萄球菌及溶血性链球菌引起的。

常有外伤史或身体其他部位感染史。起病急，有全身不适，食欲缺乏，畏寒，发热可达 38.5～40℃等急性中毒症状。在婴儿期可表现腹泻、胃肠反应，体温亦不太高。关节疼、红肿、皮温增高、关节活动明显受限，患肢不能负重，关节半屈曲状态，肌肉张力高。由于不能行走，常由家人背着进诊室。深的、肌肉多、厚的关节，红肿可以不明显，但功能障碍同样明显。由于关节囊积液膨胀而囊腔扩大，加上强烈的肌肉痉挛，常发生病理性脱位或半脱位。其他表现：脉快而有力，白细胞及中性粒细胞增多，血沉快，C 反应蛋白阳性。关节穿刺出浆液性、血性、混浊或脓性液体。关节液内含大量白细胞和革兰阳性球菌。晚期表现为关节屈曲畸形,髋关节呈屈曲外旋外展畸形,关节僵直、肢体短缩。幼儿多见关节脱位。

2.影像学检查

(1)X线:早期,关节积液表现为关节囊肿胀、关节间隙增宽甚至脱位;关节周围炎性水肿表现为软组织增厚,密度增高,肌间隙模糊,局部骨质疏松。随着病情进展,出现以承重面为主的软骨下骨质破坏,关节间隙变窄,可继发病理性脱位;晚期多出现骨性强直,周围软组织也出现钙化。

(2)CT:表现大致同X线,但对相关病理改变显示更清楚。

(3)MRI:关节积液呈长 T_1 长 T_2 信号,若形成脓液,则 T_1WI 信号略增高。关节软骨信号减低,边缘模糊,厚薄不均或不连续。T_2WI 软骨下骨性关节面低信号带中断或大部消失;邻近骨髓水肿明显。合并干骺端骨髓炎时,可出现髓腔和骨膜下脓肿。若脓液穿破关节囊形成软组织脓肿,信号特点与关节内脓液相似。增强后可见脓肿壁及滑膜明显强化。

3.治疗

治疗原则是早期诊断,及时正确处理,以保全生命与肢体,尽量保持关节功能。

(1)全身治疗与急性化脓性骨髓炎相同。

(2)早期用足量有效抗生素。

(3)病灶清除术与关节切开引流术:如关节内抗生素治疗不能有效地控制炎症,或位置深的髋关节化脓性关节炎,应及时切开引流。

(4)恢复期处理:急性炎症消退后,如关节没有明显的破坏,可给予理疗,轻手法按摩,鼓励患者逐渐锻炼关节功能,促进关节功能的恢复。

(5)后遗症的处理:关节破坏严重或在治疗中未注意关节保持在功能位,关节遗留非功能位畸形。对这类患者,应行矫形手术,如肘关节可做关节成形术。手术时机:至少在炎症控制6个月以后施行。

第四节 骨关节结核

一、骨结核

1.概述

骨结核大多是由肺结核继发的,但也有患者没有肺结核病史,属于结核菌的隐匿性感染。结核菌核大多首先发生在肺部,在肺部感染后通过血液的传播可以到全身很多系统,可以导致骨骼系统结核、泌尿系统结核、消化系统结核等。中医认为骨痨是由于正气虚亏,筋骨伤损,蓄结瘀聚化为痰浊,流注骨骼关节而发。

本病多见于儿童和青少年。大多数患者年龄在30岁以下。10岁以下,特别是3~5岁的学龄儿童发病率最高。发病部位以短管状骨及长管状骨的骨骺、干骺端多见。

(1)功能障碍:通常患者的关节功能障碍比患部疼痛出现更早。为了减轻患部的疼痛,各关节常被迫处于特殊的位置,如肩关节下垂位、肘关节半屈曲位、髋关节屈曲位、踝关节足下垂位。颈椎结核常用两手托下颌,胸椎或腰椎结核者肌肉保护性痉挛,致使出现弯腰困难而小心蹲拾物等特有的姿势。

(2)肿胀:皮肤颜色通常表现正常,局部稍有热感。关节肿胀逐渐增大,肢体的肌肉萎缩。有的穿破皮肤形成窦道。寒性脓肿出现有助于骨结核的诊断。

(3)疼痛:初期局部疼痛多不明显。为了减轻疼痛,患部肌肉一直处于痉挛状态,借以起保护作用。当患者体位改变时,尤其是在夜间熟睡失去肌肉痉挛的保护时,疼痛更加明显,小儿常表现夜啼等。

2.影像学检查

(1)长骨结核:X线片和CT平扫常表现为骨骺和干骺端类圆形骨质破坏区,边缘较清楚,常跨骨骺与干骺端。邻近无明显骨质增生而可有骨质疏松,无或仅轻微骨膜反应。破坏区可见小沙粒状、碎屑状死骨。病变常侵入关节形成关节结核。如形成窦道或并发非特异性感染,可出现骨膜反应及骨质增生。CT增强扫描图像上,脓肿壁呈厚薄较均匀、边界较光滑的环形强化,中央脓腔不强化。MRI上脓腔呈T_1WI低信号,T_2WI高信号,增强后周围脓壁环形明显强化。

(2)短骨结核:好发于5岁以下儿童的四肢短骨骨干,常为多发,典型影像学表现为"骨气鼓",即骨干内囊状膨胀性破坏、皮质变薄、骨膜反应明显。

3.治疗

首先是支持疗法,要有充分的营养,如蛋白质、维生素,热量要够,充足的休息等。另外就是抗结核治疗,也就是化学治疗,给予各种抗结核的药物,需要坚持的时间比较长。当病情发展到严重的程度时,如出现脓肿、瘫痪等,要考虑手术治疗。

二、关节结核

(一)关节结核影像学概论

1.概述

关节结核为继发于肺结核或其他部位结核的并发症。可继发于骨骺、干骺端结核,为骨型关节结核,也可是细菌经血行先累及滑膜,为滑膜型结核。以滑膜型多见。在后期关节组织和骨质均有明显改变时,则无法分型。

多见于儿童和青年,常单发,好侵犯髋关节及膝关节,其他关节也可受累。起病比较缓慢,局部疼痛和肿胀,关节活动受限。时间长者可伴有相邻肌肉萎缩。关节结核在大体上滑膜充血明显,表面粗糙,常有纤维素性炎症渗出物或干酪样坏死物所被覆。镜下可分为两大类,即渗出型和增生型。前者见滑膜为大量巨噬细胞所浸润,后者见滑膜内有较多典型的结核结节形成。

2.影像学检查

(1)X线片

1)骨型关节结核:X线表现较为明显,即在骨骺、干骺端结核征象的基础上,又有关节周围软组织肿胀、关节间隙不对称性狭窄或关节骨质破坏等。诊断不难。

2)滑膜型关节结核:较常见,大多累及一个较大关节。以髋关节和膝关节常见,其次为肘、腕和踝关节。早期X线表现为关节囊和关节周围软组织肿胀,密度增高,关节间隙正常或增宽和骨质疏松。这些变化系因滑膜肿胀、增厚，形成肉芽组织和关节积液所致。持续数月到一年以上。因 X 线表现无特点，诊断较难。病变发展，滑膜肉芽组织逐渐侵犯软骨和关节面，首先累及承重轻、接触面小的边缘部分，造成关节向的虫蚀状骨质破坏。常上下骨面对称受累。由于病变首先侵犯滑膜，关节渗出液中又常缺少蛋白质溶解酶，关节软骨破坏出现较晚。因此，虽然已有明显关节面骨质破坏，而关节间隙变窄则较晚，与化脓性关节炎不同。待关节软骨破坏较多时，则关节间隙变窄。此时可发生半脱位。邻近骨骼骨质疏松明显，肌肉也萎缩变细。关节周围软组织常因干酪液化而形成冷性脓肿。有时穿破关节凹，形成瘘管。如继发化脓性感染，则可引起骨质增生硬化，从而改变结核以骨质破坏为主的 X 线特点。晚期，病变愈合，则骨质破坏停止发展，关节面骨质边缘变得锐利。骨质疏松也逐渐消失。严重病例，愈合后产生关节强直，多为纤维性强直，关节间隙变窄，但无骨小梁通过关节间隙。

（2）CT 检查：可见肿胀增厚的关节囊和关节周围软组织以及关节腔积液，骨性关节面毛糙有虫蚀样骨质缺损。关节周围的冷性脓肿表现为略低密度影，对比剂增强检查后其边缘可出现强化。

（3）MRI 检查：滑膜型关节结核早期可见关节周围软组织肿胀，肌间隙模糊。关节囊内大量积液，关节滑膜增厚呈 T_1WI 低信号、T_2WI 略高信号。病变进一步发展可见关节腔内肉芽组织在 T_1WI 为均匀低信号，T_2WI 呈等、高混合信号。关节软骨破坏表现为软骨不连续，碎裂或大部消失。关节面下骨破坏区内的肉芽组织信号特点与关节腔内肉芽组织相同，若为干酪坏死则 T_2WI 呈高信号。关节周围的结核性脓肿呈 T_1WI 低信号、T_2WI 高信号。在儿童，受累的骨髓和骺板表现为 T_1WI 低信号和 T_2WI 高信号影。注射对比剂后，充血肥厚的滑膜明显强化与不强化的囊内积液形成明显对比，在关节腔内和骨破坏区内的肉芽组织以及结核性脓肿的边缘亦明显强化。

3.影像诊断与鉴别诊断

本病应与化脓性关节炎鉴别。滑膜型关节结核多为慢性发展，骨质破坏一般见于关节面边缘，以后才累及承重部分。关节软骨破坏较晚，以致关节间隙变窄出现较晚，程度较轻。关节肿胀、密度增高，而邻近的骨骼与肌肉多有明显疏松和萎缩。这些表现均与急性化脓性关节炎明显不同。

（二）肩关节结核

1.概述

肩关节结核约占全身骨关节结核的 1%，青壮年多见，男性略多于女性。多从肱骨头的骨结核开始。基本病变是形成高破坏性的结核结节。结核菌在骨骺或滑膜内产生炎性结节，伴有骨质疏松和关节肿胀，局部进行性破坏，产生干酪样变化和液化，脓液可穿透关节周围软组织。病变侵犯关节软骨，最后形成的肉芽肿组织会使软骨剥脱。软骨下骨的骨小梁受侵犯会影响关节的负重功能，进而明显加快关节面的退变。病理检查会发现病变中心区有坏死组织和多核巨细胞。

临床表现分为全身症状和局部症状。全身症状包括发热、寒战、体重减轻和乏力，伴发肺结核者同时会有咳嗽、胸痛。患者可表现为急性症状或慢性症状。对于高危人群、5 岁以下的儿童以及老年人，出现上述症状应高度怀疑结核。

肩关节会出现皮温增高、肿胀及活动范围减小,严重影响关节功能。此外,肩关节会感到长期疼痛,劳累后加重,与气候变化无关。局部压痛较轻,肩周肌肉常呈现萎缩。在晚期病变时关节内脓液可穿透关节囊和周围软组织,形成窦道,关节疼痛反而减轻。

2.影像学检查

(1)疾病早期 X 线肩关节结核病灶主要表现弥散性骨质疏松,关节间隙增宽或狭窄,肱骨近端骨骺上方或关节盂处存在局灶性破坏,病灶界限模糊。后期肩关节可见进行性的慢性软骨破坏,关节面侵蚀,骨萎缩。在儿童,骺板中心可见过度生长。其他影像检查包括骨扫描或镓扫描,可检查出 88%～96% 的骨结核病变。这种扫描敏感性很高,但对结核不特异。

(2)MRI 和 CT 扫描也可提供病变的具体情况,还能早期发现结核病灶。CT 或超声引导下穿刺活检可获得适合的组织或液体进行病理分析。

3.治疗

(1)早期轻度病变可用短腿石膏固定和抗结核药物治疗。

(2)重者多需病灶清除及关节融合术,可一次完成,术后用"人"字石膏固定肩关节功能位,如有窦道则只做病灶清除及外固定。

(3)在儿童可于病灶清除后,石膏固定于肩外展 80°、前屈 30°位。

(三)肘关节结核

1.概述

肘关节结核在上肢三大关节中居首位,占全身骨关节结核的 0.92%,患者以青壮年最多,男女患者和左右侧大致相等。多数患者合并其他器官结核。

肘关节结核与其他关节一样发病缓慢,初起时症状轻,主要表现是疼痛、局部肿胀、压痛、活动功能受限。患肢常呈梭形肿胀,多有脓肿窦道形成。破坏严重的全关节结核可发生病理性脱位。当肘关节病变治愈时,关节多强直于非功能位。

2.影像学检查

单纯滑膜结核 X 线片表现为局部骨质疏松和软组织肿胀。在关节边缘,可见局限性骨质破坏或部分关节软骨下骨板模糊。有时可见破坏灶内死骨形成。关节间隙变窄。晚期全关节结核,则有关节大部分或全部破坏。与其他关节结核相比较,肘关节结核易显示骨膜反应并较广泛(但当有大量骨膜反应时仍须考虑为继发感染)。混合感染时则骨质明显硬化。对诊断有困难者可行滑膜活检。

3.治疗

肘关节结核采用休息、营养、全身及局部使用抗结核药治疗,根据病变的不同阶段及肘关节的具体情况采用不同的治疗方法。

(1)单纯性滑膜结核:在全身使用抗结核药物的同时,①患肢固定:关节肿胀,疼痛较明显时,用石膏托或三角巾悬吊患肢;②关节腔内积脓的滑膜结核,可用关节腔穿刺抽脓后注入抗结核药,每周 1 次,药物用异烟肼 100mg,或链霉素 0.5g,3 个月为 1 个疗程,可连续使用 1～2 个疗程;③经非手术疗法无效的滑膜结核,及时施行滑膜切除术。如肘关节不稳定,可加用克氏针固定。术后石膏托固定肘关节屈曲 90°位 3 周。3 周后功能锻炼。

(2)全关节结核:①早期全关节结核及时采用病灶清除术或加滑膜切除术,达到及时停止病变发展的目的,最大限度保留关节功能。术后石膏托固定肘关节在屈曲 90°3 个月;②晚期全关节结核,根据病变的具体情况采用肘关节切除术或成形术,或融合术。

三、脊柱结核

(一)概述

脊柱结核为骨关节结核中最常见者,都由血行感染而产生。它好发于儿童及青年,以20~29 岁发病率最高,占 36.6%。其中以腰椎最多,胸椎次之,颈椎最少。但儿童以胸椎结核多见,可累及几个椎骨和椎间盘,容易产生后突。颈椎结核亦以儿童多见,好发于第 1、第 2 颈椎,易造成病理性脱位。成人多发生在腰椎,一般涉及邻近的两个椎体,后突多不甚明显。

脊柱结核是一种继发病变,即全身结核病的局部表现,原发灶多在肺部,少数在淋巴结、消化系统和泌尿生殖系统等。当人体患病、营养不佳、精神消沉或接受化疗、放疗及免疫抑制剂治疗后,机体抵抗力差,结核杆菌可通过血流或淋巴到达颈椎局部,原在颈椎局部潜伏或已静止的病灶也可重新活动起来而发生颈椎结核。儿童多未感染过结核病,对结核菌的抵抗力很弱,感染后不但容易发病,而且容易扩散,儿童颈椎结核多在结核活动期发病。因此,颈椎结核可发生于原发病灶的活动期,亦可在原发病灶形成甚至静止的几个月、几年或几十年内发病。颈椎结核的发病与颈椎的慢性劳损或积累性损伤有一定关系。

1.全身症状

起病隐匿,发病日期不明确。患者有倦怠无力、食欲缺乏、午后低热、盗汗和消瘦等全身中毒症状。偶见少数病情恶化,急性发作,体温 39℃ 左右,多误诊为重感冒或其他急性感染。相反,有的病例无上述低热等全身症状,仅感患部钝痛或放射痛也易误诊为其他疾病。

2.局部症状

(1)疼痛:患处钝痛与低热等全身症状多同时出现,在活动、坐车震动、咳嗽、打喷嚏时加重,卧床休息后减轻;夜间痛加重,疼痛可沿脊神经放射,上颈椎放射到后枕部、下颈椎放射到肩或臂,胸椎沿肋间神经放射至上、下腹部,常误诊为胆囊炎、胰腺炎、阑尾炎等。下段胸椎($T_{11\sim12}$)可沿臀下神经放射到下腰或臀部,为此 X 线检查检查时多仅摄腰椎片,从而下段胸椎病变经常被漏诊。腰椎病变沿腰神经丛多放射到大腿的前方,偶牵涉腿后侧,易误诊为椎间盘脱出症。

(2)姿势异常:是由于疼痛致使椎旁肌肉痉挛而引起。颈椎结核患者常有斜颈、头前倾、颈短缩和双手托着下颌。挺胸凸腹的姿势常见于胸腰椎或腰骶椎结构。拾物试验阳性。正常人可弯腰拾物,因病不能弯腰而是屈髋屈膝,一手扶膝另手去拾地上的东西,称之拾物试验阳性。幼儿不能伸腰,可让其俯卧,检查者用手提起其双足,正常者脊柱呈弧形自然后伸,而患儿病椎间固定或脊旁肌痉挛,腰部不能后伸。

(3)脊柱畸形:颈椎和腰椎注意有无生理前突消失,胸椎有无生理后突增加。自上而下扪每个棘突有无异常突出,特别是局限性成角后突,此多见于脊柱结核,与青年椎体骺软骨病、强直性脊柱炎、姿势不良等成弧形后突与圆背有别。

(4)寒性脓肿:就诊时 70%~80% 的脊椎结核并发有寒性脓肿,位于深处的脊椎椎旁脓肿X 线、CT 或 MRI 检查可显示出。脓肿可沿肌肉筋膜间隙或神经血管束流注至体表。环枢椎病变可有咽后壁脓肿引起吞咽困难或呼吸障碍;中、下颈椎脓肿出现在颈前或颈后三角;胸椎结核椎体侧方呈现张力性梭形或柱状脓肿,可沿肋间神经血管束流注至胸背部,偶可穿入肺脏、胸腔,罕见的穿破食管和胸主动脉;胸腰椎、腰椎的脓肿可沿一侧或两侧髂腰肌筋膜或其实质间向下流注于腹膜后,偶穿入结肠等固定的脏器;骶椎脓液常汇集在骶骨前方或沿梨状肌经坐骨大孔到股骨大转子附近。掌握寒性脓肿流注的途径和其出现部位对诊断有所帮助。

(5)窦道:寒性脓肿可扩展至体表,经治疗可自行吸收或自行破溃形成窦道。窦道继发感染时,病情将加重,治疗困难,预后不佳,应尽量避免。

(6)脊髓压迫征:脊椎结核特别是颈胸椎结核圆锥以上患者应注意有无脊髓压迫征,四肢神经功能障碍,以便早期发现脊髓压迫并发症。

(二)影像学检查

1.X 线检查

在病早期多为阴性,据 Lifeso 等观察,认为起病后 6 个月左右,当椎体骨质 50% 受累时,常规 X 线检查才能显示出。X 线检查早期征象表现在大多数病例先有椎旁阴影扩大,随着椎体前下缘受累出现椎间隙变窄、椎体骨质稀疏、椎旁阴影扩大和死骨等。椎体骨质破坏区直径<15mm 者,侧位摄片多不能显示出,而体层摄片破坏区直径在 8mm 左右就能查出。在椎体松质骨或脓肿中时可见大小死骨。通常椎体结核病例,除陈旧或者将治愈的患者外,椎旁阴影扩大多为双侧。但脊椎肿瘤如椎体骨巨细胞瘤、脊索瘤、恶性淋巴瘤和肾癌脊椎转移等,在正位 X 线检查上时可见单侧或双侧扩大椎旁阴影,特别限于一侧者,应注意鉴别。

2.CT 检查

能早期发现细微的骨骼改变以及脓肿的范围,对环枢椎、颈胸椎和外形不规则的骶椎等常规 X 线检查不易获得满意影像的部位更有价值。有学者将脊椎结核 CT 的影像分为四型:①碎片型:椎体破坏后留下小碎片,其椎旁有低密度的软组织阴影,其中常有散在的小碎片;②溶骨型:椎体前缘或中心有溶骨性破坏区;③骨膜下型:椎体前缘有参差不齐的骨性破坏,椎旁软组织中常可见环形或半环形钙化影像;④局限性骨破坏型:破坏区周围时有硬化带。

脊椎结核 CT 检查以碎片型最为常见,而脊椎肿瘤也常有与之相似之处,故应结合临床资料综合分析,如椎旁扩大阴影中,有钙化灶或小骨碎片时,有助于脊椎结核的诊断。尽管如此分型,CT 有时还是无法鉴别脊椎结核和脊椎肿瘤。

3.MRI 检查

具有软组织高分辨率的特点,用于颅脑和脊髓检查优于 CT,在脊椎矢面、轴面和冠面等均可扫描成像。

(1)椎体病变:T_1 加权像显示病变处为低信号,或其中伴有短 T_1 信号。T_2 加权像显示信号增强。图像显示有病变椎体除信号改变外,可见椎体破坏的轮廓、椎体塌陷后序列改变和扩大的椎旁影像等。

(2)椎旁脓肿:脊椎结核椎旁脓肿在 T_1 加权像显示低信号,而 T_2 加权像呈现较高信号。冠状面能描绘出椎旁脓肿或双侧腰大肌脓肿的轮廓与范围。

(3)椎间盘改变:脊椎结核 X 线检查椎间盘变窄是早期征象之一。MRI 的 T_1 加权像呈现低信号变窄的间盘。正常的髓核内在 T_2 加权像有横行的细缝隙,当有炎症时这细缝隙消失,能早期发现间盘炎症改变。

MRI 在早期脊椎结核的诊断较其他任何影像学检查包括 ECT 在内更为敏感。临床症状出现 3～6 个月,疑脊椎结核患者,X 线检查无异常,MRI 可显示受累椎体及椎旁软组织(脓肿)。早期脊椎结核 MRI 影像可分为三型:①椎体炎症;②椎体炎症合并脓肿;③椎体炎症、脓肿合并椎间盘炎。值得提出受累椎体处于炎症期,而无软组织和椎间盘信号改变者,不能与椎体肿瘤相鉴别,必要时应行活检证实。

(三)治疗

治疗目标是根除感染、治疗神经障碍和防止脊柱畸形,应用支持疗法、药物疗法,必要时手术清除病灶、融合脊椎,早日恢复患者的健康。

1.非手术疗法

在病灶活动期必须坚持卧床,卧前后石膏床或硬床均可。卧床期间可适当进行四肢运动和背部肌肉收缩活动。

2.加强营养,增强机体抗病能力

3.抗结核药物的应用

抗结核药物化疗是治疗脊柱结核的必不可少的一部分。术前应当进行适当的化疗,但也可先活检后化疗。目前临床上使用的一线化疗药有:异烟肼、利福平、吡嗪酰胺、链霉素和乙胺丁醇,为了防止单一药物的耐药,提倡联合用药。

4.手术治疗

根据病情选用脊柱融合、病灶清除、脓肿切除或刮除、窦道切除等手术。进行彻底的清创和前路支撑植骨融合并结合化疗是首选。

5.并发症治疗

(1)寒性脓肿的治疗:如脓肿过大,宜先用穿刺法吸出脓汁,注入链霉素,以免脓肿破溃和发生继发性感染以及窦道形成。在适当时机应尽早进行病灶清除术和脓肿切除或刮除。

(2)截瘫的治疗:脊椎结核合并截瘫的约有 10%,应贯彻预防为主的方针,主要措施为脊椎结核活动期坚持不负重,坚持卧床和抗结核药物治疗等。如已发生截瘫,应早期积极治疗,大多可以取得良好的恢复。如失去时机,后果是严重的。如已有部分瘫痪,一般多先行非手术治疗,按截瘫护理,绝对卧床,进行抗结核药物治疗,改善全身情况,争取最好的恢复;如 1～2 个月后不恢复,应尽早手术解除张力,如截瘫发展很快,甚至完全截瘫,应尽快手术,不宜等待。在颈椎结核合并截瘫,可有寒性脓肿,应早行手术,可在颈部前侧做切口,在胸锁乳突肌前侧与颈总动脉颈内静脉之间(或在颈动脉鞘之前)进入,显露和清除病灶,必要时一次处理两侧。在胸椎手术多采用肋骨横突切除病灶清除术或行椎前外侧前灶清除减压术,待截瘫恢复,一般情况好转后,再做脊椎融合术,使脊椎稳定。

参 考 文 献

[1] 缪飞,钟捷. 小肠影像学诊断图谱[M]. 上海:上海科学技术出版社,2015.

[2] 程晓光,张东坡. 骨关节磁共振影像解剖图谱[M]. 北京:北京大学医学出版社,2016.

[3] 黄霞. 医学影像技术[M]. 3 版. 北京:人民卫生出版社,2015.

[4] 王全师,黄钢. 影像核医学与分子影像图谱[M]. 2 版. 北京:人民卫生出版社,2017.

[5] 郭佑民,陈起航,王玮. 呼吸系统影像学[M]. 2 版. 上海:上海科学技术出版社,2015.

[6] 高培毅. 影像诊断学[M]. 北京:高等教育出版社,2015.

[7] 高波,王青,吕翠. 腹部疾病影像诊断流程[M]. 北京:人民卫生出版社,2016.

[8] 刘林祥. 医学影像学[M]. 2 版. 南京:江苏凤凰科学技术出版社,2018.

[9] 姜平,马瑞. 临床与影像解剖学[M]. 南京:东南大学出版社,2016.

[10] 荆彦平,骆宾. 乳腺影像诊断学[M]. 郑州:郑州大学出版社,2015.

[11] 孟悛非. 医学影像学[M]. 3 版. 北京:高等教育出版社,2015.

[12] 郑穗生,刘斌,栾维志. 医学影像疑难病例解读[M]. 合肥:安徽科学技术出版社,2013.

[13] 周纯武. 放射科诊疗常规[M]. 北京:中国医药科技出版社,2012.

[14] 林礼务,高上达,薛恩生. 肝胆胰脾疑难疾病的超声诊断[M]. 北京:科学出版社,2012.

[15] 陈克敏,陆勇. 骨与关节影像学[M]. 上海:上海科学技术出版社,2014.

[16] 陈方满. 放射影像诊断学[M]. 合肥:中国科学技术大学出版社,2015.

[17] 张兆琪. 临床心血管病影像诊断学[M]. 北京:人民卫生出版社,2013.

[18] 吴晶涛. 肿瘤影像诊断与病理对照:肿瘤及肿瘤样变[M]. 北京:人民军医出版社,2011.

[19] 李晓陵,姜慧杰,姚家琪. 临床常见疾病影像诊断及治疗原则[M]. 北京:科学出版社,2011.

[20] 李荣聪,王淑亚. 医学影像检查技术[M]. 镇江:江苏大学出版社,2016.

[21] 杜永成,赵宏光. 影像诊断要点与处理方法分册[M]. 太原:山西科学技术出版社,2013.

[22] 许茂盛. 医学影像学[M]. 北京:清华大学出版社,2012.

[23] 田军,黄世廷. 颅骨病变的影像学诊断[M]. 北京:人民卫生出版社,2016.

[24] 王青,于德新. 实用妇科影像诊断学[M]. 北京:人民卫生出版社,2016.